热烈祝贺王启才教授 2022 年当选欧洲自然科学院院士、
荣获"中俄传统医学交流项目高水平专业成就奖"！

高等中医药院校创新教材

经络学——正经以外临证体系

主　编　王启才　郑崇勇　钱　娟
执行主编（按姓氏笔画排序）
　　　　王　勋　叶均曜　张　燕　唐金叶　韩善明
副 主 编（按姓氏笔画排序）
　　　　任秀彬　刘昌埠　周月谦　曹雪梅　符庄彪　黎浩明
编　　委（按姓氏笔画排序）
　　　　马浩玄　王年云　甘方芳　卢筱燕　田由由　朱炳南
　　　　刘　鑫　李　薇　李永方　李丽珠　李宏丽　李宏颖
　　　　肖健添　吴继华　何　军　何联民　张绪刚　范小艺
　　　　林报连　赵　健　钟群玲　符民鸿　韩　吟　樊志超

人民卫生出版社
·北　京·

图书在版编目（CIP）数据

经络学：正经以外临证体系 / 王启才，郑崇勇，钱娟主编 . —北京：人民卫生出版社，2022.8
ISBN 978-7-117-33433-4

Ⅰ.①经⋯　Ⅱ.①王⋯②郑⋯③钱⋯　Ⅲ.①经络
Ⅳ.①R224.1

中国版本图书馆 CIP 数据核字（2022）第 144529 号

| 人卫智网 | www.ipmph.com | 医学教育、学术、考试、健康，购书智慧智能综合服务平台 |
| 人卫官网 | www.pmph.com | 人卫官方资讯发布平台 |

经络学——正经以外临证体系

Jingluoxue——Zhengjing Yiwai Linzheng Tixi

主　　编：王启才　郑崇勇　钱　娟
出版发行：人民卫生出版社（中继线 010-59780011）
地　　址：北京市朝阳区潘家园南里 19 号
邮　　编：100021
E - mail：pmph @ pmph.com
购书热线：010-59787592　010-59787584　010-65264830
印　　刷：北京新华印刷有限公司
经　　销：新华书店
开　　本：787 × 1092　1/16　印张：24　插页：2
字　　数：584 千字
版　　次：2022 年 8 月第 1 版
印　　次：2022 年 9 月第 1 次印刷
标准书号：ISBN 978-7-117-33433-4
定　　价：65.00 元
打击盗版举报电话：010-59787491　E-mail：WQ @ pmph.com
质量问题联系电话：010-59787234　E-mail：zhiliang @ pmph.com
数字融合服务电话：4001118166　E-mail：zengzhi @ pmph.com

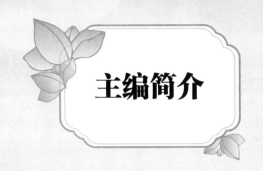

主编简介

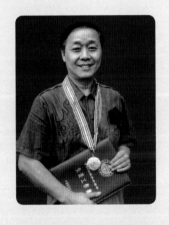

　　王启才，1947年4月出生，湖北襄阳人。教授、研究生导师，主任医师。欧洲自然科学院院士，美国自然医学研究院荣誉院士。1969年毕业于湖北中医学院(现湖北中医药大学)，留校工作。1987年作为引进人才，调入南京中医药大学。兼任世界浮刺针灸学会荣誉主席，世界中医药学会联合会套针专业委员会荣誉会长，美国纽约中医学院客座教授，美国国际医药大学博士院教授、博士生导师，英国伦敦中医学院教授，法国里昂中医学院客座教授，瑞士中医药大学教授、博士生导师，香港大学中医药学院针灸研究生班特邀教授，香港中医研究院学术顾问、客座教授。新世纪全国高等中医药院校规划教材《针灸治疗学》主编，新世纪成人高等教育规划教材《针灸学》主审。

　　发表针灸学术论文200余篇，医学科普文章500余篇，主编和参编著作90余部。代表作有《王启才新针灸学》《启才针灸治疗心悟》《针灸医学宝典》《特定穴临床应用》《实用针灸临床辨证论治精要》《实用中医新浮刺疗法》《针灸解惑》《自学中医一本通》《自学穴位一本通》《经络的研究及临床应用》，以及 *Secondary Channels and Collaterals*、新世纪国家高等中医药院校规划教材《针灸治疗学》(1版、2版)等。

　　1989年荣获南京中医学院优秀教学质量奖，2003年又获南京中医药大学优秀教师奖。2006年在全国第四届科技大会上被国家科技部评选为先进科技工作者，2010年获评中华中医药学会全国中医药科学普及金话筒奖。2022年荣获中俄传统医学交流项目高水平专业成就奖。

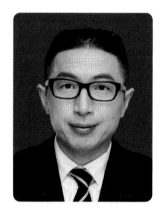

郑崇勇，主任中医师，成都中医药大学养生康复学院兼职教授，成都中医药大学附属广安医院中医妇科学科带头人，第五批四川省中医药管理局学术和技术带头人（针灸推拿）。中国针灸学会基层适宜技术推广专业委员会副主任委员，世界中医药学会联合会套针专业委员会常务理事、肿瘤外治法专业委员会常务理事，中国中西医结合学会医学美容专业委员会常务委员，中华中医药学会生殖医学分会委员，中国中医药研究促进会妇产科与辅助生育分会常务委员，四川省针灸学会理事、针灸临床专业委员会委员，四川省中医药适宜技术研究会常务理事。主编《66穴让您健康一生》《自学中医一本通》《自学穴位一本通》等。

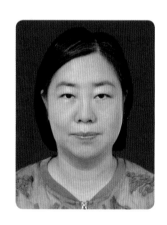

钱　娟，苏州人，出身于中医世家（吴门医派钱氏一脉），北宋名医钱乙第31代后人。世界中医药学会联合会套针专业委员会常务理事。北京生幼堂中医院院长，北京生幼堂中医药研究院院长。擅长针药并用，传承及创新兼顾，对抑郁症、不孕不育，以及妇科、儿科等疾病有独特见解。主编《不苦口的良药》《针灸治疗与解惑》《家庭救急的指尖备急方》等。

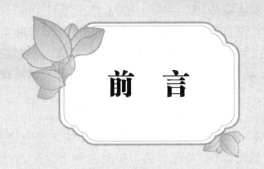

前　言

　　经络学说是中医学理论的重要组成部分,与阴阳、五行、脏腑、气血等学说共同构成中医学的理论体系。它贯穿于中医学的生理、病理、诊断、治疗和预防等各个方面,对于指导中医临床各科,特别是针灸、针麻、推拿、气功的临床实践,具有极其重要的意义。经络学说既是针灸医学的理论核心,又是阐明人体生命活动(包括生理现象、病理变化以及诊治和预防疾病)的重要依据。《灵枢·经别》说:"夫十二经脉者,人之所以生,病之所以成,人之所以治,病之所以起。"一语中的,道出了经络与人生(即生老病死全过程)的密切联系。

　　历代医家对于经络学说重要性的认识颇为深刻,认为经络学说是中医学最基本、最重要的理论。初学中医者必须由此入门,造诣很深的医师,也是以是否精通经络学说为标准。如《灵枢·经别》说:"夫十二经脉者……学之所始,工之所止也。"宋代针灸医家窦材在《扁鹊心书》中说:"学医不知经络,开口动手便错。盖经络不明,无以识病证之根源,究阴阳之传变……经络为识病之要道。"明代医家马莳在《黄帝内经灵枢注证发微》中说:"经脉……实学者习医之第一要义,不可不究心熟玩也。"明代医家张介宾在《类经》中说:"经脉之道……初学人必始于此,工之良者亦止于此而已。"经络理论在中医学中的地位可见一斑。同时也说明:学医必学经络,业医必通经络,已成医界之定论。

　　经络是一个庞大的体系,由经脉和络脉两大主体结构以及六脏六腑、十二经筋、十二皮部三大连属结构共同组成。经脉又包括十二经脉、十二经别、奇经八脉;络脉又包括十六大络、孙络、浮络。

　　十二经脉是经络系统的主体,自两千多年前的《黄帝内经》时代(即春秋战国时期)以来,历代医家、医著论述颇多。中华人民共和国成立之后,为培养高级中医药专门人才,全国各地相继开办了中医学院,在《针灸学》教材以及20世纪80年代开始专门为针灸专业编写的《经络学》教材中,也几乎都是用90%以上的篇幅论述十二经脉的有关内容,而对十二经脉之外的那些宝贵而丰富的经络学术内涵都是蜻蜓点水,一带而过。对于十二经脉之外的经络学术,历史上元代滑寿著有《十四经发挥》,明代著名医药学家李时珍写过一本专论奇经八脉的小册子《奇经八脉考》;现代具有代表性的专著有薛立功的《中国经筋学》、吴以岭的《络病学》、钟士元的《人体经筋病治疗与扳机点图解》。此外,再无其他高水平学术专著。这对于全面认识、学习、应用和研究完整的经络学说,不能不说是一种历史的遗憾!

　　20年前,美国(明尼苏达州)中医学院计划编写一本专门论述十二经脉以外的经络体系教材,并委托山东省中医药研究院科研处处长陈少宗研究员组稿。少宗先生早年曾看过在下写就的《经络的研究及临床应用》一书(中医古籍出版社 1998 年 10 月第 1 版),认为拙著对经络学说的系统研究很有见地,值得借鉴。于是在 2004 年联系到我,希望我能接受盛邀,执笔编写一本全新的、划时代的、非同一般的经络学新著——*Secondary Channels and Collaterals*。考虑此书的出版意义重大,加之对少宗先生的美意盛情难却,我便欣然接受担纲此任。

在与少宗先生的切磋中,我们认为:编写 *Secondary Channels and Collaterals*,就是要立意改革、创新,敢为天下先,开创十二经脉以外经络体系临床研究之先河! 随即制订了相应的编写计划、编写大纲、编写体例、编写样稿。历时一年半之久,完成了此书中文稿的编写。后来,又在南京中医药大学国际教育学院外语教师施冰冰和南京中医药大学澳大利亚博士生刘伟的精诚合作、密切配合下,完成了此书的英文翻译工作,并于 2006 年 10 月由人民卫生出版社正式出版。澳大利亚(悉尼)自然疗法中心的陈彦文(Jack Chen)、Lucy Mann、高振雄(Koor chen shiong)先生也为本书的翻译做了大量、精细的工作。可以说,*Secondary Channels and Collaterals* 的问世,是中、美、澳三国中医针灸科学工作者智慧的结晶。*Secondary Channels and Collaterals* 问世之后,在德国法兰克福国际书展上引起了强烈反响;在这以后的十几年中,一直是美国(明尼苏达州)中医学院重要的中医针灸教材或教学参考资料。后来,又由人民卫生出版社出版了中文版,书名为《经络发微——十二经脉以外经络体系的研究及临床应用》。

十几年过去了,我们对十二经脉以外经络体系的认识和研究又有了一定的深化。现在,我们在英文版 *Secondary Channels and Collaterals* 和中文版《经络发微——十二经脉以外经络体系的研究及临床应用》的基础上,进一步修订完善提高,并作为高等中医药院校创新教材,为的就是要体现这些年来我们对十二经脉以外经络体系的新认识和新的研究成果,为中医针灸医学的经络学说增添新的篇章。同时,为广大从事中医、针灸的临床、教学、科研人员,以及在校医学生全面学习、掌握十二经脉以外经络体系在针灸临床上的具体应用,提供更多的信息、思路和方法。

本书出版后,将作为瑞士中医药大学教学用书。

由于本创新教材专论十二经脉以外经络系统的一系列理论以及临床应用,少有同类文献的借鉴,不足或疏漏之处在所难免,恳请广大读者能本着关心、爱护的态度,来浇灌、扶持这株古老中医经络学说的幼苗,不胜感激!

南京中医药大学国际教育学院教授　王启才

2022 年 6 月 1 日

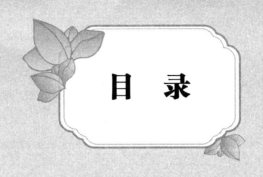

目 录

第六章　十二皮部

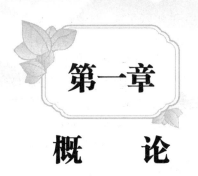

第一章

概　论

　　经络学说是中医学理论的重要组成部分,与阴阳、五行、脏腑、气血等学说共同构成中医学的理论体系。它贯穿于中医学的生理、病理、诊断、治疗和预防等各个方面,对于指导中医临床各科,特别是针灸、针麻、推拿、气功的临床实践,具有极其重要的意义。经络学说既是针灸医学的理论核心,又是阐明人体生命活动(包括生理现象、病理变化以及诊治和预防疾病)的重要依据。《灵枢·经别》说:"夫十二经脉者,人之所以生,病之所以成,人之所以治,病之所以起。"一语中的,道出了经络与人生(即生老病死全过程)的密切联系。

　　历代医家对于经络学说重要性的认识颇为深刻,认为经络学说是中医学最基本、最重要的理论。学医必学经络,业医必通经络。初学中医者必须由此入门,造诣很深的医师,也是以是否精通经络学说为标准。如《灵枢·经别》说:"夫十二经脉者……学之所始,工之所止也。"宋代针灸医家窦材在《扁鹊心书》中说:"学医不知经络,开口动手便错。盖经络不明,无以识病证之根源,究阴阳之传变……经络为识病之要道。"明代医家马莳在《黄帝内经灵枢注证发微》中说:"经脉……实学者习医之第一要义,不可不究心熟玩也。"明代医家张介宾在《类经》中说:"经脉之道……初学人必始于此,工之良者亦止于此而已。"经络理论在中医学中的地位可见一斑。

第一节　经络学说的起源和形成

　　经络学说的一系列理论,不是古代医家凭空想象出来的,而是有其实践基础的。经络学说的起源和形成,与针灸疗法的产生和发展有着不可分割的直接联系。

一、针灸疗法的产生是经络学说形成的前提

　　远古(石器)时代,人们在石器作业的过程中,飞起的碎小石片容易伤人;在采集野果和猎取食物的过程中,也容易受到各种创伤。这些意外创伤的结果,却使得身体某些部位原来的疼痛减轻或消失了。例如,碎石片伤及头顶相当于"百会"穴处减轻了头痛,碰到鼻旁

1

相当于"迎香"穴处消除了鼻塞;采集野果时,荆棘刺入虎口相当于"合谷"穴处止住了牙痛,划伤拇指端相当于"少商"穴处清利了咽喉;追逐猎物时,石头或树杈碰伤小腿部相当于"足三里"穴处缓解了腹痛……当然,这样的巧合固然不会经常发生,但在漫长的历史岁月中则又不会少见。加之人们有时还会本能地用手捶打、按揉身体不舒适的部位,久而久之,人们便知道主动利用锐利的小石片或荆棘来刺激身体的病痛部位。这就是腧穴和针刺疗法的早期情况,也是外科技术的萌芽阶段。小石片和荆棘是最古老、最原始的针刺工具(用作治病的石片,古称"砭石")。穴位则是"以痛为输",哪里疼痛不适,就把哪里作为刺激目标。既没有固定的部位,也没有相应的名称。

砭刺起源于石器时代,灸灼发明于火的运用之后,都是由无意识地发现到有意识地运用。那时,还没有产生经络这一概念,"以痛为输"的刺灸部位、砭石或荆棘这些原始针刺工具都远远早于经络。在刺灸穴位时发现有酸、麻、胀、重等感觉沿一定路线传导放散,经过不断地观察、归纳,才逐渐形成经络体系。

二、"经络现象"的存在是经络学说形成的基础

针灸疗法产生以后,人们经过长期不断地有病求治、治愈求理,然后又依理治病,在临床实践中,发现有些疾病会沿一定路线出现灼热、寒凉、抽搐、皮疹、脱毛或红肿疼痛等现象,还有刺灸得气后的各种综合感觉的传导,这些就是近人所称的"经络现象"。经络的形成就是以医疗实践中观察和体验到的各种经络现象为基础的。大量的临床和科研实践证明,经络现象在针灸刺激过程中最容易出现,古今对经络现象的观察都离不开针灸的临床实践。古人在治病时,通过对体表的按摩、针灸等刺激,常常会体验到某种感觉的传导,有时甚至会遇到某些"经络现象",也已被现今大量临床医疗、科学实践(特别是 20 世纪 70 年代中国开展的"经络现象"大普查)所证实。例如,广州中医学院(现广州中医药大学)附属医院针灸科在一次接待外宾参观访问中,医师为一名坐骨神经痛患者针刺环跳、阳陵泉等穴,在留针过程中,沿足少阳胆经出现红线[张少珍. 针刺出现的经络现象[J]. 新中医,1984(2):38,26.]。由此可以推论,经络现象很可能是中国古代先哲提出经络线路图的依据之一。不过,古人当初以砭石刺穴,本义并不在于追求什么经络现象,只是出于治病的需要,对经络现象的观察只是偶然所得罢了。后世医者对经络现象的认识和有意识的观察,是对针灸疗法和经络学说由初浅的感性认识到较深的理性认识的一个飞跃。

三、初步的解剖实践是经络学说形成的依据

因体表有病可以传入到脏腑,脏腑有病可以反应到体表,加之各种经络现象的出现,这不能不给古人以一定的启示,会想到其中一定有着某种联络途径,也必然试图通过人体解剖寻找其物质基础。《灵枢·经水》载:"若夫八尺之士,皮肉在此,外可度量切循而得之,其死可解剖而视之。"用以印证人体存在着一种内联脏腑、外络肢节的组织结构。《素问·经络论》还具体指出经络有青、赤、黄、白、黑 5 种颜色。《灵枢·脉度》还记录了十二经脉和奇经八脉的长度。

总之,自针灸疗法诞生以后,在腧穴不断增多的基础上,古人通过对体表反应点和针灸感传线的归纳,又利用解剖对人体组织结构进行观察,然后经过综合整理,找出规律,把那些有相同或类似作用的散在腧穴,由点到线、由穴到经地联系起来,并经过反复实践检验,又不

断充实提高,才形成有理论、有系统的经络学说。可以肯定地说,没有原始腧穴的产生和针灸疗法的发明,就不可能有经络系统的发现。应当看到,发现经络的途径是多方面的,各种认识又能够相互启发、相互佐证、相互补充,从而使人们对经络的认识逐步完善。

针灸界关于经络学说的起源问题,原本是没有分歧的,均认为经络起源于腧穴之后(即由点到线)。自从 1972 年在中国湖南省长沙市郊区马王堆三号汉墓中出土了两篇关于针灸经络的医学帛书后,一方面将经络的起源和形成追溯到比《黄帝内经》更早的时代,另一方面因其中没有标明穴名,所以在针灸界便出现了经络起源于腧穴之前(即由线到点)的说法〔孟昭威.经络学说的起源形成及其展望(续)〔J〕.中国针灸,1982(5):25-28.〕。笔者认为,这种见解本身就否定了经络学说形成的基础。虽然在两篇"十一脉"文字中没有穴名,但在同时出土的《脉法》及《五十二病方》中应用砭灸治病却记录有明确的刺激点。如《脉法》中有"上而不下……气出骶(郄)与肘"。参照中国针灸史学家马继兴先生的考释,联系上下文,在灸治脐部(环谷穴)后,可使气转而下降,出足腘与臂肘部而获病愈〔何宗禹.马王堆医书中有关经络问题的研究〔J〕.中国针灸,1982(5):33-37.〕。可想而知,在利用"十一脉"治疗疾病时,不可能盲目地在整条脉上来回刺灸,肯定要选取一定的部位,这些部位(包括"以痛为输")便是腧穴的前身。对此,就是持经络形于腧穴之前的见解者也认为:古代对于所针灸的各点,出现了俞、会等名称,如"三阳五会""五脏之俞",只是尚未出现"穴"字〔孟昭威.经络学说的起源形成及其展望(续)〔J〕.中国针灸,1982(5):25-28.〕。然而,俞、会本身就是腧穴的前身和别称,就是在已经有了具体的"穴"字和穴名的《黄帝内经》时代,仍有针灸治病只云脉而不云穴者。例如,《灵枢·寒热病》中"取三阴之经""取足太阴、少阳""取足少阴"便是。可见,"十一脉"中只有脉而无穴并不足怪。笔者认为,以痛为输→针灸疗法→经络系统,这才是腧穴、经络形成的步骤和阶梯。

第二节 经络学说的发展

经络学说的产生,对于中医学(特别是针灸医学)理论体系的形成起到了很大的推动作用。随着中医学的不断发展,经络学说也日趋系统、完善。

一、经络的早期雏形

追溯经络学说的发展过程,就中国现存史料而言,最早记载经络的书籍当首推中国湖南省长沙马王堆汉墓出土的医学帛书。1972 年,中国考古工作者在湖南省长沙市郊区马王堆三号汉墓中出土了部分医学帛书。据考古分析,都是中国周代的医学古籍,较之《黄帝内经》的成书年代还要早 300 年左右。其中有两篇关于针灸经络的帛书,记录了 11 条脉,有关部门将其定名为《足臂十一脉(灸经)》和《阴阳十一脉(灸经)》。

据专家考证,《足臂十一脉》又早于《阴阳十一脉》。内容都是论述(经)脉的循行、病候,与《黄帝内经》中论经脉的有关篇章大致相似(如《足臂十一脉》与《灵枢》中的《九针十二原》《本输》《根结》《经脉》《经别》《经筋》《卫气》《邪客》等篇;《阴阳十一脉》与《素问》中的《脉解》《阳明脉解》《脏气法时论》《玉机真脏论》等篇),只是显得粗糙、简略一些,可视为《黄帝内经》经络理论的前身。

早期的经络只称为"脉"。对十一脉的命名,《足臂十一脉》中分别称臂泰阴温(脉)、臂少阴温(脉)、臂阳明温(脉)、臂泰阳温(脉)、臂少阳温(脉)、足阳明温(脉)、足泰阳温(脉)、足少阳温(脉)、足泰阴温(脉)、足少阴温(脉)、足卷(厥)阴温(脉);《阴阳十一脉》中分别称臂钜阴眽(脉)、臂少阴眽(脉)、齿眽(脉)、肩眽(脉)、耳眽(脉)、阳明眽(脉)、钜阳眽(脉)、少阳眽(脉)、大(太)阴眽(脉)、少阴眽(脉)、厥阴眽(脉)。

《足臂十一脉》和《阴阳十一脉》的共同点是:

1. 均只有 11 条脉。从图文上看,缺手太阴肺经;从名称上看,缺手厥阴心包经。

2. (经)脉的起止点均在四肢腕踝部,而不在指(趾)端。

3. 除肩脉(手太阳小肠经)和钜阳脉(足太阳膀胱经)由躯干向四肢循行外,其余均由四肢向头面、躯干呈向心性循行。

4. 没有腧穴记载。

5. 脏腑记录不全。脏缺肺、脾、心包,腑只有胃、肠。脏腑与(经)脉的表里联系尚未建立。

二、经络理论的系统化

春秋战国时期,中国现存第一部医学巨著《黄帝内经》问世。《黄帝内经》中对经络学说的一系列理论和临床运用等已经有了比较系统、全面的记载。与长沙马王堆汉墓医学帛书相比,早期的十一脉发展为十二经,除沿用十一脉的名称外,又出现了"经脉""络脉"以及"经络"等名词。在十二经脉之外,还增加了奇经六脉(任脉、督脉、冲脉、带脉、阴跷脉、阳跷脉)、十二经别、十六大络、孙络、浮络以及十二经筋、十二皮部等连属结构,形成一个经络系统。《黄帝内经》中还提出可以通过人体解剖来观察经络的长短、形态和颜色,指出经络在人体内联脏腑、外络肢节、运行气血、如环无端。这些认识是神经学说和血液循环概念的最早描述。

《难经》在《黄帝内经》的基础上,对经络系统的组成、经脉的长度、十二经气血流注、经络的功能作用、经脉与脏腑的关系等均有新的阐发和充实。关于奇经八脉,《黄帝内经》中只有些零散的记载,既不完整,又不连贯,更没有冠以"奇经八脉"这一名称。《难经》则在《黄帝内经》奇经六脉的基础上,增补了阴维、阳维二脉,成为奇经八脉,并对奇经八脉的循行、病候予以补充。至此,经络学说才最后形成了完整的理论体系。

东汉著名医家张仲景承先启后,据《素问·热论》关于病变同经络部位相关的理论,在《伤寒杂病论》中将手足同名经合为六经,首创了"六经辨证",使得经络学说(尤其是经络辨证)更加完善和具体。

西晋皇甫谧的《针灸甲乙经》也对十二经脉和奇经八脉的内容,进行了较为全面的总结。

三、经络图谱和针灸模型的问世

隋唐盛世,文化事业和中医学极为发达,针灸医学也备受重视,正宗经络图谱的绘制就萌发于这个时期。先是甄权绘编的《明堂人形图》,后来,孙思邈在此基础上按照正面、侧面、背面绘制了三幅彩色经络图。其中,十二经脉分别用青、赤、黄、白、黑 5 种颜色标明,奇经八脉全部用绿色表示。王焘也按十二经脉的分布情况绘制了 12 幅彩图,开创了经络图谱的先例。

宋代全盛时期,中医学兴旺发达。针灸医学被列为医学教育的主要科目,太医院针灸专科也进一步受到重视,针灸事业发展很快。天圣四年(1026),御医王惟一向宋仁宗(赵祯)建议铸造几具针灸铜人,使经络、腧穴更加生动、直观地在人体上展现出来。宋仁宗采纳了这个建议,诏令他负责此项工作。次年,王惟一便和其他能工巧匠完成了两具铜人的铸造工作。一座置于太医院供医疗、教学之用;一座置于京都开封大相国寺供游人观赏。所铸铜人为端正青年男子裸体像,工艺精巧,造型逼真。头身可以拆开,全身系 11 件古铜质模型连缀而成,以金属丝扎紧相连。体内有木质内脏,四肢内也有木质骨头。354 个腧穴全部仿金字书穴名于旁。铜人的铸造成功,是王惟一对针灸医学最杰出的贡献,不但开创了针灸模型的先例,而且极大程度上方便了医疗和教学,是世界最早用于医疗、教学、考试的教具模型。

铜人铸造成功之后,王惟一又编著了《铜人腧穴针灸图经》一书。这是继皇甫谧《针灸甲乙经》之后对经络、腧穴的又一次大总结,对统一宋代以前针灸各家有关腧穴的分歧有着积极的作用。该书共分 3 卷,以十四经为纲,三百五十四穴为目。体例严谨,次序井然,考证详明,图文并茂,为中国古典针灸医籍中的一部十分重要的著作。

四、药物归经理论的创立

药物归经是运用药物对于经络的特殊作用来归纳药物性能的一种学说。中医学早在《黄帝内经》中就有五味入五脏、五味走五体的记载;汉代《神农本草经》中又有五色补五脏之说;南北朝时期的《名医别录》中开始有某药归属某脏的迹象。北宋药物学家寇宗奭受上述观点影响,又在《伤寒论》以六经辨证用药的启示下,在其著作《本草衍义》中萌发了药物归经的理论。他说:"泽泻,其功尤长于行水……仲景八味丸用之者,亦不过引接桂、附等归就肾经,别无他意。"此后,金元时期的医家又进一步发展了这种理论。易水学派的鼻祖张元素深研《黄帝内经》,探究本草,对药物的四气五味、升降浮沉予以全面归纳、整理和充实;注重十二经辨证,倡导分经用药,在其《珍珠囊》一书中首先提出了药物的"引经报使"。《珍珠囊》载药 113 味,记有"某经药"的近 30 种。李杲的《药类法象》、王好古的《汤液本草》也都是这方面的著作,分别对药物归经的理论和内容予以充实并各有发挥。《汤液本草》载药 242 味,记有"某经药"的已达 80 余种,涉及有关内容近 150 种。至此,药物归经学说基本确立。《珍珠囊》的学术成就,曾被明代伟大的医药学家李时珍赞誉为"大扬医理"之作。李时珍还在《本草纲目》中转载了《珍珠囊》中的《脏腑虚实标本用药式》以及李杲、王好古的归经用药经验。其他如高武的《针灸聚英》、杨继洲的《针灸大成》也都记录有药物归经的理论和临床应用。

清代是药物归经学说盛行和进一步完善的时期,陈念祖的《神农本草经读》、徐大椿的《医学源流论》、严洁的《得配本草》、赵术堂的《医学指归》、姚澜的《本草分经》等都十分崇尚药物归经理论。特别是沈金鳌的《要药分剂》一书,从理论到实践,对药物归经学说进行了系统而又全面的总结,把历代有关归经倾向的"入""走""归""引经""行经""向导"等词语统统称之为"归经",每一种药物下面专列"归经"一项(以脏腑名代替经脉名)。从此,药物归经学说便日趋规范、完备。近代医家张山雷又编著了《脏腑药式补正》一书,对药物归经的理论又有新的发挥,且更为符合临床实际。药物归经学说,开创了药物与经络结合的新理论,扩大了经络学说对中医临床各科用药的指导作用。

五、滑寿与《十四经发挥》

元代名医滑寿(1304—1386),字伯仁,晚号撄宁生,许州襄城(今河南省襄城县)人。不但精于审证用药,而且对针灸医学也有很深的造诣。他针对当时有些医师存在着只会方药而不懂针灸、甚至有的针灸医师也有只注重孔穴而忽视经络的偏向,慨然疾呼:作为一个医师,如果不学懂弄通经络理论,就不能清楚地知道病邪所在部位("经络不明,则不知邪之所在"),又怎么谈得上正确地辨证论治呢? 在这种思想指导下,他以《金兰循经》为蓝本,于1341年编著了《十四经发挥》一书。

鉴于《黄帝内经》一书年久月深,辞义古奥,又经辗转抄录,错简、衍文为数不少,给后世学者探微索隐带来了不少困难,所以,滑寿在《十四经发挥》中不但对经脉的循行、病候进行了认真的考证,作了一定的发挥,而且还附图加以注释说明,对有些难字的音义也予以注音释义,具有辞简义明、图文并茂的特点。

滑寿认为:人之气血运行于十二经脉之中,如果十二经脉气血注满,多余的便流入奇经。奇经八脉具有补充和调节十二经脉气血的作用,在整个经络系统中占有一定的重要地位。他参照《黄帝内经》《难经》等书,对奇经八脉的循行部位、生理功能、病理变化、治疗作用等都作了详明论述。其中对任脉、督脉又特别注重,认为任脉行于腹胸正中,统任一身之阴,与诸阴脉相连,为"阴脉之海";督脉行于腰背正中,总督一身之阳,与诸阳脉相连,为"阳脉之海"。二脉同起于胞中,下出于会阴,上会于龈交,阴阳相互贯通,这样就保持了人体前后阴阳平衡,无所偏倚。加之任、督二脉还均有自己专用的腧穴,故应与十二经脉相提并论,合而言之为十四(正)经。滑寿还充分认识到任脉与妇女的生理、病理(如经、带、胎、产、乳诸方面)有着极为密切的联系,提出了任脉为"妇人生养之本"的著名论点,对中医妇科的理论和实践有着极大的指导意义。

滑寿对十四经脉的发挥还有一个重要特点,那就是在论述经脉循行的过程中,总是与相应部位的腧穴有机结合起来,做到"论经不舍穴,论穴不离经",对后世学者很有启发。

《十四经发挥》的问世,不但在中国医学界产生了深远的影响,而且还流传到国外,被日本医学界奉为"习医之根本"。对于学习、研究经络学说,《十四经发挥》确属不可多得的典籍。

由于战乱,《十四经发挥》在我国曾一度遗失,后来由江苏著名针灸专家承淡安先生在日本民间意外获得,也算是先生对中医针灸文献的一大贡献! 承先生本人对《十四经发挥》一书也有颇多学习心得,见于后来先生的《校注十四经发挥》一书。

在滑寿学术思想影响下,明代李时珍对不大为人注重的奇经八脉作了多方面的系统考证,所著《奇经八脉考》以阴维脉、阳维脉作为奇经八脉之总纲,丰富了经络学说理论。清光绪年间,陈惠畴著《经脉图考》四卷(刊于1878年),以经文、图表、歌赋的形式介绍了十四经的循行等,体裁新颖,别具一格。

六、现代经络学说新进展

近几十年来,国内外许多专家、学者结合现代多种学科知识,从多方面开展了对经络学说的理论探讨、临床实践和科学研究。1949年,日本学者长滨善夫在1例视神经萎缩患者身上首先发现"经络敏感现象"(针响),并著《经络之研究》一书。20世纪50年代,中谷义雄又发明了"经络电测定法",通过对皮肤和腧穴电学特性的研究,而探寻经络、腧穴的实质;赤羽幸兵卫发明了"知热感度测定法",通过对十二经脉井穴对温热的感知时间和强度的测定,来判断经脉左右的平衡和失衡;法国学者佛朗丹(Flandin)首次报告了1例可见的经络现象。

20世纪50年代末,中国开始报道各种经络现象;70年代至80年代中期,中国广大医务人员和从事经络研究的科学工作者在全国范围内开展了大规模"经络感传现象"的普查工作,取得了可喜的成就。1977年,安徽、福建、陕西、辽宁四省十四经感传图谱协作组通过对100例经络敏感人的十四经感传线路进行研究,绘制了《新十四经图》。1984年12月,循经感传和可见的经络现象在北京通过鉴定。会议一致认为:中国在循经感传和经络现象的研究方面,取得了重大成果,体现了中医的特色,注意了理论联系实际,丰富和发展了人们对经络现象的认识。进一步证明了经络学说的科学价值,使中国的经络研究在国际上保持了领先地位。

近几十年来,国际上从事经络研究的专家、学者从不同角度对经络实质提出了种种假说。归纳起来,主要有以下15种:经络与周围神经相关;经络与神经节段相关;经络与中枢神经相关;经络与自主神经相关;经络与神经-体液调节功能相关;经络与控制论相关;经络与血管相关;经络与淋巴管相关;经络与肌肉相关;经络与结缔组织相关;经络与生物电相关;经络与电磁波相关;经络与气功相关;经络是综合传导系统;经络系统独立存在等。

目前,中国用现代科学技术手段证实和阐明了人体经络实质已经有了新的进展,证实人体内确有物质和信息沿经典的经络路线传播,并在世界上首次提出了经络实体模型。1988年10月25日,在北京召开的国际经络生物物理研讨会上,中国科学工作者向国内外公布了中国在人体、动物、植物经络生理和生物生理及其形态学研究方面的新成果。

第三节 经络系统的分类

经络是一个大的系统,由经脉和络脉两大主体结构以及六脏六腑、十二经筋、十二皮部三大连属结构共同组成。经脉包括十二经脉、十二经别、奇经八脉,络脉包括十六大络、孙络、浮络。十二经脉是经络系统的主体,而十二经脉以外的十二经别、奇经八脉、络脉(包括十六大络、孙络、浮络)、十二经筋、十二皮部等则是经络系统的分支(表1-1,表1-2)。

十二经脉是经络系统的主体,自《黄帝内经》以来,历代医家、医著论述颇多。中华人民共和国成立之后,为培养高级中医药专门人才,全国各地相继开办了中医学院,在《针灸学》教材以及20世纪80年代开始专门为针灸专业编写的《经络学》教材中,也几乎都是用90%以上的篇幅论述十二经脉的有关内容,而对十二经脉之外的奇经八脉、十二经别、十二经筋、十二皮部、络脉以及根结、标本、气街、四海等宝贵而丰富的学术内涵都是蜻蜓点水,一带而过。现存文献仅能从上述滑寿的《十四经发挥》和李时珍的《奇经八脉考》中略见一二。而奇经八脉、十二经别、十二经筋、十二皮部、络脉和根结、标本、气街、四海的内容,对于丰富针灸经络学说的理论和指导针灸临床按经络辨证论治,却有着十分重要的理论指导意义和临床实用价值。在浩如烟海的针灸文献中,缺少这类文献和书籍,这对于全面认识、学习、应用和研究完整的经络学说,不能不说是一种历史的遗憾!

表 1-1　经络系统的组成（1）

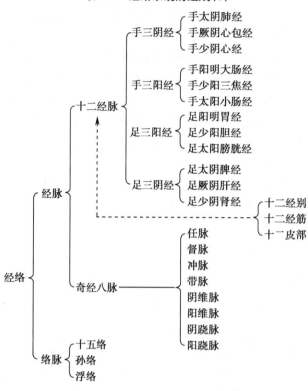

表 1-2　经络系统的组成（2）

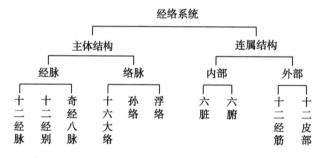

　　美国（明尼苏达州）中医学院院长巩昌镇先生在海外创办中医学院,致力于发展祖国中医药事业。他每次回到中国,都要到各地的新华书店走上一走,看上一看,为的是希望在国内中医药院校《经络学》教材之外,能够寻觅到一本关于十二经脉以外的其他经络系统的研究及临床应用专著,然而,多少年也未得其愿。为什么? 因为从春秋战国时代《黄帝内经》以来的古代针灸文献,到现阶段高等中医药院校的系列教材,压根就没有过一本这样的专书。为此,他曾问中国中医针灸界的"高人":经络学说既然是中医理论体系的重要组成部分,是构成中医学整体观的重要物质基础,那么经络系统这个庞大的组织结构究竟有没有用? 有什么用? 是否只有十二经脉有其临床应用? 而十二经脉以外的其他经络系统都没有什么作用? 如果是,那十二经脉以外的其他经络系统还有什么存在的必要? 如果不是,那它们的价值又体现在什么地方? 巩先生的问话,不能说没有道理!

　　有鉴于此,笔者在原《经络的研究及临床应用》一书基础上,去掉所有十二经脉的内容,围绕十二经脉以外的经络体系,广泛收集资料,并结合自己的读书心得及临证体会,从命名含义、循经部位、表现特点、生理功能、病理反应、相关腧穴、临床应用及病例分析等多个方面系统而详尽地论述了奇经八脉、十二经别、络脉、十二经筋、十二皮部、根结标本、气街四海等方面的学术内容,以期对针灸学术的发展,尤其是对促进经络学说的研究和临床应用起到填补空白并抛砖引玉的作用。

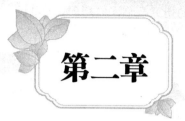

第二章

奇 经 八 脉

奇经八脉即任脉、督脉、冲脉、带脉、阴维脉、阳维脉、阴跷脉、阳跷脉。由于奇经八脉对人的生理、病理有着十分重要的意义，尤其是任、督二脉能统率、总督十二经，并有独自特有的腧穴，这些腧穴在各种病证的治疗上也有着非常重要的作用，所以，奇经八脉就成为本书中最为主要的内容。

在论述奇经八脉之前，我们认为有两个问题必须正本清源：

第一，现今几乎所有针灸文献（包括全国规划教材）介绍、讲述十四经穴，都是按十二经脉、任脉、督脉之序排列的，学习起来也自然是先学十二经脉穴，后学任脉、督脉穴。

其弊病有二：一是没有突出任、督二脉的总纲地位（任脉为"阴脉之海"，督脉为"阳脉之海"）；任脉、督脉既然是十二经脉的总纲，"纲举目张"，为什么所有针灸教材（包括"经络学"教材）都一直要按传统的作法，非要十二经脉在前，而任、督二脉在后呢？

二是不利于经穴各论的学习。因为十二经脉中许多经穴的定位和取法都要借助于任脉（如胃经穴、脾经穴、肾经穴等）和督脉（如膀胱经穴）经穴。如果我们先学任脉、督脉穴，再学十二经脉穴，那将会方便、有利得多。反之，在任、督二脉还没有学习的情况下，先学十二经脉穴，常常人为地给学习带来诸多困难。例如，胃经梁门穴的定位在任脉中脘穴旁开2寸，但在中脘穴还没有学习的情况下，肯定是模糊不清的；膀胱经肾俞穴在督脉命门穴旁开1.5寸，而在命门穴还没有学习的情况下，肯定也还是不怎么明白的。有鉴于此，如果按任督二脉在前、十二经脉随后的编排方式，一定会受到学习者的欢迎，给学习带来极大便利。

有鉴于此，我们认为：任、督二脉的总纲地位应该突出！论述十四经脉和穴位，理应以任、督二脉为首，以突出它们的总纲地位！

第二，从《灵枢》到现代的针灸教材，论及奇经八脉中的任、督、冲三脉的起源，均云起于"胞宫"。"胞宫"者，"子宫"是也，属奇恒之腑，是女子特有的组织器官，男性是没有的。男性没有子宫，岂不是意味着男子没有任、督、冲三脉，那么，男性的经络系统不就"残缺不全"了吗？

关于这个学术问题，现在欧洲出版的针灸书已经改为"任、督、冲三脉，女子起于胞宫，男子起于两肾之间"。而"两肾之间"又是何处？还是一个悬而未决的未知数。我们认为应该这样来表达："任、督、冲三脉起于小腹内：女子起于胞宫，男子起于精室——相当于前列腺和睾丸系统"(《王启才新针灸学》,中医古籍出版社 2008 年第 1 版),这样就完善、合理、贴切,且顺理成章了。

我们姑且不论以上两种提法是否科学、是否合理,起码应该让世人知道:我们中国针灸学术界已经开始注意这个问题了。

有关奇经八脉的理论,最早散见于《黄帝内经》之中,但很不系统,很不完整。到了《难经》才正式明确地提出了"奇经八脉"这一概念,并在《黄帝内经》的基础上,将奇经八脉的理论加以扩充和整理。后世皇甫谧的《针灸甲乙经》、滑寿的《十四经发挥》、李时珍的《奇经八脉考》,又对奇经八脉的内容进一步作了较全面的总结。

第一节 命名含义

何谓奇经? 古今针灸文献关于"奇"字的含义主要有以下几种认识:一云八脉别道奇行,不拘于十二正经;二云奇为单数,有不偶之义;三云八脉仅与奇恒之腑相连,而与六脏六腑无关。如《难经·二十七难》说:"脉有奇经八脉者,不拘于十二经。"《类经图翼》引虞氏之言:"奇者,奇零之奇,不偶之义。谓此八者,不系正经阴阳,无表里配合,别道奇行,故曰'奇经'也。"笔者认为第一种说法较为合理,而二、三两说则欠妥当。简言之,奇者,异也,异于常者谓之"奇"。正如《圣济总录》所说:"脉有奇常,十二经者,常脉也,奇经八脉则不拘于常,故谓之'奇经'。"奇经是与正经相对而言,奇经八脉是十二经脉以外具有特殊意义的 8 条经脉,这与六脏六腑之外又有奇恒之腑具有同样的意义。其命名方式与十二正经有所不同,十二正经是结合手足、阴阳、脏腑命名的,而奇经八脉则是以各自的循行部位和功能作用命名的。

一、任脉

任,有统任(统帅、担任)、妊养(妊娠、生养)之义,统任一身之阴,与诸阴脉相连。人之一身,腹为阴,背为阳;前为阴,后为阳。任脉起于小腹内,行走于身前。手三阴经均起于胸中,从胸走手;足三阴经均从足走腹胸;六阴经均在胸腹部与任脉贯通。奇经八脉本身,冲脉与任脉同出一源并交会于会阴、阴交;阴蹻脉又交贯冲脉;阴维脉与任脉交会于天突、廉泉。故任脉又称"阴脉之海"。

二、督脉

督,原字为"裻",《说文解字》释为"背缝",表示此脉循行后背正中。督有总督之义,总督一身之阳,与诸阳脉相连。督脉行走于身后,沿脊柱而上,手足六阳经均通过交大椎而与督脉贯通。奇经八脉本身,带脉出于十四椎下;阳维脉与督脉交会于风府、哑门;阳蹻脉也与足三阳经交会。故督脉又称"阳脉之海"。

三、冲脉

冲,为"衝"字的简化,乃"重"之假借字,古意指"重身"(古之《黄帝内经》和今之《辞海》均释为怀妊、身孕),言此脉与妇人的生理、病理关系密切。"冲"又有要冲、通道之义,因本经脉在人体的循行分布博大深长,上至头面,下至足踝,与任、督二脉同起一源,浅出于气冲穴;主干在身前挟任脉、足阳明胃经、足少阴肾经直冲而上;分支在身后合于督脉,连系诸阳;又与足太阴脾经、足少阴肾经并而下行,贯串周身,密切联系先天之本和后天之气,成为气血的要冲。正如《类经》所说:"冲脉之下行者,虽会于阳明之气街,而实并于足少阴之经,且其上自头、下自足、后自背、前自腹、内自溪谷、外自肌肉,阴阳表里无所不涉。"故冲脉又称"血海""太冲脉""经脉之海",其中,贯穿于脊柱之内的部分则称"伏冲脉"。

四、带脉

带,有"束带"之义。本脉在人体腰腹环绕一周,束缚诸经,如束带然,故名"带脉"。

五、阴维脉、阳维脉

维,有"维持""维系"之义。阴维脉维系诸阴经,阳维脉维系诸阳经,故名"维脉"。

六、阴跷脉、阳跷脉

"跷"的本义为足跟抬起,有举足跨高之义。阴跷脉、阳跷脉均起发于足跟部,令人行动敏捷矫健,故名"跷脉"。

第二节 循 行 分 布

一、任脉

任脉中行走腹胸。

起于小腹内(女子为"胞宫"即"子宫",男子为"精室"——相当于前列腺部位以及睾丸连系组织),下出于会阴部(会阴穴);向前经过外阴,沿着腹部正中(神阙)、胸部正中(膻中),直达咽喉(天突),上行环绕口唇(与督脉交会于龈交穴),经过面部,进入目眶下(图 2-1)。

二、督脉

督脉中行走脊梁。

起于小腹内(同任脉),下出于会阴部(与任脉交会于会阴穴);向后经过肛门(长强),贯通脊柱,经过腰部正中(腰阳关、命门)、背部正中(至阳、身柱),与足太阳经交会,上达头项(风府),入脑,上行头顶(百会),沿前额下行鼻柱(素髎),过人中沟(水沟),终

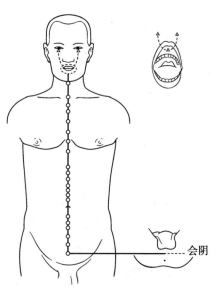

会阴

图 2-1 任脉

于上唇系带(龈交穴),与任脉交会(图 2-2)。

三、冲脉

起于小腹内(同任脉),下出于会阴部;一支向前夹任脉,并足阳明、足少阴经上行,直达咽喉,环绕口唇;一支向后贯穿督脉,行于脊柱之内(伏冲);还有一支循阴股内廉、胫骨内廉下行,并足太阴、足少阴经到内踝后面,入足下。任、督、冲三脉同源而异流,谓之"一源三歧"(图 2-3)。

四、带脉

起于季胁部下面,斜向下行至足少阳经之带脉、五枢、维道诸穴,横行绕身一周(图 2-4)。

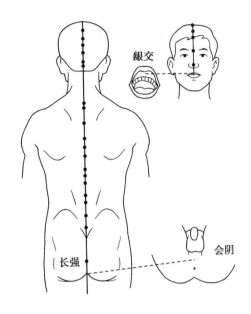

图 2-2 督脉

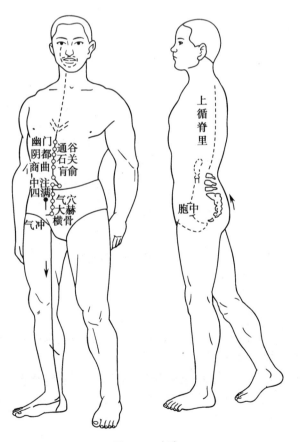

图 2-3 冲脉

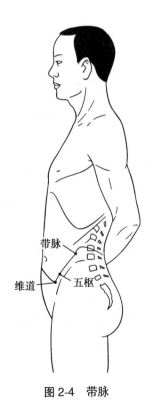

图 2-4 带脉

五、阴维脉、阳维脉

阴维脉起于小腿内侧,沿大腿内侧上行至腹部,与足太阴经相合;又沿胸部,与任脉会于颈部(图2-5)。

阳维脉起于足跟部,向上出于外踝,沿足少阳经上行,经过髋关节,循胁肋后缘,经腋后至肩,上前额;再下行项后,合于督脉(图2-6)。

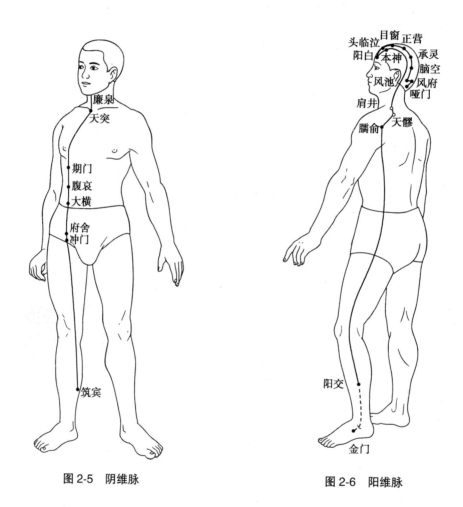

图2-5　阴维脉

图2-6　阳维脉

六、阴跷脉、阳跷脉

阴跷脉起于足舟骨后方,至内踝;沿大腿内侧后缘上行,至前阴部;再沿胸部上行,进入缺盆,上行结喉旁人迎之前,上面部,经颧骨,至目内眦(图2-7)。

阳跷脉起于足跟外侧,至外踝;沿腓骨后缘、大腿外侧,至胁肋后方,经腋后纹头上肩;沿颈部上挟口角,进入目内眦,与阴跷脉相合;再沿足太阳经上额,与足少阳经会于风池(图2-8)。

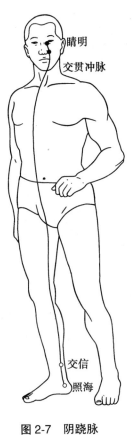
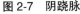

图 2-7 阴跷脉

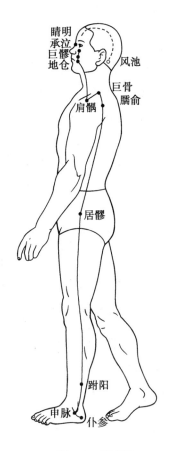

图 2-8 阳跷脉

第三节 表现特点

关于奇经八脉的特点,现今针灸文献几乎众口一词,均认为它们既不属络脏腑,又无表里配偶,也不加入十二正经的循环。对于这一重大理论问题,笔者提出以下见解:

一、别道奇行,不受十二正经循行的约束

《难经·二十七难》说:"脉有奇经八脉者,不拘于十二经。"是说奇经八脉在人体是别道奇行的,不受十二正经循行的限制,也没有类似十二经脉那种固定的流注次序和循行、分布、交接规律。但并不是说它们就不加入十二经脉的循环之中,而是不受十二经脉循行的限制。除参与十二正经的循环之外,奇经八脉还另有自己独特的循行方式。例如,带脉、维脉、跷脉本身就是从十二经脉中分行出来的,依附于十二正经循行或作为十二正经的分支。冲脉起于胞宫,浅出于足阳明胃经的气冲穴,在循行中又同十二经中的许多经脉发生交叉、交会和衔接关系。任脉在胸腹部与诸阴脉相连,督脉通过大椎穴与诸阳脉相连,更是直接加入了

15

十二经脉的循环体系,使正经与奇经的气血交会贯通、融为一体。《灵枢·营气》说:"谷入于胃,乃传之肺……故气从太阴出,注手阳明,上行注足阳明……从肝上注肺,上循喉咙,入颃颡之窍,究于畜门。其支别者,上额循巅下项中,循脊入骶,是督脉也,络阴器,上过毛中,入脐中,上循腹里,入缺盆,下注肺中,复出太阴。此营气之所行也,逆顺之常也。"可见,十二经脉的流注情况可以说是一种大循环,而任、督二脉与十二经之间还相应存在着一个小循环,即手太阴肺经→任脉(头面部)→督脉→任脉(胸腹部)→手太阴肺经。合成十四经循行则为:

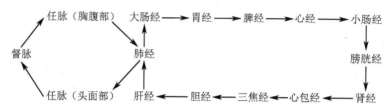

正由于任脉、督脉直接加入十二经脉循环,且又有自己单独的腧穴,故《十四经发挥》又将二者与十二经脉相合,统称"十四正经"。

二、呈向心性循行,无逆顺之分

奇经八脉中除带脉绕腰腹横行、冲脉在下肢的分支以外,其余均自下而上呈向心性循行,没有逆顺之分。

三、上肢无奇经分布

奇经八脉全部循行、分布于躯干和下肢,而不行于上肢。

四、有相应的病候

奇经八脉对十二经脉起着分类、组合的作用,其生理功能、病理变化与相应经脉有关。每一奇经的病候,实质上就是该奇经所统经脉病候的综合。

五、任、督之外,别无腧穴

奇经八脉中除任、督二脉之外,其余六脉均无自己单独的腧穴。临床主要借助八脉交会穴以及与十二经脉的有关交会穴发挥一定治疗作用。

六、既连属奇恒之腑,又与六脏六腑相关

奇经八脉在人体内直接与奇恒之腑相连,与六脏六腑虽然不组成相应的属络关系,但也有着直接而又广泛的联系。如督脉就是"贯脊属肾"并与心相通(《素问·骨空论》)。带脉与足少阴经别有一定的联系,《灵枢·经别》说:"足少阴之正,至腘中,别走太阳而合,上至肾,当十四椎,出属带脉。"可见带脉与肾也是有联系的。任脉、冲脉、阴维脉、阴跷脉也均通过肾经与肾发生联系。

再从奇恒之腑与六脏六腑的关系看,奇经八脉与六脏六腑之间也有着不可分割的关系。奇恒之腑即胆、脉、骨、髓、脑、胞宫六者,其形体似腑,功能如脏,在体内并不是孤立存在的。其中,胆本来就是六腑之一,与肝互为表里;脉归心所主;脑与六脏六腑、四肢百骸均有关

联,尤其与六脏的关系最为密切。所谓心藏神、肺藏魄、脾藏意、肾藏志、肝藏魂主谋虑等这些思维、意志、精神活动,其实均为大脑的功能。所以,在中医学中又有"脑为元神之府"(明代医药学家李时珍《本草纲目》)、"灵机记性在脑"(清代医家王清任《医林改错》)的记载。

骨和髓均为肾所主,与脑又自然相联系。即肾主骨,骨生髓,藏髓,髓通脑、养脑。《素问·阴阳应象大论》说:"肾生骨髓。"《灵枢·海论》说:"脑为髓之海。"脑和髓的名称虽异,但却同出一源,既有赖于先天肾精的造化,又需要后天之本的资助。《灵枢·海论》说:"髓海有余,则轻劲多力,自过其度;髓海不足,则脑转耳鸣,胫酸眩冒,目无所见,懈怠安卧。"说明脑髓充足则身体强健、精力充沛、耳聪目明。反之,髓海不足则可出现头晕、目眩、耳鸣、健忘、腰膝酸软等一系列证候。治疗法则多是从补肾入手,而在补肾范围之内,就包括了补脑和骨髓。

胞宫又称"胞脏""子脏""子宫"(包括卵巢、输卵管等连系组织在内)。明代张介宾《类经》说:"所谓胞者,子宫是也,此男女藏精之所,皆得称为子宫;惟女子于此受孕,因名曰'胞'。"《石室秘录》说:"五脏之外,胞胎亦为脏。虽胞胎系妇人所有,然男子未尝无胞胎之脉。"《中西汇通医经精义》也说:"男子之胞名丹田、名气海、名精室,以其为呼吸之根,藏精之所也。""女子之胞,男子名为'精室',乃血气交会化精成胎之所。"女子之胞宫和男子之精室乃是人体繁殖、生长、发育的基地所在,也均为肾所主。肾藏精,精为繁殖、生育的物质基础。肾精旺盛,在女子则月经调达,在男子则精液充盈。男女交合,则繁殖、生育正常。反之,如果肾精亏损,在女子则可致月经失调、不孕,在男子则可见遗精、阳痿、不育。当然,胞宫和精室的这些生理作用和病理变化,也与心主血脉、肝藏血主疏泄、脾统血主运化的功能息息相关。正因为此,《黄帝内经》才有"胞脉属心系于肾"之说。叶天士所谓"八脉隶乎肝肾",旨在言明奇经八脉在与脏腑的广泛联系中,与肝、肾的联系尤为突出。

七、既有阴阳之分,又有表里之别

《素问·金匮真言论》说:"人身之阴阳,则背为阳,腹为阴。"任脉循行于身前,在胸腹部与手足六阴经贯通;督脉循行于身后,在大椎穴处与手足六阳经交会,从而维持着身体前后的平衡状态。在任、督二脉的命名、分布和功能之中,均寓阴阳表里配偶之意。《十四经发挥》所云"人身之有任督,犹天地之有子午也。人身之任督以腹背言,天地之子午以南北言,可以分,可以合者也。分之于以见阴阳之不杂,合之于以见浑沦之无间,一而二,二而一者也",即是谓此。阴维脉起于内踝,维系诸阴,主一身之里;阳维脉起于外踝,维系诸阳,主一身之表。阴跷脉起于足跟内侧,伴足少阴经上行,主一身左右之阴(里);阳跷脉起于足跟外侧,随足太阳经上行,主一身左右之阳(表)。二跷出入相交也是阳入阴,阴出阳。《难经·二十九难》说:"阳维为病苦寒热,阴维为病苦心痛。阴跷为病,阳缓而阴急;阳跷为病,阴缓而阳急。"二维脉和二跷脉的这种阴脉主里、阳脉主表的生理系统和病理表现,本身就是一种阴阳表里配合关系。

冲脉起于少腹之内,其主干在身前与足少阴经并行,为血海——渗灌诸经;带脉出于十四椎下,围腰一周,似束带——约束诸经,也是一对阴阳相合之脉。所以,杨继洲在《针灸大成·标幽赋》中说:"阳跷、阳维并督带,主肩背腰腿在表之病……言此奇经四脉属阳,主治肩背腰腿在表之病。阴跷、阴维任冲脉,去心腹胁肋在里之疑……言此奇经四脉属阴,能治心腹胁肋在里之疑。"本来,《标幽赋》原句是:"阳跷、阳维并督脉,主肩背腰腿在表之病;阴跷、阴维任冲带,去心腹胁肋在里之疑。"《针灸大全》原注为:"奇经三脉属阳,主治肩背腰腿在表之疾也……奇经五脉属阴,能治心腹胁肋在里之疾也。"对此,笔者认为,《针灸大成》所言极是。杨继洲将原文中的"脉""带"二字互易,改"三脉属阳""五脉属阴"为"四脉属阳""四脉属阴",虽仅一字之变,但确为真知灼见。因为人之一体,脏腑十二有六阴六阳,经脉十二也有六阴六阳,此即"阴平阳秘"之生理平衡。那么,奇经八脉何言三脉属阳而五脉属阴呢? 这显然不合经脉阴阳平衡之理。《标幽赋》的原意是谈八脉交会穴的临床运用,然而不论是从历代文献对带脉病候的记载,还是带脉所通足少阳胆经足临泣穴的主治范围,也都是以头面、四肢、胁肋、腰背疾患为主的,均足以说明带脉应属阳脉之列,而非阴脉范畴。任脉、冲脉、阴维、阴跷四脉属阴主里,督脉、带脉、阳维、阳跷四脉属阳主表,既与临床实际情况相符,又合乎经脉阴阳表里平衡之理。

现将奇经八脉与十二经脉之异同列表如下(表 2-1)。

表 2-1　奇经八脉与十二经脉之异同

项目	奇经八脉	十二经脉
循行	加入十二经循环,但不受其约束,没有互相衔接的流注次序	相互衔接,按一定的流注次序循行
走向	除带脉、冲脉外,其余六脉均自下而上向心行走,无逆顺之分	有逆顺之分,手三阴从胸走手,手三阳从手走头,足三阳从头走足,足三阴从足走腹(胸)
分布	只分布在躯干、下肢,维、跷脉左右对称,任、督二脉前后对称,带脉绕行腰间	躯干、四肢均有分布,且左右对称,阴经在四肢内侧,阳经在四肢外侧
阴阳	有阴阳之分	有阴阳之分
脏腑	连属奇恒之腑,与六脏六腑也有关联	属络六脏六腑
腧穴	除任、督二脉之外,别无腧穴	每经均有腧穴
病候	有病候记载	有病候记载

第四节　生 理 功 能

一、联络脏腑肢体、五官九窍

(一) 与脏腑的联系

奇经八脉在人体直接与奇恒之腑相联系,与六脏六腑也不无关联。奇恒之腑者,胆、脉、骨、髓、脑、胞宫是也。胆本身就是六腑之一,与肝互为表里;脉归心所主;肾主骨生髓通脑,胞宫系于肾。奇恒之腑是附于六脏六腑的,直属奇恒之腑的奇经八脉也就直接或间接同六脏六腑发生联系。例如,督脉"贯脊属肾",并与心相连;带脉通过足少阴经别与肾相连;任、督、冲三脉均起于胞宫,从属于肾;冲脉通受十二经气血,为"血海",与"心主血""肝藏血""脾统血"的功能相关。八脉交会穴也将奇经八脉与有关经络、脏腑相沟通。由于奇经八脉的生理、病理与肝肾的功能作用最密切,后世医家才有"八脉隶乎肝肾"之说。

（二）经络与肢体的联系

奇经八脉在肢体的分布,有前后对应分布者(如任脉、督脉),也有左右对称分布者(如阴维脉、阳维脉、阴跷脉、阳跷脉),而带脉则像束带一样环腰一周。

（三）与组织器官的联系

1. 脑　督脉入络脑(《素问·骨空论》)。任脉通过目系与脑相连(《灵枢·大惑论》:"随眼系以入于脑")。

2. 目　任脉入目(《素问·骨空论》)。督脉与太阳起于目内眦,系两目之下(《素问·骨空论》)。阴跷脉属目内眦(《灵枢·脉度》)。阳跷脉与阴跷脉交于目内眦。宗脉之所聚(《灵枢·口问》)。

3. 耳　阳跷脉下耳后。宗脉之所聚(《灵枢·口问》)。

4. 鼻　督脉循额至鼻柱(《针灸甲乙经》)。

5. 口唇　任脉络唇口,督脉环唇(《素问·骨空论》)。冲脉络唇,阳跷脉挟口唇(《奇经八脉考》)。

6. 齿　手阳明经脉入下齿,络脉上曲颊遍齿。足阳明经脉入上齿。手少阳经筋分支上曲牙。

7. 舌　任脉入系舌本。

8. 咽喉　任脉至咽喉,督脉入喉(《素问·骨空论》)。冲脉与任脉会于咽喉(《灵枢·五音五味》),出于颃颡(《灵枢·逆顺肥瘦》)。阴维脉挟咽。阴跷脉至咽喉(《难经·二十八难》)。

9. 前阴　任脉过阴器,上毛际。督脉循阴器,女子入系廷孔,男子循茎下至篡(《素问·骨空论》)。冲脉与阳明合于宗筋(《素问·痿论》)。阴跷脉入阴(《灵枢·脉度》)。宗筋之所聚(《素问·厥论》)。

10. 后阴　督脉所过。

11. 胞宫　任脉、督脉、冲脉皆起于胞中。

二、对十二经脉起着分类、组合作用

奇经八脉贯穿于十二经脉之间,对十二经脉起着分类、组合的作用。具体体现在任脉统任一身之阴经;督脉总督一身之阳经;冲脉贯穿周身,为"十二经脉之海";带脉环行于腰部,对诸经起约束作用;阴维脉与六阴经相联系,维系诸阴,而阳维脉与六阳经相联系,维系诸阳,共同维持阴阳经脉之间的平衡;阴跷脉、阳跷脉调节周身阴阳经脉,使肢体运动自如。这些作用的结果,更进一步加强了十二经脉之间以及十二经脉与机体之间的密切联系。

三、调节十二经脉气血盈亏

《圣济总录》说:"人之气血常行于十二经脉,其诸经满溢,则流入奇经焉……譬犹圣人图设沟渠,以备水潦,斯无滥溢之患。"《奇经八脉考》也说:"正经犹夫沟渠,奇经犹夫湖泽,正经之脉隆盛,则溢于奇经。"当十二经脉气血旺盛有余时,则流入奇经蓄积起来,待机体需要时,再由奇经八脉予以供应、渗注。

四、指导妇产医学和老年医学

奇经八脉与中医临床各科(尤其是妇产医学和老年医学)的关系都十分密切。任、督、冲、带四脉主女子经、带、胎、产、乳,为先天精气生化之路径,藏于丹田,发于命门。任、冲专司女子天癸(内分泌和第二性征);督脉为肾主骨生髓通脑的桥梁;带脉出属十四椎下,与督脉、足少阴肾经相通。任、督、冲、带四脉对全身各个系统的生理、病理,尤其是对女子生殖系统、泌尿系统、内分泌系统、神经系统影响极大,在妇产医学中占有重要地位。跷脉交通阴阳,主持机体的运动功能和睡眠;维脉调节表里,维系机体阴阳经脉的相对平衡;对于运动系统、神经系统和老年人强身健体、延年益寿也有着极其重要的作用,在老年医学中占有重要地位,故为历代医家所注重。明代李时珍就十分注重对奇经八脉的理论研究,而清代叶天士则擅长运用奇经八脉的一系列理论,结合临床实践辨证论治。叶天士认为:"八脉隶乎肝肾,一身纲维""肝肾下病,必留连及奇经八脉"。具有病证繁多、证情复杂、频发难愈的特点。故而倡导"久病宜通任督,通摄兼施"之法。既为认识和研究妇产医学、老年医学的特点提供了思路,又为诊治、探索内科、妇科、老年医学的疑难杂证开辟了新的辨证论治方法。

现将奇经八脉的基本生理功能总结、归纳如下:

【任脉】

1. 基本功能 统任一身之阴,与诸阴脉相连,为阴脉之海。主持元阴之气,调节阴经气血。任脉起于胞中,有"主胞胎"的功能,妊养胞胎,是促进人的生殖、生长、发育的重要物质基础。尤其与妇女的各种生理变化经、带、胎、产、乳的关系极为密切,为妇人生养之本。经脉所过的脐下 3 寸,别名"丹田",为男子储藏精气、女子维系胞宫之所,又为"生气之原"。

2. 与脏腑、组织器官的联系 经脉所过与膀胱、小肠、大肠、胃、心(心包)、肺等脏腑相关。女子起于胞宫,男子起于精室,经过前阴,过咽喉,环绕口唇,上注于目。

3. 其他生理 脉长四尺五寸。在腹部与足三阴经交会,在胸部与手三阴经交会,在面部与手、足阳明经交会,在会阴和口唇两处与督脉交会。通于手太阴经之列缺穴。

【督脉】

1. 基本功能 总督一身之阳,与诸阳脉相连,为阳脉之海。主持元阳之气,调节阳经气血。养脑髓,主神志,管理运动。

2. 与脏腑、组织器官的联系 女子起于胞宫,男子起于精室,经过肛门,贯脊、属肾,上通于脑,下循鼻柱,止于上唇。

3. 其他生理 脉长四尺五寸。在大椎穴与手足六阳经交会,在会阴和口唇两处与任脉交会。通于手太阳经之后溪穴。

【冲脉】

1. 基本功能 与任、督二脉同出一源,在身前与任脉、足少阴、足阳明经并而上行,密切联系先天之本、后天之气;在下肢与足太阴、足少阴并而下行,渗注诸阴;在身后合于督脉,渗注诸阳,通受十四经气血,为"十二经之海",能调节十二经气血。《素问·上古天真论》说:"太冲脉盛,月事以时下……太冲脉衰少,天癸竭,地道不通。"说明冲脉与女性的经、带、胎、产、乳关系密切,并主男女生殖、生长、发育。

2. 与脏腑、组织器官的联系 女子起于胞宫,男子起于精室,经过前后二阴,前行之脉上达咽喉,环绕口唇,至目眶下;后行之脉贯脊属肾。与肾、肝、脾、胃关系密切。

3. 其他生理　在会阴部与任、督二脉交会,在腹股沟部与足阳明经(气冲穴)交会,在腹部与足少阴经交会,在下肢与足太阴经交会。通于足太阴经之公孙穴。

【带脉】

1. 基本功能　约束诸经,维络腰腹,提系胞胎,主女子生理性白带(女性发育成熟之后阴道的正常分泌物,起润滑阴道作用)。

2. 与脏腑、组织器官的联系　在十四椎通脊髓并与足少阴经别合于肾。

3. 其他生理　在十四椎与督脉(命门穴)交会,在腹部侧面与足厥阴、足少阳经交会。通于足少阳经之足临泣穴。

【阴维脉】

1. 基本功能　维系诸阴经脉,调和营血,主一身之里。

2. 与脏腑、组织器官的联系　脉气发于足少阴经(筑宾穴),与肾相关。上贯膈,抵达咽喉、舌根部。

3. 其他生理　在下肢与足少阴经交会,在腹部与足太阴、足厥阴经交会,在颈部与任脉交会。通于手厥阴经之内关穴。

【阳维脉】

1. 基本功能　维系诸阳经脉,调和卫气,主一身之表。

2. 与脏腑、组织器官的联系　脉气发于足太阳经(金门穴),与膀胱相关,上至耳后。

3. 其他生理　分别与足太阳经(金门穴)、足少阳经(下肢、肩背、后项、侧头部)、手太阳经(臑俞穴)、手少阳经(肩背部)、足阳明经(头维穴)、督脉(后项部)交会。通于手少阳经外关穴。

【阴跷脉】

1. 基本功能　调节机体左右之阴经气血,主肢体运动,主要使下肢灵活敏捷。由于阴跷脉与阳跷脉交会于目内眦,入属于脑,所以,阴跷脉能主眼的闭合功能,与睡眠密切相关。卫气的运行主要通过阴阳跷脉而散布全身。卫气行于阴则阴跷脉盛,主睡眠,故目闭而欲睡。所以,《灵枢·寒热病》说:“阴气盛则瞑目。”

2. 与脏腑、组织器官的联系　脉气发于足少阴经(照海穴),与肾相关。入前阴部,上达咽喉,经过鼻旁,止于目内眦,进入脑部。

3. 其他生理　在下肢与足少阴经交会,在目内眦与手足太阳经、阳跷脉交会。通于足少阴经之照海穴。

【阳跷脉】

1. 基本功能　调节机体左右之阳经气血,主肢体运动,主要使下肢灵活敏捷。由于阳跷脉与阴跷脉交会于目内眦,入属于脑,所以,阳跷脉能主眼的开启功能,与觉醒密切相关。卫气的运行主要通过阴阳跷脉而散布全身。卫气行于阳则阳跷脉盛,主觉醒状态,故目开不欲眠。所以,《灵枢·寒热病》说:“阳气盛则瞋目。”

2. 与脏腑、组织器官的联系　脉气发于足太阳经(申脉穴),与膀胱相关。上口吻,至目内眦,下耳后,入脑内。

3. 其他生理　分别与足太阳经(下肢、目内眦)、足少阳经(居髎)、手太阳经(肩背部、目内眦)、手阳明经(肩部)、阴跷脉(目内眦)交会。通于足太阳经之申脉穴。

第五节　病 理 反 应

在生理上,奇经八脉对十二经脉起着分类组合的作用。在病理上,奇经八脉的病证实质上也包含各条奇经所统经脉的病理变化。例如,任脉与诸阴脉相连,统任一身之阴,任脉的病证也包含了足三阴经的肾、肝、脾病证和手三阴经的肺、心、心包病证。同时,奇经八脉之间也会相互影响,形成"合病"。例如,任、督合病,冲、任合病,任、督、冲三脉合病,二维脉合病,二跷脉合病,维跷失用,八脉交伤等等。

奇经八脉病变广泛涉及泌尿、生殖、内分泌、神经、感觉、运动等多个系统。其中,任、督、冲、带四脉与妇人经、带、胎、产、乳疾患及性医学的关系尤为密切。病因多为先天禀赋不足或年少屡犯手淫,耗伤精血;中年恣情纵欲,卜元亏损;老年命门火衰,肾气不固;产后伤及冲任,气血虚乏。多表现为前阴、生殖、小便、神志、感觉、运动功能的失调,以虚证或虚中夹实为多。证见精神萎靡、头晕目眩、肢体萎弱、腰膝酸软,小便淋漓不尽、遗尿、尿失禁、排尿困难、癃闭,男子疝气、遗精、阳痿、早泄、精衰不育,女子月事不调、痛经、闭经、带下、崩漏、子宫脱垂、血虚不孕等。具有证候繁多、病情复杂、反复发作、缠绵难愈的特点。

一、任脉系统病证

《素问·骨空论》:任脉为病,男子内结七疝,女子带下瘕聚。

按:此为提纲,"男子内结七疝,女子带下瘕聚"当泛指男女泌尿、生殖、前阴诸疾。如小便淋漓不尽、遗尿、尿失禁、小便不利、癃闭,男子遗精、阳痿、早泄、精衰不育,女子月经失调、痛经、闭经、带下、崩漏、子宫脱垂、少腹痞块、不孕,疝气、阴痒、阴中痛等。还兼有胃肠、心肺的病证,如胃痛、恶心、呕吐、消化不良、胸闷、咳喘等。

二、督脉系统病证

《灵枢·经脉》:实则脊强,虚则头重高摇之。

《素问·骨空论》:督脉为病,脊强反折……从少腹上冲心而痛,不得前后,为冲疝;其女子不孕,癃、痔、遗溺、嗌干。

按:此为提纲,"脊强反折……从少腹上冲心而痛,不得前后,为冲疝;其女子不孕,癃、痔、遗溺、嗌干"当泛指男女泌尿、生殖、后阴诸疾。如小便淋漓不尽、遗尿、尿失禁、小便不利、癃闭,男子遗精、阳痿、早泄、精衰不育,女子月经失调、痛经、闭经、带下、崩漏、子宫脱垂、少腹痞块、不孕,疝气、阴痒、阴中痛等。还兼有神经、运动、消化系统病证,如癫、狂、痫、癔、角弓反张、颈椎病、腰椎病、肢体瘫痪、健忘不聪、智力低下、小脑共济失调(经络失衡表现)、胃痛、泄泻、便秘、痔疮、脱肛等。

三、冲脉病证

《素问·骨空论》:冲脉为病,逆气里急。

按:"逆气里急",症见胸闷,呼吸不畅,气上冲心,状如奔豚;腹部挛急不舒,腹痛,肠鸣,男子疝气、遗精、阳痿、早泄、精衰不育,女子月经不调、痛经、闭经、带下、崩漏、子宫脱垂、血虚不孕等。

四、带脉病证

《素问·痿论》:带脉不引,故足痿不用也。

《难经·二十九难》:带之为病,腹满腰溶溶若坐水中。

《脉经》:诊得带脉,左右绕脐腹腰脊痛,冲阴股也。

《奇经八脉考》:带脉为病,左右绕脐,腰脊痛。……诸经上下往来,遗热于带脉之间,客热郁抑,白物满溢,随溲而下,绵绵不绝。

《傅青主女科》:带脉无力,则难以提系,必然胎胞不固。

按:带脉病证以多种妇科病为主,如阴痒、带下、胎动不安、子宫脱垂等。另外,还有疝气、腰膝酸软、下肢痿痹等。

五、维脉病证

《难经·二十九难》:阴阳不能自相维,则怅然失志,溶溶不能自收持。阳维为病苦寒热,阴维为病苦心痛。

按:苦寒热泛指多种寒热病,如感冒、咳嗽、恶寒、发热等;苦心痛泛指心、胸、胃疾患,如心痛、胸闷、胃痛、恶心呕吐、腹痛、腹泻等。

依据《脉经》,二维实则发热恶寒、阳盛则眩晕、气喘、肌肉痹痒;二维虚则健忘、恍惚无力、身不自主、癫痫、跌仆、失语。

六、跷脉病证

《素问·缪刺论》:邪客于足阳跷之脉,令人目痛从内眦始。

《难经·二十九难》:阴跷为病,阳缓而阴急;阳跷为病,阴缓而阳急。

按:阳缓阴急症见足内翻,阴缓阳急症见足外翻。

依据《针灸甲乙经》,阴跷病目闭不得视,阳跷病目不得瞑。

按:目闭不得视包括嗜睡、眼睑下垂症,目不得瞑包括失眠、眼闭合不全。

依据《奇经八脉考》,阴跷为病,男子阴疝,女子漏下。

附:任、督二脉病变的经络现象

1. 任脉病变的经络现象 华某,女,39岁。由于生气引起咽喉梗阻感,憋胀难忍,显著时自觉有一股气由腹内沿前正中线上(任脉)冲动,上下窜行。上经胸、颈、咽、口角、鼻旁至额头;下经肚脐至少腹。气来之时,痛苦异常,难以忍受。用手按揉鼻部或从胸向腹揉搓、推动,若有气下行,则立刻腹内肠鸣、矢气,感觉舒适;如气不行,则感气郁结于胸腔、鼻部,并在鼻旁或舌尖等处发生疮疖。一次因看电影,情绪激动,即感胸部胀闷不适、舌根强硬。次日,舌尖疼痛,出现小米粒状白色水疱5个(陈克勤:《经络敏感人·经络现象》,人民卫生出版社,1979年第1版)。

此外,还有沿经皮丘带(解放军309医院:《经络敏感人·经络敏感人经络现象的初步研究》,人民卫生出版社,1979年第1版)、疣状痣(李定忠:《经络敏感人·关于经络的探讨》,人民卫生出版社,1979年第1版)、经络痛(陈克勤:《经络敏感人·经络现象》,人民卫生出版社,

1979 年第 1 版)的报道。

2. 督脉病变的经络现象　李某,男,20 岁,工人。因工伤事故造成脊椎骨折,第 12 胸椎前后错位 3cm,从第 1 腰椎水平以下,触觉、痛觉等完全消失。低频脉冲电刺激大椎穴后,沿督脉路线上下,出现双向性感觉传导。向上至神庭穴,在枕外隆凸与前顶穴之间出现一直径约 15cm 的圆形扩散区;向下感觉传导向麻痹区延伸,直至长强穴终止(《经络十讲》,上海人民出版社,1976 年第 1 版)。

此外,还有循经皮肤萎缩(李定忠:《经络敏感人·关于经络的探讨》,人民卫生出版社,1979 年第 1 版)、疣状痣(第二军医大学第二附属医院:《经络敏感人·沿经络出现皮肤病 14 例的初步观察》,人民卫生出版社,1979 年第 1 版)、经络痛(陈克勤:《经络敏感人·经络现象》,人民卫生出版社,1979 年第 1 版)的报道。

第六节　相关腧穴

一、任脉经穴

本经腧穴分布在会阴部、腹部、胸部、颈部、颏部的正中线上,起于会阴穴,止于承浆穴,共 24 穴(图 2-9)。

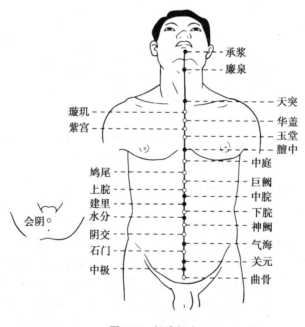

图 2-9　任脉经穴

(一) 会阴(Huiyin　CV1)
【释名】穴为任、督、冲三脉之会,位于前后二阴之间,正当会阴部,故名。

【定位】前后二阴的正中,男性在阴囊根部与肛门连线的中点,女性在大阴唇后联合与肛门连线的中点(图2-9)。

【类属】任脉与督脉、冲脉的交会穴。

【穴性】疏调任督,醒神开窍。

【主治】以前阴、泌尿、生殖系统病证为主。

1. 前阴、泌尿、生殖系统病证 外阴瘙痒、红肿疼痛,小便淋漓不尽、遗尿、尿失禁、排尿困难、癃闭,男子遗精、阳痿、早泄、不育,女子月经不调、痛经、闭经、不孕。

2. 神志病证 多种原因引起的窒息、昏迷,癫狂、惊痫。

3. 其他病证 便秘、痔疮、疝气。

【配伍】配次髎、秩边,治顽固性遗精、阳痿;配蠡沟,治外阴瘙痒;配中极、三阴交,治外阴红肿疼痛;灸会阴配三阴交,治虚脱昏厥;配水沟、阴陵泉,治溺水窒息。

【刺灸法】直刺1~2寸,可灸。孕妇慎用。

【参考】

1. 泌尿系统病证 《吉林医学》1985年第5期报道:针刺会阴穴为主治疗外伤性尿失禁、遗尿症18例,痊愈11例,好转7例。

《四川中医》1988年第5期报道:以会阴穴针灸并用治疗顽固性遗尿38例(病程3个月至12年不等),每日1次,3天为1个疗程。结果:经2个疗程治疗,全部治愈。

《中华理疗杂志》1988年第4期报道:会阴穴激光照射治疗慢性前列腺炎50例,每次光照20分钟。每日1次,10次为1个疗程。经治1~3个疗程,痊愈8例,显效15例,好转20例,无效7例。

《中国针灸》1991年第6期报道:会阴、肾俞穴激光照射结合针刺治疗前列腺肥大90例。每日1次,6次为1个疗程。经治1~3个疗程,有效率84%。

2. 生殖系统病证 《江苏中医》1986年第11期报道:针刺会阴穴为主治疗顽固性遗精12例,精关不固配肾俞、太溪,心肾不交配内关、神门、心俞。治疗结果:痊愈11例,好转1例。

《四川中医》1995年第2期报道:针刺会阴穴治疗顽固性遗精23例,强刺激捻转,留针30分钟。每日1次。结果:全部治愈。

《针灸学报》1991年第1期报道:会阴穴为主治疗阳痿48例,会阴以皮肤针叩刺(不出血);肾俞、次髎常规针刺,提插补法,留针20分钟;气海、关元各温灸5分钟。隔日1次,10次为1个疗程。结果:痊愈27例,好转19例,无效2例。

3. 其他病证 《中国针灸》1988年第3期报道:电热针治疗女阴白斑100例。取穴:会阴、曲骨,并可根据斑块的大小在病变部位选择1~2对阿是穴。进针得气后接通电流强度为50~90mA的电热针治疗仪,留针30~40分钟。每日或隔日1次,经期停止针刺,30次为1个疗程。结果:临床治愈88例,显效8例,好转2例,无效2例。

(二) 曲骨(Qugu CV2)

【释名】穴在耻骨联合上缘,耻骨联合处略呈弯曲,古称"曲骨",故名。

【定位】下腹部正中线上,耻骨联合上缘的中点(图2-9)。

【类属】任脉与足厥阴经的交会穴。

【穴性】调理下焦,清利湿热。

【主治】

1. 泌尿、生殖系统病证 遗尿,小便淋漓不尽,尿血,阴部湿痒,男子遗精、阳痿、不育,女子月经不调、痛经、带下、不孕。

2. 其他病证 疝气、小腹痛。

【配伍】配中极、肾俞、三阴交,治小便不利;配关元、归来,治遗精、阳痿;配关元、复溜、太冲、三阴交,治赤白带下;配血海、风市,治外阴湿痒。

【刺灸法】直刺 0.5~1 寸,可灸。内为膀胱,应在排尿后进行针刺;内有胞宫,孕妇不宜刺灸。

【参考】针刺本穴对神经系统疾患而伴有膀胱功能障碍的患者有调整作用,对膀胱张力有双向调节作用。

有报道:针刺本穴治疗遗尿 129 例,先以 15° 角向下斜刺,得气后行刮柄法,再以 35° 角向两旁行"鸡足刺",动留针 15~20 分钟(行刮柄法)。每日或隔日 1 次,15 次为 1 个疗程。3 个疗程之内痊愈 71 例(55%),显效 49 例,好转 9 例,全部有效。而以呼吸补泻之补法治疗 39 例产后尿潴留者,38 例 1 次而愈,1 例 2 次痊愈(吕景山、何树槐、耿恩广,《单穴治病选萃》,人民卫生出版社,1993 年第 1 版)。

《中国针灸》1987 年第 5 期报道:治疗带下病 30 例,深刺本穴 2.5~3 寸,使针感向前阴放射,留针 1 小时,寒湿甚者加灸。经 2~10 次治疗,痊愈 27 例,好转 3 例。

(三) 中极(Zhongji CV3)

【释名】"中"指中点,"极"指尽头。穴当一身上下长度之中点,又当躯干尽头处,故名。

【定位】下腹部正中线上,脐下 4 寸(图 2-9)。

【类属】①膀胱募穴;②任脉与足三阴经的交会穴。

【穴性】调理膀胱,补益肝肾。

【主治】以前阴、泌尿、生殖系统病证为主。

1. 泌尿系统病证 尿频、尿急、尿痛、尿血、遗尿、尿失禁、小便不利、癃闭。

2. 生殖系统病证 同"关元"穴。

3. 其他病证 癥瘕积聚、疝气、奔豚气。

【配伍】配关元、三阴交、阴陵泉、次髎,治尿潴留;配肾俞、合谷、三阴交,治闭经;配关元,治恶露不止;配子宫、三阴交,治子宫下垂。

【刺灸法】直刺 1 寸左右,要求针感向前阴放散。针前要求排空小便,膀胱充盈时不可直刺,应浅刺、斜刺、透刺或施行热敷和按摩术。《素问·刺禁论》说:"刺少腹,中膀胱,溺出,令人少腹满。"少腹满类似现代外科医学中的膀胱瘘导致的腹膜炎。可灸,孕妇不宜刺灸。

【参考】

1. 泌尿系统病证 现代针灸临床研究表明,针灸中极对膀胱张力有双向调节作用,即膀胱松弛者可使其张力增加,膀胱张力过强者可使之下降。根据观察,此作用也与手法有关,捻针时可引起膀胱收缩,内压上升;停止捻针时,膀胱变为松弛,内压下降。

有报道:电针本穴并加灸(或加用 TDP 照射)治疗遗尿、尿失禁 1 500 例,每次 15 分钟。每日 1 次,10 次 1 个疗程。有效率为 86.5%(吕景山、何树槐、耿恩广,《单穴治病选萃》,人民卫生出版社,1993 年第 1 版)。

《中国针灸》1995 年第 5 期报道：针灸加穴位注射治疗遗尿 1 200 例。取穴：中极、关元、肾俞，行温针灸法；三阴交行穴位注射法，药用硫酸阿托品 0.5ml 加生理盐水 1ml，每穴 0.5ml。每日 1 次，6 次为 1 个疗程。经治 1~2 个疗程，痊愈 956 例（79.67%），显效 198 例（16.50%），无效 46 例（3.83%），有效率为 96.17%。

《中国针灸》1999 年第 9 期报道：针灸治疗尿失禁 120 例，取穴：中极、关元、阴陵泉、肾俞、膀胱俞、上髎。每次先行温针灸，再施电针。电针用疏密波，强度以患者能耐受且无疼痛为度。结果：提高最大排尿量的有效率为 82.5%；延长憋尿时间有效率为 85.8%。

《针灸临床杂志》1994 年第 1 期报道：艾灸治疗尿潴留 64 例。取穴：中极、关元，二穴交替选用配三阴交。每日施行艾灸治疗（小艾炷灸 10 壮左右，每日 2 次；艾条温和灸每次 1 小时左右，每日 1~2 次）。结果：痊愈 60 例。其中，1 天内排尿者 17 例；2 天排尿者 26 例；3~6 天排尿恢复正常 15 例。

《上海针灸杂志》1992 年第 1 期报道：针刺治疗泌尿系感染 47 例，取穴：中极、三阴交、阴陵泉。每日或隔日 1 次。有效率 93.6%。

2. 生殖系统病证　现代针灸临床研究表明，针灸中极对垂体-性腺功能有一定影响。针刺中极、关元对男子性功能障碍有一定疗效，针刺中极、归来、血海等穴，使继发性闭经患者出现激素撤退性出血现象。

《新中医药》1958 年第 9 期报道：单用本穴治疗遗精 14 例，短促强刺激，使针感向前阴放射，动留针 10 分钟，每隔 2 分钟捻针 1 次。每周 2~3 次。结果：痊愈 11 例，好转 2 例，无效 1 例；治疗阳痿 8 例，痊愈 6 例，好转 1 例，无效 1 例。

《浙江中医杂志》1987 年第 4 期报道：针刺治疗阳痿 120 例，取穴：中极、关元、气海，虚证用烧山火手法。每日 1 次，7 次为 1 个疗程。结果：治愈 110 例（91.67%），好转 7 例，无效 3 例，有效率 97.50%。

《中国针灸》1988 年第 2 期报道：针灸治疗经前期紧张综合征 506 例。主穴：中极，头痛、失眠加百会、太阳、神门，胃胀纳差加中脘、足三里，少腹胀痛加关元。经前 3~5 日常规针刺，平补平泻法，留针 30 分钟。每日 1 次，经期停针，6 次 1 个疗程。结果：痊愈 329 例（65%），好转 111 例（22%），无效 66 例（13%），有效率 87%。

《中国针灸》1990 年第 6 期报道：针刺中极、足临泣治疗带下症 102 例。常规针刺，中等刺激，动留针 20~60 分钟。每日或隔日 1 次，3 次为 1 个疗程。经过 1~6 次治疗，痊愈 94 例（92.16%），显效 6 例（5.88%），好转 2 例（1.96%），全部有效。

《中国针灸》1993 年第 2 期报道：穴位注射治疗慢性盆腔炎 62 例。取穴：①子宫、中极；②关元、提托（关元旁开 4 寸）。每穴注入庆大霉素 4 万 U，两组交替使用。每日 1 次，10 次为 1 个疗程。结果：痊愈 34 例，显效 13 例，好转 11 例，无效 4 例，有效率为 93.5%。

（四）关元（Guanyuan　CV4）

【释名】"关"即关键、重要，穴居丹田，为元阴、元阳交关之所，故名。又名"丹田""大中极"。

【定位】下腹部正中线上，脐下 3 寸（图 2-9）。

【类属】①小肠募穴；②任脉与足三阴经的交会穴。全身养生保健要穴之一。

【穴性】补肾培元，调理肠道，回阳救逆，强身保健。

【主治】以前阴、泌尿、生殖系统病证为主。

1. 泌尿系统病证　同"中极"穴。

2. 生殖系统病证　男子遗精、阳痿、早泄、不育；女子月经不调、痛经、闭经、月经过多、崩漏，产后宫缩痛、恶露不止、胞衣不下、子宫脱垂、不孕。

3. 消化系统病证　腹胀、腹痛、腹泻、久泻久痢、脱肛、胃下垂。

4. 呼吸系统病证　气虚久咳而喘。

5. 其他病证　虚劳羸瘦、腰酸腿软、心悸气短，各种原因引起的休克、虚脱。

【配伍】配太溪，治久泻不止；配大肠俞，治大便失禁；配肾俞、三阴交，治尿频、遗尿、癃闭；配隐白、血海、足三里，治崩漏；配三阴交、地机，治痛经；配带脉，治赤白带下；配肾俞、足三里、三阴交，治阳痿。

【刺灸法】直刺 1~1.2 寸，刺前排空小便。要求针感向前阴部放散。多行灸法。孕妇慎用。

【参考】

1. 泌尿系统病证　《湖北中医杂志》1983 年第 6 期报道：以本穴配三阴交，施行埋针法治疗遗尿 286 例，每次留针 3 天，连埋 5 次为 1 个疗程。结果：痊愈 138 例（48.25%），显效 111 例（38.81%），无效 37 例（12.94%），有效率 87.06%。

《中国针灸》1985 年第 6 期报道：针刺治疗遗尿 500 例。取穴：关元、百会。平补平泻法，动留针 30 分钟。每日 1 次，7 次为 1 个疗程。经治 1~3 次，痊愈 453 例（90.6%），3 次以上获愈 23 例，好转 14 例，无效 10 例，总有效率为 98%。

《新中医》1989 年第 10 期报道：以本穴配三阴交，施行电针疗法治疗遗尿 102 例，留针 15~20 分钟，每日 1 次，5 次为 1 个疗程。结果：痊愈 71 例（69.6%），好转 30 例（29.4%），仅 1 例无效，有效率 99%。

《河南中医》1990 年第 5 期报道：以关元透刺中极（针后加灸）配百会穴治疗遗尿 306 例，每次针灸 30 分钟。每日 1 次，7~10 次为 1 个疗程。结果：痊愈 226 例（73.86%），显效 56 例（18.30%），无效 24 例（7.84），有效率 92.16%。

《针灸学报》1992 年第 6 期报道：以关元配长强、三阴交治疗遗尿 135 例，关元、三阴交常规针刺并留针，长强针刺得气后即出针。经过 4~14 次治疗，痊愈 129 例，无效 6 例。

《陕西中医》1987 年第 12 期报道：以本穴配阴陵泉、膀胱俞治疗产后、截瘫后和外科手术后癃闭 38 例，每日 1 次。结果：全部治愈。

2. 生殖系统病证　《中国针灸》1988 年第 2 期报道：以本穴配中极、三阴交治疗男子性功能障碍 100 例（其中阳痿 66 例，兼早泄、不射精、无精液、精子成活率低 34 例）。常规针刺，留针 15 分钟，其间行针 1 次（10 秒）。每日 1 次，20 次为 1 个疗程。经过 1~14 天的治疗（平均 7.1 天），痊愈 87 例，好转 13 例，全部有效；应育人数 78 例，治疗后生育 48 例；其中，66 例阳痿患者均获痊愈，应育 42 例中已生育 35 例。

《湖北中医杂志》1992 年第 6 期报道：关元穴位注射治疗阳痿 380 例，配气海、三阴交、足三里，每穴注入人胎盘组织液、鹿茸精混合液 0.5~1ml。每日 1 次，10 次为 1 个疗程。结果：治愈 192 例（50.5%），显效 98 例（25.8%），好转 52 例（13.7%），无效 38 例（10%），有效率 90%。

《中国针灸》1996 年第 3 期报道：关元穴位注射配合针刺涌泉穴治疗阳痿 386 例，关元穴注入丙酸睾酮 10mg（1ml），4 日 1 次，5 次 1 个疗程；针刺涌泉穴时患者闭目，意守丹田（关元穴处），每日 1 次，20 次 1 个疗程。经治 2 个疗程，痊愈 179 例，好转 184 例，无效 23 例，有效率 94%。

《上海针灸杂志》1990 年第 2 期报道:以关元配三阴交治疗痛经 350 例,结果:痊愈 342 例,好转 5 例,无效 3 例,有效率 99.14%。

《中国针灸》1990 年第 5 期报道:以关元配气海、归来穴治疗带下病 144 例,快速进针,得气后不留针。每日 1 次,10 次 1 个疗程。结果:痊愈 106 例(73.6%),好转 32 例(22.2%),无效 6 例(4.2%),有效率 95.8%。

3. 抗休克 《上海针灸杂志》1985 年第 1 期报道:艾灸关元穴救治休克患者 30 例(出血性休克 7 例,感染性休克 23 例),可使血压和体温很快并明显回升,既有升压效应,又对周围组织和毛细血管血流灌注不足有改善作用。

《中国针灸》1993 年第 1 期报道:用灸法急救各种原因引起的休克(如过敏反应、外伤、急性胃肠炎失水过多、上消化道出血和难产失血过多等)均获痊愈。其中,1 例从高处摔下致昏迷不醒,用 2 根艾条齐灸关元 3 分钟即醒;1 例药物麻醉拔牙引起过敏反应性休克,针水沟、内关、涌泉穴无效,改用 3 根艾条齐灸关元 10 分钟苏醒。

4. 抗老防衰 通过针灸小白鼠的关元穴,其血浆睾酮含量和附性器官的重量明显增加。提示针灸本穴能促进和加强下丘脑 - 垂体 - 性腺轴的功能,在抗老防衰方面有十分重要的临床意义。

5. 其他方面 依据《扁鹊心书》记载,本穴针刺 2 寸左右,施行补法,治疗鼻出血,极效。

《中国针灸》1985 年第 6 期报道:每日用电动按摩器坚持按摩 40 分钟,有减肥作用。观察 44 例,经 17~50 次治疗,35 例体重下降 1~5kg。

(五) 石门(Shimen CV5)

【释名】古谓误针此穴可令人终身绝育,犹如"石门"不开,闭门不受,故名。

【定位】下腹部正中线上,脐下 2 寸(图 2-9)。

【类属】三焦募穴。

【穴性】调肠胃,理下焦。

【主治】

1. 泌尿系统病证 同"中极"穴。

2. 生殖系统病证 同"中极"穴。

3. 消化系统病证 同"关元"穴。

4. 其他病证 疝气、奔豚气、阴囊上缩。

【配伍】配三焦俞,治腹胀、腹水、癃闭;配中极、归来,治疝气;配天枢、肾俞、下巨虚,治肠鸣洞泄;灸关元、气海,治糖尿病。

【刺灸法】直刺 1~1.2 寸,可灸。尚未生育的女性和孕妇禁针(《针灸大成》:"石门针灸应须忌,女子终身孕不成")。

【参考】《全国中医经络针灸学术座谈会资料选编》报道:上海中医学院(现上海中医药大学)的动物实验结果证实,灸小白鼠的石门穴,有一定抑制生育作用(人民卫生出版社,1959 年第 1 版)。

《黑龙江中医药研究资料汇刊》1964 年第 1 期报道:对 30 名已婚、生殖能力正常并有避孕要求的女性在月经后 2~4 天进行妇科检查,排除妇科疾病后,针刺石门穴,强刺激,留针

15 分钟,同时用艾灸内踝上 1 寸处。每日 1 次,连续 7 天。另对 6 名妇女单针阴交穴作对照(方法同上)。结果:4 年中,石门穴组怀孕 4 例,阴交穴组全部受孕。

《黑龙江中医药》1964 年第 1 期报道:观察 127 名已婚并有生殖能力的妇女针刺石门穴的避孕效果,有效率为 79%。

（六）气海（Qihai　CV6）

【释名】脐下肾间动气,也称 "元气",此处为先天元气聚会之处,故名。

【定位】下腹部正中线上,脐下 1.5 寸(图 2-9)。

【穴性】益气养血,补肾培元,回阳救逆,强身保健。全身要穴之一。

【主治】以各种气虚证为主。

1. 在泌尿、生殖、消化系病证和急救等方面均同 "关元" 穴。

2. 一切气病(以气虚证为主) 《针灸集成》记载:"一切气病,必取气海,或针或灸之。"《经穴图考》记载:"凡脏气虚惫,一切真气不足,久疾不愈者,悉皆灸之。" 如中气不足引起的久泻、久痢、遗尿、崩漏、内脏下垂(包括脱肛、子宫脱垂),肺气不足之咳嗽,肾不纳气之哮喘。

3. 强身保健 《扁鹊心书》说:"人于无病时,常灸关元、气海、命关、中脘,更服保元丹、保命延寿丹,虽未得长生,亦可保百余年寿矣。"

【配伍】配膻中、太渊,治气短;配足三里、关元(灸),治中气下陷;配足三里、肾俞,治虚劳;配中脘、足三里,治腹泻;配天枢、上巨虚,治急性菌痢;配中极、三阴交,治痛经;配石门,治崩漏;配阴包、三阴交,治子宫脱垂。

【刺灸法】同 "关元" 穴。

【参考】

1. 泌尿系统病证　现代针灸临床研究表明,针刺气海穴,对肾炎患者可使肾泌尿功能增强,酚红排出量较针前增多,尿蛋白减少,血压下降,这种效应一般可维持 2~3 小时,个别可达数日。

《针灸临床杂志》1999 年第 12 期报道:穴位注射治疗产后尿潴留 100 例。将新斯的明注射液 0.25mg 注入气海、足三里(双)。结果:注射后 15~25 分钟排尿 26 例,25~35 分钟排尿 74 例,排尿量为 800~1 200ml 不等,有效率 100%。

2. 生殖系统病证　《中国乡村医生》1990 年第 4 期报道:针刺治疗子宫脱垂 18 例。取穴:气海、百会、子宫透曲骨、三阴交、足三里。针刺补法,腹部腧穴用长针,要求针感到达子宫,动留针 30 分钟。每日或隔日 1 次,10 次为 1 个疗程。结果:经 3~5 个疗程的治疗,痊愈 15 例,显效 2 例,好转 1 例。

3. 消化系统病证　针灸气海穴可提高机体免疫力,使急慢性肠炎、菌痢、泄泻、便秘等各种症状减轻,康复加快,提示对肠功能具有良好调整作用。也有报道,针刺急性菌痢患者的气海、天枢、上巨虚等穴,免疫球蛋白(IgG、IgA、IgM)均有不同程度升高,针后 3 天,增高极显著。

（七）阴交（Yinjiao　CV7）

【释名】穴为任脉、冲脉、足少阴经交会处,故名。

【定位】下腹部正中线上,脐下 1 寸(图 2-9)。

【类属】任脉、冲脉、足少阴经交会穴。

【穴性】理肠调经,利尿消肿。

【主治】

1. 泌尿系统病证　小便不利、腹满水肿。

2. 生殖系统病证　月经不调、赤白带下,产后恶露不止、胞衣不下。

3. 消化系统病证　腹胀、肠鸣、绕脐痛、泄泻、久泻久痢。

4. 其他病证　疝气、腰痛。

【配伍】配天枢,治腹胀;配水分、水道、足三里,治腹满虚胀;配气海、石门,治崩漏;配石关,治无子;配带脉、三阴交,治带下;配照海、曲泉,治疝痛引小腹。

【刺灸法】直刺 1~1.2 寸,孕妇慎用;多行灸法。

(八) 神阙(Shenque　CV8)

【释名】"阙"意为宫门,穴当脐中,胎儿由此处获取母体营养而具形神,喻为元神之阙门,故名。又名"脐中"。

【定位】腹部正中线上,肚脐中央。

【穴性】温中散寒,回阳固脱,调理月经,利尿消肿。全身要穴之一。

【主治】以虚寒性肠道病证为主。

1. 消化系统病证　虚寒性腹胀、腹痛、肠鸣、泻痢、便秘、脱肛。

2. 泌尿系统病证　小便不禁、癃闭、水肿。

3. 生殖系统病证　疝气、月经不调、崩漏、产后出血不止(上海中医学院 1974 年第 1 版《针灸学》:"产后灸之,可助子宫收缩而止血")。

4. 神志病证　虚脱晕厥、不省人事,四肢逆冷,角弓反张。(《万病回春》:"卒中暴厥者……灸脐中百壮。")

5. 其他病证　潮热盗汗、过敏性疾病(如荨麻疹、过敏性鼻炎、过敏性肠炎、支气管哮喘等)。

【配伍】重灸神阙、关元,配水沟、百会、合谷、足三里,治脱证;配足三里,治肠鸣腹痛;神阙拔罐,配刺天枢、足三里,治泄泻;配气海、阴陵泉,治泻利不止;配大敦,治少腹拘急冷痛;配气海、长强,治脱肛。五倍子适量研为细末,加温开水做成小饼,敷于脐上,治盗汗。

【刺灸法】本穴在古代属禁针穴,因系瘢痕组织,内中多藏污垢,不易消毒,针后易发感染,故一般不主张针刺,而以灸法为主,常用隔姜灸、隔盐灸、天灸(即药物敷贴),过敏性疾病多用拔罐法。若需要针刺,则应注意严格消毒。针刺前后均用碘酊、酒精行二步消毒法,进针 1~1.5 寸。针刺过程中和针刺之后,应严密观察患者情况,若有不适,可行温灸之法缓解。

【参考】

1. 消化系统病证　《护理杂志》1960 年第 1 期报道:用灸法治疗小儿肠胀气患者 45 例,41 例在灸后 1~5 分钟开始排气。

《上海针灸杂志》1983 年第 1 期报道:用隔盐灸法治疗急性吐泻,灸后即愈。续灸 6 次后,同时治愈了患者的风湿性关节炎。

《内蒙古中医药》1986 年第 4 期报道:隔姜灸治疗寒性腹泻 60 例,加针刺足三里(补法)。结果:痊愈 42 例,显效 15 例,好转 3 例,全部有效。

《针灸学报》1991 年第 1 期报道:用附子饼灸治虚寒性痢疾 100 例,经 5 次以上治疗,痊愈 79 例,好转 20 例,仅 1 例无效。

2. 泌尿系统病证　《中西医结合杂志》1985 年第 11 期报道:用隔盐(炒热)加葱白做饼

灸治疗产后癃闭 17 例,灸 1 壮即排尿 10 例,灸 2~4 壮排尿 6 例(注:本法也可加田螺 1 只、麝香或冰片少许,捣烂成饼敷于脐上施灸)。

3. 其他病证 《新中医》1977 年第 5 期、1987 年第 3 期分别报道:用拔罐法治疗荨麻疹,每日 1 次,多在 3~6 次痊愈。《中国针灸》1983 年第 2 期以同法报道 105 例,痊愈 101 例(96.2%)。

《单穴治病选萃》记载:用拔罐法治疗荨麻疹 975 例,每日 1~3 次,3 天 1 个疗程。经治 1~3 个疗程,痊愈 973 例(99.79%),好转 2 例,全部有效;治疗过敏性鼻炎 317 例,经治 5~7 个疗程,痊愈 293 例(92.43%),好转 24 例,全部有效;治疗过敏性哮喘 65 例,经治 2~3 个月,痊愈 42 例(64.62%),好转 23 例,全部有效(人民卫生出版社,1993 年第 1 版)。

(九) 水分(Shuifen CV9)

【释名】本穴擅长利水,故名。

【定位】上腹部正中线上,脐上 1 寸(图 2-9)。

【穴性】调理胃肠,利水消肿。

【主治】

1. 消化系统病证 呕吐反胃、绕脐腹痛、肠鸣、泄泻。

2. 泌尿系统病证 小便不利、癃闭、水肿臌胀。

3. 其他病证 疝气、肥胖、腰脊强痛。

【配伍】配神阙、气海,治绕脐痛;配关元、中极,治小便不利;配气海,治气滞水肿;配脾俞、三阴交,治脾虚水肿。

【刺灸法】直刺 1~1.2 寸,可灸。

【参考】《山东医刊》1965 年第 12 期报道:配中极穴治疗尿潴留;《中级医刊》1966 年第 2 期报道:配合谷、足三里治疗产后尿潴留。

(十) 下脘(Xiawan CV10)

【释名】"脘"同管,原指胃的内腔,穴居胃的下部,故名。

【定位】上腹部正中线上,脐上 2 寸(图 2-9)。

【类属】任脉与足太阴经交会穴。

【穴性】调理肠道。

【主治】多种消化系统病证,如胃痛、呕吐、呃逆、消化不良、腹胀、腹痛、肠鸣、泄泻。

【配伍】配天枢,治肠鸣、腹胀;配陷谷,治腹鸣、腹痛;配中脘、膈俞、内关,治呕吐反胃;配中脘、足三里、胃俞、四缝,治消化不良。

【刺灸法】直刺 1~1.2 寸,可灸。

【参考】实验研究表明,针下脘等穴可提高免疫功能。对肠功能障碍者,针刺本穴可使其功能正常化,能促进胃、十二指肠溃疡的愈合,使胃液分泌保持高分泌状态,胃的总酸度和自由酸度趋于正常化。

(十一) 建里(Jianli CV11)

【释名】"建"有调理之意,"里"指里面。穴有调理脾胃作用,故名。

【定位】上腹部正中线上,脐上 3 寸(图 2-9)。

【穴性】理肠导滞,帮助消化。

【主治】多种消化系统病证,如胃痛、胃下垂、食欲不振、消化不良、腹胀、肠鸣、上吐下泻。

【配伍】配内关,治胸中满闷;配足三里,治消化不良、泄泻;配水分、三阴交、阴陵泉,治腹胀水肿。

【刺灸法】直刺1~1.2寸,可灸。

【参考】有报道:针刺本穴治疗胃下垂35例,进针2~3寸,留针20分钟,出针后用厚布带束缚腰部(临睡时松解)。每日1次。经月余治疗,均有满意效果(吕景山、何树槐、耿恩广,《单穴治病选萃》,人民卫生出版社,1993年第1版)。

(十二) 中脘(Zhongwan　CV12)

【释名】"脘"同管,原指胃内腔,因穴居胃脘的中部,故名。

【定位】上腹部正中线上,脐上4寸,胸剑结合部与肚脐连线的中点(图2-9)。

【类属】①胃的募穴;②腑之会穴;③任脉与手太阳、手少阳、足阳明交会穴。全身要穴之一。

【穴性】通调腑气,和胃止痛,理气化痰,宁心安神。

【主治】以消化系统各种病证为主。

1. 消化系统病证　食欲不振、胃痛、呕吐反酸、呃逆、胃下垂、消化不良、腹胀、肠鸣、泄泻、便血、黄疸。

2. 呼吸系统病证　咳嗽、哮喘、痰多。

3. 神志病证　失眠、脏躁、癫狂、痫证、癔症、产后血晕。

【配伍】配足三里,治胃痛腹满;配天枢、公孙,治胃肠疾患;配膻中、气海、内关,治呕吐反胃;配梁门、内关,治吞酸;配至阳、胆俞,治黄疸;配阳陵泉、四缝,治胆道蛔虫症;配阳池,治子宫异位。

【刺灸法】直刺1~1.2寸或向下透刺下脘穴。因深部有胃、胰腺、腹主动脉,饱食后和溃疡出血期间不宜深刺、强刺;肝、脾大者不可向左右深刺,瘦弱患者尤宜谨慎。可灸。

【参考】

1. 消化系统病证　现代研究证明,针刺中脘,可使健康人的胃蠕动增强,表现为幽门立即开放,胃角隅(小弯)及胃下缘(大弯)均见升高,尤可使空肠黏膜皱襞增深、增密,空肠动力增强,排空加速,针后30分钟钡剂排空75%,较正常情况下增加30%。

《湖北中医杂志》1989年第3期报道:以中脘为主,穴位注射治疗慢性胃炎43例,酌情配内关、足三里。药物:5%当归注射液、2%普鲁卡因溶液各2ml混合,每穴1ml。隔日1次,10次为1个疗程。结果:经4~5个疗程治疗,痊愈33例,好转8例,无效2例。

《中国针灸》1992年第5期报道:浅刺本穴不留针治疗小儿腹泻100例,3次痊愈79例,好转14例,无效7例。

《湖南医药杂志》1978年第1期报道:穴位注射治疗胆道蛔虫症50例。在中脘穴及上腹部压痛点分别注入维生素K$_3$1ml,注射后口服驱虫净25mg×6片(小儿递减)。结果:痊愈41例,好转5例,无效4例。

中脘穴对呕吐有双向调节作用,既能止呕,又能催吐。方慎庵所著《金针秘传》记载:一区姓女,有胃病7年,平时胃脘部膨起,按之疼痛,多吃不易消化的食物反而痛减。食量虽大但却奇瘦无比。其脉大小不一,顷刻异状;舌上布满红白相间之小点。断为"虫症"无疑。一诊试针数处,当时尚无不适。次日复诊时说:"针后胃痛有加重之势,虽多食而痛不能止。"

即为再针中脘穴,不到 10 分钟而狂呼胃中剧痛,欲自拔其针。禁之则云要吐,随之口即喷出奇臭之水,呕出一物,类似蛇形,长逾 1 尺,蠕蠕而动。同诊室患者见此状皆带针而逃,一时秩序大乱,而区女晕矣。顷刻即苏,胃痛豁然而愈,后未再发。7 年痼疾,经此一针,病根全去。

2. 其他病证　对血液也有影响,可使白细胞计数明显上升,中性粒细胞比例也相应上升,对脾功能亢进而白细胞减少者,也有同样效果。

日本泽田针灸学派以本穴配阳池治子宫异位,认为是胃肠、子宫病要穴;山西省中医研究所也有类似报道,一般治疗 15 次左右即可,其他伴发症状如月经异常、便秘、腰痛等也随之改善,但对子宫附件有炎性粘连者基本无效。

《辽宁中医杂志》1988 年第 3 期报道:1 例精神受到刺激后持续狂笑长达 1 天不止的患者,在针刺他穴无效的情况下,深刺本穴久留针,1 次即止,3 次而愈。

(十三) 上脘(Shangwan　CV13)

【释名】"脘"同管,原指胃的内腔,穴居胃的"上"部,故名。

【定位】上腹部正中线上,脐上 5 寸(图 2-9)。

【类属】任脉与足阳明、手太阳经交会穴。

【穴性】和胃止痛,宁心安神。

【主治】同"中脘"穴。

【配伍】配内关、公孙,治贲门痉挛;配内关、足三里,治急性胃痛;配膈俞、内庭,降逆止呕;配内关、后溪、丰隆,治癫痫。

【刺灸法】直刺 1~1.2 寸。深部有胃,不能用粗针深刺和提插法;肝、脾大者禁针。可灸。

【参考】针刺上脘等穴对胃、十二指肠溃疡的治疗有一定效果,可使症状减轻,促进溃疡愈合;对胃酸分泌也有一定影响。

《中国针灸》1984 年第 6 期报道:配胆俞治疗胆道蛔虫症 10 例,胆俞只需取右侧,得气后接电针仪,每隔数分钟通电 5~10 秒,反复通电数次。结果:1 次痊愈 9 例。

(十四) 巨阙(Juque　CV14)

【释名】"巨"指巨大,"阙"指宫门。穴属心募,上邻心界,为心气结聚之处,"心主"为大;又处于胸腹交关之处,为上下通行之门,故名。

【定位】上腹部正中线上,脐上 6 寸(图 2-9)。

【类属】心之募穴。

【穴性】通调血脉,宁心安神,行气止痛。

【主治】以心血管和神志病证为主。

1. 心血管系统病证　心烦、心慌、惊悸、胸痛、心绞痛。

2. 神志病证　癫、狂、痫、癔症。

3. 呼吸系统病证　胸中满闷、气短。

4. 消化系统病证　上腹胀满、胃脘疼痛、胃下垂、呕吐、噎膈、吞酸、黄疸、胆道蛔虫症、胆绞痛。

【配伍】配膻中、心俞、内关、神门,治心绞痛、心悸;配大椎、水沟、腰奇、内关,治癫痫;配期门,治胸痛咳逆;配阳陵泉、太冲、四缝,治胆道蛔虫症。

【刺灸法】向下斜刺 0.5~1 寸。不可直刺、深刺,避免刺中扩大的心脏和肿大的肝脏。可灸。

【参考】《上海针灸杂志》1985 年第 2 期报道:对胃下垂有显著疗效,方法是以 7 寸长针从巨阙透左肓俞,针刺入后手提针柄与皮肤呈 45° 角,慢慢上提,第 1 次提针 10 分钟,以后每次提 3~5 分钟。隔日 1 次,10 次为 1 个疗程。一般 I 度胃下垂 1~2 个疗程可愈,II ~ III 度胃下垂 2~3 个疗程可愈。

(十五) 鸠尾(Jiuwei　CV15)

【释名】胸骨剑突似 "斑鸠" 之尾,穴在其下,故名。

【定位】上腹部前正中线,胸剑结合部下 1 寸(图 2-9)。

【类属】任脉之络穴。

【穴性】通调血脉,宽胸理气,镇静宁神,理脾和胃。

【主治】

1. 心血管系统病证　心痛、心悸、心烦、胸闷、胸痛、气短神疲。

2. 神志病证　癫、狂、痫、癔症。(《席弘赋》云:"鸠尾能治五般痫。")

3. 呼吸系统病证　咳嗽、哮喘。

4. 消化系统病证　反胃、呕吐、呃逆、胃痛、腹胀、胆道蛔虫症。

5. 其他病证　房劳过度、精神耗散。

【配伍】配梁门、足三里,治胃痛;配后溪、申脉,治癫痫。

【刺灸法】向下斜刺 0.5 寸。注意防止伤及肝脏、心脏。《针灸大成》告诫:"非高手切勿下针。"古为禁灸穴,认为灸之 "令人毕生少心力"(《铜人腧穴针灸图经》)。

【参考】有降低血压的作用,对 3 期高血压也有效果。

《中国中西医结合杂志》1992 年第 1 期报道:鸠尾穴位注射治疗呃逆 33 例,注入维生素 B_1 2ml。结果:痊愈 21 例,好转 9 例,无效 3 例。

《医药卫生快报》1960 年第 12 期报道:强刺激、久留针(4~6 小时)治疗胆道蛔虫引起的胆绞痛,一般 5 分钟止痛,2~3 刺可愈。

《中医骨伤科杂志》1986 年第 3 期报道:治疗急性腰扭伤 54 例,强刺激,行针时配合腰部运动。1 次痊愈 38 例,2 次 12 例,3 次 3 例,仅 1 例无效。

(十六) 中庭(Zhongting　CV16)

【释名】"宫" 前场地为 "庭"。穴在膻中之下,内有心脏,心有庭殿之称,故名。

【定位】胸部前正中线上,脐上 8 寸(即胸剑结合部),平第 5 肋间隙(图 2-9)。

【穴性】宽胸理气,和胃降逆。

【主治】

1. 心血管系统病证　胸痛、胸闷、心悸、心绞痛。

2. 消化系统病证　噎膈、饮食不下、呕吐、反胃。

【配伍】配内关,治呕吐;配膈俞,治食管癌。

【刺灸法】向下沿皮平刺 0.5~1 寸,可灸。

(十七) 膻中(Danzhong　CV17)

【释名】"膻中" 指胸腔中央。穴属心包募穴,喻为心主之宫城,故名。别名 "上气海"(《类经》云:"膻中在上焦,亦名 '上气海',为宗气所积之处")。

【定位】胸部前正中线上,两乳头(女性因乳房略向外偏斜并有下垂现象,应以锁骨中线与第 4、5 肋间隙的交点为乳头部位)连线的中点(图 2-10,图 2-11)。

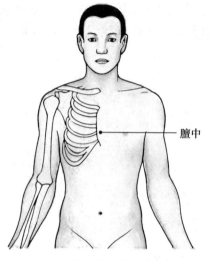

图 2-10 膻中(男)

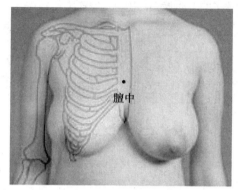

图 2-11 膻中(女)

【类属】①心包募穴;②八会穴之一,气之会穴。全身要穴之一。

【穴性】宽胸理气,通利乳汁。

【主治】以各种气病为主。

1. 呼吸系统病证 胸闷、气短、咳嗽、哮喘、肺胀肿、咳唾脓血。

2. 心血管系统病证 心悸、心烦、胸痛、胸闷、心绞痛。

3. 乳房病证 乳腺炎、乳腺增生、产后乳少。

4. 消化系统病证 恶心、呕吐、嗳气、呃逆、噎膈。

【配伍】配列缺、孔最、鱼际、丰隆,治实喘;配气海、关元、肺俞、肾俞,治虚喘;配心俞、内关,治心痛;配中脘、气海,治呕吐;配乳根、少泽、足三里,治乳汁过少。

【刺灸法】向下沿皮平刺 1~1.5 寸,治疗乳房病则向乳房方向透刺。可灸。

【参考】

1. 呼吸系统病证 《中国针灸》1983 年第 6 期报道:膻中穴位注射治疗慢性支气管炎 45 例,每次注入丙酸睾酮注射液 12.5mg。每周 1 次,10 次为 1 个疗程,冬季和夏季各注射 1 个疗程。结果:近期控制 7 例,显效 11 例,好转 16 例,无效 11 例。

《中国针灸》1987 年第 2 期报道:以膻中配天突、肺俞、定喘、丰隆穴位埋藏治疗支气管炎 1203 例,膻中、天突、肺俞三穴埋兔脑垂体,定喘、丰隆二穴埋羊肠线。每月 1 次为 1 个疗程。治疗期间应禁辛辣、刺激食物,忌重体力劳动或运动。结果:治愈 475 例(39.5%),显效 522 例(43.4%),好转 206 例(17.1%),全部有效(绝大部分病例在 3 次内收效)。

《中国针灸》1993 年第 1 期报道:以膻中配肺俞穴针灸并用加拔罐治疗哮喘 155 例,针刺得气后动留针 30 分钟,取针后拔罐 5~10 分钟,艾灸 20 分钟。每日 1 次,10 次 1 个疗程。结果:治愈 45 例,好转 74 例,无效 36 例,有效率 76.8%。

《中医杂志》1964 年第 1 期报道:用割治膻中穴法治疗哮喘 50 例(病程 10~45 年不等),

每周 1 次。经 1~3 次治疗,1 次痊愈 26 例(52%),2~3 次痊愈 9 例,好转 11 例,无效 4 例,有效率 92%。《黑龙江中医药》1966 年第 6 期以同法治疗支气管哮喘 35 例,治愈 19 例,显效 11 例,好转 4 例,仅 1 例无效。

《陕西中医》1989 年第 3 期报道:以膻中配肺俞、定喘用割治法治疗哮喘 456 例,每周 1 次。经 3 次治疗,显效 399 例(87.5%),好转 45 例,无效 12 例,有效率 97.4%。

《辽宁医学》1960 年第 10 期报道:以 1% 普鲁卡因、青霉素 20 万~40 万 U 穴位注射治疗小儿肺炎 51 例,全部治愈。其中 1 次痊愈 8 例,2 次痊愈 18 例,3 次痊愈 25 例。

2. 循环系统病证 针膻中,配内关、足三里可改善冠状动脉和脑循环,改善左心室功能,有助于消除心绞痛。

《山东医药》1979 年第 9 期报道:膻中透鸠尾穴救治急性心肌梗死心绞痛 11 例,沿皮深刺得气后用胶布固定针柄,留针数小时乃至数日。结果:有 8 例症状完全缓解。

3. 乳房病证 有报道:针刺膻中穴治疗产后乳少 120 例,全部有效。其中,显效占 80% 左右。多数患者 1 次即效(吕景山、何树槐、耿恩广,《单穴治病选萃》,人民卫生出版社,1993 年第 1 版)。

《针灸学报》1989 年第 3 期报道:配乳根穴治疗产后乳汁不足 39 例,痊愈 29 例(74.36%),好转 5 例,无效 5 例。

《上海针灸杂志》1993 年第 3 期报道:穴位注射当归加丹参混合液治疗产后乳汁不足 90 例,痊愈 79 例(87.8%),好转 7 例,无效 4 例。

《针灸杂志》1966 年第 1 期报道:针灸本穴加合谷(或曲池)治疗乳腺炎 50 例,针刺用泻法,动留针(也可接电针治疗仪)30~60 分钟;留针中同时施灸 30 分钟左右。轻者每日 1 次,重者每日 2 次。结果:全部治愈(急性者一般 1~2 次、最多 3 次即可治愈,亚急性需要 7 次左右)。

《湖北中医杂志》1989 年第 4 期报道:针刺本穴治疗急性乳腺炎 35 例,中强刺激,动留针 30 分钟。结果:痊愈 30 例(85.7%),显效 3 例,好转 2 例。

《中医杂志》1981 年第 8 期报道:隔蒜灸膻中为主(配合天宗穴拔罐)治疗急性乳腺炎 47 例,痊愈 43 例(91.5%),显效 3 例,好转 1 例。

《针灸临床杂志》1995 年第 5 期报道:配乳根、太冲、足三里并结合口服中药治疗乳腺小叶增生症 32 例,痊愈 29 例(90.6%),好转 3 例,全部有效。

4. 消化系统病证 针刺膻中、天突、合谷等穴可使健康人或食管癌患者食管内腔径明显增宽,食管蠕动增强,使患者吞咽困难得到缓解。

《浙江中医杂志》1987 年第 11 期报道:徒手按压本穴治疗呃逆 170 例,全部有效。其中 1 次止呃 168 例(98.8%),2 次止呃 2 例。

《中西医结合杂志》1991 年第 5 期报道:膻中穴位注射治疗呃逆 50 例,注入山莨菪碱(654-2)注射液 5mg。结果:1 次痊愈 43 例,2 次痊愈 4 例,好转 2 例,仅 1 例无效。一般于注射后 5 秒至 2 分钟起效。对治愈者 3 个月后进行随访,复发 1 例。

(十八)玉堂(Yutang CV18)

【释名】屋厅为"堂",穴居心、肺之处,心为君主,肺乃华盖,故名。

【定位】胸部正中线上,平第 3 肋间隙(图 2-9)。

【穴性】宽胸理气。

【主治】

1. 呼吸系统病证　胸痛、胸闷、咳嗽、气喘、咽喉肿痛。

2. 其他病证　呕吐、乳房肿胀疼痛。

【配伍】配膻中、列缺、尺泽,治咳喘;配巨阙、郄门,治胸痛;配天突、廉泉,治咽喉梗阻、疼痛。

【刺灸法】向下沿皮平刺 0.5~1 寸,可灸。

（十九）紫宫(Zigong　CV19)

【释名】"紫宫"即紫禁宫,为君主所居之处。穴处内应于心,心为君主之官,故名。

【定位】胸部正中线上,平第 2 肋间隙(图 2-9)。

【穴性】同"玉堂"。

【主治】同"玉堂"。

【配伍】配天突、风门、肺俞,治咳喘;配膻中、内关,治胸痛;配天突、廉泉,治咽喉梗阻、疼痛。

【刺灸法】同"玉堂"。

（二十）华盖(Huagai　CV20)

【释名】肺为五脏之"华盖",该穴主治肺疾,故名。

【定位】胸部正中线上,平第 1 肋间隙(图 2-9)。

【穴性】宣通肺气,和胃降逆。

【主治】

1. 呼吸系统病证　咳嗽、气喘、胸痛、咯血、咽喉肿痛。

2. 其他病证　呕吐、饮食不下。

【配伍】配肺俞、尺泽,治咳嗽气喘;配少商,治喉痹;配支沟、阳陵泉,治胸胁满痛。

【刺灸法】同"玉堂"。

（二十一）璇玑(Xuanji　CV21)

【释名】"璇玑"即"天斗魁星",其位居中,万星环绕。肺为华盖,如五脏之天,穴居其正中,能宣运肺气,故名(一解:"璇玑"即古之"浑天仪",以象天机之运旋)。

【定位】胸部正中线上,胸骨柄中央处(图 2-9)。

【穴性】同"华盖"。

【主治】

1. 呼吸系统病证　咳嗽、气喘、胸部胀满而痛、咽神经症、咽喉肿痛。

2. 消化系统病证　食积不化、胃痛、噎膈。

【配伍】配天突、少商,治喉痹;配中脘、足三里,治食滞胃痛;配天突、内关,治食管痉挛。

【刺灸法】同"玉堂"。

【参考】有报道:本穴行皮内针埋针治疗咽神经症 100 例(一般不适感 40 例、干燥感 14 例、蚁行感 12 例、痒感 10 例、压迫感 8 例、烧灼感 8 例、闭塞感 6 例、狭窄感 2 例),病程最短 26 天,最长 12 年。埋针 7 天为 1 个疗程。第 1 个疗程后,症状均有不同程度减轻;经过 2~7 次治疗,痊愈 95 例,显效 5 例,全部有效(吕景山、何树槐、耿恩广,《单穴治病选萃》,人民卫生出版社,1993 年第 1 版)。

(二十二) 天突（Tiantu CV22）

【释名】"天"指高位；"突"指突出，又指烟囱。此穴在胸骨上窝正中，喉结下，内当肺系，肺气通于穴，喉结高而突出，故名。

【定位】颈部下方，胸骨上窝正中（图2-12）。

【类属】任脉与阴维脉交会穴。

【穴性】宣肺平喘，清利咽喉。

【主治】以呼吸系统和咽喉病证为主。

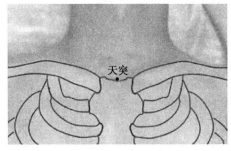

图 2-12 天突

1. 呼吸系统病证 咳嗽、气喘、肺脓肿、咯唾脓血、咽喉肿痛、暴喑。

2. 消化系统病证 恶心、呕吐、呃逆、食管癌。

3. 其他病证 咽神经症、甲状腺肿。

【配伍】配定喘、膻中、丰隆，治哮喘；配通里，治暴喑；配少商，治咽喉肿痛；配中脘、内关，治呃逆；配廉泉、太冲，治咽神经症；配气舍，治甲状腺肿。

【刺灸法】严格消毒后，先直刺进针0.2~0.3寸，而后将针柄竖起，针尖转向下方，沿胸骨后缘、气管前缘刺入1~1.5寸（图2-13）。注意：本穴深部有气管、食管，下方有颈及甲状腺下动脉、无名动脉，两侧下方有肺尖，故不可针刺太深，以防伤及颈及甲状腺下动脉、无名动脉，引起大出血；也不可在进针过程中向两侧斜刺过深，以防伤及肺尖，导致气胸，尤其是肺气肿患者更应谨慎。最好不留针，若需要留针，则在留针过程中随时注意观察患者的反应，且留针时间不宜长，若患者在留针过程中出现呛咳、局部疼痛、胸痛胸闷不适等现象，则应立即出针，必要时应做相应处理。也可以用指尖向下按揉穴位。

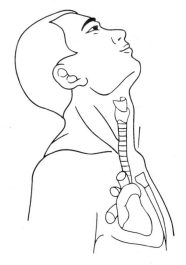

图 2-13 天突针刺法

【参考】

1. 呼吸系统病证 针刺本穴对支气管平滑肌有调整作用，能解除细小支气管的痉挛状态，故对气管炎、支气管哮喘有较好治疗效应。

《四川中医》1985年第1期报道：天突穴位注射治疗上呼吸道感染70例，在天突穴注入鱼腥草注射液2ml。每日1次，7次为1个疗程。结果：痊愈56例（80%），好转5例，无效9例。《单穴治病选萃》以同法治疗上呼吸道感染649例，1次而愈488例（75.2%），2次治愈86例（13.3%），3~7次痊愈41例（6.3%），无效34例（5.2%），有效率94.8%（人民卫生出版社，1993年第1版）。

《中国针灸》1986年第6期报道：天突穴位注射治疗气管炎800例，每次注入0.5%普鲁卡因注射液3~5ml。每日或隔日1次，3~6次为1个疗程。结果：痊愈320例（40%），好转400例（50%），无效80例（10%），有效率90%。

《中国病理生理杂志》1990年第4期报道：以天突为主，穴位敷贴治疗支气管炎300例，将庆大霉素4万U、山莨菪碱注射液10mg混合调匀成糊状，涂于医用胶布上，贴于天突、膻中、肺俞穴处。每日1换，3日为1个疗程。经治1~2个疗程，有效率77%。

《浙江中医杂志》1982年第3期报道:穴位注射治疗百日咳112例,于天突穴内注入注射用水1.5ml,隔日1次。结果:显效102例(91%),好转9例,无效1例,有效率99.1%。

《安徽中医学院学报》1988年第4期报道:于天突穴内注入2%盐酸普鲁卡因(根据年龄决定剂量)治疗百日咳84例,每日1次,5次为1个疗程。结果:痊愈59例(70.24%),显效19例(22.62%),无效6例(7.14%),有效率92.86%。

2. 咽喉病证 《浙江中医杂志》1985年第1期报道:天突贴药治疗慢性咽喉炎81例。将伤湿止痛膏贴于天突穴上,2日1次,连贴3次。结果:55例局部充血明显减轻,症状消失;10例好转;16例无效;有效率80%以上。

《河北中医》1996年第1期报道:针刺本穴治疗脑出血后吞咽困难62例,每日1次,全部有效。

《中国针灸》1988年第1期报道:针刺本穴治疗咽神经症23例(病程1~9年),动留针20分钟。结果:均1次而愈。同刊1988年第6期以同法治疗咽神经症272例(病程1个月至20年),1次治愈264例(97%),2次治愈6例,无效2例,有效率99.2%。

3. 颈部病证 以本穴配廉泉、合谷对甲状腺功能亢进症患者有较好治疗效果,可使甲状腺缩小,症状消失,基础代谢明显降低。配列缺、合谷对地方性甲状腺肿的治疗,有效率可达86.9%,可使甲状腺对碘的吸收和利用率明显提高,血浆中含碘量增高,尿中排碘量明显降低。

4. 消化系统病证 在X线下观察针刺天突穴,可使食管蠕动增强、内径扩大,也可使食管癌瘤部的上、下段食管蠕动呈同样改变。电针天突对呼吸衰竭有一定疗效,特别是对外周性呼吸衰竭有明显疗效。

《中国针灸》1987年第4期报道:指压本穴治疗呃逆239例(按压时令患者屏气、吞气),1次止呃221例(92%),2次止呃11例,仅7例无效,有效率97%。

5. 其他病证 《浙江中医杂志》1982年第3期报道:以按压天突穴有明显搏动诊断早孕,对48例已确诊为早孕的女性点按其天突穴,有40例出现明显脉搏搏动征象(83.33%),而未孕的40例做对照,仅2例出现搏动征象。

(二十三) 廉泉(Lianquan CV23)

【释名】"廉"指棱角,此处指喉头、舌骨,穴当其上凹陷处,故名。又名"舌本"。

【定位】颈部正中线上,喉结上方约2寸(下颏正中与喉结连线中点),舌骨体上缘正中凹陷处(图2-14)。简易取穴:将拇指的指节倒放在下颏正下方,指尖压向喉结的上方是穴(图2-15)。

【类属】任脉与阴维脉交会穴。

【穴性】开舌窍,利咽喉。

【主治】以舌体病证为主。

1. 舌体病证 口舌生疮、舌体肿痛、舌根急痛、舌干、舌体麻木、味觉障碍、舌强不语。

2. 其他病证 咽干口燥、咽喉疼痛、吞咽困难。

【配伍】配少商、合谷,治咽喉肿痛;配水沟、合谷、通里,治舌强不语;配地仓、承浆、合谷,治舌缓流涎。

【刺灸法】朝舌根方向斜刺1~1.5寸。

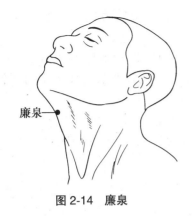

图 2-14　廉泉

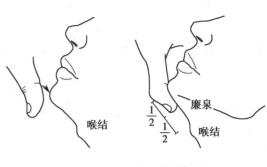

图 2-15　廉泉穴简易取穴

【参考】对甲状腺功能有一定调节作用。甲状腺功能亢进者,针刺后可使甲状腺体积缩小,症状消失,基础代谢明显下降;而对甲状腺功能减退者,针刺后可促使甲状腺功能增强。

《针灸临床杂志》1996 年第 3 期报道:针刺廉泉等穴治疗中风失语 100 例,主穴取廉泉、通里、照海,随症配穴。廉泉朝舌根方向刺入 1.5~2 寸,得气后提插捻转 5~10 秒,酌情留针。每日 1 次,30 次为 1 个疗程。结果:显效 47 例,好转 51 例,无效 2 例。

有报道:本穴用"合谷刺"法治疗中风后遗症运动性失语 30 例(脑出血 8 例、脑梗死 19 例、脑栓塞 2 例、脑萎缩 1 例),每日 1 次,10 次为 1 个疗程。结果:显效 18 例(60%),好转 10 例,无效 2 例(吕景山、何树槐、耿恩广,《单穴治病选萃》,人民卫生出版社,1993 年第 1 版)。

(二十四) 承浆(Chengjiang　CV24)

【释名】"承" 即承接;"浆" 寓意口涎。穴当颏唇沟正中凹陷处,可承接口涎,针之又可终止口角流涎,故名。

【定位】面部,当颏唇沟正中凹陷处(图 2-16)。

【类属】交会穴之一,足阳明、任脉之会。

【穴性】祛风通络,理脾除湿,镇惊宁神。

【主治】

1. 头面、口腔、牙齿病证　头项强痛、口眼㖞斜、面肿、三叉神经痛(第 3 支痛)、口角流涎、口舌生疮、牙痛(《百症赋》:"承浆泻牙疼而即移")。

2. 神志病证　癫、狂、痫、癔症,小儿惊风。

3. 其他病证　消渴多饮、小儿溢乳、绕脐疼痛(针刺腹部穴、足三里、三阴交无效时可用)。

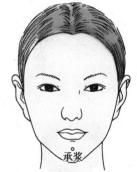

图 2-16　承浆

【配伍】配颊车、地仓、合谷,治口眼㖞斜;配廉泉、地仓、合谷,治口角流涎;配颊车、合谷,治下牙痛;配委中,治衄血不止;配水沟、太冲、中冲,治癫痫。

【刺灸法】向上斜刺 0.3~0.5 寸,可灸。

【参考】《中国针灸》1991 年第 3 期报道:针刺本穴治疗小儿厌食症 50 例。用 1 寸毫针点刺承浆穴 3~5mm,不留针。每日 1 次,多在 1~5 次获效。

《中医药学报》2000 年第 3 期报道:针刺承浆穴治疗小儿厌食症 32 例。承浆向下斜刺

0.3~0.5 寸,捻转得气后即出针。每日 1 次,3~5 次为 1 个疗程。结果:治愈 16 例(50%),好转 13 例(40.6%),无效 3 例,有效率 90.6%。

有报道:本穴点刺出血治疗口腔炎 50 例,每次出血 2~4ml(小儿酌减),经 1~4 次治疗,痊愈 43 例(86%),显效 7 例(吕景山、何树槐、耿恩广,《单穴治病选萃》,人民卫生出版社,1993 年第 1 版)。

《浙江中医杂志》1980 年第 11 期报道:一女子患癫痫,断断续续针刺水沟 1 年之久,使月经逐渐稀少,并伴有痛经,最终导致闭经不孕。后改用承浆治之,2 个月后月经恢复正常,继而怀孕。

二、督脉经穴

本经腧穴分布在尾骶、腰背、头项、面部的正中线上,起于长强,止于龈交,共 29 穴(图 2-17,图 2-18)

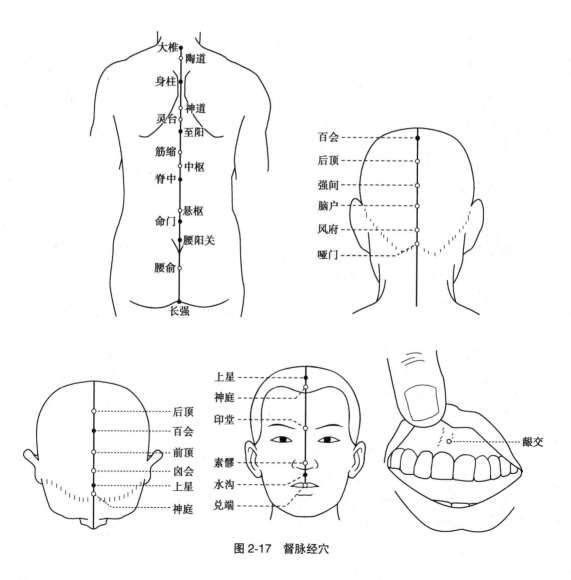

图 2-17 督脉经穴

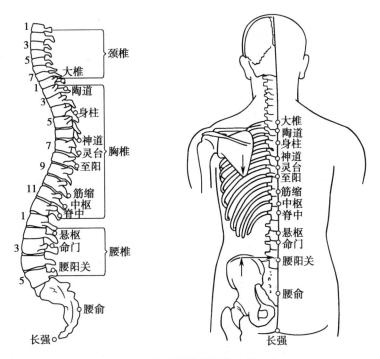

图 2-18　督脉腰背骨性标志及穴位

（一）长强（Changqiang　GV1）

【释名】为督脉穴之首,夹脊,至项,上头顶又下面部,分布"长"而作用"强",故名。

【定位】尾骨端下,当尾骨尖端与肛门连线的中点(图2-17,图2-18)。

【类属】督脉络穴。

【穴性】调理肠道,疏通督脉。

【主治】以肠道、肛门病证为主。

1. 肠道、肛门病证　泄泻、痢疾、大便失禁、腹胀、便秘、痔疮、脱肛、阴部湿痒。

2. 神志病证　癫、狂、痫,小儿惊风,脊强反折。

3. 其他病证　腰脊、尾骶部疼痛。

【配伍】配大肠俞、承山,治大便难、肠风下血;配会阴,对隐性骶椎裂引起排便困难有一定疗效;配天枢、足三里,治泻痢(苏州医学院观察结果,疗效可达93.3%);配百会、承山、大肠俞,治脱肛;配大椎、腰奇、后溪,刺出血,治痫证。

【刺灸法】紧靠尾骨前面斜刺0.5~1寸,可灸。不得刺穿直肠,防止感染。

【参考】

1. 肛门病证　《玉龙赋》云:"长强、承山,灸痔最妙。"《针灸大成》云:"痔疾未深,止灸长强甚效。"

有报道:针刺长强穴治疗内痔出血884例,结果:痊愈866例(97.9%),好转4例,无效20例(《单穴治病选萃》,人民卫生出版社,1993年第1版)。

《中国肛肠病杂志》1989年第1期报道:长强穴位注射治疗内痔出血33例,注入川芎嗪注射液4ml(可加1%普鲁卡因溶液1ml)。结果:治疗1次便血停止25例,治疗2次便血停止 7 例,无效 1 例。

《新中医》1991 年第 1 期报道:穴位注射治疗 20 例,于长强、二白穴各注入 2% 普鲁卡因溶液 2ml。隔日 1 次,7 次为 1 个疗程。结果:显效 15 例,好转 4 例,无效 1 例。

《黑龙江医药》1976 年第 6 期报道:长强穴位注射治疗脱肛 100 例,将 2% 普鲁卡因注射液 2ml 扇形注入长强穴,隔日 1 次。结果:痊愈 90 例,好转 8 例,无效 2 例。

《湖南医学杂志》1979 年第 4 期报道:穴位注射治疗小儿脱肛 85 例。将维生素 B_1 100mg 注入长强穴。每日 2 次,5 次 1 个疗程。1 个疗程后痊愈 84 例(98.8%),仅 1 例无效。对有效病例进行随访,无 1 例复发。

《江苏中医》1988 年第 11 期报道:穴位注射治疗脱肛 285 例。将盐酸呋喃硫胺注射液 20mg(2ml)快速注入长强穴。每日 2 次,5 次 1 个疗程。结果:痊愈 283 例(99.3%),仅 2 例无效。

《中国针灸》1993 年第 4 期报道:长强穴位注射治疗肛裂 156 例,注入 2% 普鲁卡因溶液 4ml、亚甲蓝注射液 1ml 加注射用水 10ml。2 周 1 次,3 次为 1 个疗程。结果:痊愈 126 例(80.77%),显效 21 例,有效率 94.23%。同刊同期同法另文用长强穴埋藏羊肠线治疗肛裂 117 例,结果:痊愈 112 例(95.7%),好转 3 例,无效 2 例。

2. 消化系统病证　《中国针灸》1989 年第 2 期报道:针刺长强、三阴交治疗婴幼儿腹泻 122 例,长强施紧按满提补法,三阴交施紧提满按泻法,发热加曲池,呕吐加内关。每日 1 次,3 次 1 个疗程。结果:痊愈 95 例(77.9%),好转 23 例,无效 4 例。

《陕西中医》1990 年第 4 期报道:针刺长强、止泻穴(脐下 0.5 寸)治疗腹泻 1 250 例,进针得气后再行针 10~15 秒即出针,无须留针(虚寒型可留针 30 分钟)。每日 1 次,10~15 次为 1 个疗程。结果:痊愈 1 025 例(82%),显效 125 例,好转 88 例,无效 12 例,有效率 99%。

《上海针灸杂志》1994 年第 3 期报道:用火柴灸长强、足三里穴治疗小儿顽固性腹泻 100 例,待火柴杆燃烧到 1/2 时,吹灭火焰,去掉火柴头部,用余火对准穴位快速点灸。2 日 1 次。结果:1 次治愈 62 例,2 次治愈 31 例,3 次治愈 5 例,无效 2 例。

《中国针灸》1989 年第 6 期报道:穴位注射治疗肠炎 100 例,在长强穴注入庆大霉素 1 万 U,每日 1 次;另设 80 例庆大霉素肌内注射(每日 2 次),并口服黄连素(小檗碱)或氟哌酸(诺氟沙星)或痢特灵(呋喃唑酮)作对照。结果:穴位注射组全部治愈,3 天内治愈率 85%,平均治愈天数 2.3 天;对照组 3 天内治愈率 52.5%,平均治愈天数 3.9 天;两组疗效差异显著。

《中国针灸》1995 年第 1 期报道:穴位注射治疗婴幼儿急性病毒性肠炎 678 例,在长强穴注入病毒唑(利巴韦林)、氟美松(地塞米松)、654-2 混合液。每日 1 次。结果:全部治愈。其中 1 日内治愈 585 例(86.28%),2 日内治愈 82 例,5 日内治愈 11 例。

《江苏中医》1982 年第 3 期报道:长强穴位注射新斯的明溶液 1ml 治疗手术后腹部胀气 26 例,1 次痊愈 22 例(针后半小时即排气、排便),好转 4 例。

3. 其他病证　《安徽中医学院学报》1988 年第 3 期报道:长强穴为主治疗癫痫 23 例(病程 3 个月至 18 年不等),首先循经推按腰背部督脉及足太阳经 3 遍,然后在长强、会阳穴行刺血拔罐,最后在腰背部督脉及足太阳经上行推罐术 3~5 遍结束治疗。一般每周治疗 2 次,发作频繁者可 2 日 1 次,10 次为 1 个疗程。结果:基本治愈(半年内无复发,且停用一切药物)9 例,显效(发作次数明显减少,症状也明显减轻)12 例,无效 2 例。

《中国针灸》1986 年第 3 期报道:长强穴治疗继发性闭经 25 例,针刺泻法,动留针 25 分钟。治疗 1~2 次后,22 例患者月经来潮。

《北京中医》1984 年第 4 期报道:长强穴位注射治疗阴囊湿疹 35 例,注入维生素 B_1 溶液 1ml、非那更(盐酸异丙嗪注射液)12.5mg。3 日 1 次,2 次 1 个疗程。结果:痊愈 26 例,好转 6 例,无效 3 例。

(二)腰俞(Yaoshu GV2)

【释名】"腰"指腰部,"俞"指脉气转输之处。穴能通经活络、强壮腰膝,故名。

【定位】骶部,正当骶管裂孔处。先摸清楚骶角,两骶角之间即为骶管裂孔所在。对于骶角不明显者,可触摸尾骨尖,其上 5~6cm 处即为骶管裂孔所在(图 2-17,图 2-18)。

【穴性】疏通督脉,调理肝肾。

【主治】

1. 腰骶部、下肢病证 腰骶疼痛,下肢痿痹、麻木不仁。

2. 泌尿、生殖系统病证 淋证、遗精、月经不调、赤白带下。

3. 神志病证 癫、狂、痫证。

4. 消化系统病证 腹泻、便秘、痔疮、便血、脱肛。

5. 其他病证 发热无汗、疟疾。

【配伍】配委中,治腰背强痛;配环跳,治寒痹冷痛;配百会、大肠俞、承山,治脱肛;配照海,治闭经、经少、小腹坠胀;配大椎、身柱、神门,治癫痫;配命门、悬枢,治多发性神经炎;配百会、中极、大赫、三阴交(轻刺激,针后加艾条灸),治慢性前列腺炎。

【刺灸法】针刺脊柱穴位,应选择相对短而粗的针具,以防弯针、断针。针刺本穴针尖向上以 60°~70° 角进针,当针穿过皮肤后遇到韧性阻力时为骶尾韧带,此时应稍微用力,使针尖透过此韧带,当再遇到骨性阻力时为刺达骶骨,改为 15°~20° 角进针,刺入骶管 1~1.5 寸即可。注意:进针深度以不超过相当于蛛网膜下腔终端的第 2 骶骨孔水平为准。可灸。

【参考】有报道:本穴点刺出血治疗不射精症 30 例,每次出血 3~5ml(若加拔火罐则可出血 5~10ml)。每日 1 次。经 1 周治疗,痊愈 24 例,无效 6 例(吕景山、何树槐、耿恩广,《单穴治病选萃》,人民卫生出版社,1993 年第 1 版)。

从骶管裂孔针刺骶尾神经,可作为会阴部手术的针刺麻醉。

(三)腰阳关(Yaoyangguan GV3)

【释名】穴属督脉,督为阳脉之海,关系一身之阳,又穴当腰部,内应丹田,为元阴、元阳交关之处,故名。

【定位】腰部正中线上,第 4 腰椎棘突下凹陷中(图 2-17,图 2-18)。

【穴性】疏通督脉,调理肝肾。

【主治】以腰骶部及下肢病证为主。

1. 腰骶部及下肢病证 腰骶疼痛、下肢痿痹。

2. 泌尿、生殖系统病证 淋证、遗精、阳痿、月经不调、赤白带下。

3. 其他病证 破伤风、疝气。

【配伍】配肾俞、环跳、委中、足三里,治腰腿疼痛;配次髎、关元、中极、曲骨,治遗尿或癃闭;配关元、次髎、三阴交,治遗精、阳痿、月经不调、带下。

【刺灸法】针尖稍向上直刺 0.5~1 寸,可灸。

（四）命门（Mingmen GV4）

【释名】肾为先天之本，穴当两肾之间，为生命之门户，故名。

【定位】腰部正中线上，第2腰椎棘突下凹陷中，约与两肋弓下缘（或肚脐）相平（图2-19）。

【穴性】补肾培元，强壮腰膝。全身要穴之一。

【主治】以腰部、下肢和泌尿生殖系统（肾阳不足）病证为主。

1. 腰部及下肢病证　腰痛（尤其是肾虚腰痛）、下肢痿痹。

2. 泌尿系统病证　尿频、夜尿过多、遗尿、癃闭、水肿。

3. 生殖系统病证　遗精、阳痿、早泄、月经病、赤白带下、滑胎。

4. 消化系统病证　痔疮、便血、脱肛、五更泄。

5. 神志病证　失眠、癫痫、小儿惊厥。

6. 虚寒性病证　头晕、耳鸣、五劳七伤、四肢逆冷、恶寒。

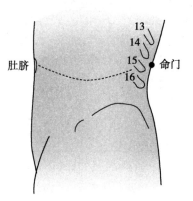

图2-19　命门

【配伍】配肾俞、环跳、委中，治腰背疼痛；配肾俞、关元、太溪，治肾阳虚所致消化、泌尿、生殖系统病证；配灸百会、关元、气海，治遗尿；配膈俞、足三里，治血虚。

【刺灸法】向上斜刺0.5~1寸（最好在腹部加放枕头之物，使腰部凹陷度减小，便于针刺）。针刺脊椎间腧穴不宜过深，若出现较强的电麻感向肢体放散时应向外退针少许或取出针具，切忌继续进针，更不可行捣针术。可灸。

【参考】《玉龙赋》云："老者便多，命门兼肾俞而着艾。"这里所说的"老者便多"是指肾阳不足引起的小便不能自控、夜尿偏多以及五更泄。

对男女性功能障碍、男性精子缺乏症有一定疗效。《成都中医学院学报》1978年第1期报道：对于胎位不正的孕妇，在灸至阴穴后再灸命门穴3壮，能够巩固治疗效果。

《国医论坛》1989年第2期报道：救治输液反应32例，在常规针刺疗法无效的情况下，改灸命门穴，全部治愈。病例1：患儿陶某，男，6个月。腹泻水样便2天，每日10余次。给予输液治疗：5%葡萄糖盐水300ml、10%氯化钾0.5mg、维生素C 1g、维生素B$_6$ 50mg。当输至100ml左右时出现严重输液反应：面色苍白、口唇发绀、呼吸困难、四肢抽搐、厥冷、心率180次/min。立即停止输液并予以吸氧，同时艾灸命门穴，2分钟后抽搐停止，口唇发绀消失。20分钟后面色转红，四肢变温，心率120次/min。病例2：霍某，男，69岁。因患胸痹、水肿住院，以低分子右旋糖酐500ml、复方丹参注射液16ml输液治疗。当输至100ml左右时出现严重输液反应：胸闷，呼吸困难，面色苍白，口唇发绀，寒战，四肢厥冷，心率130次/min，脉搏120次/min，呼吸29次/min，血压150/100mmHg。立即停止输液并予以吸氧，同时急刺"四关"（合谷、太冲）未效。改灸命门穴1分钟后寒战停止，呼吸好转，面色转红，四肢变温，30分钟后能自由进食。1小时后呼吸平稳，心率110次/min，血压120/80mmHg。停灸后30分钟，一切恢复正常。

日本泽田针灸学派认为，本穴是小儿要穴，主张"小儿疾病，腰以上灸身柱，腰以下灸命门"。

（五）悬枢（Xuanshu　GV5）

【释名】"悬"指悬系，"枢"指枢纽。此穴两旁为三焦俞，三焦为气机运化之枢纽，故名。

【定位】腰部正中线上，第1腰椎棘突下凹陷中（图2-17，图2-18）。

【穴性】调理肠道。

【主治】以消化系统病证为主。

1. 消化系统病证　腹胀、腹痛、消化不良、泄泻、痢疾、脱肛。

2. 其他病证　腰脊强痛、不得屈伸。

【配伍】配中脘、天枢、足三里，治食积腹胀、泄泻、痢疾；配中枢、脊中、肾俞，治腰痛。

【刺灸法】同"命门"。

（六）脊中（Jizhong　GV6）

【释名】胸椎、腰椎、骶椎共有22个椎体，此穴居中，故名。

【定位】背部正中线上，第11胸椎棘突下凹陷处（图2-17，图2-18）。

【穴性】调理胃肠，通利腰脊。

【主治】以消化系统病证为主。

1. 消化系统病证　胃痛、恶心、不思饮食、腹胀、腹泻、痢疾、小儿疳积、黄疸、吐血、痔疮、脱肛。

2. 其他病证　腰脊强痛、癫痫。

【配伍】配中脘、建里、足三里，治腹满食少；配气海、长强，治脱肛；配大椎、腰阳关，治腰背痛；配中枢、命门，治下肢瘫痪；配涌泉，治风痫。

【刺灸法】同"命门"。

（七）中枢（Zhongshu　GV7）

【释名】"中"指中间，"枢"是枢纽（转动之意）。穴当脊柱中部，为躯体转动之枢纽，故名。

【定位】背部正中线上，第10胸椎棘突下凹陷中（图2-17，图2-18）。

【穴性】同"脊中"。

【主治】同"脊中"。

【刺灸法】同"命门"。

（八）筋缩（Jinsuo　GV8）

【释名】穴两侧为肝俞，肝主筋，该穴主治肢体痉挛等病证，故名。

【定位】背部正中线上，第9胸椎棘突下凹陷中（图2-17，图2-18）。

【穴性】疏肝利胆，镇痉息风。

【主治】以消化系统和痉挛性病证为主。

1. 消化系统病证　痉挛性胃痛、胁痛、呕吐、黄疸。

2. 痉挛性病证　癫、狂、痫、小儿惊痫、抽搐、目上视、角弓反张。

【配伍】配太冲、合谷，治抽搐；配中渚、阳陵泉，治脊背强痛；配印堂、鸠尾、后溪或腰奇，治癫痫。

【刺灸法】同"命门"。

【参考】有报道：针刺本穴治疗胃脘痛、腹肌痉挛25例，强刺激捻转，均1次而愈。治疗中风后遗颈软无力症 3 例,1 次而愈 1 例,4 次而愈 2 例(吕景山、何树槐、耿恩广,《单穴治病选萃》,人民卫生出版社,1993 年第 1 版)。

(九) 至阳(Zhiyang GV9)

【释名】"至",到达、极限。上背部为"阳中之阳",穴属督脉,在 7 椎下,"7"为阳数,故名。

【定位】背部正中线上,第 7 胸椎棘突下凹陷中,约与两肩胛骨下角水平连线相平(图 2-17,图 2-18)。

【穴性】宽胸理气,疏利肝胆,通调膈肌上下。

【主治】以消化系统(尤其是肝、胆)病证为主。

1. 消化系统病证 急性胃痛(重力按压 1~2 分钟即可止痛)、胁痛、肝炎、食欲不振、厌油、恶心、黄疸、胆道蛔虫症、胆绞痛。

2. 呼吸系统病证 咳嗽、哮喘。《类经图翼》:"至阳……灸三壮,治喘气立已。"

3. 其他病证 身热、胸痛、胸闷、心绞痛、腰背疼痛、脊杜强痛、四肢酸重、身体羸瘦、少气懒言。

【配伍】配日月、阳陵泉,治胁肋痛;配肝俞、胆俞、阳陵泉、腕骨,治黄疸;配胆俞、筋缩、阳陵泉,治胆道蛔虫症;配中脘、内关、足三里,治胃病;配天突、太渊,止咳平喘。

【刺灸法】同"命门"。

【参考】《千金翼方·针灸上·黄疸》云:"黄疸,灸第七椎七壮,黄汁出。"据报道:按压本穴诊断急性肝炎,阳性率达 93%;对胃痉挛、心绞痛、胆绞痛也有良好效果。

《中国农村医学》1988 年第 7 期报道:至阳穴位注射治疗胆绞痛 23 例,注入 2% 普鲁卡因溶液 2~4ml(15 岁以下儿童每次 2ml),有效 22 例。

(十) 灵台(Lingtai GV10)

【释名】"灵"指心灵,"台"指高处。穴在上背部近心脏处,故名。

【定位】背部正中线上,第 6 胸椎棘突下凹陷中(图 2-17,图 2-18)。

【穴性】宽胸理气,消炎止痛。

【主治】

1. 呼吸系统病证 胸中胀满疼痛、咳嗽、气喘、不得平卧。

2. 消化系统病证 胃脘疼痛、胆道蛔虫症。

3. 其他病证 热病、身热恶寒、疟疾、疔疮、痈疽、项背强痛。

【配伍】配阳陵泉,治胸胁疼痛;本穴用拔罐法或配合谷、委中(放血),治疔疮;配陶道、内关,治间日疟。

【刺灸法】同"命门"。

(十一) 神道(Shendao GV11)

【释名】"神"指心神,穴在两心俞之间,作用与心相关,乃心神之通道,故名。

【定位】背部正中线上,第 5 胸椎棘突下凹陷中(图 2-17,图 2-18)。

【穴性】调理心神,疏通血脉。

【主治】以心血管系统和神志病证为主。

1. 心血管系统病证 心悸、胸痛、胸闷、心绞痛。

2. 神志病证 失眠、多梦、健忘、善悲易愁、癫、狂、痫、癔症。

3. 其他病证 肩背痛、肋间神经痛。

【配伍】配百会、神门、三阴交,治失眠、头晕;配神门、膏肓,治惊悸、健忘;配印堂、合谷、太冲,镇惊止抽;配心俞,治风痫。

【刺灸法】同"命门"。

【参考】有报道:本穴点刺出血治疗多梦,每周2~3次。经治1~2个疗程,多数病例能获良效,有的可达到无梦的境地(吕景山、何树槐、耿恩广,《单穴治病选萃》,人民卫生出版社,1993年第1版)。

(十二) 身柱(Shenzhu GV12)

【释名】支撑为"柱",意指其穴之重要,犹如一身之支柱,故名。

【定位】背部正中线上,第3胸椎棘突下,约与两肩胛冈脊柱缘相平(图2-20)。

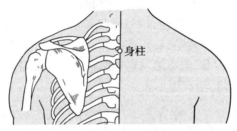

图 2-20 身柱

【穴性】止咳平喘,镇惊宁神。

【主治】以呼吸系统病证为主。

1. 呼吸系统病证 感冒、咳嗽、胸背疼痛、百日咳、肺炎、肺结核、哮喘。

2. 神志病证 失眠、心悸、癫、狂、痫、癔症、肢体抽搐、小儿惊风。

3. 其他病证 小儿遗尿、泻痢、脱肛、虫症、发育不良、吐乳、夜啼、疔疮、呃逆、疟疾。

【配伍】配神门、本神、行间,治癫狂痫;配水沟、中渚,治腰脊强痛;配肝俞、筋缩、阳陵泉,治下肢痉挛性瘫痪。

【刺灸法】同"命门"。

【参考】有报道:身柱穴刺络拔罐治疗咳嗽,急性期一般1次即愈,慢性者2~3次可愈(《单穴治病选萃》,人民卫生出版社,1993年第1版)。

《浙江中医杂志》1960年第1期报道:用拔罐法治疗小儿咳嗽16例(其中8例以西药抗生素治疗无效),个别患者加肺俞穴和湿性啰音相应处。每日1~2次。经2~10次治疗,痊愈15例,无效1例。一般1~2次退热,2~6天肺部干、湿性啰音消失,2~7天咳止,4~12天肺部X线阴影消失。

《中级医刊》1960年第1期报道:用拔罐法治疗百日咳,治疗3~5次,有效率为77.8%;《山东医刊》1960年第1期以同法报道有效率在90%以上。但不适合3个月以下、虚弱、消瘦、伴有出血性疾病以及合并有肺结核的患儿。

山西省太原市精神病院用本穴配丰隆治疗肺炎型脏躁(精神兴奋、痰多、大便干结),近期疗效达85%。

《广西中医药》1979年第3期报道:身柱穴治疗疟疾1 000余例,在疟疾发作前2~4小时,医者双手拇指分别从项后哑门穴和腰部命门穴用力向身柱穴推按,如此反复7~8次,致使身柱穴处瘀血,然后行点刺出血术。治愈率达 80%。

日本泽田针灸学派认为,身柱为小儿要穴,古称"小儿之痏",为"小儿万病之灸点",对小儿伤风、感冒、咳喘、遗尿、泻痢、脱肛、虫症、发育不良、吐乳、夜啼、疳疾有奇效。主张:"小儿疾病,腰以上灸身柱,腰以下灸命门。"婴幼儿灸身柱能促进生长发育。

（十三）陶道（Taodao GV13）

【释名】"陶"指陶灶（窑）,意指阳气通行犹如陶窑火气所出之通道,故名。

【定位】背部正中线上,第 1 胸椎棘突下凹陷中（图 2-17,图 2-18）。

【类属】督脉与足太阳经之会。

【穴性】清热解表,镇惊宁神。

【主治】

1. 外感表证　感冒、发热恶寒、汗不出、头项强痛。

2. 神志病证　癫、狂、痫、肢体抽搐、角弓反张。

3. 其他病证　骨蒸盗汗、脊背酸痛、疟疾。

【配伍】配身柱、风门、后溪,治头项、脊背疼痛;配大椎、间使、曲池,治疟疾;配大椎、阴郄,治阴虚发热;配心俞、神门,治恍惚不乐。

【刺灸法】同"命门"。

【参考】本穴可使嗜酸性粒细胞增高,调整机体免疫功能。

（十四）大椎（Dazhui GV14）

【释名】穴在第 7 颈椎棘突下,因其椎骨最大,古谓之"大椎骨",故名。

【定位】背部正中线上,第 7 颈椎棘突（项后隆起最高且能随颈部转动而屈伸活动者）下凹陷处,约与两肩峰水平连线相平（图 2-21）。

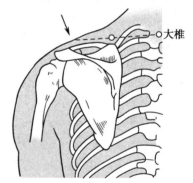

图 2-21　大椎

【类属】督脉与诸阳经的交会穴,还应为八会穴的"骨之会穴",全身要穴之一。

关于骨会,古今说法不一,后世对此认识也不统一,有说大杼者,有说大椎者。

"骨会大杼"的说法最早见于《难经本义·四十五难》,书中记载:"骨会大杼,骨者髓所养,髓自脑下注于大杼,大杼渗入脊心,下贯尾骶,渗诸骨节。故骨之气,皆会于此。"

这一说法被后世针灸文献和针灸教材理解为"骨会足太阳膀胱经的大杼穴",并使这一学术理论泛滥于国内外针灸学术界。

其实,这里的大杼当为大椎。明代张介宾《类经图翼·经络（六）》中说:"大椎为骨会,骨病者可灸之。"该书卷九之《八会穴》中又说:"大椎,督脉穴,肩脊之骨会于此,故曰'骨会'。肩能任重,以骨会大椎也。"提出骨之会穴不是大杼,而在大椎。

日本针灸医家原昌克在其所著《经穴汇解·腰背部》中对骨会大椎之说提出了如下理由:"椎骨又名'杼骨',后人遂混称'大椎'为'大杼'。"明代王文洁《四十五难·八会图》中骨之会也指大椎穴。日本医家寺岛良安在《和汉三才图会》一书中也明确指出,大椎别名"大杼"。

从前面所引《难经本义·四十五难》关于骨会大杼"骨者髓所养,髓自脑下注于大杼,大杼渗入脊心,下贯尾骶,渗诸骨节"的一段论述来看,能将督脉(即"脊柱")中的骨髓"渗入脊心,下贯尾骶"的腧穴,在大椎与大杼之间,只有大椎穴才具备这一功能,而与距脊柱1.5寸的大杼穴不合,甚至风马牛不相及。

验之于针灸临床,多种骨病如颈椎病、肥大性脊柱炎、腰椎间盘突出症以及各种关节疼痛、骨质增生等病证,往往多取大椎治疗,而少用大杼。

按医理而论,针灸学中的"会"穴需要满足2个条件:①"会"穴理应同所会组织的所在部位、生理特性、病理变化存在密切联系;②临床应用的客观性、可靠性、真实性。

然考足太阳膀胱经之大杼穴的部位根本就与骨骼没有任何关系,唯大椎部位既在第7颈椎之下,也能治疗多种骨关节病(诸如落枕、颈椎病、肩周炎、脊柱病、腰扭伤、腰椎间盘突出症等等),而且第7颈椎古称"大杼骨"。故从医理、部位和针灸临床实践诸方面分析,"骨会大杼"实乃"骨会大椎"之误。

《难经本义·四十五难》关于骨会大杼的本意,其实是说的"大椎穴上面的骨头——大杼骨"而言,并非足太阳膀胱经的大杼穴。

我国针灸文献为什么会有"骨会大杼"之误?就现有文献资料来看,应归咎于中华人民共和国成立后江苏省中医学校(南京中医药大学的前身)针灸学科教研组编著的《针灸学》教材(《针灸学》,江苏省中医学校针灸学科教研组编著,江苏人民出版社1957年10月第1版,第154、468页。在此基础上,1961年1月出版中医学院试用教材《针灸学讲义》,南京中医学院针灸教研组编,人民卫生出版社1961年1月第1版,第72、176页;1964年8月出版中医学院试用教材重订本《针灸学讲义》,南京中医学院主编,上海科学技术出版社1964年8月第1版,第97、250页)。

结论:从《难经》原文及本意、解剖部位、针灸医理和针灸临床实践诸方面分析,古代文献所记"骨会大杼"应为"骨会大椎",方合针灸学术理论和临床实际。

【穴性】清热消炎,祛风解表,通阳散寒,疏经活络,镇惊宁神,平喘降压,防病保健。

【主治】

1. 外感表证及呼吸系统病证　感冒、发热、恶(风)寒、咳嗽、气喘。

2. 项、背、腰、腿病证　头项强痛、落枕、颈椎病、脊柱强痛、一身尽痛,肢体麻木、疼痛、瘫软无力。

3. 神志病证　癫、狂、痫、癔症、肢体抽搐、角弓反张。

4. 慢性虚弱性病证　五劳七伤、虚损乏力、自汗、盗汗等。

5. 其他病证　麻疹、疟疾、中暑、荨麻疹、高血压、白细胞减少症。

【配伍】配风门、列缺,治风寒感冒;配风池、合谷、鱼际,治风热感冒;配补合谷,益气固表;灸大椎,配灸肺俞,治虚寒痰浊哮喘;配间使、后溪,治疟疾。

【刺灸法】患者低头,直刺1~1.5寸。高热时可行刺血疗法,风寒加灸。注意:本穴深层为脊髓,针刺深度必须控制在2个同身寸以内。当针刺入1.5寸以上出现阻力感时即为硬脊膜,患者可出现强烈的触电感向头部、上肢放散,应立即退针,不可继续进针、行针,以免伤及脊髓,引起意外。一般而言,脊髓轻刺激一下不会产生严重后果,有时(比如在治疗精神分裂症时)反而要求刺激它,但应注意适可而止。

【参考】

1. 清热作用　《中国针灸》1990年第4期报道:将73例不明原因、且发病后4日内药物治疗无效的高热患者随机分为大椎深刺组（刺达棘间韧带深处近黄韧带后）36 例和浅刺组（刺及深筋膜）37 例，行针得气后均不留针，分别观察针刺前和针刺后 15 分钟、3 小时的体温及甲皱微循环的变化。结果：降温时间、降温幅度、作用持续时间和甲皱微循环的指标变化等，深刺组均明显优于浅刺组，且有显著差异。提示在扩张皮肤血管、加快血液循环、改善微循环灌流作用方面，深刺组效果更好。深刺可能影响到体温调节中枢，而浅刺仅仅只是兴奋了交感神经。

《中医杂志》1960 年第 2 期报道：针刺大椎、足三里治疗流行性感冒高热 188 例，针后 1 小时开始退热，平均 15 小时内体温降至正常范围，疗效超过西药复方阿司匹林。

《宁夏医学杂志》1991 年第 1 期报道：本穴点刺出血加拔火罐治疗感冒 150 例，痊愈 100 例，显效 30 例，好转 20 例，全部有效（一般情况都是 1 次见效）。

《浙江中医杂志》1964 年第 3 期报道：针刺本穴治疗十几种急性热病（流行性感冒、肺炎、腮腺炎、肠炎、细菌性痢疾、阑尾炎、流行性脑脊髓膜炎等）共 274 例，针后 1 小时退热 188 例，58 例白细胞计数升高者 27 例下降。

《中医杂志》1980 年第 12 期报道：一 2 岁男童发热 20 余天，日轻夜重，时热时止，高时体温达 40℃以上。诊为"无名高热"，西药医治无效。经针刺大椎穴（行透天凉手法），1 次而愈。

2. 消炎作用　《中国针灸》1990 年第 2 期报道：以本穴配合谷、曲池穴位注射治疗急性上呼吸道感染 592 例，大椎、曲池注入注射用水 1~2ml，合谷穴注入 0.5~1ml，急性咽喉炎、扁桃体炎咽部红肿较重者加扁桃穴（颈部舌骨两侧末端稍外处），针刺 0.5~0.8 寸，注入药液 0.3~0.5ml。每日 1~2 次。结果：痊愈 508 例（85.8%），好转 57 例，无效 27 例，有效率 95.44%。

《中国针灸》1993 年第 4 期报道：本穴点刺出血加拔火罐治疗扁桃体炎 120 例，经过 3 次治疗，痊愈 87 例（72.5%），显效 25 例，好转 8 例，全部有效。

另有实验证明：人为造成动物外伤，在炎症尚未形成之前针刺大椎穴，可预防炎症的发生；在炎症形成过程中针刺，可减轻炎症的症状；在炎症形成之后针刺，可加速炎症的消退，使伤口提前修复。

《中医杂志》1964 年第 6 期报道：以大椎刺血治疗毛囊炎，5~7 次可愈。

3. 呼吸系统病证　《浙江中医杂志》1965 年第 11 期报道：以本穴刺血拔罐治疗小儿慢性支气管炎 31 例，每次拔 20~30 分钟。经治 3~6 次，痊愈 28 例，好转 3 例。

《中医杂志》1980 年第 10 期报道：艾灸大椎穴治疗哮喘 100 例，98 例效果良好。

《上海针灸杂志》1989 年第 1 期报道：以本穴加肺俞施行艾炷瘢痕灸法治疗哮喘 487 例，每次每穴灸 7~9 壮。隔日 1 次，3 次为 1 个疗程，每年夏季灸 1 个疗程。结果：显效 147 例（30.2%），好转 215 例（44.1%），无效 125 例（25.7%），有效率 74.3%。

《中国针灸》1993 年第 4 期报道：针灸治疗小儿哮喘 386 例，取大椎、肺俞为主，肾虚加灸肾俞，痰热加针丰隆。主穴隔盐灸，每穴 4~5 壮，至皮肤潮红。隔日 1 次，10 次为 1 个疗程。结果：痊愈 152 例（39.4%），好转 197 例（51.0%），无效 37 例（9.6%），有效率 90.4%。

《中国针灸》1990 年第 5 期报道：以本穴加肺俞、孔最、丰隆点刺出血加拔火罐治疗肺心病急性发作期 30 例，起初每日 1 次，6 日后改为隔日 1 次，2 周为 1 个疗程。经治 2 个疗程，显效 18 例，好转 11 例，无效 1 例，有效率 96.7%；另设 30 例药物静脉滴注治疗作对照，结果显效 9 例,好转 11 例,无效 8 例,死亡 2 例,有效率 66.67%。针刺组的疗效明显优于对照组($P<0.01$)。

4. 温寒作用 《中医杂志》1980 年第 12 期报道:患者女性,36 岁,因产后气血未复,过早从事体力劳动,感受风寒,导致肩背冷痛(发凉、冒冷气),冬季虽加棉衣、围巾也无济于事,舌淡、苔薄,脉细弱无力。经大椎穴温针灸数次,症情即大为好转,坚持治疗月余而获痊愈,后未再发。另一老妇,平时喜坐卧湿地,致肩臂疼痛 10 余年,伴周身倦怠、纳差,晨起头昏、恶心,苔薄白,脉缓无力。曾针刺肩髃、肩井、曲池、合谷等穴,收效甚微,后因患疟疾而针刺大椎穴(用烧山火法),有热感自肩直达患侧手指。数次后疟疾和肩臂疼痛均获痊愈。

5. 通经活络作用 《河北中医》1991 年第 3 期报道:针刺大椎治疗落枕 101 例。进针 1寸,平补平泻,同时嘱患者活动颈部。每日 1 次。结果:经 1~3 次治疗,均获痊愈。

《北京中医》1996 年第 3 期报道:以大椎穴治疗落枕 62 例,配合颈部活动。结果:痊愈52 例(83.9%),显效 6 例,好转 4 例,全部有效。

《浙江中医杂志》1986 年第 7 期报道:在大椎穴和相应颈夹脊穴用 10% 葡萄糖溶液、丹参注射液 10~15ml 注射,治疗颈椎病 60 例。隔日 1 次。经 10 次左右治疗,痊愈 24 例,显效23 例,好转 13 例,全部获效。

《针灸临床杂志》1995 年第 1 期报道:大椎刺血拔罐治疗颈椎病 196 例。按刺血拔罐常规操作,隔日 1 次,10 次为 1 个疗程。结果:痊愈 83 例(42.3%),好转 104 例(53.1%),无效 9例(4.6%),有效率 95.4%。

《上海针灸杂志》2003 年第 8 期报道:大椎刺络拔罐为主治疗颈椎病 93 例。取大椎、颈3~6 夹脊穴,常规针刺,得气后,行针半分钟,平补平泻,留针 20 分钟。起针后大椎再用皮肤针重度叩刺 15~20 下,待出血后拔罐 8~10 分钟。每周 2 次,5 周为 1 个疗程。结果:治愈 36例(38.7%),好转 50 例(53.8%),无效 7 例(7.5%),有效率 92.5%。

《四川中医》1987 年第 9 期报道:治疗颈椎病引起的椎 - 基底动脉供血不足 11 例。用皮肤针叩刺,每次约 2 分钟,以皮肤潮红或出血为度。有高血压病史者配合关元灸 15 分钟,精神萎靡、嗜睡多眠者配合百会叩刺至微出血。2 日 1 次,7 次为 1 个疗程。经 2~4 个疗程治疗,全部有效,自觉症状均消失,脑血流图波幅偏高,主峰角缩小。其中,供血不足得以改善者 8 例(72.7%)。

《陕西中医》1985 年第 8 期报道:针刺治疗急性腰扭伤 108 例,行针时配合腰部运动。经治 3~5 次后,痊愈 91 例(84.3%),好转 15 例,无效 2 例,有效率约 98.2%。

6. 降压作用 沈阳部队医院以大椎穴行刺血拔罐法治疗高血压,每周 1 次,有效率为79%。《吉林医学》1984 年第 5 期以同法治疗高血压 17 例,每日 1 次,10 次为 1 个疗程。结果:痊愈 8 例,显效 5 例,无效 4 例。

7. 镇惊宁神 湖南医学院(现中南大学湘雅医学院)以本穴为主配陶道、身柱等穴治疗精神分裂症。深刺 2.5 寸,要求有较强的触电感。有效率达 89%。

《中国针灸》1982 年第 2 期报道:本穴深刺 1.5 寸治疗原发性癫痫(单纯服药无效者)95例。隔日 1 次,10 次为 1 个疗程。针刺前期配合药物治疗,后期可停止服药。经治 3~4 个疗程后,显效 24 例,好转 45 例,无效 26 例,有效率 72.6%。

8. 其他方面 《针刺研究》1989 年第 1、2 期报道:以大椎及其夹脊穴点刺出血加拔火罐治疗各种疼痛 540 例(其中,头痛 206 例,牙痛 204 例,咽喉痛 87 例,目赤肿痛 43 例)。每日 1 次,3 次为 1 个疗程。结果:痊愈 498 例(92.2%,其中 1 次痊愈 398 例,占 80%),好转 29 例,无效 13 例,有效率 97.6%。

《广东医学》1965 年第 6 期报道:治疗疟疾 75 例(间日疟 51 例、恶性疟 24 例),于发作前 3~4 小时针刺(此时疟原虫在红细胞内发育成熟,即将"破门而出",把握时机针刺能够充分发挥网状内皮系统对疟原虫的吞噬作用,"迎头痛击"之)。结果:痊愈 41 例,显效 23 例,无效 11 例,有效率 85.3%。

上海中医学院(现上海中医药大学)1974 年第 1 版《针灸学》提出:倘若在发作时针刺,寒战时用补的手法,发热时用泻的手法。

《中医杂志》1980 年第 12 期报道:于疟疾发作前 1~2 小时针刺大椎穴,最好出血 1 滴,在穴上撒胡椒粉少许,然后用纱布覆盖。共治疗 250 例,经治 1~3 次,痊愈 204 例(81.6%),好转 39 例(15.6%),无效 7 例(2.8%),有效率 97.2%。

上海第一医学院附属肿瘤医院(现复旦大学附属肿瘤医院)对肿瘤患者放疗后导致白细胞减少症者,以本穴配脾俞、足三里治疗,行补法,白细胞升高率近 100%,使放疗能持续进行。

《中国针灸》1990 年第 6 期报道:艾灸大椎、脾俞等穴治疗肿瘤患者化疗后白细胞减少 117 例。每日 1 次,每次 30 分钟。经 3~6 日治疗,显效 90 例(76.9%),治疗 9 天后好转 17 例,无效 10 例,有效率 91.5%。

《中华理疗杂志》1988 年第 1 期报道:以激光照射本穴治疗白细胞减少症 70 例。每穴每次照射 6 分钟,每日 1 次,12 次为 1 个疗程。结果:显效 46 例,好转 3 例,无效 21 例,有效率 70%。在有效病例中,治疗后白细胞总数平均由治疗前的 $(3.07 \pm 0.59) \times 10^9$/L 上升到 $(4.41 \pm 1.33) \times 10^9$/L($P < 0.01$)。

《中医杂志》1984 年第 4 期报道:本穴点刺出血加拔火罐治疗痤疮 50 例。3~5 日 1 次,10 次为 1 个疗程。结果:痊愈 27 例,好转 21 例,无效 2 例。

《陕西中医》1985 年第 11 期报道:以本穴刺血拔罐治疗 1 例持续 1 年不愈的顽固性荨麻疹患者,1 周 1 次,2 次而愈。

《中医杂志》1980 年第 12 期报道:灸大椎穴救治输液反应,散寒救逆、回阳固脱效果良好。一 7 岁男童因吐泻过度而输液,未及一半,突然出现全身寒战、鼓颔、口唇发紫、四肢厥冷,虽盖上厚被也不足以御寒。急灸大椎 10 分钟,寒战停止,又灸 10 分钟后四肢复温,口唇转红。

(十五)哑门(Yamen GV15)

【释名】本穴主治音哑不能言,为治哑的关键之门,故名。

【定位】项部正中线上,第 1 颈椎下,后发际中点(《针灸甲乙经》、唐代王冰注《黄帝内经素问》)直上 0.5 寸(《十四经发挥》《针灸聚英》《针灸大成》),约当两耳垂连线的中点(图 2-22)。

【类属】督脉与阳维脉之会。

【穴性】醒脑开窍,宁神定志。

【主治】以神志和舌头病证为主。

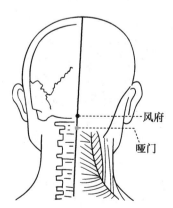

图 2-22 哑门、风府

1. 神志病证　中风、尸厥、癫、狂、痫、癔症、肢体抽搐。
2. 舌头病证　舌强不语、声音嘶哑、聋哑。
3. 其他病证　头项强痛。

【配伍】配百会、劳宫、涌泉，治中风失语；配听宫、翳风、廉泉、合谷，治聋哑。

【刺灸法】直刺或向下斜刺 0.5~1 寸，针治聋哑患者，针朝下颏部（口腔）方向缓缓刺入 1~2 寸（图 2-23）。

注意：本穴深部为脊髓，行针时不宜大幅度提插、捻转，以免刺伤脊髓，引起不良后果；穴位内上方为枕骨大孔，若向上斜刺过深会刺入枕骨大孔伤及延髓。延髓为人的生命中枢所在，应特别注意针刺的方向、角度和深度。皮肤至小脑、延髓的深度，成人为 4~6cm（2~3 寸），小儿为 3~4cm（1~2 寸）。若有损伤，轻则导致瘫痪，重则危及生命。不宜施灸（《铜人腧穴针灸图经》："禁不可灸，灸之令人哑"）。

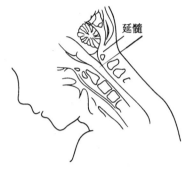

图 2-23　哑门针刺法

【参考】

《安徽中医学院学报》1991 年第 1 期报道：配廉泉、通里穴治疗中风失语 60 例，哑门用 3 寸毫针朝口唇方向直刺，留针 20 分钟。每日 1 次，6 次 1 个疗程。结果：痊愈 27 例，显效 21 例，好转 9 例，无效 3 例，有效率 95%。

《青海医药杂志》1995 年第 9 期报道：针刺哑门为主治疗血管神经性头痛 43 例。取哑门为主穴，根据头痛部位辨证配穴。哑门刺入 1~1.5 寸，得气后用捻转手法行泻法，切忌提插，不留针；配穴用平补平泻手法，留针 20 分钟。每日 1 次，10 次为 1 个疗程。结果：治愈 36 例，显效 6 例，无效 1 例，有效率 97.67%。

《针灸学报》1990 年第 1 期报道：针刺哑门治疗脑外伤后遗症 31 例，哑门用 1.5 寸毫针，向下颌部快速进针 1~1.5 寸深，当患者上肢或下肢出现针感即出针。每日 1 次，10 次为 1 个疗程。结果：痊愈 19 例，好转 12 例。

《安徽中医临床杂志》1998 年第 1 期报道：用拇指按本穴治疗脑外伤术后而出现呃逆患者 45 例，均获痊愈。

《福建中医药》1988 年第 4 期报道：针刺哑门治疗急性腰扭伤 300 例，伤痛在督脉只取哑门；伤痛在督脉和膀胱经时配后溪。哑门以 45° 角向下方斜刺，行轻微雀啄术，后溪深刺透合谷，同时要求患者活动腰部。结果：经 1~5 次治疗，全部治愈。

（十六）风府（Fengfu　GV16）

【释名】"风"指风邪；"府"指聚结之处。风性轻扬，伤于风者，上先受之。穴当人身上部之头项处，易为风邪侵袭，且可治疗一切风疾，故名。

【定位】项部，枕外隆凸直下，当后发际正中直上 1 寸，约与耳屏、外眼角成一直线（图 2-22）。

【类属】督脉与阳维脉之会。

【穴性】祛风止痛，宁神定志。

【主治】

1. 头面、五官病证　头痛、眩晕、鼻塞、鼻出血、舌急难言、中风失语、咽喉肿痛。

2. 神志病证 癫、狂、痫、癔症、悲恐惊悸、肢体抽搐。

3. 其他病证 感冒、项背强痛、半身不遂。

【配伍】配百会、太阳、昆仑,治头痛;配哑门,治中风舌强、暴喑不语;配大椎、本神、身柱、腰奇,治癫痫;配水沟、合谷、太冲,治小儿惊风。

【刺灸法】朝人中沟方向刺入 1 寸左右。

《中医杂志》1956 年第 12 期报道:对 10 例精神病患者针刺本穴 2.5~3 寸深(约 5~6cm),针刺前后抽取脑脊液比较,8 例出现血性改变,脊髓功能出现不同程度障碍。说明脊髓已经有实质性损伤。

【参考】《行针指要歌》:"或针风,先向风府、百会中。"针刺本穴对垂体性高血压有降压作用。

《单穴临床应用集锦》(宁夏人民出版社,1992 年):风府、哑门交替针刺治疗脑出血 90 例,每日只针其中一穴,交替使用,15 次为 1 个疗程。结果:仅 1 例无效,有效率 98.9%。

(十七) 脑户(Naohu GV17)

【释名】枕骨大孔犹如脑之门户,该穴位于枕骨大孔上缘,故名。

【定位】头枕部,枕外隆凸上缘凹陷处,后发际正中直上 2.5 寸(图 2-17)。

【类属】督脉与足太阳之会。

【穴性】同 "风府"。

【主治】

1. 头面、五官病证 头重、头晕、头痛、目痛不能远视、中风失语。

2. 神志病证 癫、狂、痫、肢体抽搐。

【配伍】配行间,治头晕;配通天、列缺,治头重;配昆仑、后溪,治后头痛;配风池、支沟,治偏头痛;配水沟、廉泉,治喑不能言。

【刺灸法】向下沿皮平刺 0.5~1 寸。

【参考】同 "风府"。

(十八) 强间(Qiangjian GV18)

【释名】"强" 指强硬,"间" 指处所。穴当头顶部缝合处,其处头骨坚硬,又主治头痛项强,故名。

【定位】头顶后部,后发际正中直上 4 寸,约当风府与百会连线的中点,也即前、后发际正中线后 1/3 与前 2/3 的交点(图 2-17)。

【穴性】同 "风府"。

【主治】

1. 头部病证 头痛、眩晕、颈项强痛。

2. 神志病证 烦心、癫、狂、痫、肢体抽搐。

【配伍】配阴郄,治心烦;配丰隆,治头痛眩晕;配腰奇、丰隆,治癫痫。

【刺灸法】向后下方沿皮平刺 0.5~1 寸。注意:穴当头顶之缝合部,针刺时宜沿皮向下刺。可灸。

(十九) 后顶(Houding GV19)

【释名】穴在头 "顶" 部,以百会为中,其在百会穴之后方,故名。

【定位】头顶后部,后发际正中直上 5.5 寸(前、后发际连线中点向后 0.5 寸,脑户上 3

寸,图 2-17)。

【穴性】同"风府"。

【主治】

1. 头部病证 头顶痛、偏头痛、眩晕、目视不明。

2. 神志病证 烦心、失眠、癫、狂、痫、肢体抽搐。

【配伍】配百会、太阳、合谷,治头痛;配玉枕、颔厌、涌泉,治眩晕。

【刺灸法】向后沿皮平刺1寸左右,可灸。

(二十) 百会(Baihui GV20)

【释名】"百"形容多;"会"指聚会。头为诸阳之会,穴居巅顶正中,为督脉、足太阳、手足少阳、足厥阴交会之处,故名。又名"三阳五会"。

【定位】头顶部,前发际正中直上5寸(前、后发际连线中点向前1寸),约当两耳尖连线与头顶正中线的交点(图 2-24)。

【类属】交会穴之一,督脉与足太阳、手足少阳、足厥阴之会。全身要穴之一。

【穴性】祛风止痛,镇静宁神,升阳固脱,醒脑开窍。

【主治】

1. 头面、五官病证 头痛(头顶痛、全头痛)、眩晕(包括高血压)、耳鸣、耳聋、耳闭塞、鼻塞、流涕、鼻出血、目赤肿痛不能视物。

2. 神志病证 失眠、惊悸、健忘、昏厥、休克、中风不语、口噤不开、癫、狂、痫、癔症、肢体抽搐、竞技紧张综合征。

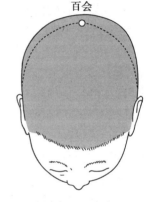

图 2-24 百会

3. 消化系统病证 久泻、久痢、脱肛、胃下垂。

4. 泌尿、生殖系统病证 中气不足导致的遗尿、遗精、阳痿、月经过多、崩漏、肾下垂、子宫脱垂等。

【配伍】配印堂、太阳、合谷,治头痛;配水沟、内关、足三里、涌泉,治晕厥休克;配内关透外关,治癔症发作;配足三里、长强、承山,治脱肛;配气海、维胞,治子宫脱垂;配膻中、气海,治气虚;配十宣放血,治高热惊厥。

【刺灸法】一般情况下向后沿皮平刺1寸左右,特殊情况下也可向前、向左、向右透刺四神聪穴。注意:本穴位于颅顶矢状缝之间,小儿囟门未合者禁针。升阳固脱多用灸法,但对肝阳上亢者不宜施灸,以免肝阳因火而动,加重头昏脑涨(可用三棱针点刺出血)。

【参考】

1. 宣肺开窍作用 《中医杂志》1987年第8期报道:以艾条温和灸百会治疗新生儿鼻塞17例,每日早、中、晚各灸10~15分钟。结果:1天内痊愈6例,2天内痊愈9例,3天内痊愈2例。

2. 调整血压作用 有研究表明,百会对血压有调整作用。表现在对垂体性高血压有降压作用,对动物失血性休克有升压作用。临床观察结果显示,当血压下降到2.67~4.00kPa(20~30mmHg)并稳定后,针刺百会穴30分钟,血压即可上升,大部分超过4.76kPa(35mmHg)。

《上海针灸杂志》1988年第2期报道：灸治肾气虚型高血压10例33人次，均收到即时降压的效果。收缩压平均降16.9mmHg，舒张压平均降10.1mmHg。并认为：高血压按之必痛，不痛即表示定位不准确。

3. 醒脑开窍作用　针刺百会对救治昏厥、呼吸衰竭、新生儿窒息效果良好。《史记·扁鹊仓公列传》记载：虢国（今陕西省宝鸡市一带）太子尸厥，众医救治罔效。扁鹊令弟子子阳、子豹针三阳五会（即百会穴）而苏。

《中医教学》1975年第2期报道：灸治19例因输血、输液反应神志昏迷者，均获成功。

《中国针灸》1984年第4期报道：以小艾炷灸百会穴（直接无瘢痕灸，每次25~30壮），治疗梅尼埃病引起的眩晕症177例，灸治1~2次后痊愈156例（88.14%），好转19例，无效2例，有效率达98.87%。《中医杂志》1988年第2期以同法（每次灸50~70壮，约1小时）治疗梅尼埃病眩晕、耳鸣症255例，所灸百会穴略偏向耳鸣一侧约0.5cm，灸后再针刺足三里穴引火下行。1次痊愈201例（78.8%），好转54例，全部有效。对部分病例进行随访，50%的患者疗效巩固。复发者病情普遍较轻，再次治疗仍然有效。

《中国针灸》1984年第4期报道：以百会透刺曲鬓穴（用3针分3段接力刺入）治疗脑血管病偏瘫500例，进针后快速捻针（每分钟200次左右），连续5分钟，间歇5分钟（配合做主动或被动运动），反复施术3次约30分钟。每日1次，15次为1个疗程。结果：478例患者有不同程度的恢复（95.6%）。

《中国针灸》1986年第6期报道：针刺本穴防治考场紧张综合征，患者表现为头晕、头痛、心烦、心慌、恶心、呕吐、手抖、血压升高、烦躁不安、女子痛经等。其中，预防564例，在考试前夜针刺并留针一夜，考前取出。治疗32例，在考试过程中出现紧张症状后随时针刺，留针至考试结束。结果：除治疗组有1例效果较差外，其余都收效良好，考试过程中不紧张、头脑清醒、思路敏捷，分数也较预考时普遍提高（最少提高0.4分，最多提高16分）。

《四川中医》1990年第10期报道：重力按压百会穴治疗呃逆30例，均在1分钟之内止呃。

4. 镇痉宁神作用　有报道：百会穴长时间留针治疗高热惊厥40例，百会留针6小时，可根据病情适当配穴但不留针。隔日1次，5次为1个疗程。结果：痊愈38例，好转2例（《单穴治病选萃》，人民卫生出版社，1993年第1版）。

《国医论坛》1990年第2期报道：针刺百会穴治疗精神病42例，阳热盛者针尖向后刺，强刺激泻法；气血虚者针尖向前刺，弱刺激补法；均留针15~20分钟。每日1次，7次为1个疗程。经1~2个疗程治疗，全部临床治愈。

《北京医科大学学报》1987年第1期报道：电针百会、印堂穴治疗精神抑郁症133例，并设药物（阿米替林）对照组108例。结果：电针组显效率为75.2%，药物组显效率为66.7%，两组疗效比较有显著差异。

临床观察灸百会治产后失眠效果良好，一般灸5~10分钟后即可入眠，灸4~5次后可入眠8~12小时。

针刺百会可使癫痫发作者脑电图趋于正常。应用于脑血栓形成患者，也可使肌电幅度升高。

5. 益气升阳作用　《中国针灸》1985年第6期报道：针刺治疗遗尿500例，取穴：百会、关元，平补平泻法，动留针30分钟。每日1次，7次为1个疗程。经治1~3次痊愈453例

(90.6%),3 次以上获愈 23 例,好转 14 例,无效 10 例,总有效率为 98%。

《针灸临床杂志》1995 年第 3 期报道:针灸百会、四神聪治疗遗尿 120 例。动留针 15 分钟,12 次为 1 个疗程。结果:痊愈 84 例,显效 20 例,好转 13 例,无效 3 例,有效率 97.5%。

《黑龙江中医药》1990 年第 2 期报道:百会穴埋线治疗遗尿 63 例。在常规消毒后,将 "0" 号羊肠线 2cm 从百会穴前进针埋入穴内,外用消毒敷料保护 3 天。1 个月 1 次。经 1~2 次治疗,痊愈 40 例,显效 10 例,好转 8 例,无效 5 例,有效率 92%。

《中国针灸》1984 年第 6 期报道:针刺百会穴治疗中风后小便失禁 80 例。进针后快速捻针(每分钟 200 次左右),连续 5 分钟,间歇 5 分钟,反复施术 3 次。另设针刺关元组,略向下方深刺 2~3 寸,留针 20 分钟。两组均每日 1 次,10 次为 1 个疗程。3 个疗程后,百会组与关元组的治疗结果分别为:痊愈率 50%、26%;显效率 27%、20%;好转率 12.5%、33.3%;总有效率 89.5%、79.3%。

《中国针灸》1986 年第 4 期报道:百会穴位注射治疗脑性小便失禁 50 例,注入乙酰谷酰胺 100mg 加呋喃硫胺 20mg 或 γ- 氨基丁酸 250mg(任选 1 种)共 4ml。隔日 1 次,10 次 1 个疗程。结果:痊愈 37 例,好转 7 例,无效 6 例。最少治疗 3 次,最多治疗 136 次。半年至 2 年后随访,仅 1 例反复。

《云南中医杂志》1984 年第 6 期报道:灸百会治小儿脱肛 28 例(其中 2 例体弱者加灸足三里穴,并服用补中益气汤)。经 5~14 次治疗,痊愈 21 例。

《中级医刊》1984 年第 1 期报道:隔姜灸百会穴治疗脱肛 27 例,连灸 3~5 次后,均获痊愈,且无复发。

《四川中医》1987 年第 1 期报道:先行百会穴位按摩至局部发热,再行隔姜灸 2 壮。每日 1 次,连灸 3~5 次。共治脱肛患者 18 例,均收到满意效果。

《中国乡村医生》1990 年第 4 期报道:针刺治疗子宫脱垂 18 例。取百会、气海、子宫透曲骨、三阴交、足三里,针刺补法,腹部腧穴用长针,要求针感到达子宫,动留针 30 分钟。每日或隔日 1 次,10 次为 1 个疗程。结果:经 3~5 个疗程的治疗,痊愈 15 例,显效 2 例,好转 1 例。

6. 其他作用　有的针灸临床观察发现,艾灸百会有矫正胎位的效应。

《山西中医》1986 年第 2 期报道:针刺百会穴治疗足底疼痛 22 例,留针 1 小时,1~2 次治愈 8 例,3~5 次治愈 14 例。

(二十一) 前顶(Qianding　GV21)

【释名】穴居头顶部,在百会之前,故名。

【定位】头顶部,前发际正中直上 3.5 寸(图 2-17)。

【穴性】醒脑开窍,镇惊宁神。

【主治】

1. 头面、五官病证　头晕、目眩、头顶痛、鼻塞、流涕、鼻炎、鼻出血。

2. 神志病证　癫、狂、痫、肢体抽搐、中风。

3. 其他病证　尿频。

【配伍】配上星,治前头痛;配后顶、颔厌,治风眩偏头痛;配百会、风池、申脉、太冲,治头晕目眩。

【刺灸法】向后沿皮平刺 1 寸左右,可灸。注意:小儿囟门未闭合或刚闭合者禁刺灸。

【参考】有报道：针刺本穴治疗肾气不足引起的尿频症 15 例，每日或隔日治疗 1 次。轻者 1 次即愈，重者 3~5 次获效（吕景山、何树槐、耿恩广，《单穴治病选萃》，人民卫生出版社，1993 年第 1 版）。

(二十二) 囟会(Xinhui　GV22)

【释名】穴当头顶前囟之处，故名。

【定位】头顶前部，前发际正中直上 2 寸（图 2-17）。

【穴性】通络开窍，镇惊宁神。

【主治】

1. 头面、五官病证　头痛、目眩、鼻炎、鼻出血、鼻息肉。

2. 神志病证　惊悸、不眠或嗜睡、癫、狂、痫、肢体抽搐。

【配伍】配百会、太阳，治头昏、多寐；配百会、前顶，治头风；配前顶、本神、天柱，治小儿惊痫。

【刺灸法】同"前顶"。

(二十三) 上星(Shangxing　GV23)

【释名】穴居头上，能治目疾，犹如星之闪亮，故名。

【定位】前头部，前发际正中直上 1 寸（图 2-17）。

【穴性】镇惊宁神，祛风明目，宣通鼻窍。

【主治】

1. 神志病证　癫、狂、痫、癔症、肢体抽搐、小儿惊风。

2. 头面、五官病证　头痛、眩晕、近视、迎风流泪、目赤肿痛、鼻塞、流涕、鼻炎、鼻出血、鼻息肉。

3. 其他病证　热病、疟疾。

【配伍】配神庭、合谷，治头风；配风池、天柱，治头晕目眩；配太冲，治目疾；配迎香、合谷，治鼻病。

【刺灸法】向后上方沿皮平刺 1 寸左右，或点刺出血，可灸。小儿囟门未闭者禁刺灸。

【参考】宋代王执中《针灸资生经》：其家母突发鼻衄，急灸上星 7 壮即止。次日又发，复灸 14 壮而愈。

《四川中医》1985 年第 3 期报道：1 例鼻出血患者，用鼻腔塞药棉和止血药均无效，改针本穴，3 分钟出血即止。

《中国针灸》1990 年第 2 期报道：上星透刺囟会治疗肺热鼻出血 17 例，用 2 寸毫针从上星透刺囟会 1.5 寸，得气后行透天凉手法，留针 20 分钟。结果：16 例 1 次止血。

《四川中医》1990 年第 3 期报道：针刺上星治疗鼻出血 22 例，先只取本穴，若 3 分钟尚未止血，则加合谷或太冲。结果：17 例仅针上星而愈，5 例加合谷或太冲而止。

(二十四) 神庭(Shenting　GV24)

【释名】神指脑之"思维"，庭指所居之处。穴当"天庭"之上，为脑海之前庭，故名。

【类属】督脉与足阳明、太阳之会。

【定位】前头部，前发际正中直上 0.5 寸（图 2-17）。

【穴性】祛风止痛，镇惊宁神。

【主治】以神志病证为主。

1. 神志病证　惊悸、失眠、记忆力减退、癫、狂、痫、癔症、肢体抽搐、小儿惊风。
2. 头面、五官病证　头痛、眩晕、目赤肿痛、目翳、鼻炎、鼻出血。

【配伍】配印堂、神门、内关、三阴交,治失眠;配水沟、合谷、太冲,治小儿惊风;配睛明、太阳、上星,治头痛、目疾。

【刺灸法】同"上星"。

【参考】《江苏中医》1988年第5期报道:针灸中风患者的神庭穴,能够使其微循环障碍得到改善,血流速度明显加快。

(二十五) 印堂(yintang　GV24⁺)

【释名】"印"指印染,"堂"指居处。古人常于两眉间点染红点,以示貌美,穴当其中,故名。又名"曲眉"。原属经外奇穴,今归入督脉。

【位置】前额部,当两眉头连线之中点(图2-17)。

【取穴法】仰靠位,于两眉之间的眉心处,下直对鼻尖是穴。

【主治】头痛、眩晕、目赤肿痛、鼻衄、鼻渊、小儿急慢惊风、小儿抽搐、小儿夜啼、产后血晕、子痫、失眠、颜面疔疮、三叉神经痛、急性腰扭伤。

【配伍】配攒竹、合谷,治前额头痛;配迎香,治鼻病;配内关,治呕吐;配水沟,治惊风。

【刺灸法】提捏局部皮肤,向下或向上平刺0.3~0.5寸,或用三棱针点刺放血,可灸。

(二十六) 素髎(Suliao　GV25)

【释名】"素"指白色,又有原始之意;"髎"泛指穴位。肺开窍于鼻,其色白。古代将鼻视为一身之始,穴当鼻尖,主治鼻病,故名。

【定位】鼻尖正中央(图2-17)。

【穴性】宣通肺窍,回阳救逆(升压)。

【主治】

1. 鼻腔病证　鼻塞、鼻炎、鼻出血、鼻息肉、酒渣鼻。
2. 神志病证　各种原因引起的昏厥、休克,新生儿窒息、一氧化碳中毒。

【配伍】配上星、迎香,治鼻出血;配迎香、合谷,治酒渣鼻;配内关、十宣、涌泉,治昏厥;配内关、百会,治低血压。

【刺灸法】略向上斜刺0.5寸左右,或以皮肤针叩刺。不宜施灸。

【参考】针刺素髎对新生儿窒息有较好作用。电针对呼吸衰竭也有较好疗效,对呼吸频率、节律、各种异常呼吸者均有改善。重庆医学院(现重庆医科大学)动物实验结果表明,针刺素髎有升高血压和兴奋呼吸中枢的作用,其引起呼吸变化的阳性率为92%,水沟为85%,会阴为45%,而非穴位点则无此变化。在抢救休克患者时,针刺本穴20分钟后,可使其血糖值升高42%。

有报道:以本穴隔蒜灸治疗酒糟鼻(酒渣鼻),轻者4~5次、重者不过10次即可痊愈(《单穴治病选萃》,人民卫生出版社,1993年第1版)。

《上海针灸杂志》1990年第2期报道:针刺素髎消除胃镜检查的不良反应50例,浅刺0.2mm,可捻转,不提插,留针至胃镜检查结束。结果:46例获得满意效果。

《四川中医》1987年第4期报道:点灸素髎治疗睑腺炎18例,用电丝粗细的萱麻绳1根,点燃一端,对准素髎穴快速点灸一下即可。日行1次,一般2次即可。结果:痊愈13例,显效2例,无效3例。

(二十七) 水沟(Shuigou　GV26)

【释名】喻穴处犹如水之沟渠,故名。又名"人中"。

【定位】原来定为人中沟上 1/3 与下 2/3 交点,现在定为人中沟正中央(图 2-17)。

【类属】督脉与手、足阳明之会。全身要穴之一。

【穴性】醒脑开窍,镇惊宁神,祛风通络。

【主治】以神志病证为主。

1. 神志病证　各种原因引起的昏迷、晕厥、癫、狂、痫、癔症、肢体抽搐、新生儿窒息、小儿惊风、牙关紧闭、角弓反张、一氧化碳中毒。

2. 其他病证　面瘫、面肿、急性腰扭伤(腰部压痛点在脊柱正中央者)、晕车、晕船、痔疮、便秘。

【配伍】配百会、合谷,治昏迷;配中冲,治中风、不省人事;配会阴、中冲,治溺水窒息;配十宣、涌泉、委中,治中暑昏厥;配合谷透劳宫,治癔症;配后溪、委中,治急性腰扭伤。

【刺灸法】用提捏进针法朝鼻中隔方向斜刺 0.5~1 寸,或用拇指指甲掐按。禁灸。

【参考】

1. 急救　动物实验结果表明:针刺水沟能暂时使呼吸增强,当动物呼吸暂停时,常可使呼吸恢复。在动物失血性休克的情况下,针刺水沟组在失血时血压的下降比对照组缓慢,进入休克期的时间推迟;同时还观察到,针刺水沟对血压正常的动物也有明显加压效应。从而说明,刺激水沟之所以能急救昏厥,不仅由于它的加压效应能使大脑血流得以改善,还可能由于"水沟"的传入兴奋能通过脑干网状结构的上行激活系统,从而使大脑活动得到加强。

《黑龙江中医药》1965 年第 3 期报道:针刺抢救新生儿窒息明显优于药物"尼可刹米"。

2. 神志病证　《中医杂志》1981 年第 12 期报道:一女子因暴怒导致失音,速刺本穴,旋即而愈。

《江苏中医》1982 年第 3 期报道:一女子因与家人争吵后导致呵欠持续 2 天不止,强刺本穴,1 次而愈。

《中医杂志》1991 年第 6 期报道:一男性中风后遗症患者,在住院期间出现不明原因发笑现象,一日数次,时作时止。一次竟然连续狂笑十几分钟不能终止。经强刺水沟一穴,狂笑顷刻停止。

《中级医刊》1990 年第 8 期报道:水沟、合谷治小儿高热惊厥 147 例,强刺激泻法。止惊率 100%。

3. 镇痛方面　《中国针灸》1992 年第 2 期报道:治疗急性腰扭伤 620 例,痊愈 596 例(96.1%),显效 22 例,无效 2 例,总有效率为 99.7%。

《读者文摘》(美)1983 年第 1 期报道:为体育运动员、教练员捏按水沟穴治疗腿脚抽筋,有效率可达 90%。

配承浆穴可做"唇针"麻醉,用于腹部针刺麻醉手术。《中国针灸》1984 年第 4 期报道:总共观察十几种腹部手术 324 例,除阑尾手术的成功率为 97.3% 以外,其余均为 100%。

4. 其他方面　《辽宁中医杂志》1990 年第 7 期报道:常规针刺本穴治疗呃逆 40 例,动留针 10 分钟。结果:1 次而愈 35 例,2 次治愈 5 例。

5. 副反应方面　《浙江中医杂志》1980 年第 11 期报道:一女子患癫痫,断断续续针刺水沟穴 1 年之久,使月经逐渐稀少,并伴有痛经,最终导致闭经不孕。后改用承浆治之,2 个月后月经恢复正常,继而怀孕。

《北京中医学院学报》1986 年第 6 期报道:一女子急性腰扭伤,针刺水沟穴后疼痛即止,但却引起持续大笑 1 小时之久。

(二十八) 兑端(Duiduan GV27)

【释名】古时称"口"为"兑",穴在上口唇正中尖端,故名。

【定位】上唇正中的尖端(图 2-17)。

【穴性】醒神开窍,镇惊宁神,通络止痛。

【主治】

1. 口唇病证 口噤、口㖞唇动、唇吻强急。

2. 神志病证 昏迷、晕厥、癫、狂、痫、癔症。

【配伍】配内关,治晕厥;配本神、丰隆,治癫痫发作。

【刺灸法】用提捏进针法,直刺 0.2~0.3 寸。禁灸。

【参考】《中医函授通讯》1990 年第 2 期报道:用短而粗的毫针点刺本穴出血,对癔症、眩晕、胸痹、急性胃炎等疗效颇佳。

(二十九) 龈交(Yinjiao GV28)

【释名】穴在上齿龈与上唇相交接处,故名。

【定位】上唇内,唇系带与上齿龈的相接处(图 2-17)。

【类属】督脉与任脉之会。

【穴性】清热消炎,通经活络,镇痉宁神。

【主治】以口唇、牙齿病证为主。

1. 口唇、牙齿病证 口臭、唇吻强急、牙痛、牙龈红肿、牙龈出血。

2. 神志病证 癫、狂、痫、癔症。

3. 其他病证 急性腰扭伤、痔疮。

【配伍】配合谷,治口㖞、口噤;配合谷或内庭,治齿龈肿痛。

【刺灸法】捏起上唇,暴露唇系带,向上斜刺 0.2~0.3 寸或点刺出血。禁灸。

【参考】根据临床观察,大部分急性腰扭伤患者在龈交处会出现小米粒大小的反应点,可作为取穴标志。报道 126 例,用针刺法,强刺激捻转,留针 5~10 分钟,配合腰部运动。绝大多数患者 1 次而愈,个别需治疗 2 次,无 1 例失败者。

痔疮患者也会在本穴处(或稍下方)出现类似反应点,用三棱针将此反应点挑破出血,疗效甚好。报道 109 例,每周治疗 1 次,经治 2~3 次,痊愈 66 例(60.6%),显效 34 例(31.2%),好转 9 例,全部有效(吕景山、何树槐、耿恩广,《单穴治病选萃》,人民卫生出版社,1993 年第 1 版)。

《新中医》1984 年第 11 期报道:割治龈交穴治疗痔疮 357 例,将上唇翻起,充分暴露唇系带,局部消毒后,用小手术刀在唇系带上粒状突起或颜色变红处做 0.3~0.5cm 月形切口,随即压迫出血。结果:痊愈 231 例(64.7%),好转 82 例(23%),无效 44 例,有效率 87.7%。

三、八脉交会穴

除了上述任脉、督脉的腧穴之外,与奇经八脉相关的腧穴还有八脉交会穴。八脉交会穴是十二经脉与奇经八脉发生互通关系的 8 个腧穴。它们是列缺、照海、内关、公孙、后溪、申脉、外关、足临泣。八脉交会穴是人体四肢("本"部)的要穴,临床应用十分广泛。故明代李梴《医学入门·针灸·子午八法》有"八法者,奇经八穴为要,乃十二经之大会也……周身三百六十穴,统于手足六十六穴。六十六穴,又统于八穴"之说。

(一)列缺(Lieque LU7)

【释名】"列"与"裂"字义通,指分解、别行;"缺"有容器破损缺口之意。穴位位于手腕侧桡骨突起的裂口处,故名。

【归经】手太阴肺经。

【定位】前臂桡侧,腕横纹上 1.5 寸,桡骨茎突上小沟中。简便取穴法:两手虎口交叉,一手食指按在另一手桡骨茎突上,指尖下凹陷中是穴(图 2-25)。

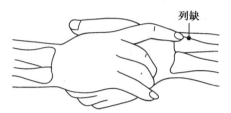

图 2-25 列缺简易取穴法

【类属】①八脉交会穴之一,通任脉;②手太阴肺经的络穴。

【穴性】宣肺解表,清利咽喉,通经活络,祛风止痛。

【主治】以肺和大肠两经的病证为主。

1. 肺经病证 感冒、鼻塞、流涕、咳嗽、气喘、鼻出血、咽喉疼痛、咽神经症。《玉龙歌》:"寒痰咳嗽更兼风,列缺二穴最可攻。"

2. 大肠经病证 头项强痛、感冒头痛、牙痛、口眼㖞斜、面肌痉挛。

3. 其他病证 腮腺炎、乳腺炎、遗尿、小便不利、小便涩痛、水肿、遗精、阴茎痛。

【配伍】配合谷为"原络配穴法",治外感咳嗽;配照海,治慢性咳喘、咽喉肿痛;配迎香、大椎(加灸),治鼻炎;配阴陵泉、少府,治阴茎痛。

【刺灸法】沿桡骨茎突小沟向上斜刺 0.5~0.8 寸,可灸。

【参考】针刺列缺,可使肺通气量得到改善,呼吸道阻力下降,支气管平滑肌痉挛得到缓解,从而使支气管哮喘平复。

《上海针灸杂志》1987 年第 4 期报道:1 例病程达 2 年之久的鼻出血患者,诸法无效。于突然发作时急行针刺同侧列缺穴,2 分钟后出血渐止。后随访 1 年未发。

《四总穴歌》云:"头项寻列缺。"有报道:针刺本穴治疗偏正头痛数百例,常规针刺,留针15 分钟。每日 1 次。效果良好。轻者 1 次即愈,重者 3 次左右可除(吕景山、何树槐、耿恩广,《单穴治病选萃》,人民卫生出版社,1993 年第 1 版)。

《中医药研究》1987 年第 5 期报道:单用本穴治疗偏头痛 42 例,先针刺,后埋针,有效率97.6%。

《实用中医药杂志》1998 年第 11 期报道:针刺列缺穴治疗头痛 100 例(风寒型 29 例、风热型 21 例、痰浊型 19 例、血瘀型 31 例)。留针 20 分钟。每日 2 次,7 天 1 个疗程。经治 1个疗程,痊愈 52 例,好转 44 例,无效 4 例。

《上海针灸杂志》1999 年第 3 期报道:列缺埋针治疗血管性头痛 216 例,病程 1 个月至19 年不等。在同侧埋针,留针 1~2 小时或 1 天。5 天 1 个疗程。经治 3 个疗程,痊愈 164 例(75.93%),好转 45 例(20.83%),无效 7 例(3.24%),有效率 96.76%。

针刺列缺对膀胱的舒缩有一定调节作用,能治疗遗尿或小便不利;配肾俞或照海,可增强肾功能,酚红排出量较前增多,尿蛋白减少,并有降血压作用。

《湖北中医杂志》1980年第1期报道：本穴埋针治疗遗尿200例。每周2次,左右手交替进行,6次为1个疗程。结果：治愈80例,显效27例,好转63例,中断治疗、情况不明18例,无效12例,有效率85%。

《中国针灸》1992年第6期报道：本穴埋针治疗遗精65例。每周3次(每次留针12~18小时),左右手交替进行。结果全部有效。

《湖南中医杂志》1988年第6期报道：以灯火灸患侧列缺穴治疗腮腺炎86例,1次而愈84例(97.67%)。

列缺对乳腺炎疗效甚好。报道1例急性乳腺炎患者,产后10天,高热一夜(体温40℃),寒战,周身疼痛,服药无效。右侧乳房有一7cm×7cm硬块,局部红肿热痛,乳汁不通。经针刺列缺穴,泻法,约5分钟后肿块变软,疼痛消失,30分钟后热退,乳汁外溢。次日痊愈(郑州大学第一附属医院王宗学医案)。

（二）照海(Zhaohai　KI6)

【释名】"照"为光芒所及；"海"乃百川所汇。本穴主治目疾,又生发阴跷脉,如光似海,故名。

【归经】足少阴肾经。

【定位】内踝正下缘凹陷处(图2-26)。

【类属】八脉交会穴,与阴跷脉相通,为阴跷脉所发之处。

【穴性】通经活络,镇惊宁神,调理肝肾,滋阴降火。

【主治】

1. 踝关节病证　踝关节扭伤、肿胀、疼痛、活动不利。

2. 泌尿系统病证　小便频数、淋沥不禁或不通。

3. 妇科病证　月经不调、赤白带下、阴痒、难产、产后腹痛、产后恶露不下、子宫脱垂。

4. 神志病证　抑郁症、惊恐不宁、不寐、癫痫夜发(金元名医张元素说："癫痫……夜发灸阴跷。"阴跷即指照海)、小儿惊风。

5. 头面、五官病证　头目昏沉、近视、夜盲症、目干涩、视物昏花、耳鸣、虚火牙痛、咽干喉燥、声音嘶哑或失音、喉肌麻痹、咽神经症。

6. 其他病证　咳嗽、气喘、咯血、高血压、便秘属虚者(《玉龙歌》："大便秘结不能通,照海分明在足中,更把支沟来泻动,方知妙穴有神功。")。

【配伍】配列缺,治胸膈、肺系、咽喉诸疾；配中极、三阴交,治月经不调；配关元、归来,治子宫脱垂；配蠡沟,治阴痒；配大敦,治疝痛；配支沟,治便秘；配纠外翻(承山内侧5分处)、三阴交,治足外翻。

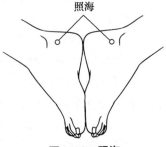

图2-26　照海

【刺灸法】直刺0.3~0.5寸,可灸。

【参考】大连医学院(现大连医科大学)的动物实验表明：针刺本穴可使肾的泌尿功能增强,尿蛋白减少,以空腹饮水后3小时平均排尿量为标准,比正常增加19%。

《中国针灸》1991年第5期报道：针刺照海为主治疗非淋菌性尿道炎405例。选配中极、太冲、三阴交,常规针刺,照海、太冲用泻法,中极、三阴交用补法。动留针30分钟,中极加灸3~5壮。每日1次,10次为1个疗程。结果：多数患者在1个疗程内治愈,重者3个疗程可愈。

《新医学》1976 年第 3 期报道：治疗感冒引起的头痛、头昏 13 例，针后 8 例症状消失，2 例减轻。

《甘肃中医》1995 年第 4 期报道：针刺本穴治疗梅尼埃病 230 例，常规针刺，留针 30 分钟。可酌情选配内关、太冲穴。结果：近期治愈 207 例(90%)，好转 19 例，无效 4 例，有效率 98.3%。

《中国针灸》1984 年第 3 期报道：以本穴配列缺治疗声音嘶哑 23 例，经治 3~4 次痊愈 21 例，3 例伴发声带息肉、结节、麻痹者无效。

《陕西中医》1988 年第 3 期报道：针刺照海为主治疗各种病因引起的咽喉肿痛 220 例。风热犯肺加大椎，胃火亢盛加内庭，肝火上炎加间使，肺阴不足加鱼际，肾阴不足加太溪，气虚发热加足三里。虚补实泻，动留针 30~40 分钟。每日 1 次。结果：治愈 195 例(88.6%)，显效 3 例，无效 22 例。

《针灸临床杂志》1995 年第 2 期报道：针刺本穴治疗梅核气(咽神经症)65 例，直刺捻转，使针感过膝甚至到达咽喉。结果：治愈 54 例(83.1%)，显效 5 例，好转 4 例，无效 2 例，有效率 96.9%。

《云南中医杂志》1982 年第 6 期报道：针刺本穴治疗肋间神经痛 50 例，深刺 1~1.5 寸，泻法。结果：治愈 29 例，显效 11 例，好转 6 例，无效 4 例。

（三）内关（Neiguan PC6）

【释名】"内"指内脏；"关"乃关口、要道。穴为手厥阴之络，通阴维脉，主一身之里，为治内脏疾患要穴，故名。

【归经】手厥阴心包经。

【定位】前臂内侧，掌面腕横纹中点上 2 寸，掌长肌肌腱与桡侧腕屈肌肌腱之间（图 2-27）。

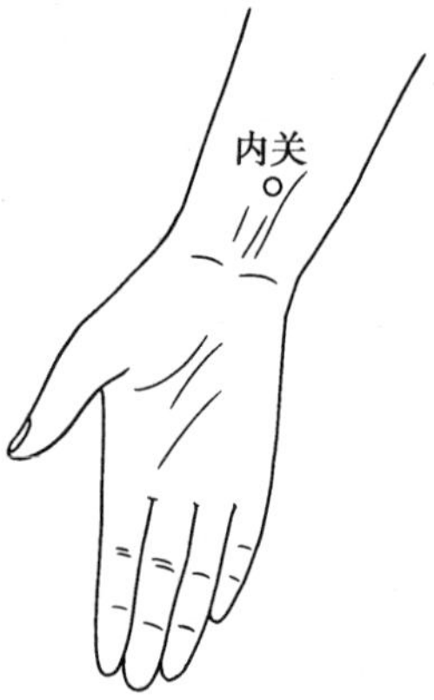

【类属】①八脉交会穴，与阴维脉相通；②本经络穴；③全身要穴之一。

【穴性】调理血脉，宽胸理气，养心安神，调理胃肠。

图 2-27 内关

【主治】

1. 心血管系统病证 胸痛、胸闷、气短、心慌、心绞痛、心律不齐、心动过速或心动过缓、高血压或低血压、动脉硬化、中风。

2. 神志病证 神经衰弱、失眠、多梦、癫、狂、痫、癔症、晕厥神昏。

3. 消化系统病证 胃痛、呕吐、呃逆、腹胀、腹痛。

4. 呼吸系统病证 咳嗽、哮喘。

5. 口腔、咽喉病证 咽喉疼痛、口舌生疮、舌强不语。

6. 其他病证 偏头痛、落枕、急性腰扭伤、中暑、疟疾、麻疹、热病汗不出、乳腺炎、荨麻疹。

【配伍】配风池，治疗眩晕；配大陵、神门、三阴交、足三里，治心律不齐、失眠、心神经症；配太渊，治无脉症；配素髎，治疗虚脱、休克，升高血压；配公孙、中脘，治心胸烦满、呕吐胃痛；配章门、膻中，治呃逆。

【刺灸法】直刺 0.5~1 寸，勿用粗针深刺、强刺，以免伤及正中神经和血管，导致局部肿胀、疼痛,甚至功能活动障碍。可灸。

【参考】

1. 心血管系统病证　内关对心律不齐疗效显著,对心率、血压均有双向调节作用。上海第二医学院附属仁济医院(现上海交通大学医学院附属仁济医院)的研究表明,给实验犬注射毒毛旋花子苷 K,人为造成房室传导阻滞,导致严重心律不齐,然后针刺内关穴,心律立即恢复正常。苏州医学院的科研结果表明,轻刺双侧内关穴,留针 20 分钟,每日 1 次,对第一期心功能不全者治疗 3~4 次后即有显著改善;对第二期心功能不全者每日 2 次,10~20 天后症状明显减轻,心的代偿功能显著好转;但对第三期心功能不全、全身症状较重者疗效尚不确切。对阵发性心动过速,双侧内关同时捻针 3~5 分钟后,心率由 150~200 次/min 减少到 70~80 次/min。而对心动迟缓,中等刺激双侧内关穴,无须留针,心率由 40~60 次/min 升高到 70~80 次/min。对高血压患者,尤其对舒张压较高、动脉硬化不显著者针后可下降 5~12mmHg。对心绞痛用强刺激,留针 30 分钟以上,一般能停止发作。总体认为,针刺内关首先影响的是高级神经中枢,而不是直接作用于心血管系统本身(《全国中医经络针灸学术座谈会资料选编》,人民卫生出版社,1959 年第 1 版)。

《中国针灸》1987 年第 3 期报道:针刺内关治疗冠心病 36 例,其中,实证 16 例经治疗主症全部消失,虚证 20 例经治疗主症消失 18 例。

《中医杂志》1981 年第 7 期报道:针刺内关治疗风湿性心脏病 21 例,隔日 1 次,12 次为 1 个疗程。经治 12 次后,95% 的患者临床症状改善,X 线和心电图检查的客观指标好转。《中国针灸》1982 年第 4 期也报道 21 例,结果:显效 5 例,好转 16 例,以气滞血瘀型疗效最好。

《江苏中医》1988 年第 1 期报道:针刺内关治疗心律失常 84 例,血压高者加曲池,眩晕加风池,失眠加神门,高血脂加丰隆。虚补实泻,留针 3~5 分钟或不留针。每日 1 次,10 次为 1 个疗程。结果:痊愈(自觉症状、心脏听诊及心电图检查均恢复正常)14 例,显效 20 例,好转 44,无效 6 例,有效率 92.86%。

《江西中医药》1986 年第 3 期报道:内关透刺间使穴治疗阵发性室上性心动过速 18 例,中强刺激,不留针。其中,17 例进针后 10~90 秒内心率减慢,仅 1 例无效。

《中国针灸》1989 年第 4 期报道:针刺内关治疗阵发性心动过速 50 例,其中 17 例在进针后 20 秒内心率减慢、恢复正常,33 例在进针后 1~3 分钟内心率减慢、恢复正常。

《中国针灸》1995 年第 1 期报道:针刺内关治疗低脉压综合征 106 例,常规针刺,动留针 20 分钟。每日 1 次,3 次为 1 个疗程。结果:98 例脉压恢复正常(92.45%),但其中 58 例在 1 年内有复发,无效 8 例。

《中西医结合杂志》1984 年第 11 期报道:针刺内关治疗高脂血症 72 例,常规针刺,动留针 20 分钟。隔日 1 次,10 次为 1 个疗程。经 2 个疗程治疗,血脂检查各项指标均有好转。

《中国针灸》1986 年第 2 期报道:采用激光照射法治疗高脂血症 50 例,每次照射内关 5 分钟。每日 1 次,治疗期间停服其他降脂药物。结果:37 例血中胆固醇有所下降,与治疗前的检查结果有明显差异($P<0.01$)。

2. 神志病证　《浙江中医杂志》1986 年第 11 期报道:以本穴救治昏厥患者 33 例,针刺补法。结果:全部在针后 1~5 分钟内苏醒。

《浙江中医杂志》1958年第11期报道:以本穴双侧同刺治疗癔症100例,1次治愈90例,2次治愈6例,好转2例,无效2例。

《中医杂志》1981年第1期报道:治疗癔症性失语38例(全部为20~30岁青年女性),均1次而愈。

3. 消化系统病证　《医学入门》记载:针刺本穴手法轻则止呕,手法重则催吐。对各种原因(诸如晕车、晕船、晕飞机、水土不服、妊娠呕吐、中暑、急性胃炎等)引起的恶心、呕吐效果快捷。

《上海针灸杂志》1990年第1期报道:指压内关(可对压内、外关)治疗呕吐61例,时放时松,得气为度。有效59例,无效2例。

《辽宁中医杂志》1995年第3期报道:内关穴位注射氯丙嗪2.5g(0.1ml)治疗肾功能不全引起的顽固性呕吐46例,显效(半小时内呕吐停止,能少量进食)42例(91.3%),好转4例。

《新中医》1995年第12期报道:内关治疗呃逆62例,常规针刺,平补平泻法,留针15分钟。结果:全部有效,一般均在针刺5~10分钟内止呃。

《黑龙江中医药》1988年第3期报道:内关治疗呃逆56例,常规针刺,泻法,对于顽固性患者,若无意识障碍可穴位注射异丙嗪,有意识障碍则注入维生素B_1。结果:均获得满意疗效。

《中国针灸》1991年第2期报道:内关穴位注射治疗呃逆87例,注入维生素B_1 100mg、维生素B_6 50mg的混合液,每穴1.5ml,必要时隔1.5~2小时重复注射1次。治疗结果:1次治愈74例(85%),显效6例,好转5例,无效2例,有效率97.7%。

《中国针灸》1981年第3期报道:以内关透刺外关配合深呼吸治疗急腹症165例(急性胃炎53例、胃肠痉挛31例、急性胆囊炎20例、胆结石8例、胆道蛔虫症27例、细菌性痢疾26例),得气后快速行雀啄术强刺激,手法过程中嘱患者做较长时间的深呼吸5~7次(深呼气时,交感神经兴奋,胃肠蠕动减弱或抑制;深吸气时,副交感神经兴奋,胃肠蠕动加快或增强),一般1次即可获得止痛效果。若疼痛未止,可每5分钟重复施术1次。经观察,有效率为95.4%。另以20例单纯针刺,不配合做深呼吸,效果明显降低。但对腹膜刺激征明显者(穿孔)无效,此点可作治疗性鉴别诊断。

4. 口腔、咽喉病方面　《四川中医》1984年第7期报道:针刺内关治疗扁桃体炎、咽喉炎47例,强刺激,动留针30分钟。均获得满意疗效。

有人认为:内关穴治疗咽喉病证,症状越重,见效越快(《福建中医药》1988年第4期)。

《中医杂志》1965年第6期报道:一儿童冬天吃雪,致舌体伸出口外不能回收。诸医无策,求治于针灸。针医予双侧内关穴同刺,快速捻针1分钟,患儿惊叫一声,舌体收回。

《江西中医药》1981年第2期报道:一患者舌体吐出口外不能回收,针刺内关行重泻手法,舌体立刻回收;另一例流行性脑膜炎患者牙关紧闭,撬开嘴巴后灌服中药却吞咽不下,经针刺内关穴后即可吞药;还有一患者在进餐时不慎被碎骨头卡喉,经针刺本穴加天突、合谷,骨头即出。

《四川中医》1984年第3期报道:一患者感冒后服人参、五味子而导致失音,医者为其针刺内关穴,当即晕针,取针后即可讲话。

《新医药学杂志》1976年第1期报道:内关穴位注射治疗咽神经症105例(病程3天至

8 年不等),注入 5% 葡萄糖溶液 2ml(伴有咽喉疼痛者加注合谷穴)。结果:痊愈 21 例,显效 64 例,好转 19 例,仅 1 例无效,有效率达 99%。

5. 其他病证 《中医杂志》1964 年第 1 期报道:针刺本穴能通过调节血管的搏动振幅而治疗颞动脉搏动型偏头痛。

《新中医》1979 年第 2 期报道:重力按压内关穴并配合患部活动治疗落枕 47 例,均数分钟而愈。同刊 1983 年第 7 期以同法治疗落枕 72 例,经治 1~3 次,痊愈 67 例(93%),好转 5 例。《中级医刊》1990 年第 10 期以同法治疗落枕 50 例,经治 1~2 次全部治愈。

《新中医》1986 年第 3 期报道:李氏治疗 1 例落枕 5 天、诸法医治无效的顽固性患者,经强刺内关穴,1 分钟后即愈。

《吉林中医药》1988 年第 3 期报道:针刺患侧内关穴治疗胸部挫伤 30 例,按呼吸补泻之泻法常规针刺,配合深呼吸和转体活动,留针 10 分钟。结果:痊愈 26 例(86.7%),显效 4 例。若配合针刺阳陵泉穴,疗效更佳。

《针灸学报》1989 年第 3 期报道:针刺本穴治疗急性腰扭伤 51 例,泻法并配合腰部活动。经 1~4 次治疗,痊愈 50 例,仅 1 例无效。

《浙江中医杂志》1965 年第 3 期报道:以本穴配支沟退乳,1~2 次即可获愈。

《中国针灸》1986 年第 3 期报道:针刺本穴治疗急性乳腺炎 70 例,边行针边以手指按压乳房肿胀处。1 次治愈 61 例(87.1%),2 次治愈 9 例。

《山东医刊》1964 年第 4 期报道:治疗疟疾 24 例,于发作前 1~2 小时针刺,留针 30~60 分钟。结果:1 次治愈 17 例,2 次治愈 4 例,无效 3 例。

《新中医》1982 年第 8 期报道:用中药马齿苋捣烂加红糖敷内关穴治疟疾 50 例,均 1 次而愈。

《中国针灸》1992 年第 3 期报道:针刺本穴治疗荨麻疹 72 例,1 次治愈 25 例,3 次治愈 23 例,6 次治愈 14 例,好转 10 例,全部有效。其中,治愈率 86%。

《中国针灸》1982 年第 6 期报道:以本穴透刺三阳络预防人工流产综合反应(头晕、胸闷、腹痛、腹胀、恶心、呕吐,甚至面色苍白、汗出肢冷、烦躁不安、抽搐、短暂意识丧失)。分别以针刺组、非针刺组各 100 例进行观察:针刺组基本无反应者 78 例,有反应者也较轻;非针刺组基本无反应者 16 例,有反应者也较重。

《中西医结合杂志》1990 年第 7 期报道:将 100 例人工流产手术患者分为硫酸阿托品穴位注射组(每穴 0.25mg)和肌内注射组(术前 20 分钟注射 0.5mg),两组分别在手术前、后各测量 1 次脉搏、血压进行比较。结果:穴位注射组的脉搏、血压均较平稳,与术前接近,无明显差异($P > 0.05$),发生人工流产综合反应 2 例;肌内注射组的脉搏、血压与术前有明显差异(P 分别 < 0.05、0.01),发生人工流产综合反应 9 例。两组预防效果有明显差异($P < 0.05$)。

本穴还是针刺麻醉手术(尤其是胸部手术)要穴。《中医杂志》1981 年第 2 期报道:以本穴透刺三阳络做针刺麻醉手术,既可止术中出现的恶心、呕吐反应,还能升血压。《针灸学报》1989 年第 2 期报道:在 31 例针刺麻醉阑尾切除术中,术前半小时于内关穴注入地西泮(安定)0.5mg(0.5ml),在消除手术过程中的内脏牵拉反应方面,优级 26 例(83.87%),良好 5 例。《中医杂志》1995 年第 9 期报道:电针内关、合谷穴结合氟哌啶静脉滴注,用于甲亢手术 108 例,效果满意,而且没有全麻、硬脊膜外麻醉的恶心、呕吐、尿潴留等反应和并发症。

6. 副反应方面 《新医学》1980 年第 11 期报道:针刺内关穴引起暴暗 1 例;《辽宁中医杂志》1982 年第 12 期报道 2 例因针刺内关穴手法过重,引起突然咳嗽,导致声音嘶哑。提示针刺本穴手法不能过重。

(四)公孙(Gongsun SP4)

【释名】公孙本意指古代诸侯之孙。阴经以肝木为始,木生火,火又生土,古称肝木为"公",脾土为"孙"。穴为脾经络脉分支,故名。

【归经】足太阴脾经。

【定位】足内侧缘,第 1 跖骨基底部前下方赤白肉际处(图 2-28)。

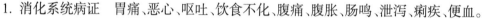

图 2-28 公孙

【类属】①八脉交会穴,与冲脉相通;②本经络穴。

【穴性】理脾和胃,宽胸利气。

【主治】以消化系统病证为主。

1. 消化系统病证 胃痛、恶心、呕吐、饮食不化、腹痛、腹胀、肠鸣、泄泻、痢疾、便血。

2. 妇科病证 月经不调、崩漏、带下。

3. 神志病证 狂证、妄言、癫痫、烦心、失眠。

4. 其他病证 头面浮肿、水肿、嗜卧、黄疸、脚气、疟疾、足心发热、足心疼痛。

【配伍】配内关,治心、胸、胃疾病;配梁门、足三里,治胃痛、吐酸;配章门,治腹胀;配天枢、中脘、神阙(灸),治脾胃虚寒;配足三里、阴陵泉、曲泽、委中(刺血),治霍乱吐泻。

【刺灸法】直刺 0.5~1 寸,可灸。

【参考】《灵枢·经脉》记载公孙主病:"实则肠中切痛,虚则鼓胀。"《标幽赋》:"脾冷胃疼,泻公孙而立愈。"现代研究:针刺公孙穴对胃酸的分泌有抑制作用,在多数情况下使小肠蠕动增强,可使小肠液的分泌明显增加,小肠对葡萄糖的吸收也明显升高,如刺其他穴位则无此反应。说明公孙穴对小肠分泌和吸收功能具有一定的特异性。

有人认为:针刺腹痛患者的公孙穴可以判断腹痛性质。针刺后,用提插捻转泻法持续行针 15 分钟出针,若出针后腹痛消失者为功能性病变;反之,出针后腹痛减轻但不消失者则为器质性病变。再结合疼痛的部位和性质进一步确诊。

《中医杂志》1982 年第 1 期报道:针刺公孙、太白治疗腹股沟淋巴结炎 42 例。取健侧穴,常规针刺,行针中令患者按摩患处,并不断伸屈患肢,每隔 5~10 分钟重复 1 次。结果:均获痊愈。

(五)后溪(Houxi SI3)

【释名】第 5 指掌关节之近端为"后",握拳时,当尺侧横纹头处其形有如沟溪,故名。

【归经】手太阳小肠经。

【定位】第 5 指掌关节后缘尺侧纹头端赤白肉际处,握拳取穴(图 2-29)。

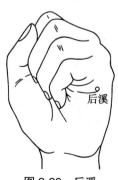

图 2-29 后溪

【类属】①八脉交会,与督脉相通;②本经五输穴之"输"穴;③全身要穴之一。

【穴性】祛风清热,通经活络,疏调督脉,镇痉宁神。

【主治】

1. 本经所过肢体病证　小指、肘臂、肩背疼痛麻木，头项强痛、落枕、颈椎病。
2. 头面、五官病证　面瘫、面痉挛、耳鸣、耳聋、目赤肿痛、迎风流泪。
3. 神志病证　癫、狂、痫、癔症、角弓反张。
4. 其他病证　热病、疟疾、盗汗、小便赤涩疼痛、急性腰扭伤(以不能前俯后仰者为主)。

【配伍】配天柱、大杼，治头项强痛；配水沟，治急性腰扭伤；配大椎、水沟、鸠尾、神门、合谷、太冲，治癫狂痫；配合谷，治疟疾寒热；配阴郄(后溪泻法、阴郄补法)，治盗汗。

【刺灸法】直刺0.5~1寸，可灸。

【参考】《针灸甲乙经》卷之七《六经受病发伤寒热病第一(下)》:"颈项强，身寒，头不可以顾，后溪主之。"《针灸大全·千金十一穴歌》:"胸项如有痛，后溪并列缺。"

《中国针灸》1984年第5期报道:电针后溪穴加动刺治疗落枕215例。常规进针，强刺激，动留针15~20分钟。结果:全部治愈。其中，治疗1~2次痊愈201例(93.5%)，3次治愈14例(6.5%)。

《贵阳中医学院学报》1993年第3期报道:针刺后溪治疗落枕125例。中强刺激，行针中嘱患者活动颈部。结果:全部1次而愈。

《实用中医药杂志》2004年第6期报道:针刺后溪穴治疗落枕100例。取健侧后溪穴，常规针刺，留针15~20分钟(年老体弱及高血压患者不留针)，行针2~3分钟，同时嘱患者活动颈部。每日1次。结果:痊愈98例，2例无效。

《上海针灸杂志》2000年第2期报道:后溪穴和落枕穴治疗落枕的疗效比较。后溪穴组75例:毫针从后溪向合谷穴透刺，大幅度捻针，辅以提插手法，同时令患者活动颈部，留针15分钟，行针2次，起针后再嘱患者活动颈部5分钟；落枕穴组75例:毫针从落枕穴向掌心方向斜刺，使针感传至腕部和手指，行针同时令患者活动颈部，直到症状改善出针。每日1次。结果:后溪穴组痊愈25例(33.3%)，显效30例(40%)，好转15例(20%)，无效5例(6.7%)，有效率93.3%；落枕穴组痊愈18例(24%)，显效25例(33.3%)，好转17例(22.7%)，无效15例(20%)，有效率80%。两组经统计学比较有显著意义($P<0.01$)。

《中医杂志》1981年第6期报道:以本穴透刺劳宫穴配合谷治疗面痉挛6例，强刺激，先针刺，后埋针，3次以内均获痊愈。

《广西赤脚医生》1978年第1期报道:艾炷灸后溪穴治疗睑腺炎60余例，左右交叉取穴，每次灸2壮即可。每日可灸1~2次，一般灸2~4天即可痊愈。

《中国针灸》1987年第2期报道:以后溪透刺合谷治疗急性腰扭伤1 000例，强刺激，配合腰部运动。痊愈631例，好转286例，无效83例，有效病例中90%以上一针见效。《中国针灸》1990年第5期以同法治疗500例，痊愈480例(96%，其中1次而愈者432例，占86.4%)，显效15例，无效5例。

《中国针灸》1992年第2期报道:针刺本穴治疗急性腰扭伤98例，痊愈39例(39.8%)，显效44例(44.9%)，好转15例(15.3%)，全部有效。

《中国针灸》1984年第2期报道:后溪穴点刺出血治疗荨麻疹20例，配曲池、足三里快速强刺不留针。隔日1次，15次为1个疗程。结果:痊愈18例，显效2例。

(六) 申脉(Shenmai　BL62)

【释名】"申"同"伸"，即舒展之意。本穴主治足及下肢经脉拘急，针之可使血脉畅通，筋脉得以舒展,故名。

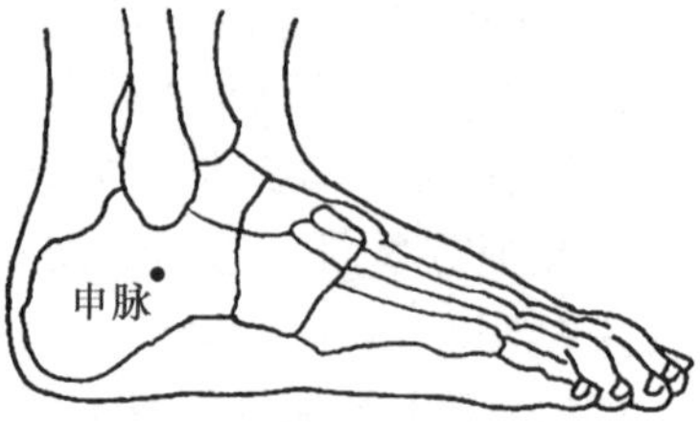

【归经】足太阳膀胱经。

【定位】外踝正下缘凹陷中(图2-30)。

【类属】八脉交会穴,与阳跷脉相通,为阳跷脉所发之处。

【穴性】疏经活络,祛风止痛,镇惊宁神。

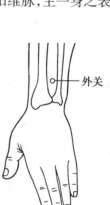

图2-30 申脉

【主治】

1. 本经所过肢体病证 踝关节扭伤、肿胀、疼痛、活动不利,后枕头痛,项、背、腰、腿疼痛、下肢痉挛、麻木、软弱无力、瘫痪、肌肉萎缩、功能失用。

2. 头面、五官病证 口眼㖞斜、面肌瞤动、目赤肿痛、鼻出血。

3. 神志病证 失眠、癫狂、日发病证、角弓反张。

4. 其他病证 急性肠炎(灸之即效)。

【配伍】配金门,治头痛(《标幽赋》:"头风、头痛,刺申脉与金门。");配百会、风府、心俞、后溪,治癫痫;配风池、翳风、中渚、太冲,治耳性眩晕;配太溪、昆仑,治足肿。

【刺灸法】直刺0.3~0.5寸,可灸。

【参考】《素问·缪刺论》:"邪客于足阳跷之脉,令人目痛从内眦始,刺外踝之下半寸所各二痏,左刺右,右刺左。"

《陕西中医》1984年第12期报道:一患者眼睑跳动1年多,经中西医治疗不愈,求治于针灸。先针眼周穴加三阴交、阳陵泉未效,后改用申脉配鱼腰穴,1次而愈。

《内蒙古中医药》1987年第1期报道:针刺申脉穴配合局部推拿、按摩治疗落枕125例,申脉穴常规针刺,动留针15~20分钟;留针过程中推拿、按摩局部10~15分钟。结果:1次治愈68例,2次治愈31例,3次显效26例,全部有效。

《浙江中医杂志》1990年第4期报道:针刺申脉为主治疗失眠200例,根据证型配用有关腧穴。针刺得气后,留针15~30分钟。每日或隔日1次,7次为1个疗程。经治1~4个疗程,全部有效。

《四川中医》1989年第7期报道:灸申脉穴治疗急性腹泻32例,每次灸10分钟,日灸1~2次。所有病例均治1~3次而愈。

(七)外关(Waiguan TE5)

【释名】"外"指体表,"关"乃关口、要道。穴为手少阳经之络,通阳维脉,主一身之表,为治头面、肢体疾患要穴,故名。

【归经】手少阳三焦经。

【定位】前臂外侧,腕背横纹上2寸,尺骨与桡骨之间(图2-31)。

【类属】①八脉交会穴,与阳维脉相通;②本经络穴;③全身要穴之一。

【穴性】祛风清热,通经活络,开窍止痛。

【主治】

1. 本经所过肢体病证 腕关节疼痛、手指疼麻、肘臂屈伸不利、上肢震颤、落枕。

2. 头面、五官病证 偏头痛、面瘫、颊肿、目赤肿痛、耳鸣、耳聋。

3. 其他病证 感冒、热病、腹胀、胸胁疼痛、急性腰扭伤。

图2-31 外关

【配伍】配曲池、后溪,治手指麻木;配太阳、率谷,治偏头痛;配合谷、曲池、大椎,治外感热病;配合谷、列缺,治感冒头痛;配会宗、耳周穴、足临泣,治耳鸣、耳聋;配阳陵泉,治心绞痛、胸胁疼痛;配大陵、天枢,治腹胀、便秘。

【刺灸法】直刺 1 寸左右,可灸。

【参考】

1. 头面病证 "伤寒在表并头痛,外关泻动自然安。"(《拦江赋》)

《针灸临床杂志》1995 年第 9 期报道:以本穴透刺内关为主治疗耳鸣 47 例,酌情选配耳门、翳风穴,泻法,留针 15 分钟。每日 1 次,10 次为 1 个疗程。经 7~12 次治疗,痊愈 40 例(85.1%),好转 4 例,无效 3 例。

《陕西中医函授》1989 年第 3 期报道:针刺局部穴加患侧外关治疗周围性面瘫 104 例,痊愈 96 例(92.3%),显效 8 例,全部有效。

《新中医》1984 年第 11 期报道:针刺外关治疗咬肌痉挛 120 例,效果良好,一般得气后张口度即有所改善。

2. 颈、肩、腰腿病证 有报道:针刺本穴治疗落枕、急性腰扭伤、肩周炎数百例,疗效均在 90% 以上(吕景山、何树槐、耿恩广,《单穴治病选萃》,人民卫生出版社,1993 年第 1 版)。

《四川中医》1985 年第 10 期报道:在颈、肩局部推按的基础上指压外关穴并配合颈部活动治疗落枕 35 例,均 1 次而愈。

《吉林中医药》1986 年第 6 期报道:针刺外关配合颈部活动治疗落枕 168 例,全部治愈。

《广西中医杂志》1984 年第 3 期报道:用于治疗急性肩周炎,针向上斜刺,使气至病所,效果良好。

《四川中医》1995 年第 3 期报道:针刺外关配列缺治疗肩周炎 60 例,用缪刺法(左刺右、右刺左),强刺激,留针 20 分钟。每日 1 次,10 次为 1 个疗程。结果:1 次而愈 8 例,1 个疗程治愈 30 例,2 个疗程治愈 10 例,好转 10 例。

《中国针灸》1992 年第 2 期报道:以外关透刺内关治疗急性腰扭伤 62 例,1~4 次痊愈 58 例(93.5%),好转 3 例,无效 1 例,有效率 98.4%。

《浙江中医杂志》1987 年第 8 期报道:外关透刺三阳络治疗急性腰扭伤 135 例,强刺激,动留针 5~10 分钟,并令患者深呼吸、做腰部活动。结果:痊愈 130 例(96.3%)。

《针灸学报》1988 年第 2 期报道:针刺外关治疗踝关节扭伤 250 例,进针 1.5~2 寸,得气后反复施行提插捻转泻法,动留针 15~20 分钟,并令患者活动踝部。结果:均获痊愈。

3. 其他病证 《天津中医学院学报》1989 年第 4 期报道:指压外关治疗习惯性便秘 50 例,均收到满意效果,一般按压 3~5 分钟后即有便意。

本穴也是眼区、胸部针刺麻醉手术止痛要穴。

(八) 足临泣(Zulinqi GB41)

【释名】足少阳经五输穴之"输"穴,属木,应肝。其气上通于目,主治目疾。目者,泣之所出,故名。

【归经】足少阳胆经。

【定位】足背外侧,当第 4、5 跖骨结合部前方凹陷中,小趾伸肌肌腱外侧(图 2-32)。

【类属】①八脉交会穴,与带脉相通;②五输穴之"输"穴。

【穴性】通经活络,消肿止痛。

【主治】

1. 头面、五官病证 偏头痛、耳鸣、耳聋、目赤肿痛、迎风流泪。

2. 其他病证 胁肋胀痛、月经不调、乳房胀痛、胎位不正。

【配伍】配外关,治偏头痛、耳鸣、耳聋、胁肋胀痛诸疾;配风池、太阳、中渚,治偏头痛;配太冲、合谷,治目赤肿痛;配颊车、合谷,治牙风面肿;配肝俞、期门、外关,治两胁疼痛;配中极、三阴交,治月经不调;配乳根、肩井,治乳腺炎。

【刺灸法】直刺 0.5~1 寸,可灸。哺乳期产妇忌用。

【参考】据古代针灸医籍记载,本穴有明显退乳作用。《中医杂志》1959 年第 9 期报道:陕西省延安医院一产妇因婴儿出生即夭折,乳房胀痛,经针本穴 1 次即消。另一产妇哺乳期患目赤肿痛,医者为其针刺本穴加光明,并行泻法,眼病治愈后出现乳汁不足,后经针灸合谷、曲池而纠正。

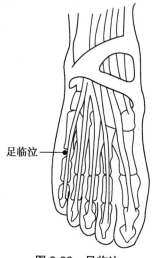

图 2-32 足临泣

《中国针灸》1985 年第 4 期报道:针刺本穴配光明回乳 13 例,泻法,针后加灸。结果:1 次退乳 2 例,3 次退乳 8 例,4 次退乳 3 例。

《针灸学报》1990 年第 3 期报道:采用艾条灸足临泣纠正胎位 27 例,另设至阴穴 27 例、非穴位点(腓骨头直下 3 寸)20 例作对照(均系西医经胸膝卧位纠正失败者)。三组均每次 30 分钟。每日 1 次,连灸 7 天。结果:足临泣组纠正 14 例(51.9%);至阴穴组纠正 6 例(22.2%)、非穴位点组纠正 3 例(15.0%),差异显著。

四、其他汇通穴

(一) 气冲(Qichong ST30)

【释名】穴在"气街",为足阳明胃经脉气上输之处,又为冲脉所起部,故名。

【归经】足阳明胃经。

【定位】脐下 5 寸,前正中线(即任脉曲骨穴)旁开 2 寸,腹股沟稍上方(图 2-33)。

【类属】交会穴之一,足阳明胃经与冲脉之汇通穴。

【穴性】疏调冲任,理气止痛。

【主治】

1. 生殖系统病证 月经不调、不孕、难产、胞衣不下、阴肿、阳痿、茎痛、睾丸痛。

2. 其他病证 腹痛、肠鸣、疝气、奔豚、腰痛、脱肛。

【配伍】配血海,治月经不调;配冲门,治带下产崩;配大敦,治疝气;配关元,治阴茎痛;配中极、三阴交,治尿道痛。

【刺灸法】避开动脉,直刺 0.5~1 寸。可灸。

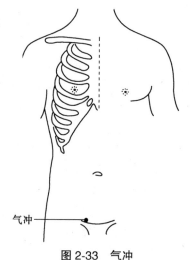

图 2-33 气冲

（二）会阴

任脉、督脉与冲脉的汇通穴。已在第二章"奇经八脉"第六节"相关腧穴"的任脉经穴中叙及,此不赘述。

（三）阴交

任脉与冲脉的汇通穴。已在第二章"奇经八脉"第六节"相关腧穴"的任脉经穴中叙及,此不赘述。

（四）命门

督脉与带脉的汇通穴。已在第二章"奇经八脉"第六节"相关腧穴"的督脉经穴中叙及,此不赘述。

（五）带脉（Daimai GB26）

【释名】直接按经脉命名,穴居季胁,为带脉经气所过处,故名。

【归经】足少阳胆经。

【定位】侧腹部,第11肋骨游离端（章门穴）直下,与脐水平线的交点（图2-34）。

【类属】交会穴之一,足少阳胆经与带脉的汇通穴。

【穴性】调经止带,强壮腰膝。

【主治】

1. 妇科病证　月经不调、赤白带下、子宫脱垂。

2. 其他病证　腰胁痛、腰酸无力、少腹痛、疝气、下肢痿软无力。

【配伍】配血海,治月经不调;配中极、地机、三阴交,治痛经、闭经;配白环俞、阴陵泉、三阴交,治赤白带下;配关元、归来,治子宫脱垂。

【刺灸法】直刺1~1.5寸,可灸。

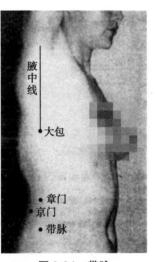

图2-34　带脉

（六）五枢（Wushu GB27）

【释名】五,通"午",有纵横交错之意;枢,指枢纽、转枢之意。穴居髋部转枢之处,此处经脉纵横交错,故名。

【归经】足少阳胆经。

【定位】侧腹部,髂前上棘前方,横平脐下3寸处（图2-35）。

【类属】交会穴之一,足少阳胆经与带脉的汇通穴。

【穴性】调经止带,理气止痛。

【主治】

1. 生殖系统病证　男子疝气、阴囊上缩入腹,女子月经不调、赤白带下、子宫脱垂。

2. 消化系统病证　便秘、里急后重。

3. 其他病证　腰胯痛、瘕疝。

【配伍】配曲泉、太冲,治疝气;配气海、三阴交,

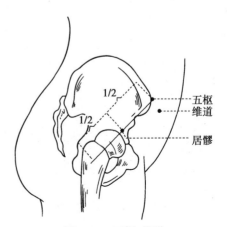

图2-35　五枢、维道

治少腹痛；配次髎、三阴交，治带下；配百会、关元、归来，治子宫脱垂。

【刺灸法】直刺 1~1.5 寸，可灸。

（七）维道（Weidao GB28）

【释名】维，维系；道，通路。穴为胆经与带脉交会处，为维系诸经之要道，故名。

【归经】足少阳胆经。

【定位】髂前上棘前下方，五枢穴前下 0.5 寸，与腹股沟相平（图 2-35）。

【类属】交会穴之一，足少阳胆经与带脉的汇通穴。

【穴性】调经止带，理气止痛。

【主治】

1. 生殖系统病证　月经不调、痛经、带下、子宫脱垂。

2. 其他病证　腰胯腿痛、疝气、水肿。

【配伍】配天枢、三阴交，治便秘；配大敦、三阴交，治疝气；配肾俞、关元、三阴交，治月经不调、带下；配归来、三阴交，治子宫脱垂。

【刺灸法】直刺 1~1.5 寸，可灸。

【参考】对下腹部手术有良好针麻效果，如腹股沟疝修补术。维道穴可能具有阻断髂腹股沟神经的疼痛冲动作用，特别是高频率电针刺激横骨、维道，可减轻患者在皮肤切开时的疼痛反应。

（八）廉泉

任脉与阴维脉的汇通穴。已在第二章"奇经八脉"第六节"相关腧穴"的任脉经穴中叙及，此不赘述。

（九）天突

任脉与阴维脉的汇通穴。已在第二章"奇经八脉"第六节"相关腧穴"的任脉经穴中叙及，此不赘述。

（十）风府

督脉与阳维脉的汇通穴。已在第二章"奇经八脉"第六节"相关腧穴"的督脉经穴中叙及，此不赘述。

（十一）哑门

督脉与阳维脉的汇通穴。已在第二章"奇经八脉"第六节"相关腧穴"的督脉经穴中叙及，此不赘述。

（十二）颧髎（Quanliao SI18）

【释名】颧，指颧骨；髎，为骨孔。穴在颧骨下凹陷中，故名。又名"兑骨""顑骨下"。

【归经】手太阳小肠经。

【定位】目外眦直下，颧骨下缘凹陷处。约与迎香穴同高（图 2-36）。

【类属】交会穴之一，手太阳小肠经、手少阳三焦经、阴跷脉之会。

【穴性】清热消肿，祛风镇痉。

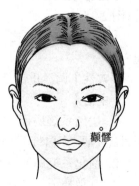

图 2-36 颧髎

【主治】面赤、颊肿、面神经麻痹、三叉神经痛、眼睑瞤动、牙痛。

【配伍】配攒竹、太阳、下关、地仓、颊车，治面神经麻痹；配肝俞、太冲，治面肌痉挛、眼睑𥆧动；配颊车、合谷，治面肿；配翳风、颊车、二间、合谷，治三叉神经痛、牙痛。

【刺灸法】直刺 0.5~0.8 寸，或斜刺 1~1.5 寸；可灸。

【参考】针刺颧髎有镇痛作用，对三叉神经痛有明显疗效，其镇痛机制与人脑脊髓内单胺类递质有关。电针大鼠颧髎穴镇痛的机制研究——延髓头端腹内侧区（RVM）和孤束核（NTS）的作用。结论：电针颧髎穴可能通过激活内源性镇痛系统，导致中脑导水管周围灰质（PAG）等结构释放内阿片肽，激活 RVM 中的 5-羟色胺（5-HT）能神经元，然后直接或间接通过 5-HT 向下抑制脊髓伤害性感觉的上传，而 NTS 则可能是间接途径之一，且 RVM 和 NTS 也均有下行纤维到达脊髓（《针刺研究》1994 年增刊）。

《针灸学报》1989 年第 1 期报道：针刺本穴治疗三叉神经痛 65 例。痊愈 40 例，显效 12 例，好转 9 例，无效 4 例。

（十三）睛明（Jingming BL1）

【释名】睛，眼睛；明，明亮。穴在眼区，主治目疾，有明目之功，故名。又名"目内眦""泪孔""泪空"。

【归经】足太阳膀胱经。

【定位】目内眦稍外上方凹陷处约 0.1 寸（图 2-37）。

【类属】足太阳膀胱经、手太阳小肠经、足阳明胃经、阴跷脉、阳跷脉之会。

【穴性】祛风明目。

【主治】

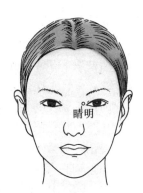

图 2-37 睛明

1. 多种眼科病证 诸如目赤肿痛、迎风流泪、内眦痒痛、胬肉攀睛、目翳、目眩、目视不明、近视、夜盲、色盲、青盲、小儿疳眼、眼睑痉挛。

2. 其他病证 青光眼头痛、呃逆、心动过速、遗尿、尿崩、急性腰扭伤、踝关节扭伤。

【配伍】配四白、合谷，太阳穴点刺出血，治目赤肿痛、流行性结膜炎；配攒竹、光明、风池、承泣，治近视；配攒竹、瞳子髎、风池、四白、光明、行间，治色盲；配肝俞、行间、光明，治夜盲症；配合谷、神门，治内眦痒痛、胬肉攀睛；配球后、风池、太冲，治青光眼；配攒竹、瞳子髎、足三里，治外斜视；配肝俞、肾俞、风池、太阳、角孙、合谷，治视神经萎缩、视网膜出血。

【刺灸法】嘱患者闭目，医者用押手手指将眼球轻轻推向外下方固定，针手持针沿眼眶边缘缓慢压入式进针，直刺 1~1.2 寸；在进针时，遇有阻力或患者有痛感，可将针尖稍微改变方向刺入。不做捻转提插手法，或只做轻微捻转手法，以免伤及血管。得气感为局部酸胀，并向眼球及其周围扩散，流泪；留针时间不宜长；留针中不行提插捻转手法（或只做轻微捻转），以免伤及血管。针刺此穴极易出血，起针后要立即压迫局部 1~2 分钟。

顺势进针不易导致睛明出血，而强硬进针易使其出血；顺势出针也不易导致睛明出血，而过快出针易使其出血；提插易使睛明出血，捻转与否与出血无显著相关性（《中医药学报》1997 年第 6 期）。

本穴禁灸。

【参考】

1. 眼科病证　《中国钊灸》1988 年第 2 期报道:针刺本穴治疗急性结膜炎 72 例,配太阳、合谷穴,经 1~7 次治疗,全部治愈。《上海针灸杂志》1991 年第 4 期报道 153 例,晴明穴深刺 1.5~2 寸,泻法,动留针 30 分钟,结果全部治愈。

《中国针灸》1995 年第 4 期报道:针刺晴明、太阳穴治疗电光性眼炎 55 例,动留针 30 分钟,均收到良好效果。

《实用医学杂志》1989 年第 2 期报道:采用电皮肤针刺激晴明穴结合耳穴贴压治疗近视 65 例,治愈 20 例,好转 41 例,无效 4 例。《浙江中医杂志》1989 年第 6 期以同法治疗 200 例,有效率为 91%。

《眼科新进展》1989 年第 3 期报道:采用激光照射治疗近视 70 例 137 只眼,距离 20mm,照射 10 分钟。每日 1 次,10 次为 1 个疗程。结果:有效 130 只眼,无效 7 只眼,有效率 94.9%。

《针灸学报》1989 年第 4 期报道:钊刺本穴治疗青少年近视 67 例,晴明穴针刺 1~2 寸,留针 30 分钟。每日 1 次,10 次为 1 个疗程。经过 2 个疗程的治疗,基本痊愈 23 例,好转 15 例,无效 29 例,有效率 56.7%。

《中国针灸》1984 年第 3 期报道:针刺本穴治疗冷泪症 21 例,进针得气后不行手法,留针 30 分钟。每日 1 次,5 次为 1 个疗程。结果:痊愈 18 例,好转 3 例。

《中国针灸》1989 年第 6 期报道:针刺本穴加球后、太阳、太溪、光明等穴治疗视网膜色素变性 50 例 100 只眼。眼周穴平补平泻,不留针,远端穴留针 30 分钟。每日 1 次,5 次为 1 个疗程。结果:显效 16 只眼,好转 67 只眼,无效 17 只眼。

2. 其他病证　《浙江中医》1986 年第 8 期报道:针刺本穴治疗遗尿症 65 例,留针 20~30 分钟。每日 1 次,10 次为 1 个疗程。经过 2 个疗程的治疗,痊愈 50 例(76.9%),好转 11 例(16.9%),无效 4 例,有效率 93.8%。

《上海针灸杂志》1983 年第 3 期报道:晴明穴治疗尿崩 2 例,晴明穴深刺 2.5 寸,留针 30 分钟。结果均获痊愈。

《四川中医》1984 年第 3 期报道:针刺双侧晴明穴治疗腰扭伤 23 例,用刮柄法或小幅度捻转 5~10 分钟,同时活动腰部。结果全部治愈。

《中国针灸》1982 年第 5 期报道:针刺晴明加至阴穴(本经首尾配穴法)治疗腰扭伤 30 例,动留针 10~15 分钟。隔日 1 次。结果:1 次而愈 15 例,2 次而愈 9 例,3 次而愈 4 例,好转 2 例。

《中国针灸》1991 年第 4 期报道:药物点敷晴明穴治疗腰扭伤 35 例,先将硼砂炒热,至起小疱并成白色块状物,然后置冷并研为细末备用。用时挑少许药末置晴明穴上,待患者流泪,再静卧 5 分钟左右除去药物并活动腰部。经 1~2 次治疗,痊愈 34 例。

《上海针灸杂志》1989 年第 3 期报道:针刺患侧晴明、听宫治疗坐骨神经痛 52 例,开始每日 1 次,3 天后改为隔日 1 次,10 次为 1 个疗程。经 1~3 个疗程治疗,痊愈 31 例,显效 12 例,好转 8 例,仅 1 例无效。

《河南中医》1991 年第 2 期报道:重力按压晴明穴治疗危重患者呃逆 6 例,均获良效,大多在半分钟左右见效。

《广西中医药》2001 年第 4 期报道:针刺晴明、翳风穴治疗顽固性呃逆 33 例,痊愈 26

例,显效 3 例,好转 3 例,无效 1 例,有效率 96.97%;另设 22 例以 654-2 注射液 2ml 加生理盐水 2ml 注入膈俞、足三里穴作对照,痊愈 5 例,显效 4 例,好转 6 例,无效 7 例,有效率 68%。两组疗效有显著差异。

《针灸临床杂志》1997 年第 4、5 期报道:对中风偏瘫患者针刺睛明穴,根据患者的反应分为敏感组和不敏感组。观察中发现,中风偏瘫的治疗效果与针刺睛明穴出现的反应呈正相关,可以用睛明穴针刺后出现的反应来判断中风偏瘫的预后。

(十四) 风池(Fengchi　GB20)

【释名】风,风邪;池,凹陷。穴在项旁凹陷如“池”,风邪易入,主治一切“风”病,故名。又名“热府”。

【归经】足少阳胆经。

【定位】项部,枕骨之下,胸锁乳突肌与斜方肌上端之间的凹陷处;平风府穴,或风府与翳风连线中点;沿项后斜方肌外缘向上推,抵住枕骨推不动处是穴(图 2-38)。

【类属】足少阳胆经、手少阳三焦经、足太阳膀胱经、阳维脉、阳跷脉之会。

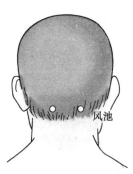

图 2-38　风池

【穴性】祛风解表,清利头目,镇痉宁神,醒脑开窍。

【主治】

1. 头面、五官病证　偏正头痛、头晕目眩、面神经麻痹、项背疼痛、落枕、目赤肿痛、视物不明、迎风流泪、上睑下垂、耳聋、耳鸣、鼻炎、鼻出血、口舌生疮、咽喉肿痛、牙痛。

2. 神志病证　神经症、失眠、癫狂、痫证、中风失语、延髓麻痹、吞咽困难。

3. 其他病证　热病、感冒、高血压、流行性乙型肝炎、荨麻疹、丹毒。

【配伍】配大椎、曲池、合谷,治感冒;配太阳、曲池、足三里、太冲,治头晕;配大椎、后溪,治颈项痛;配丝竹空、大迎、颧髎、合谷,治面神经麻痹;配睛明、太阳、光明、太冲,治目赤肿痛;配睛明、太阳、合谷,治胬肉侵睛;配廉泉、通里,治失语;配腰奇、内关、水沟、身柱或配印堂、神门、丰隆、太冲,治癫痫、癔症。

【刺灸法】针尖略斜向下(或沿耳垂、鼻尖水平线以下)直刺 1~1.5 寸,不能深刺,以免刺伤延髓,造成不良后果;也可以从风池穴下 1 寸左右进针,针尖向上,刺达风池穴;或者双侧风池对刺。非风寒或寒邪所侵的头、脑、鼻疾患,不可轻易施灸,易助热上扰,引起头晕脑涨。

【参考】《中国针灸》2004 年第 8 期报道:针刺风池等穴对原发性高血压和血管内皮功能影响的研究。行间、风池(均双)进针 13~25mm,提插捻转泻法,捻转频率为 160 转 /min。结果表明:针刺治疗原发性高血压可以明显改善患者血管内皮功能,减少血浆内皮素含量,有一定的降低胆固醇作用,降压效果明显。针刺对人体起双向作用,依靠降低血浆内皮素水平而起到扩张血管,降低外周阻力,减少心输出量的作用。因此,降压效果明显但迟缓,并且改善患者血管内皮功能,在远期疗效及防治高血压并发症方面,效果显著,有效率在 80%以上。

《中医杂志》1996 年第 5 期报道:针刺风池穴前后椎 - 基底动脉血流速度观测结果表明,高流速型与低流速型针刺前后血流速度比较,均有显著变化。

《针灸临床杂志》1997 年第 11 期报道:针刺椎 - 基底动脉供血不足患者双侧风池穴后,

施提插手法 1 分钟,可使椎 - 基底动脉的收缩期峰值流速、舒张末流速均即刻明显提高,可使血管搏动指数明显改善。

《北京中医》2005 年第 6 期报道:风池透风池对改善缺血性脑血管病椎 - 基底动脉血流量的疗效观察显示,通过与传统的风池穴针刺法比较,左椎动脉、右椎动脉及基底动脉的血流速度均明显提高并有极显著差异。这为针刺治疗缺血性脑血管病开创了一个新思路。

第七节　临床应用

一、奇经八脉证治

奇经八脉贯穿于十二经脉之间,对十二经脉起着分类、组合的作用,更进一步加强了十二经脉之间以及十二经脉与机体之间的密切联系。另外,奇经八脉还能调节十二经脉气血之盈亏,对中医临床各科(尤其是妇产医学和老年医学)有极大的指导意义。特别是任、督、冲、带四脉与肾、肝、心、脾息息相关,对全身各个系统的生理、病理,尤其是对泌尿、生殖、内分泌、神经系统影响极大。蹻脉主持机体的运动功能,维脉维系机体阴阳平衡,对于运动系统、神经系统和老年人强身健体、延年益寿也有着极其重要的作用,故为历代医家所注重。

关于奇经八脉证治,古代医家积累了丰富的经验。总的来说,凡女子经、带、胎、产、乳诸疾多从任、督、冲、带四脉论治;里证多从阴维脉论治;表证多从阳维脉论治;运动功能失调、神志病(如癫痫、狂证、癔症、失眠、多寐)多从督脉、蹻脉论治。实则气滞血瘀、脉络闭阻,治宜宣通;虚则气血不足、脉络失养,治宜温补,佐以宣通。重用八脉交会穴。正如叶天士在《临证指南医案》中所说:"奇经为病,通因一法,为古圣贤之定例。"

(一) 任脉证治

《素问·骨空论》曰:"任脉为病,男子内结七疝,女子带下瘕聚。"这是任脉病的辨证提纲。概括了以泌尿、生殖疾患为主的下焦病变,如尿频、遗尿、小便失禁、癃闭,男子疝气、遗精、阳痿、早泄、精衰不育,女子带下、崩漏、月经不调、腹内肿块、不孕等等。此外,还应有消化、呼吸、心神方面的部分病证,如腹痛、腹泻、喘息、胸闷、癫疾、癔症等。施治法则是调理三焦、宽胸和胃,胸部以针为主,腹部以灸为主或针灸并用,虚补实泻。常用主穴有中极、关元、气海、神阙、中脘、巨阙、膻中、天突、廉泉、承浆、列缺(手太阴肺经,八脉交会穴之一,通于任脉)。

(二) 督脉证治

《素问·骨空论》曰:"督脉为病,脊强反折……女子不孕,癃、痔、遗溺、嗌干。"这是督脉病的辨证提纲。以运动功能失调、神志疾患为主,兼有泌尿、生殖、消化系统病证。施治法则是疏调经气、安神定志,可针可灸,尤其适用于皮肤针和拔罐疗法,虚补实泻。常用主穴有长强、腰阳关、命门、至阳、身柱、大椎、哑门、风府、百会、水沟、素髎、后溪(手太阳小肠经,八脉交会穴之一,通于督脉)。

(三) 冲脉证治

《素问·骨空论》曰:"冲脉为病,逆气里急。"这是冲脉病的辨证提纲。包括胸痛、胸闷、气上冲心、呼吸不畅、脘腹胀痛、挛急不舒等症。此外,也有女子月经失调、崩漏、带下、不孕,男子遗精、阳痿、精衰不育等。施治法则是宽胸和胃、平气降逆,针灸并用,虚补实泻。冲脉本身没有腧穴,借助与各经的交会穴发挥治疗作用。交会穴有会阴、阴交(以上2穴属任脉)、气冲(足阳明经)、横骨、大赫、俞府(以上3穴属足少阴经)、公孙(足太阴脾经,八脉交会穴之一,通于冲脉)。

(四) 带脉证治

《难经·二十九难》曰:"带之为病,腹满腰溶溶若坐水中。"这是带脉病的辨证提纲。实者证见湿热带下,肢体寒湿痹痛;虚者久带不愈,月经失调,子宫脱垂,疝气,腰腹弛缓无力,下肢痿弱瘫痪。施治法则是清热利湿、调经止带,针灸并用,虚补实泻。交会穴有命门(督脉)、章门(足厥阴经)、带脉、五枢、维道、足临泣(以上4穴属足少阳胆经,足临泣又为八脉交会穴之一,通于带脉)。

(五) 阴维脉证治

《难经·二十九难》曰:"阴维为病苦心痛。"这是阴维脉病的辨证提纲。盖阴维脉主一身之里,若阴气内结,则可出现胸胁支满、脘腹冷痛等,故里证、虚寒之证多从阴维脉论治。施治法则是温中散寒、理气止痛,针灸并用,温针灸最为适宜。交会穴有天突、廉泉(以上2穴属任脉)、筑宾(足少阴经)、期门(足厥阴经)、冲门、府舍、大横、腹哀(以上4穴属足太阴经)、内关(手厥阴心包经,八脉交会穴之一,通于阴维脉)。

(六) 阳维脉证治

《难经·二十九难》曰:"阳维为病苦寒热。"这是阳维脉病的辨证提纲。盖阳维脉主一身之表,若阳气外盛,则可出现恶寒发热、头项强痛、一身尽痛等,故外感表证多从阳维脉论治。施治法则是疏散表邪、调和营卫,风热只针不灸,浅刺疾出,泻法;风寒针灸并用,泻法。交会穴有哑门、风府(以上2穴属督脉)、风池(足少阳经)、头维(足阳明经)、外关(手少阳三焦经,八脉交会穴之一,通于阳维脉)。

(七) 阴跷脉证治

《难经·二十九难》曰:"阴跷为病,阳缓而阴急。"这是阴跷脉病的辨证提纲。指踝关节以上部位的皮肉、筋脉外侧弛缓,内侧拘急。因跷脉主肢体运动和眼的开合功能,故阴跷脉病还有腰髋疼痛连及阴中、癫痫夜发、思睡多寐、喉痛、失音等。施治法则是疏调经气、醒脑开窍,可针可灸,泻阴补阳。交会穴有睛明(足太阳经)、交信、照海(以上2穴属足少阴肾经,照海又为八脉交会穴之一,通于阴跷脉)。

(八) 阳跷脉证治

《难经·二十九难》曰:"阳跷为病,阴缓而阳急。"这是阳跷脉病的辨证提纲。指踝关节以上部位的皮肉、筋脉内侧弛缓,外侧拘急。此外,还有腰背疼痛、角弓反张、失眠、狂躁、癫痫昼发等。施治法则是疏调经气、镇静宁神,只针不灸,泻阳补阴。交会穴有风府(督脉)、承泣、地仓(以上2穴属足阳明经)、风池(足少阳经)、睛明、仆参、申脉(以上3穴属足太阳膀胱经,申脉又为八脉交会穴之一,通于阳跷脉)。

二、八脉交会穴的主治范围

八脉交会穴的主治范围比较广泛,不仅主治本经脉循行所过的四肢躯干(包括内脏)、头面五官病变,也主治奇经八脉的有关病变,且为治疗所通奇经病证的首选腧穴。如后溪主治脊柱强痛、角弓反张的督脉病变；公孙主治胸腹气逆而拘急、气上冲心的冲脉病变。

八脉交会穴既可以单独使用，也可以配伍应用。为增强疗效，针灸临床常将八穴分为四组，配成四对简易处方。组合的方法是内关配公孙、列缺配照海、后溪配申脉、外关配足临泣。一个上肢穴配一个下肢穴，为上下配穴法的典型代表。阴经两对按五行相生关系配伍，偏治五脏在里之疾；阳经两对按同名经同气相应关系配伍，偏治头面肢体在表之病。

（一）列缺配照海

列缺为手太阴肺经之络穴，属肺络大肠，系于咽喉，穴与任脉相通；任脉循行于胸腹正中，上达咽喉。照海属足少阴肾经，通于阴跷，肾经和阴跷脉均与胸膈、肺系和咽喉相通。二穴合于胸膈、肺系、咽喉，并主治相应病证，如胸中满闷、咳嗽气喘、咽喉疼痛、声音嘶哑或失音、梅核气（咽神经症）等。

《中国针灸》1984年第3期报道：列缺配照海治疗声音嘶哑23例，针刺得气后动留针30分钟。每日1次。结果：痊愈20例，无效3例（均伴有声带息肉、结节、麻痹）。

《中国针灸》1998年第10期报道：列缺配照海治疗舌咽神经痛26例（均经药物、局部封闭治疗无效），适当配用颈部穴如扶突、人迎、天容、翳风等。针刺得气后动留针30分钟。每日1次，10次为1个疗程。结果：经2个疗程治疗，痊愈25例，好转1例。

列缺配照海治疗梅核气（咽神经症）有奇效。笔者曾治安徽农村一老妇，患梅核气多年，喉中似有一物梗阻，吞之不进，咳之不出。局部取天突穴，用2寸针先直刺2~3分，然后将针柄竖起，针尖顺着胸骨后缘向下直刺1.5寸，反复提插捻转1~2分钟，起针。然后在手足远端取列缺、照海二穴，常规针刺并施行提插捻转手法。行针中嘱咐患者不断做吞咽动作，患者在配合吞咽过程中就反映咽喉部梗阻感没有了。患者要求：她居住安徽农村，路途遥远，交通不便，能不能把这种简易有效的好方法写给她，她好带回去。万一今后自己再犯病，就请当地医师按照这种针法治疗。

（二）内关配公孙

内关为手厥阴心包经之络穴，联络心包、三焦二经；调理三焦，宣上导下；穴通阴维脉，阴维脉从足至腹，行于胁肋、胸膈和咽喉，既主一身之里，又是手足三阴经之纲维。公孙为足太阴脾经之络穴，联络脾、胃二经；调理脾胃，疏通肠道；穴通冲脉，冲脉亦行于腹、胸、咽喉部位，发病时，气从少腹上冲，状如奔豚，胸腹胀满，胃脘而痛。二穴合于心、胸、胃，并主治相应病变，如胃痛、恶心、呕吐、嗳气、反酸、呃逆、腹胀、腹痛、气上冲心等。

《重庆中医药》1989年第2期报道：内关配公孙治疗急腹症59例，1次止痛51例（86.4%），显效7例，仅1例无效，有效率98.3%。

（三）后溪配申脉

后溪属手太阳小肠经，与督脉相通；申脉属足太阳膀胱经，通于阳跷。二穴在体表均与眼、耳、头项、肩胛、腰背等相连系，故共同主治耳、目内眦、头项、肩胛及腰背的病证。由于二穴所在经脉均与督脉相连，通达于脑，故也可以主治心、脑、肝、肾的病证，如头晕、头痛、失眠、癫狂、癔症、神昏、抽搐、面瘫、面肌痉挛等。

《四川中医》1990年第8期报道：后溪配申脉治疗眶上神经痛51例（病程2个月至12年不等），强刺激，动留针15分钟。每日或隔日1次，4~6次为1个疗程。结果：痊愈41例（80.4%），好转8例，无效2例，有效率96.1%。

（四）外关配足临泣

外关为手少阳三焦经之络穴，与阳维脉相通，阳维脉主一身之表；足临泣属足少阳胆经，通于带脉。两穴之经脉均连系于耳、偏头部、胸胁，故共同主治耳、目外眦、偏头部、胸胁的病证，以及外感风邪引起的疾患。

《中医杂志》1983年第6期报道：外关配足临泣治疗偏头痛，仅取患侧，得气后捻转数次，一般疼痛即可减轻或消失。

现将八脉交会穴的配伍及主治病证列表如下（表2-2）。

表2-2 八脉交会穴配伍及主治

穴名	所属经脉	所通经脉	主治范围
列缺	手太阴肺经	任脉	肺系、咽喉、胸膈病证
照海	足少阴肾经	阴跷脉	
后溪	手太阳小肠经	督脉	耳、目内眦、头项、肩胛、腰背病证
申脉	足太阳膀胱经	阳跷脉	
内关	手厥阴心包经	阴维脉	心、胸、胃病证
公孙	足太阴脾经	冲脉	
外关	手少阳三焦经	阳维脉	耳、目外眦、侧头部、颈肩、胸胁病证
足临泣	足少阳胆经	带脉	

三、督脉穴为主调治抑郁症

抑郁症是一种以持续性忧虑、情绪低落及一系列精神症状和躯体症状为主要特征的心理、精神障碍性疾病。主要表现为情绪郁闷低落、焦虑不安、激动难已、对外界事物丧失兴趣、自我评价过低等。多发于先天禀赋阴气过盛、心胸狭窄、气量偏小的人，由精神刺激、情志不舒，导致气机郁滞而引发。具有患病率、复发率、自杀率三高的特点。中医学没有抑郁症的病名，其症状散见于"癫证""郁证""癔证""脏躁""百合病"之中。

从中医学角度分析，本病的发生与情志因素和体质有关。由于情志失调，心情压抑，不得宣泄，大脑的气机紊乱，失于控制，继而影响到心、肺、脾、肝、肾诸脏功能，导致心脾气血不足、肝郁肺气不宣和肝肾阴液亏虚，使气血精微不能上荣于脑，脑失调控进一步加重，从而出现情绪失常、悲伤、心境低落等一系列情志症状。

传统中医治疗抑郁症，往往都是着眼于疏肝理气、养心安神或镇静宁神、化痰通络、补益肝肾等治疗法则，却都忽视了比养心、疏肝、化痰、益肾更为重要的督脉通脑、治郁必通督的导向作用，针灸也然。

中医学认为，脑为"元神之府"，督脉为肾主骨、生髓、通脑的桥梁，主思维和"灵机记性"，脑神是心功能的一个分支，属于"神明之心"的范畴。五脏所藏，心藏神、肺藏魄、肝藏魂、脾藏意、肾藏志，都与脑神和督脉紧密相关，也都是心神的反映。

有人在针灸临床中观察到，抑郁症患者中，约有80%以上的病例会在督脉经脊柱段出现压痛点，多数患者可能出现2~6个甚至更多压痛点，压痛点的分布主要集中在第3胸椎棘突下的身柱穴到第7胸椎棘突下的至阳穴区域中。这些压痛点可以作为治疗抑郁症的理想腧穴,在针灸治疗抑郁症时,选用这些压痛点腧穴进行治疗,显示了良好的治疗效应,其主症和伴随症状往往会随着治疗而减轻或消失(张建斌、王玲玲《抑郁症患者督脉经脊柱段压痛点分布的临床研究》,《江苏中医药》2007年第3期)。

"有诸内者,必形诸外。"压痛点的出现,往往是内脏疾病的一种反应。从抑郁症患者出现的压痛点分布主要集中在第3胸椎棘突下的身柱穴到第7胸椎棘突下的至阳穴区域中的事实可以看出,抑郁症主要与心、肺的关系最为密切。从脊椎及其脊神经根同躯体及内脏的联系来看,第3胸椎棘突下及其脊神经根主要联系肺;第4、5胸椎棘突下及其神经根主要联系心和心包;第7胸椎棘突下及其神经根主要联系膈肌,所有联系均集中在督脉循行线上。

督脉通脑,治郁必通督脉。治疗抑郁症,重点应该立足于取人中、印堂、神庭、百会、风府、大椎、身柱等督脉腧穴。那么,针灸学对抑郁症的治疗方法也就趋于至臻完善了。

四、调节维脉、跷脉治疗帕金森病

帕金森病又称"震颤麻痹"。中医学虽然没有"震颤麻痹"或"帕金森病"的病名,但很早就对本病有所认识,归属于"颤证""震掉"范畴。明代王肯堂在《杂病证治准绳·诸风门·颤振》中说:"颤,摇也;振,动也。筋脉约束不住,而莫能任持,风之象也……此病壮年鲜有,中年已后乃有之,老年尤多。"多由肝肾亏虚、气血不足,脾湿痰浊,阻滞脉络,经筋失养、虚风内动而致。病位在脑,病变脏腑主要在肝,涉及肾、脾,病性属本虚标实。

西医学认为,帕金森病是一种常见的中枢神经系统变性的锥体外系疾病,以静止性震颤、肌强直、运动徐缓为主要特征。但是,西医学并没有什么理想的治疗方法。

相对于西医学而言,中医针灸对本病有一定疗效。常规治疗方案多取头部的百会、四神聪、风池,四肢的合谷、太冲、阳陵泉等穴。但是,如果能从奇经八脉的任脉、督脉、阴维脉、阳维脉、阴跷脉、阳跷脉的功能作用方面来打开思路,治疗效果就会有更大的提高。

任脉循行于身前的正中,统任一身之阴,为"阴脉之海";督脉循行于身后的正中,总督一身之阳,为"阳脉之海"。任督二脉共同支配着人体前后的相对平衡状态。阴维脉与六阴经相联系,维系诸阴;阳维脉与六阳经相联系,维系诸阳。阴阳维脉共同维持机体阴阳经脉之间的相对平衡。阴跷脉、阳跷脉调节周身阴阳经脉,使肢体运动自如。跷脉交通阴阳,主持机体的运动功能和睡眠,对于运动系统、神经系统和老年人强身健体、延年益寿也有着极其重要的作用,在老年医学中占有重要地位,故为历代医家所注重。

明代李时珍就十分注重对奇经八脉的理论研究,而清代叶天士则擅长运用奇经八脉的一系列理论,结合临床实践辨证论治。叶天士认为:"八脉隶乎肝肾,一身纲维""肝肾下病,必留连及奇经八脉"。具有病证繁多、证情复杂、频发难愈的特点。故而倡导"久病宜通任督,通摄兼施"之法。既为认识和研究妇产医学、老年医学的特点提供了思路,又为诊治、探索内科、妇科、老年医学的疑难杂证开辟了新的辨证论治方法。

五、药物的奇经八脉归经

1. 任脉　苍术、吴茱萸、香附、木香、川芎、丹参、白术、甘草、当归、枸杞、龟甲、鳖甲、槟榔、鹿茸、鹿衔草、巴戟天、紫河车、白果、山药、芡实、覆盆子、王不留行。

2. 督脉　细辛、藁本、苍耳子、附子、肉桂、黄芪、狗脊、羊脊骨、鹿茸、鹿角霜、鹿角胶、龟甲胶、鹿衔草、白果、川椒、蛇床子、益智仁、补骨脂。

3. 冲脉 苍术、吴茱萸、香附、木香、川芎、丹参、白术、甘草、当归、枸杞、杜仲、肉苁蓉、紫河车、黄芩、黄柏、山药、扁豆、莲子、芦荟、木香、槟榔、龟甲、鳖甲、鹿茸、鹿衔草、巴戟天、紫石英、王不留行。

4. 带脉 升麻、当归、熟地黄、白芍、白术、山药、甘草、黄芩、黄柏、艾叶、干姜、龙骨、牡蛎、乌贼骨、续断、车前子、五味子。

5. 阴维脉、阳维脉 当归、川芎、白芍、黄芪、桂枝。

6. 阴跷脉、阳跷脉 肉桂、防己、穿山甲。

第八节 病 例 分 析

一、慢性咽炎、梅核气

案1：患者女性，50多岁，西安人。患慢性咽炎多年，常年嗓子痛、喉咙干，需要不停地喝水，伴有舌尖痛，舌质红、舌尖尤甚。在医院按照慢性咽炎、干燥综合征予以中药或膏方治疗，效果不理想。经用浮刺疗法施治，从胸部正中的膻中穴向上朝胸骨柄上窝的天突穴进针2.5寸，摇针1分钟余，当时嗓子就不干痛了，舌尖也不痛了。另一例慢性咽炎伴梅核气十几年的患者，按照同样的方法治疗1次，摇针过程中嘱咐患者不停地做吞咽口水的动作，不到1分钟，患者当即就说咽喉已经没有任何不舒适的异常感觉了，非常开心（王启才《实用中医新浮刺疗法》，陕西西安李志东医案）。

案2：患者男性，22岁，山东济宁人。感觉嗓子有堵塞感，好像有什么东西卡住3年多。在医院按照咳嗽、咽喉炎治疗，服用多种药物疗效不显。我诊为"梅核气"，按《内经》浮刺法治疗，从膻中穴朝上对准天突穴进针，摇针1分钟左右，同时配合"动刺"法（嘱患者不停地做吞咽口水动作），患者反映嗓子顿时感觉很舒适，再没有被卡住的感觉了，非常开心。类似这类咽喉炎的病例，最近1个月内治疗4例，效果都十分显著。3个月时间里，我一直在随访，没有遇到1例复发的（王启才《实用中医新浮刺疗法》，山东济宁张俊楠医案）。

二、鼾症（打呼噜）

案1：2016年3月17日，笔者在北京新浮刺疗法培训班上，为山东泰安、淄博二位打呼噜的学员做浮刺治疗教学演示，在胸部从膻中穴向上进针对准咽喉，上肢在下臂的手太阴肺经循行线上的孔最穴进针（针尖向上），摇针并留针。第2天早上，经2位学员的室友证实：二人当晚夜间鼾声明显减少、减轻（王启才《实用中医新浮刺疗法》）。

案2：2016年6月17日，笔者在北京新浮刺疗法培训班上，来自辽宁葫芦岛女学员路某（偏胖），夜寐鼾重，要求在课堂上用《内经》浮刺疗法试治。针具从胸部膻中穴稍下进针，上对咽喉；外加一侧手太阴肺经孔最穴，下肢取用一侧丰隆穴。第2天早上起床，同室学员反映，该生当晚入睡较早，鼾声全无。路某本人说，后来倒是被室友的轻度鼾声吵醒过2次。8月2日，该生在班群微信留言：回家后她家先生又给她针过1次，夜晚用录音机录音，证实鼾声极少、极小(王启才《实用中医新浮刺疗法》)。

案3:北京新浮刺疗法培训班学员李春香 2016 年 10 月 24 日微信分享:患者周某,男,72 岁,患有呼吸暂停综合征多年,多处治疗未奏效,前天晚上要求浮刺疗法试治。一针在胸部膻中穴上方进针(膻中穴处有瘢痕),针尖向上;一针于前臂孔最穴处进针,针尖向上;一针从小腿外侧丰隆穴稍下进针,针尖向上,留针 2 天。第 3 天上班时患者家属反映,前天晚上近天亮时打了两声呼噜,昨晚整夜未听到呼噜声。患者及家属非常高兴(王启才《实用中医新浮刺疗法》,山东济宁李春香医师医案)。

案4:成都新浮刺疗法培训班学员江志勇 2016 年 12 月 29 日晚微信分享:昨天下午课堂上,我的四川乐山姓杨的模特儿朋友(男,39 岁,偏胖),因打鼾、咳痰,在班上浮刺膻中、孔最穴后,今天问他效果,他说昨晚一夜没有打鼾,咳痰也明显好转(王启才《实用中医新浮刺疗法》,广东汕头江志勇医师医案)。

三、癔症性失语

李某,女,42 岁,湖北省武汉市人,技术员。患者平素心胸狭窄,少言寡语。1986 年 5 月 15 日,因同儿子闹意见,生气后突然不能讲话。心情十分焦急,哭泣不休。先在湖北医学院附属第一医院(现武汉大学人民医院)针灸科以安定、脑乐静等药物治疗,并针刺哑门穴,未收明显效果(只能发出"依""呀"之声),乃转院到湖北中医学院(现湖北中医药大学)附属医院针灸科由笔者治疗。经强刺廉泉、合谷二穴,动留针 10 分钟,并配合语言暗示(告知此病只须针治一次即愈),并问她的针刺感觉。结果,留针中就可以清楚地回答医师的问话,乃欣喜而去(王启才、王伟佳《启才针灸治疗心悟》,人民军医出版社)。

癔症性失语是一种常见的神经症,属中医学"郁证""脏躁"范畴,多由七情致病,并非真正的语言中枢病变。对于这种情况不加分析就取哑门,既不对证,也不安全。廉泉配合谷,疏调咽喉经气,又具开窍宁神之功。同时,寓暗示于治疗之中,故能获桴鼓之效。

四、急性腰扭伤

案1:金某,女,32 岁,中国朝鲜族人。因提重物姿势不当扭伤腰部,致腰疼难忍,活动受限而来急诊(当时笔者正在长春吉林医科大学第四临床学院进修)。查:腰部功能活动受限,不能直伸,不能前俯后仰。第 2~4 腰椎两侧明显压痛,尤以左侧为甚。诊为"急性腰扭伤"(气滞血瘀型),治宜疏经通络、行气活血,针刺以泻法为主。

当即先强刺人中、后溪二穴,一边行针,一边令其活动腰部。当即腰部疼痛大减,活动改善。次日又如同前法治疗 1 次,并取局部肾俞穴,轻刺不留针,而告痊愈(王启才《针医心悟》,中医古籍出版社,2001 年第 1 版)。

按:此例病机主要在于腰部督脉和足太阳经之经气瘀滞不通,不通则痛。先强刺督脉要穴人中,通行腰背部督脉经气;后溪为八脉交会穴之一,与督脉相通,配以人中穴,共奏疏通督脉之功,达到"通则不痛"的治疗效果;取肾俞穴目的在于通调腰背部足太阳经经气,为防止腰部肌肉拘紧强直,故不宜强刺。针刺后溪穴,要求两侧同时行针,一边行针,一边令患者活动腰部,是谓"动刺"。如此远刺近动相结合,能更好地发挥治疗作用。

案2:李某,男,63 岁,干部,徐州人。左侧臀部至膝关节酸疼周余,弯腰、蹲起困难。3 年前患腰椎间盘突出症,1 周前因负重腰部扭伤,致左侧臀部至膝关节酸疼,近日病情加重。

腰部活动受限,仰俯转侧困难,夜晚疼痛、入睡困难,贴膏药等无效。舌暗红、苔薄,脉弦紧,二便调、纳可。

2014年8月25日前来诊治,在腰疼处,可按压到结节或条索状物。中医诊断:急性腰扭伤(腰肌劳损,经络闭阻、气滞血瘀)。

针灸治则:通经活络,化瘀止痛。①针灸:腰扭伤主要伤及督脉,针灸取腰阳关、阿是穴、后溪、委中等穴。腰阳关属督脉腧穴,后溪为八脉交会穴,通于督脉,合用通督调经气;"腰背委中求",可疏调腰背经络,通经止痛;阿是穴是治疗腰疼的经验要穴。②考虑到患者在腰疼处可按压到结节或条索状物,8月26日再用小针刀在腰痛部松解粘连的韧带后,加真空罐拔出暗紫色瘀血,使经络更畅通。

治疗结束后,患者即出现"通则不痛"的效应。当场下床走路,感觉膝关节酸痛消失了,也能自由弯腰、转身了。患者对治疗效果甚是满意,非常高兴。

医嘱:注意腰部保暖,勿受凉;坐立时间不能太久,每1小时左右就起身活动一下腰部;不要抬、搬超重之物;转身不宜过猛;最好在春、秋、冬三季每晚坚持热水泡脚20~30分钟左右。医者对该患者随访2年无复发(江苏徐州孟凡华医师医案)。

五、癔症性狂笑不止

孙某,男,70岁,中风后遗症患者。因左侧肢体偏瘫、语言謇涩半月,于1990年12月初收住入院。患者从12月10日起,常常出现不明原因的发笑现象,一日数次,时作时止。12月12日中午,竟然连续狂笑十几分钟不能终止。时值笔者当班,病员家属急呼诊治。查患者狂笑不止,舌淡、苔白,脉弦。问其发笑原因,边笑边答:"不知道。"诊为"癔症发笑",治宜通行气血、镇静宁神,针刺泻法。当即取水沟(人中)一穴强刺激,狂笑顷刻停止。事后,患者受人挑逗,曾有2次轻微发笑。每遇笑发,就针刺人中穴,大幅度提插、捻转予以强刺激,发笑即平。在以后数月中,未再出现类似发作(王启才《针医心悟》,中医古籍出版社,2001年第1版)。

按:水沟为督脉要穴,被孙思邈列为"十三鬼穴"之首,名曰"鬼宫";以镇静宁神、醒脑开窍为特长,能治多种怪病。对于本例不明原因的狂笑不止之症,强刺水沟并间断施行大幅度提插、捻转,即能发挥较好的镇静宁神作用,使狂笑得以平息。

六、昏厥

1. 中暑昏迷 张某,女,38岁。1986年8月25日凌晨,在笔者乘坐的列车上,广播室传来寻找医师的紧急呼救声,告知有位乘客突然昏倒在地,不省人事,已经有二十几分钟,需要救治。笔者闻之,迅速赶到现场,只见很多乘客都围着躺在火车过道上的中年妇女。笔者让围观者各自回到自己的座位,给患者一个通风的环境。只见患者面色苍白,牙关紧闭,四肢厥冷,昏迷不醒,呼吸不可闻,脉搏不可及,症情十分险恶。

在没有任何医疗器具的情况下,笔者就地以拇指重掐其人中穴,患者当即清醒过来,长长地呼了一口气,脱离了险境。我让其他旅客给患者让了个座位,患者感觉头昏、胸闷、恶心欲吐,我又为其轻按合谷、内关穴遂愈。经同患者交谈,了解情况:原来,她为了赶火车时间,来不及吃完饭;临时买票,又没有座位;加之夏天暑热,三因导致昏厥。在这种情况下,患者需要一个空气新鲜的外在环境,而且不可以马上坐起来,要保持在头低足高位为其针刺醒脑开窍穴救治。在笔者到达现场之前,已经分别有一位西医内科心血管医师和外科医师先来一步了。他们问列车长有没有听诊器和血压计,结果什么也没有,令他们束手无策。事后,两位西医高度赞扬中医针灸简易实用,不受环境和条件限制,值得发扬光大(王启才,新世纪全国高等中医药院校规划教材《针灸治疗学》,中国中医药出版社,2003年第1版)。

2. 食物中毒 一患者误食毒菌中毒,导致发热、神昏、呼吸急促、瞳孔散大,血压下降到65/35mmHg,脉搏微细无力,难以摸清。诊断为"食物中毒性昏厥",经用西药救治未效,改用针灸。拟醒神开窍、通调血脉为治法,针灸并用,平补平泻。针刺内关穴,动留针4.5小时,同时艾灸气海、关元、百会、足三里30分钟。血压复升到80/50mmHg,症情好转,神志恢复(《江西中医药》1981年第2期)。

3. 农药中毒 一女学生口服农药敌敌畏(DDV)50ml而中毒,导致面色苍白、瞳孔缩小、眼结膜充血,心率104次/min,律齐,无意识障碍,血压也在正常范围。经用2%碳酸氢钠溶液(苏打水)洗胃,并以阿托品、解磷定、地塞米松等药救治,反见神志不清、烦躁不安、面色潮红、瞳孔散大(但对光反射存在)、呼吸急促。本拟用硫酸镁胃管推入导泻,护士却错误地静脉推注,导致呼吸骤停。当即用葡萄糖酸钙对抗、甘露醇静脉注射加可拉明(尼可刹米)、回苏灵(二甲弗林)以及"呼吸三联针"等药物,同时实施人工呼吸,仍旧无效,只好借助电动同步呼吸器维持4个多小时。

后行针灸抢救,以醒神开窍、通调血脉为治法,针刺以泻法为主。先针内关,小幅度捻转;后针涌泉,大幅度强刺。症情有所好转,但神志仍不能清醒。再针关元穴,补泻交替,持续捻针半分钟,恢复自主呼吸,频率24次/min,神志也清醒过来(《江西中医药》1981年第2期)。

按:"昏厥"类似西医学之"昏迷",是由于大脑一时性广泛供血不足,脑细胞严重缺血、缺氧而导致猝然仆倒、意识丧失。水沟、百会均为督脉要穴,督脉总督一身之阳,为"阳脉之海",并联络于脑。重掐水沟或针灸百会穴可以通阳、醒脑、开窍,有升压和兴奋呼吸中枢的作用。气海、关元均为任脉要穴,任脉统任一身之阴,为"阴脉之海",二穴重灸或针刺行补法,可从阴中求阳、回阳救逆,也有升压和兴奋呼吸中枢的作用。内关为心包经络穴,沟通三焦,又是八脉交会穴,与阴维脉相通,有宣上导下、和内调外、强心升压、宽胸理气之功。数穴合用,故能救危急于顷刻,解险情于片时。

七、二便失禁

1. 截瘫二便失禁 张某,男,27岁,工人。患者于1977年11月从建筑施工的三层楼上坠落摔伤,当即神志昏迷,急送武汉市某医院急救而苏。后因第2~4腰椎压缩性骨折合并脊髓损伤,双下肢截瘫,二便失禁,于1978年1月转入湖北中医学院附属医院针灸病房治疗。查:双下肢无自主运动,肌力0级,肌张力低下,感觉消失;腹壁、肛门及提睾反射均消失,膝腱反射消失。诊为"截瘫、二便失禁",治宜振奋任督、收涩固脱,针刺平补平泻法。治疗经过:轮流选取患侧环跳、伏兔、足三里、阳陵泉、绝骨、三阴交,双侧肾俞、秩边、次髎、相应夹脊穴,以及命门、腰阳关、中极、关元等穴。针刺加电针,用疏密波、低频率中强刺激30分钟,2日1次;穴位注射以当归注射液、川芎注射液、维生素B_1注射液、维生素B_{12}注射液各4ml,选注上述腧穴,2日1次;两种方法交替使用。4个月后,双下肢功能活动逐渐恢复,肌力3级以上,能独自依杖而行,腹壁、提睾反射出现,但二便失禁依旧。嘱加强下肢功能锻炼,并加用会阴、长强二穴,每日电针 1 次,然后每穴注入上述混合药液 4ml。1 个月后,患者可以弃杖慢步,大小便已基本控制。又续治 1 个月,双下肢肌力和大小便已完全恢复正常,疗效巩固而出院,同年 10 月结婚(王启才,新世纪全国高等中医药院校规划教材《针灸治疗学》,中国中医药出版社,2003 年第 1 版)。

2. 中风后遗症二便失禁 韩某,男,67 岁。有高血压病史近 20 年。1990 年 8 月因观看自己亲身经历过的影视战斗片过分激动而中风,在江苏省人民医院做脑 CT 显示左侧外囊出血。急以甘露醇脱水治疗,并行开颅术清除血肿(约排瘀血 70ml)。术后转江苏省中医院针灸科治疗。查患者记忆力丧失、语言謇涩、右侧肢体瘫痪(上肢肌力 0 级,下肢肌力 1 级)、口角歪斜、二便失禁,舌红、苔白腻,脉弦滑。诊为"中风后遗症二便失禁",治宜振奋任督、收涩固脱,针刺平补平泻法。经用针刺、中西药物综合治疗 4 个多月,上述诸症明显好转,记忆力大部分恢复,右侧肢体肌力明显增强,已能在他人搀扶下慢慢行走,唯二便失禁症状未见丝毫改善。1991 年 1 月,笔者接治此患者后加用中极、关元、会阴、长强、四神聪等穴,每日以电针低频率、疏密波刺激 30 分钟,并以当归注射液、黄芪注射液、维生素 B_1 注射液、维生素 B_{12} 注射液各 2ml 穴注会阴、长强二穴。治疗 1 周后,患者白天即能自己上厕所排便。续治 1 周后,夜间也可以自行起床排便。至此,大小便完全得以控制,以后痊愈出院(王启才,新世纪全国高等中医药院校规划教材《针灸治疗学》,中国中医药出版社,2003 年第 1 版)。

按:上述 2 例是笔者以此二穴为主,另加中极、关元等穴治疗的顽固性二便失禁,短期治愈,收效甚速。

会阴、长强二穴,分属于任、督二脉的第一个腧穴。会阴位于前后二阴之间,主治泌尿、生殖系统疾病;长强位于肛门与尾骨尖端连线之中点,主治肠道、肛门疾病,二穴的主治共性乃调治前后二阴之病证。一前一后,一阴一阳,具有通阴阳经脉、调阴阳气血、调理肝脾肾功能、振奋膀胱括约肌和肛门括约肌功能的作用,从而增进对大小便的控制能力。惜因二穴部位特殊,临床很少被人应用,实乃针灸临床之一大缺憾。当然,以此二穴治疗大小便失禁,医者还需要克服怕脏的负面心理。

八、尿道综合征

武某,女,51 岁,退休工人。患尿频、尿急、尿痛 10 余年,轻则昼夜小便 30 余次,重则每隔 3~5 分钟 1 次,昼夜小便难计其数,夜不能眠。每次尿量约 20~50ml 不等,色黄、混浊不清,排尿不畅,有时点滴而下,淋漓难尽,伴小腹胀痛,排尿时尿道灼热、刺痛。曾在多家医院诊治,做尿培养、妇科检查均正常,小便化验偶有白色黏膜脱落,脓细胞(+),诊为"慢性膀胱炎""间质性膀胱炎""尿道综合征"。西医以磺胺、呋喃坦丁(呋喃妥因)等抗菌药物治疗无效;1% 克罗宁尿道灌注,效果也不明显。中医以八正散、知柏地黄汤治疗,收效甚微,而以补肾、收敛之剂,或投以中成药金樱子膏、缩泉丸、金匮肾气丸等反使症情加重。刻诊:患者精神尚可,面部色泽佳,舌苔薄白,质淡红,脉弦细。诊为"尿道综合征",证属本虚标实,下焦湿热。治宜清利湿热、调理肝肾,针刺以泻法为主。拟针刺施治,穴取会阴、曲骨、中极、关元、三阴交、太溪、太冲、阴陵泉透阳陵泉,并于会阴、曲骨、阴陵泉穴处接 G-6805 输出电源,选择疏密波或断续波,每日 1 次,每次留针时间以患者出现尿意为止。

首次治疗,留针 20 分钟,患者即急呼取针,入厕小便。当日小便情况变化不大。第 2 次治疗,留针延长至30分钟,取针后白天小便次数减少,约30分钟1次,夜晚小便次数明显减少,近1小时1次。经3~4次治疗后,留针时间可达40分钟以上,昼夜排尿次数进一步减少,排尿开始已无尿道灼热刺痛之感,仅排尿结束时尚有轻微不适。前后针刺治疗共9次,白天小便可控制在1小时左右1次,夜晚则可达2小时1次,患者能放心入眠安睡(王启才《针医心悟》,中医古籍出版社,2001年第1版)。

此例顽固性尿道综合征,病程达10余年,历经中西药物久治不愈,针刺治疗即获显效。体会如下:

(1)辨证明确:以往诸医以补虚收涩论治者为多,然病家精神容貌、面部气色、症状表现等方面都与肾虚不尽合拍。且又有用补肾收涩之剂反使病情加重的教训,故辨为标实为主,即下焦湿热,而非肾虚和膀胱气化无力。

(2)选穴确当:主穴会阴、中极、三阴交、阴陵泉,其余四穴为配穴。会阴位于前后二阴之间,属任、督二脉交会穴,大凡泌尿系统疑难病证均应首选,千万不可因其部位特殊或医者与患者性别的不同而弃之不用(注:该患者在治疗期间,笔者也曾尝试过不用会阴穴而只用其他常规穴,但是只要一停用会阴穴,疗效立刻就出现反弹);中极穴下是膀胱所在,为膀胱募穴,调节膀胱功能和控制排便的作用十分明显;三阴交、阴陵泉均属脾经要穴,三阴交调节脾、肝、肾之功能,阴陵泉则以清利湿热而见长,深透阳陵泉可以加强膀胱括约肌对尿液的控制能力(盖阳陵泉为筋之会穴)。配穴中,关元、曲骨分别在中极穴之上下,辅助、协同中极发挥作用;太溪属肾经原穴,虚可补之,实可泻之,对于此例本虚标实之证,用之恰到好处;太冲为肝经原穴,肝主筋,又主谋虑,这都与大脑皮质对小便的控制有关。《灵枢·经脉》足厥阴肝经病候中就有小便失常的记载。张志聪认为:"肝主疏泄水液,如癃非癃,而小便频数不利者,厥阴之气不化也。"

(3)手法适宜:本病既然以实为主,针刺手法也相应施以泻法,在针刺的基础上加通适当电流,也是保持足够刺激量的必要手段。

九、奇异"带脉病"

2004年5月,笔者在南京市中医院针灸科专家门诊接治了一位奇异的"带脉病"患者,经过针灸治疗4次而临床治愈。

王某,男,74岁,南京市人,退休工人。不能系裤带,系则全身不适2年。1987年开始出现尿频、尿急和排尿困难,夜尿多,一晚5~6次不等。一直采用中西医治疗,效果不明显。1992年6月22日在南京市第一医院就诊时体检发现左侧睾丸下方有一约1.0cm×1.0cm的硬块;前列腺肛门指检:前列腺Ⅰ~Ⅱ度肿大,表面不光滑,尾部肿大变硬,结节明显,有触痛。诊断为"附睾炎""前列腺癌(可疑)",收住院做睾丸肿物切除术。术后因上述症状没有丝毫缓解,又于同年11月2日再次住院25天,行前列腺大部切除术,病理切片排除癌症。术后近10年,病情一直没有好转,且有所加重,小便开始带血。又于2002年3月22日第3次住院,4月5日做双侧睾丸全切术。

住院期间,前列腺肛门指检示前列腺Ⅱ度增生,B超提示肾囊肿、膀胱内实质性占位性病变,CT提示脑萎缩。血压160/100mmHg。PSA(前列腺特异性抗原):术前70.6mg/ml,术后0.07mg/ml;f-PSA(游离前列腺特异性抗原):术前5.9mg/ml,术后0.05mg/ml。

自第3次出院后,患者便出现不能系裤带、系则全身上下不适的现象,表现为头昏、头痛、咽喉不适、胸闷、恶心欲呕、小腹坠胀连及阴囊、全身软弱无力、肌肉跳动、双手持物发抖、腰部发痒且酸软疼痛,不能用手触及,也不能系裤带。每日只好用手提着裤子,呆在家里,痛苦和烦恼之情难以言表。其间,曾经使用吊带式裤子,刚开始感觉尚可,时间不长就又出现了原来一样的不适症状。曾四处求医,均认为是心理因素而不予接治。在笔者接治以前,患者也曾做过针灸治疗,但未收疗效。

2004年5月11日,笔者接治该患者后,按"带脉病"施治:首次治疗取天枢透大横、大横透带脉、外关合足临泣为主穴,配用百会、合谷、太冲、关元、三阴交,针刺得气后行泻法,再接电针治疗仪,用疏密波连续刺激30分钟。次日复诊,告知:昨日针刺后腰部已有好的感觉,不像原来那样怕接触裤带了,可以系裤带2小时。

第2次治疗遵守原方,另加章门穴,治法同前。针后病情明显好转,患者说:治疗取得了突破性进展,回家后系裤带的时间增加到8小时,但吃饭时仍需松开裤带。

第3次治疗仍宗原方,章门向京门穴方向透刺。此次治疗后,患者已能正常系裤带,走路无须用手提着裤带,吃饭也不用松开裤带了。又续治1次巩固而愈(王启才,《中国针灸》2006年第10期)。

按:此患者是在睾丸肿物切除术、前列腺大部切除术、睾丸全切术等3次手术之后,出现胸闷、恶心欲呕、小腹坠胀连及阴囊、全身软弱无力、肌肉跳动、双手持物发抖、腰部发痒且酸软疼痛,不能用手触及,也不能系裤带等系列症状。因症状重点突出表现在腰部,故笔者命之为"带脉病"。

中医古籍中关于带脉的病变大约有以下记载:《素问·痿论》:"带脉不引,故足痿不用也。"《难经·二十九难》:"带之为病,腹满腰溶溶若坐水中。"《脉经》:"诊得带脉,左右绕脐腹腰脊痛,冲阴股也。"《奇经八脉考》:"带脉为病,左右绕脐,腰脊痛。……诸经上下往来,遗热于带脉之间,客热郁抑,白物满溢,随溲而下,绵绵不绝。"《傅青主女科》:带脉无力,则难以提系,必然胎胞不固。"这里面除了一部分妇科病证之外,其余许多记载大多与本病表现类似,故命之为"带脉病",并围绕带脉循行分布选取与带脉相关的腧穴予以治疗,是突出经络辨证论治的正确治法。

带脉围绕腰部环行一周,如束带然。天枢透大横、大横透带脉、章门、京门等穴本身都位于腰部,而采用透刺法更能贯通和疏调带脉之气;外关配足临泣为八脉交会组穴,外关通阳维脉,足临泣通带脉,共同维持人体上下左右的平衡状态;百会安神定志;合谷配太冲是谓"开四关",有通经络、行气血、平衡阴阳的作用。本病病位在生殖器官,病初即现小便方面的症状,继而向生殖器官发展、蔓延。关元、三阴交乃脾、肝、肾三经的交会穴,并与任脉贯通,是调理脾肝肾,治疗一切泌尿、生殖病证的重要组穴。诸穴巧妙合用,相得益彰,故能收桴鼓之效。

十、督脉奇证

案1:朱某,男,60岁,河南人。2年前因受惊吓而得病,每次大便后自觉有一股寒凉之气从骶尾部由下向上冲,冲到背部时则感胸闷、胸痛,心悸气喘;冲至脑后时则觉耳鸣如蝉,满头冷汗,继而四肢发凉、神倦,每次持续时间约5~10分钟。查:两尺脉较弱,其他均正常。2年来到处求医,但均无效果。适逢笔者暑假返里,前来求治。笔者也从未见过此病,思忖再三,回忆老师讲过:"凡冲气攻疼从背而上者,系督脉主病。"详察本病,应与督脉有关,故从督脉求治。患者惊恐伤肾，加之年迈，肾气不足，肾阳不振，命门火衰；每大便时阳气暂时脱失，寒邪乘虚从谷道而入，因致本病。

治法：以督脉经穴为主。针法以补为要。益命火，壮肾阳，辅以散寒通经。取穴：命门、长强、肾俞、百会、风府、腰 3~5 夹脊穴。长强深刺 2 寸，百会穿皮刺，命门、肾俞穴刺 0.5~0.8 寸，风府向下刺至 0.8 寸，夹脊穴向外斜刺到 0.8 寸。其中，命门、百会、肾俞针后加灸 10 分钟，以加强疗效。前后共针灸 3 次，竟获痊愈。

按：督脉总督一身之阳经，针之可以益命火、壮肾阳、祛寒邪。腰为肾之府，故取背俞以调益肾气、温壮肾阳。百会乃督脉与三阳经之交会穴，气属阳，统于督脉，故针灸之有使阳气旺盛、升举收摄、苏厥之功；长强为督脉络穴，能通调督脉；针风府以祛风散寒，有宣导阳气之功；因本病之邪留滞于背膂之间，故取腰 3~5 夹脊穴，适当深刺，以除久深之邪（河南中医药大学：董康）。

案 2：笔者 1975 年在吉林医科大学第四临床学院（现长春中医药大学）进修学习期间，一起来进修学习的还有一位来自宁夏医学院（现宁夏医科大学）中医系的老师倪某，交流了 1 例典型的督脉奇证，让人记忆犹新。

倪某还在读书期间，暑假回山区老家，村里出现了一位奇怪的男性患者，40 余岁。半年前突然出现走路身体摇摆不定，总是向前倾倒，如同醉汉一般，随即又向后仰面傻笑，每天如此。本地医师用中西药物治疗无效，已经持续将近半年之久。村民们见在省城高等中医学府学习中医的大学生回来了，都把希望寄托在他的身上。倪某说，自己当时还只是个学生，还没有诊病资格，更没有诊疗经验，恐难胜任。但在缺医少药的山区，村里又没有其他医师，在患者家属的多次央求之下，倪某也不好多推辞，只好"赶着鸭子上架"了。

经过亲自观察患者，饮食、睡眠及大小便都基本正常，舌体偏红，苔有些发腻，脉象弦滑。倪某想到了在学校学习过的针灸经络课程中的任督二脉。任脉分布在人体躯干的前面，督脉分布在人体躯干的后面，共同担负着调节人体前后的相对平衡状态。此患者走路前后倾倒，跌跌撞撞，正好是任督二脉失于平衡的结果。他自己给患者的病起了个病名——任督失调作揖症，并决定从针刺任督二脉经穴、调节阴阳经脉的平衡入手治疗。于是选取督脉的人中、印堂、百会、大椎、身柱、筋缩、脊中、腰阳关，任脉的承浆、膻中、中脘、关元等穴，再配以合谷、太冲"开四关"。每日治疗 1 次。治疗 10 天之后，病情开始好转；于是效不更方，原法续治。半个月之后，病情进一步显著好转。再治疗 1 个月后，患者行走已基本正常，接近痊愈。倪某也带着喜悦，满载着专业知识的收获，返回学校。

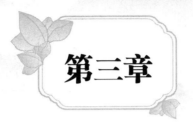

第三章

十二经别

第一节 命名含义

十二经别内容首见于《灵枢·经别》,篇中称某经脉的经别为某经脉之"正"。《黄帝内经灵枢集注》释云:"所谓别者,言十二经脉之外,而有别络……而又有别经。……正者,谓经脉之外,别有正经,非支络也。"十二经别是十二正经别行分出的另一经脉体系,但仍属于正经范畴,故又称"别行的正经",简称"经别"。它既与十二正经分出的十二络脉不同,又有别于十二经脉循行过程中的一些分支。

第二节 循行分布

一、一合(手阳明经别、手太阴经别)

(一) 手阳明经别

从手阳明在手部之经脉分出,循臂上行至胸部;另一支从肩关节处分出,入柱骨,直走大肠,向上行联络于肺,再沿喉咙,出锁骨上窝,与手阳明经脉相合(图 3-1)。

(二) 手太阴经别

从手太阴本经分出,到达胸侧,行于手少阴经之前入胸腔,走肺,散于大肠;向上行,出锁骨上窝,沿着喉咙,与手阳明经相合(图 3-1)。

二、二合(手太阳经别、手少阴经别)

(一) 手太阳经别

从手太阳在肩关节部的经脉分出,向下入腋窝至心,下行入腹,联络小肠(图 3-2)。

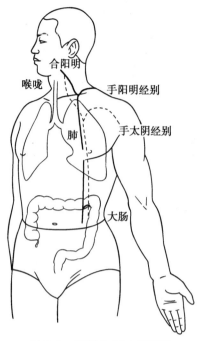

图 3-1 手阳明、手太阴经别

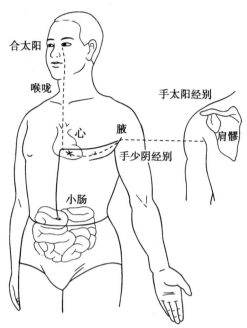

图 3-2 手太阳、手少阴经别

（二）手少阴经别

从手少阴经腋窝的两筋之间分出，入胸腔，属心，上行至喉咙，出面部，与手太阳经在目内眦处会合（图 3-2）。

三、三合（手少阳经别、手厥阴经别）

（一）手少阳经别

从手少阳在头部的经脉分出，向下进入锁骨上窝，历经上、中、下（胸部、上腹、下腹）三焦，散布于胸中（图 3-3）。

（二）手厥阴经别

从手厥阴经在腋下 3 寸处分出，进入胸腔，分别归属上、中、下（胸部、上腹、下腹）三焦，向上沿喉咙上行，出于耳后，与手少阳经在乳突下会合（图 3-3）。

四、四合（足阳明经别、足太阴经别）

（一）足阳明经别

从足阳明在股前面的经脉分出，进入腹腔，属胃，散布于脾，向上通于心，沿食管上行出走口腔，上至鼻梁和目眶部，再返回与目系相连，合于足阳明经（图 3-4）。

（二）足太阴经别

从足太阴在股内侧的经脉分出，到达股前部，与该处的足阳明经会合，然后沿足阳明经别行的正经上行，联接咽喉，到达舌中（图 3-4）。

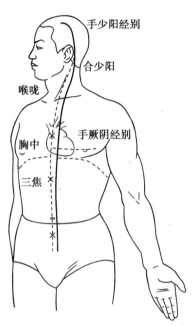

图 3-3　手少阳、手厥阴经别

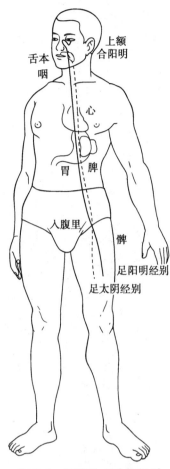

图 3-4　足阳明、足太阴经别

五、五合（足太阳经别、足少阴经别）

(一) 足太阳经别

从足太阳在腘窝部的经脉分出之后，其中一支上行至臀下 5 寸处进入肛门，内行腹中，归属膀胱，分布于肾，并沿脊柱两旁的肌肉入散于心；直行的一支则沿着脊柱两旁的肌肉上行，出项部，再并入足太阳经脉（图 3-5）。

(二) 足少阴经别

从足少阴在腘窝部的经脉分出之后，其中一支与足太阳经会合，上行至肾脏，在第 14 椎处出，归属于带脉；直行的一支则向上行，系于舌根，浅出项部，并入足太阳经（图 3-5）。

六、六合（足少阳经别、足厥阴经别）

(一) 足少阳经别

从足少阳在股外侧部的经脉分出，绕过股前面，进入阴毛中，与足厥阴经会合。别行的支脉，深入季胁之内，沿胸部，属胆，散布于肝，然后穿过心上行，挟于食管旁，浅出于腮与下颌之间，散于面部，联系眼球后并与颅内脑组织（目系）相通，在目外眦与本经相合（图 3-6）。

(二) 足厥阴经别

从足厥阴在足背部的经脉分出,上行至阴毛中,与足少阳经相合,然后沿足少阳经别上行(图 3-6)。

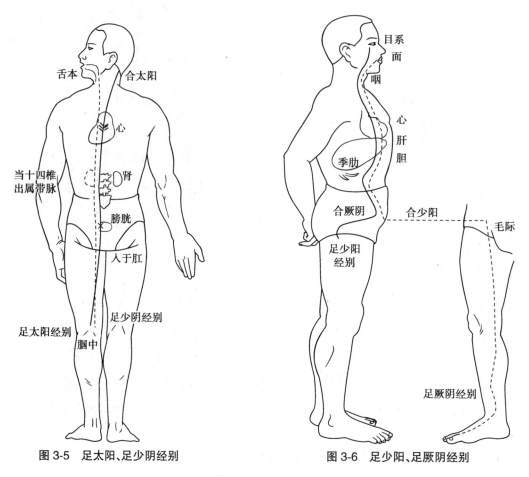

图 3-5　足太阳、足少阴经别　　　　　　图 3-6　足少阳、足厥阴经别

第三节　表　现　特　点

一、向心而走,无逆顺之分

十二经别均从十二正经别行分出,但起止、走向与十二正经不同,均别出于四肢肘膝关节上下,向心而走,无逆顺之分。其中,手阳明、足太阳、足少阴和足厥阴 4 条经别出于肘、膝关节以下,其余 8 条经别出于肘、膝关节以上。

二、分布有规律

十二经别在四肢的分布与十二正经相同,也是阴经经别在内侧,阳经经别在外侧;太阴、阳明在前,厥阴、少阳在中,少阴、太阳在后。

三、与脏腑有属络关系

十二经别在体内循行过程中,与本经相应脏腑进一步发生属络联系。足三阳经经别还与心相连。

四、有离、入、出、合的特殊循行方式

经别从正经别行分出称"离";由四肢浅表部位进入胸腹深处称"入";再由体内浅出头面称"出",最后,阳经经别仍回归本经,阴经经别则归于相表里的阳经,这种现象称"合"。这样,阴阳十二经别就合为 6 组,故称"六合"(表 3-1)。

表 3-1　十二经别离入出合

经别	离	入	出	合
手阳明	肩髃	柱骨	缺盆	手阳明(一合)
手太阴	腋下	(肺)	缺盆	
手太阳	肩	腋		手太阳(二合)
手少阴	腋下	(心)	面	
手少阳	巅上	缺盆		手少阳(三合)
手厥阴	腋下 3 寸	胸中	喉咙、耳后	
足阳明	髀	腹里	口	足阳明(四合)
足太阴	髀	腹里	(咽)	
足太阳	腘中	肛	项	足太阳(五合)
足少阴	腘中	(肾)	十四椎、项	
足少阳	髀	毛际、季胁	颐颔中	足少阳(六合)
足厥阴	足跗上	毛际	颐颔中	

现将十二经别与十二经脉之异同列表如下(表 3-2)。

表 3-2　十二经别与十二经脉异同

项目	十二经别	十二经脉
循行	有离、入、出、合的循行方式,但无相互衔接的流注次序	阴阳经脉相互衔接,有固定的流注次序,周而复始,如环无端
走向	向心而走,无逆顺之分	有逆顺之分
分布	与十二经脉相同	分布有规律
阴阳	有阴阳分属	有阴阳分属
表里	有表里配偶	有表里配偶
脏腑	有系统病候记载	有系统病候记载
腧穴	无	每经均有腧穴
病候	无单独病候记载	有系统病候记载

第四节 生 理 功 能

一、联络脏腑肢体、五官九窍

(一) 与脏腑的联系

十二经别是加强脏腑阴阳表里联系的另一途径。通过离、入、出、合的特殊循行方式，在进入体内之后，与本经脉所属络的脏腑进一步发生属络关系。其中，足三阳经经别还与心相连。

(二) 与肢体的联系

十二经别形成的"六合"有加强经络对头面部的联系作用。

(三) 与组织器官的联系

脑：足阳明经别、足少阳经别通过目系与脑相连（《灵枢·大惑论》："随眼系以入于脑"）。

目：足阳明经别系目系。手少阴经别合目内眦。足少阳经别系目系。宗脉之所聚（《灵枢·口问》）。

耳：手厥阴经别出耳后。宗脉之所聚（《灵枢·口问》）。

口唇：足阳明经别出于口。

舌：足太阴经别贯舌中。足少阴经别系舌本。

咽喉：手太阴经别循喉咙。手阳明经别上循喉咙。足阳明经别上循咽。足太阴经别上结于咽。手少阴经别上走喉咙。足少阳经别挟咽。

食管：足阳明经别、足少阳经别与食管相关。

前阴：足少阳经别入毛际。宗筋之所聚（《素问·厥论》）。

后阴：足太阳经别入于肛。

二、扩大了十二正经循行分布的范围

十二经脉在机体以属、络、贯、注的方式沟通内外，联系上下；十二经别又以离、入、出、合的方式加以补充。这样，在某些正经循行不到之处，经别却有分布。故而使十二经脉在机体的分布更加广泛，机体各部之间的联系更加紧密，特别是加强了机体的内部联系。例如，中医学十分注重心肝肾、心脾胃之间的联系，在心、肝之间，手少阴经脉同足厥阴经脉没有直接联系，而通过足少阴经别"上肝""贯心"相互沟通；在心、肾之间，足少阴经脉络于心，手少阴经脉却不络于肾，而足太阴经别却散之心肾；在心、脾之间，足太阴经注心中，手少阴经却与脾没有进一层联系，而足阳明经别却"散于脾""通于心"；在心、胃之间，手少阴经与足阳明经缺乏相互联系，也是通过足阳明经别"属胃散于脾""通于心"的途径相互沟通的。

三、强化了十二经脉阴阳表里的相互联系

十二经脉中，表里经脉的联系，在体表有阴阳经脉于四肢末端的交接传注以及络穴的交通联络两种途径，在体内只有相表里的一对脏腑相互属络一种途径，显得不足。而十二经别

正是补充体内联系的又一途径。十二经别在离、入、出、合的循行过程中,再一次与相表里的脏腑发生属络,并形成"六合"。其结果,既强化了正经经脉内行径线的脏腑属络关系,又密切了正经经脉外行径线的表里相合关系。

四、开辟了足六经与心联系的新渠道

足三阳经经别在深入体内的循行过程之中,除了与本经所属络的脏腑发生联系外,还都与心相通。鉴于足三阳经别又与足三阴经别相合、足三阳经别与心的联系,实际上开辟了足六经以及所属脏腑与君主之官有机联系的新渠道,为"心为五脏六腑之大主"进一步提供了理论依据,对于阐述机体的生理平衡和疾病的相互传变具有极其重要的意义。

五、建立了六阴经与头面部的有机联系

中医学认为,头为诸阳之会。在十二经脉循行过程中,所有阳经经脉均上达头面,而阴经经脉只有心、肝二经上达头面。因此,《难经》有"诸阴脉皆至颈胸中而还,独诸阳脉皆上至头耳"的说法。然而,有了十二经别的联系,情况就不同了。所有阴经经别在由四肢向心行走的最后,都浅出头面合于相表里的阳经经别。如此,阴经经脉与头面的有机联系也就建立起来了。《灵枢·邪气脏腑病形》说:"十二经脉,三百六十五络,其血气皆上于面而走空窍。"说明头面、五官七窍又是经脉聚结、经气汇集的重要部位。五官七窍皆在头面部,与脏腑之间存在着密切而又复杂的内在联系。所谓"五脏开窍五官",也就是这种内在联系的具体体现。十二经别就是头面、五官与脏腑发生联系的新途径,是脏腑经脉之气上聚于头面空窍的重要渠道。不但为"五脏开窍五官"以及阴经经脉腧穴治疗头面、五官疾病提供了理论根据,也为近代创立的多种属于头面范围的新疗法如头针、面针、耳针、鼻针、眼针、唇针、舌针等奠定了一定的理论基础。

六、扩大了十二经穴的主治范围

根据"经脉所通,主治所及"的原理,十二经别的分布范围,也是决定十二经脉部分腧穴主治性能的因素之一(详见本章第七节"临床应用")。

第五节 病 理 反 应

由于十二经别是十二正经别行分出的另一经脉体系,但仍属于正经范畴,所以,其病理反应在实质上与十二经脉的病理反应基本相同。此不赘述。

第六节 相 关 腧 穴

十二经别隶属于十二经脉,本身没有单独腧穴。也就是说,十二经别的腧穴也就是相应

十二经脉的腧穴。临床可以把十二经脉的腧穴当作经别的腧穴来使用。此不赘述。

第七节 临 床 应 用

十二经别的生理功能是补充十二正经循行之不足,加强了十二经脉阴阳表里的相互联系。其临床应用则是扩大了十二经脉的病候和经穴的主治范围。例如,手阳明大肠经循行颈外,并不深达咽喉,但是该经的商阳、二间、三间、合谷等穴均能治疗喉痹,这是因为手阳明经别"上循喉咙"之故。再如,足少阳胆经治疗目疾的腧穴很多,除了胆与肝相表里这层关系以外,足少阳经别也"系目系"。还有,足太阳经在腰背、臀部的循行本与肛门无关,但是其经别一支"别入于腘中",一支"别入于肛",故本经腘窝以下的承山、飞扬、承筋、合阳诸穴均有治疗肛门病证的作用。这个治疗作用如果从经脉的角度就无从解释,而从经别的理论来认识就迎刃而解了。

《河北中医》1985年第6期报道:针刺承山穴治疗痔疮13例,即时止痛11例,好转2例。

《中国针灸》1986年第2期报道:针刺承山穴治疗痔疮100例,强刺激,快速捻转,动留针。即时止痛70例,好转27例,无效3例。对内痔的有效率为100%,对外痔的有效率为96%,对混合痔的有效率为96.7%。

《辽宁中医杂志》1989年第2期报道1例按常规穴治疗7次无效的痔疮患者,改用承山穴治疗7次而愈。

再看看阴经经脉的情况。本来,十二经脉中的阴经经脉除手少阴心经、足厥阴肝经通过内行径线上达头面之外,其他阴经经脉均不上达头面。但却有许多阴经经脉的腧穴能治头面、五官病证。例如,手太阴肺经的列缺、太渊二穴治疗头项强痛;足少阴肾经的太溪、照海、涌泉等穴治疗咽干喉燥;手厥阴心包经与咽喉也本无直接联系,在经脉病候中也没有咽喉疾病的记录,但本经的大陵、内关、间使、劳宫等穴都能治疗咽喉肿痛、口舌生疮,就是基于手厥阴经别"出循喉咙"之故。这些都是十二经别证治的具体体现,也都与十二经别同头面、五官的内在联系作用密切相关。

第八节 病 例 分 析

一、偏头痛

李某,女,40岁,小学教师。右侧头痛3年之久,平均每月发作1~2次,发作时双目疼痛,难以睁眼,眩晕,恶心,口服止痛药不能根治。情绪、劳累多为诱发因素。

刻诊:口苦,舌红、苔白,脉弦,诊为"偏头痛"。经针刺右侧列缺穴3次,埋皮内针7天而愈(《中医药研究》1987年第5期)。

按:《四总穴歌》说:"头项寻列缺。"列缺对头痛的良好治疗作用,原因有三:其一,十二经别的"六合"是加强表里两经联系的另一途径,手太阴经别在头部合于手阳明经;其二,本穴又与任脉相通,任脉上头贯通督脉;其三,它属手太阴经络穴,联络手阳明经(而手阳明经从手走头)。

二、咽喉肿痛

陈某,女,43岁,护士。咽喉肿痛2天,吞咽不利。伴发热、微恶风。

检查:体温38℃,扁桃体Ⅱ度肿大,舌红、苔薄黄,脉数。诊为"急性扁桃体炎",由外感风热、壅塞喉间引起。

治宜清热利咽、消肿止痛,针刺泻法。穴取内关,强刺激,不留针。每日2次。

首次针后咽喉痛即减轻,次日症状全消,扁桃体尚有轻微肿大。共针3次而愈(《福建中医药》1988年第4期)。

按:由于手厥阴经别"出循喉咙",尽管手厥阴心包经与咽喉没有直接联系,但内关穴治疗头面、口腔、咽喉病证的客观效果是十分肯定的,临床应用十分广泛。

三、脱肛

患儿,男,1岁3个月,马达加斯加人。半岁起开始腹泻,反复发作。月余后出现脱肛,每日5~8次不等,常因排便、哭叫诱发。检查:肛门脱出体外,表面有摩擦充血征象。诊为"肛门Ⅱ度脱垂",以升阳固脱之法治之,针刺长强、百会、承山、会阳诸穴,补法(百会针刺加灸)。每日1次。3次后肛门已不再脱出,6次痊愈。1年后随访未发(《中国针灸》1985年第6期)。

按:长强为督脉之别络,位近肛门,局部取穴可增强肛门约束力;百会位于巅顶,为督脉与太阳经之交会穴,气属阳,流于督脉,针灸并用能使阳气旺盛,有升阳举陷之功;足太阳经别自尻下别入肛门,取足太阳之承山、会阳穴,乃是经别理论在针灸临床中的运用。脱肛病情属虚,故施以温补之法,以补中益气、升阳固脱。

四、痔疮

案1:李某,女,35岁。肛门剧痛,呻吟不止。检查见一1.5cm×2cm肿物,呈暗紫色,触痛。诊为"血栓性外痔"(瘀血阻络),治宜活血化瘀、消肿止痛。经针刺双侧承山穴,泻法,行针中疼痛即大为减轻。留针30分钟,疼痛完全消失(《中国针灸》1986年第2期)。

案2:刘某,男,44岁。大便带血、肛门疼痛1年,因吃辛辣食物致症状加重3天。大便干燥,3~5日一行,便后下血,色鲜红,坐卧不宁,行走受限。舌红、苔黄腻而厚,脉弦数。诊断:痔疮便血(热结肠道)。以清热凉血、通调腑气、化瘀止痛为治法,针刺双侧承山穴,泻法,动留针40分钟。次日大便变软,连治5次后痔痛消失,大便后再无下血而告痊愈(山西大同铁路医院高丽珍医师医案)。

案3:李某,男,25岁。有大便带血病史3年,发作时肛门剧痛难忍,坐卧不宁。检查:截石位3点、7点处有膨出内痔核2个,色紫暗,兼有水肿和外痔。诊为"混合痔",由血脉瘀滞不通而致。治宜活血化瘀、通络止痛。在一侧承山穴注入当归药液2ml,当晚痔痛即减轻;次日注射另一侧,交替治疗3次后症状消失,痔核内收。共治疗5次而愈,随访3年未发

(河南省供销干部学校医务室赵华医师医案)。

案4：韩某，男，67岁。自述患有痔疮多年，此次因痔疮发作，活动或劳作后有痔疮肿物脱出肛外，前来就诊。查：肛周肿胀疼痛，需自己动手回纳方可。二便可，舌淡胖，苔薄黄。

证属脾虚湿热下注。治则：健脾益气，祛湿清热。取承山、飞扬、会阳、大肠俞、胃俞透脾俞、百会后1寸透百会，同时，百会采用悬灸15分钟。配合口服补中益气丸。每日1次，10次为1个疗程。经治1个疗程后痊愈(山东威海李保勃医师医案)。

按：4例痔疮患者，诊断十分明确。足太阳经别自尻下别入肛门，取足太阳经之承山穴，乃是经别理论在针灸临床中的运用。痔疮病情属实，故施以泻的手法，有清泻肛肠湿热、活血化瘀、消肿止痛的作用。

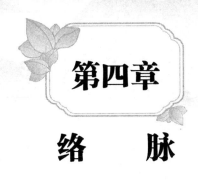

第四章

络　脉

第一节　命　名　含　义

十六大络、孙络、浮络统称"络脉"，都是由十二正经递次分出，只是大小、粗细不同而已。《十四经发挥》说："络脉者，本经之旁支，而别出以联络于十二经者也。"络即联络、网络之义。对于络脉，不能单从线的角度来理解，而应从网的形态去认识。

十六大络又称"别络"，故《灵枢·经脉》中称某一经脉之络为某经之"别"。张志聪解释说："所谓别者，言十二经脉之外，而有别络。"十六大络是最先从经脉的络穴上分出来的最大络脉。据《灵枢·经脉》和《素问·平人气象论》记载，十六大络是由十二经脉各分出一络，另外加上任脉之络、督脉之络、脾之大络和胃之大络共同组成。十六大络的具体名称，均以十六络穴的名称代替，如手太阴肺经的络脉叫"列缺"，手阳明大肠经的络脉叫"偏历"，足太阴脾经的络脉叫"公孙"，脾之大络叫"大包"，足阳明胃经的络脉叫"丰隆"，胃之大络叫"虚里"（乳根）。针灸文献习称"十五大络"，乃是没有将胃之大络列入之故。

中医学认为，脾和胃是一对互为表里的脏腑，属中焦，为后天之本，是气血生化之源，共同担负着受纳、吸收、消化水谷精微，继而灌溉六脏、洒陈六腑、濡润四肢百骸、滋养五官九窍的重任。因此，它们除了各有一个四肢部的络穴互相交通联络外，还各增设了一个躯干部的脾之大络和胃之大络向周身输送气血，以完成后天之本的使命。

《难经·二十六难》记载的络脉，无任脉之络、督脉之络和胃之大络，而有阴跷之络、阳跷之络。但无具体穴名，仅从阳跷通于阳、阴跷通于阴的角度立论，且不如《灵枢》所记身前、身后、身侧均有大络分布以沟通周身经脉言之成理，故并不为后出所崇。

从十六大络又分出来的更细小的支脉称"孙络"（或"孙脉"），而浮现于皮肤表面、能为肉眼所见的细小血管则称"浮络"（或"血络"）。《灵枢·经脉》说："诸脉之浮而常见者，皆络脉也。"《灵枢·脉度》说："络之别者为孙。"《类经》注云："孙者言其小也。"孙络和浮络量多无比，数不胜数，是构成机体络脉网的主要物质基础。

第二节 循 行 分 布

一、手三阴之络

(一) 手太阴络脉——列缺

手太阴络脉,名曰"列缺"。从腕关节桡侧上方 1.5 寸半处的肌肉之间分出。一支沿手背侧第 2 掌骨至食指端,与手阳明经相络;一支沿本经直达手掌之内,散布于大鱼际部。

(二) 手少阴络脉——通里

手少阴络脉,名曰"通里"。从前臂内侧腕关节上方 1 寸处分出。一支别走手太阳经;一支沿着本经上行,进入心,再向上系于舌根,归属目系。

(三) 手厥阴络脉——内关

手厥阴络脉,名曰"内关"。从前臂内侧腕关节上 2 寸的两筋之间分出。一支别走手少阳经;一支沿着本经上行,系于心包络。

二、手三阳之络

(一) 手阳明络脉——偏历

手阳明络脉,名曰"偏历"。从前臂背侧腕关节上 3 寸分出。一支别走手太阴经;一支沿前臂和肘部上行,经肩关节,达面颊部,散布于牙齿;一支从面颊部,走入耳中,与该处的其他经脉会合。

(二) 手太阳络脉——支正

手太阳络脉,名曰"支正"。从前臂背侧腕关节上 5 寸分出。一支别走手少阴经;一支上行经过肘部,络于肩关节。

(三) 手少阳络脉——外关

手少阳络脉,名曰"外关"。从前臂背侧腕关节上 2 寸分出,绕行肘臂外缘,进入胸腔,与手厥阴心包经会合。

三、足三阴之络

(一) 足太阴络脉——公孙

足太阴络脉,名曰"公孙"。从足内侧第 1 趾跖关节的后方 1 寸分出。一支别走足阳明经;一支上行入腹腔,络于肠胃。

(二) 足少阴络脉——大钟

足少阴络脉,名曰"大钟"。从内踝后下方分出。一支绕行足跟,别走足太阳经;一支与本经并行,向上至心包络,再向外贯穿腰脊。

(三) 足厥阴络脉——蠡沟

足厥阴络脉,名曰"蠡沟"。从胫内侧内踝上 5 寸分出。一支别走足少阳经;一支沿着胫骨内侧缘上行至睾丸,聚于阴茎部。

四、足三阳之络

（一）足阳明络脉——丰隆

足阳明络脉,名曰"丰隆"。从胫部外侧,外踝上8寸分出。一支别走足太阴经;一支沿胫外侧前缘上行,络于头顶,与该处的其他经脉会合,再向下络于咽喉部。

（二）足太阳络脉——飞扬

足太阳络脉,名曰"飞扬"。从胫部腓肠肌外踝上7寸,别走足少阴经。

（三）足少阳络脉——光明

足少阳络脉,名曰"光明"。从胫部外侧外踝上5寸分出,别走足厥阴经,向下络于足背。

五、大络

（一）任脉络脉——鸠尾

任脉络脉,名曰"鸠尾"。从胸骨剑突下分出,散布于腹部。

（二）督脉络脉——长强

督脉络脉,名曰"长强"。从尾骨尖端下方分出,挟脊柱两侧上行至后项散布于头部;并在左右肩胛骨内侧缘处分出支脉,走向足太阳经,贯穿脊柱旁的肌肉。

（三）脾之大络——大包

脾之大络,名曰"大包"。从腋下6寸的侧胸分出,散布于胸胁部。

（四）胃之大络——虚里（乳根）

《素问·平人气象论》说:"胃之大络,名曰'虚里',贯鬲络肺,出于左乳下,其动应衣,脉宗气也……乳之下其动应衣,宗气泄也。"这里的所谓"虚里",显然是指足阳明胃经的乳根穴。

第三节　表现特点

一、络脉的特点

1. 加入十四经循环　十六大络无论是从本经分出,还是进入相表里的经脉,都与十四经的气血循环融会贯通。

2. 阴络入阳经,阳络入阴经　十二经之络从四肢肘、膝关节以下的本经腧穴分出后,分别走向相表里的阴经或阳经,呈双向交通。例如,手太阴之络从列缺分出后入走手阳明经,手阳明经之络从偏历分出后入走手太阴经。络中气血呈双向流通,这是完成经络运行气血生理功能的重要前提之一。

3. 分支细小,四通八达　络脉组织结构细小,形如树枝,在十二经脉分出的大络脉基础上不断分化,越分越多,越分越细,越分越小。除了十六大络之外,其他细小的孙络、浮络,数以万计,数不胜数,四通八达,无处不到。

4. 循行表浅,呈横向分布 与经脉相对而言,络脉无论是在肢体,还是在脏腑,均循行于浅表部位,呈横向分布,覆盖面较广。有些浮现于皮肤表面,视而可见,正如《灵枢·脉度》所说"支而横者为络",《灵枢·经脉》所说"诸脉之浮而常见者,皆络脉也"。

5. 弥散于内脏,但与脏腑没有属络关系 络脉虽然主要循行、分布于体表,但也有深入体内、网络脏腑的。例如,心、肺、胃、肠的浅层都布满了细小的络脉,只是与脏腑没有属络关系而已。据《灵枢·经脉》所记,手少阴之络"入于心中";手厥阴之络"系于心包,络心系";手少阳之络"注胸中";足太阴之络"其别者入络肠胃";足少阴之络"其别者,并经上走于心包"。《灵枢·百病始生》将络脉分为阴络、阳络、肠胃之络,叶天士也将络脉分为脏络、腑络。其中的阳络浮于体表,而阴络、脏络、腑络、肠胃之络均深入体内。

6. 有相应的虚实病候 在《灵枢·经脉》中,除胃之大络以外的十五大络都有相应的虚实病候。由于十五大络与十四经脉气血是融为一体的,所以,它们反映出来的证候也就基本上属于十四经脉病候的范畴。例如,心包络内关"实则心痛,虚则为头强";脾络公孙"实则肠中切痛,虚则鼓胀"。十二络脉是联络表里两经的交通支,既浅布于体表,又弥散于脏腑。所以,它们的病候既与十二经脉本经病候相通,又与相表里经脉的病候相关。既有外表的病变,又有内脏的证候。

现将十二别络与正经分支、十二经别异同列表如下(表4-1)。

表 4-1 十二别络与正经分支、十二经别异同

项目	十二别络	正经分支	十二经别
循行	从正经分出,加入正经循环	从正经分出,属于正经	从正经分出,加入正经循环
走向	横向进入表里经,阴络交阳,阳络交阴,呈双向交通	与正经走向一致,部分交接表里经	离入出合,向心而走,阳交阳,阴也交阳,呈单向交通
形态	网状	线状	线状
深浅	表浅	较深	深伏
阴阳	有阴阳分属	有阴阳分属	有阴阳分属
表里	有表里配偶	有表里配偶	有表里配偶
脏腑	内入脏腑,但无属络	无	属络脏腑
腧穴	有	有	无
病候	有	无	无
作用	加强表里经四肢部的联系,主外	加强本经或表里经联系	加强表里经脏腑的联系,主内

二、络脉与经脉之异同

经脉、络脉合称"经络"。经有路径、途径之义,纵行人体上下,沟通脏腑表里,是经络系统的主干;络有联络、网络之义,横行经脉之间,交错分布在全身各处,是经络系统的分支。

《灵枢·海论》所说"夫十二经脉者,内属于腑脏,外络于肢节",揭示了经络与人体的有机联系。《灵枢·本脏》所说"经脉者,所以行血气而营阴阳,濡筋骨,利关节者也",概括了经络的功能作用。经络是沟通内外、联系上下、运行气血、输布营养、协同完成脏腑功能、维持

机体生命活动的通道。对于有机体来说，经络既是躯体各部的联络系统、运行气血的循环系统、主束骨而利关节的运动系统，又是疾病传变的反应系统、抗御外邪的防卫系统、调节阴阳平衡的调整系统。

经脉和络脉合为一体分布于全身，二者之间既有紧密的联系，不可分割，又有明显的区别，各有特点。

（一）经深络浅

《灵枢·经脉》说："经脉十二者，伏行分肉之间，深而不见……诸脉之浮而常见者，皆络脉也。""何以知经脉之与络脉异也？黄帝曰：经脉者常不可见也……脉之见者皆络脉也。"《类经》注云："经脉深而直行，故手足十二经脉，皆伏行分肉之间，不可得见……脉有经络，经在内，络在外……络脉支横而浅，故在表而易见。"由于经脉在体内深伏难见，络脉在体表浅显易察，在病理状态下，经脉为病一般从体表也是难以察觉的，只能借助于脉诊来了解经脉的虚实情况；而络脉为病则常常可以在体表络脉的分布区见到一些不同的病理变化。故《灵枢·经脉》说："经脉者常不可见也，其虚实也以气口知之。""凡此十五络者，实则必见，虚则必下。"

经深络浅只是相对而言。经脉本身又有深有浅，如阴经较深，阳经较浅。即或是深伏的经脉，也有浅出体表，起交接传递作用的。现今所谓"体表有穴通路"，即为经脉在体表的投影。络脉本身也有浅有深，如阳络较浅，阴络较深。换言之，浅表的络脉也有深入体内、网络内脏的。但就每一个脏腑、每一个组织而言，经脉和络脉的配布形式仍是经脉在深层、络脉在浅表。

（二）经直络横

经脉是经络系统的主干部分，呈线状纵行人体上下，循行路线较长。故《医学入门》说："径直者为经。"经脉在直行过程中，能越过大小关节并与相应的脏腑、组织、器官发生规律性联系。络脉是经络系统的分支部分，呈网状横行于经脉之间，循行路线较短。在横行过程中，一般不能越过较大关节，与脏腑、组织、器官的联系也不如经脉那样有规律。故《灵枢·脉度》说："支而横者为络。"《灵枢·经脉》说："诸络脉皆不能经大节之间，必行绝道而出。"

（三）经长络短

经脉在人体的布局，都是顺着人体纵轴分布的，不是从胸走手、从手走头，就是从头走足、从足走腹胸甚至还上头面或直达头顶，行走路线都比较长。络脉却都只在经脉之间横行分布，所以都很短。就是所谓的"十六大络"，也只是相对孙络、浮络而言稍微长一点，比起经脉来，还是短得多。

（四）经粗络细

经脉譬如树干，是经络系统的主干，较为粗大，《黄帝内经》称之为"大经"；络脉譬如树枝，是经络系统的分支，结构细小，《黄帝内经》称之为"小络"。尤其是孙络、浮络更为细小（所谓"十五大络"之称，只是与孙络、浮络相对而言）。故《类经》云："络有大小，大者曰大络，小者曰孙络……络之别者为孙，孙者言其小也，愈小愈多矣。凡人遍体细脉，即皆肤腠之孙络也。""经即大地之江河，络犹原野之百川。"对经脉与络脉的粗细之别作了较为形象的描述。

（五）经少络多

经脉包括十二经脉、奇经八脉和十二经别，它们都有固定的数目。经脉的附属结构十二经筋、十二皮部也是以"十二"为数来划分的。络脉包括十六大络、孙络、浮络。除十六大络有固定数目外，孙络、浮络都是数以万计、数不胜数的。金元《针经指南》说："络一十有五，有横络、有经络，一万八千。有孙络，不知其纪。"明代《脏腑证治图说人镜经》说："十二经生十五络，十五络生一百八十系络，系络生一百八十缠络，缠络生三万四千孙络。"所谓横络、系络、缠络是指介于十五大络与孙络、浮络之间的络脉，而"一百八十""一万八千""三万四千"等均是虚数，为数目巨大众多之意也。

总而言之，经脉在人体，内连六脏六腑，呈线状沟通肢体，譬如河流，具有直、大、深、长、少的特点；络脉在人体，外络四肢百骸，呈网状联络周身，譬如溪沟，具有横、小、浅、短、多的特点。

现将经脉与络脉的区别列表如下（表4-2）。

表 4-2　经脉与络脉的区别

经脉	络脉
深伏难见	浅显易察
线状直行	网状横行
路线较长	路线较短
粗大（主干）	细小（分支）
数目较少（正经十二、经别十二、奇经八条）	数目很多（大络十六，孙络、浮络数以万计）

第四节　生 理 功 能

一、联络脏腑肢体、五官九窍

（一）与脏腑的联系

在络脉体系中，直接从十二经脉分出的12条络脉在四肢肘膝以下分别交通联络互为表里的经脉和脏腑。而数以万计的细小络脉除循行、分布于体表各部外，也深入体内网络脏腑。例如，心、肺、胃肠的浅表层都布满了细小络脉。《灵枢·经脉》也记载手少阴之络"入于心中"；手厥阴之络"系于心包，络心系"，手少阳之络"注胸中"；足太阴之络"其别者入络肠胃"；足少阴之络"其别者，并经上走于心包"。

（二）与肢体的联系

十六大络加强经脉与四肢部的密切联系，孙络、浮络网络周身。

（三）与组织器官的联系

耳：手阳明经络脉入耳。手足太阴、少阴、足阳明五络皆会于耳中（《素问·缪刺论》）。宗脉之所聚（《灵枢·口问》）。

舌：手少阴之络系舌本。

咽喉：足阳明经络脉下络喉嗌。

前阴:足厥阴经络脉上睾结于茎。

二、加强经络系统的联系

络脉分支细小,遍及周身,比经脉的分布广博致密,可以说是四通八达,无所不及。这就进一步强化了经络系统之间的联系。正如张介宾所说:"络脉所行,乃不经大节,而于经脉不到之处,出入联系以为流通之用。"在整个络脉系统中,十六大络是起主导作用的。任脉统任一身之阴,其络脉也与诸阴脉相连,沟通胸腹部经气。督脉总督一身之阳,其络脉也与诸阳脉相通,沟通腰背经气。任、督之络互相配合,加强身体前后的密切联系。脾之大络与胃之大络既加强躯干侧面的联系,又统率其他络脉、孙络、浮络。既在经脉与络脉之间起联系作用,同时又深入浅出,网络周身组织。

三、输送气血、灌注周身

运行气血、营养周身,这是经脉的一个重要作用。而络脉则是协同经脉完成这一任务的重要途径,是经络系统中气血运行的枢纽、津液转输的桥梁。经脉的循行分布范围有一定局限,只能将气血精微物质输送到一定的部位。络脉在机体支而横行,从大到小,形成一个网状结构,遍及全身。故能将气血津液转输、渗灌到周身各个部位;使经脉中的气血由线状流行扩展为面状弥散,按经脉→大络→小络→孙络、浮络之序灌注全身,使整个机体充分得到气血的滋养和津液的濡润。正如《灵枢·小针解》所云:"节之交,三百六十五会者,络脉之渗灌诸节者也。"胃之大络是宗气所聚之处,对于推动气血在周身的运行起着极其重要的作用。

四、贯通营卫、互渗津血

气血在经络中运行,周而复始,环流不休。在这个过程中,营卫二气无时不在通过络脉互相贯通,津血二液也无时不在通过络脉相互化生。

中医学认为,营气和卫气,都来源于水谷精微。营卫生成以后,营行脉中,卫行脉外,共同担负着"温分肉、充皮肤、肥腠理、司开合"的营养、濡润、调节、防御重任。《素问·气穴论》说:"孙络三百六十五穴会……以通荣卫。"张介宾释云:"表里之气,由络以通,故以通营卫。"张志聪释云:"大络之血气,外出于皮肤,而与孙络相遇,是以脉外之卫,脉内之荣,相交通于孙络皮肤之间。……孙脉外通于皮肤,内连于经脉,以通荣卫者也。"可见,营气虽然行于脉中,但盛满之后必然通过络脉而渗出脉外;卫气虽然行于脉外,但游走窜透也可进入血脉之中。二者通过络脉(主要是孙络、浮络)互相转化。

《灵枢·痈疽》说:"肠胃受谷,上焦出气,以温分肉,而养骨节,通腠理。中焦出气如露,上注溪谷,而渗孙脉,津血和调,变化而赤为血。血和则孙脉先满溢,乃注于络脉,皆盈,乃注于经脉。"张志聪云:"水谷入胃,其津液随三焦出气,以温肌肉,充皮肤,复渗于孙络,与络脉之血和合,变化而赤为血。"可见,津血也由水谷精微所化,与营卫同源而异流。在运行输布过程中,血渗脉外而为津,津入络内则为血。

基于络脉有贯通营卫、互渗津血的作用,在经脉受邪而壅塞不通、营运不畅的病理情况下,络脉还可以另辟新途,形成新的侧支循环。这对于保持气血的环流具有重要的临床意义。

五、有一定的诊断价值

《灵枢·九针十二原》说:"血脉者,在腧横居,视之独澄,切之独坚。"此处所说的血脉,即指体表有瘀血的血络,故视之清晰可辨,切之坚硬可察。临床上可以利用络脉的这些病理变化来诊断疾病。

古代医家早在《黄帝内经》中就指出了望络、扪络的一系列诊法,称之为"诊络脉"。如《灵枢·经脉》说:"凡此十五络者,实则必见,虚则必下。""凡诊络脉,脉色青则寒且痛,赤则有热。胃中寒,手鱼之络多青矣。胃中有热,鱼际络赤。其暴黑者,留久痹也。其有赤有黑有青者,寒热气也。"用以说明观察络脉的色泽、形态变化对某些病证的诊断价值。中医儿科临证察看小儿指纹以及现今审耳络知肝炎、察眼络辨伤痛等也都是诊络脉的具体运用。

六、有重要的治疗作用

十六大络皆从经脉的一定腧穴横行分出,在生理上起联络表里经(或躯干、周身)的作用。在治疗上,刺灸络穴也就能有效地治疗表里两经(或躯干、周身)的有关病变,相应扩大经穴主治范围,这是络穴的最基本治疗作用。故《针经指南》说:"络穴正在两经中间⋯⋯若刺络穴,表里皆治。"例如,手太阴肺经的络穴列缺,不但用于治疗本经的咳嗽、哮喘、咽喉疼痛等病证,也用于治疗手阳明大肠经的头面诸疾。

《素问·血气形志》说:"凡治病必先去其血。"《灵枢·官针》说:"络刺者,刺小络之血脉也。"并记载了赞刺、豹文刺等刺血疗法。在针刺治疗中,"交经缪刺"法就是左右交叉、浅而刺络。三棱针点刺出血、皮肤针叩刺出血、刺血拔罐等疗法,都是直接刺激络脉或络脉的分布区(如孙络、浮络之所在),以清除病邪的治疗手段,也是"菀陈则除之"这一重要治疗原则的具体表现。

第五节 病 理 反 应

《素问·皮部论》指出:"邪客于皮则腠理开,开则邪入客于络脉,络脉满则注于经脉,经脉满则入舍于腑脏也。"可见,在疾病传变过程中,络脉起着重要的转输传递作用。外邪侵入人体,可以由络脉传到经脉,再传到脏腑。反之,脏腑有病,也可以由脏腑传到经脉,再传到络脉。也就是说,络脉病证既可以由病邪直接侵犯络脉而产生,也可以由脏腑病或经脉病而传来。脉络瘀阻是最基本的病理变化,可见络脉怒张、皮下出血、青紫肿胀或脉管下陷等。

络脉的病证包括大络和孙络、浮络两个方面的病理变化在内,是经络系统病证的重要组成部分。从《黄帝内经》所载到中医临证,都占有重要地位,受到历代医家的高度重视。张仲景、喻嘉言、叶天士、王清任、唐容川等都是络脉理论的倡导者和实践者。

在《灵枢·经脉》中,除胃之大络以外的十五大络都各有与表里两经相应的虚实病证。由于十五大络与十四经脉的气血是融于一体的,所以,它们反映出来的证候也就基本上属于十四经脉病证的范畴。例如,足太阴之络"实则肠中切痛,虚则鼓胀"与脾经病证相似;足少阴之络"实则闭癃,虚则腰痛"与肾经病证相似。《素问·缪刺论》还记载了五络俱竭的厥证："邪客于手足少阴太阴足阳明之络,此五络皆会于耳中,上络左角。五络俱竭,令人身脉皆动,而形无知也,其状若尸,或曰'尸厥'。"

由气滞、血瘀、津聚、痰凝或血虚引起的脉络阻滞是孙络、浮络的最基本病理变化。脉络血瘀在《黄帝内经》中称"留血""恶血"。既可留滞络脉之中,也可溢瘀络脉之外。《灵枢·百病始生》说:"阳络伤则血外溢,血外溢则衄血;阴络伤则血内溢,血内溢则后血;肠胃之络伤,则血溢于肠外。"正如临床所见,离经之血瘀积于肌肤,则见局部青紫、肿胀;离经之血溢于体外,则有鼻出血、牙龈出血、咳血、吐血、尿血、便血之患。

叶天士是络脉理论承先启后的医家,他在医疗实践中,全面继承、发展了络脉理论,提出了"久病入络""久痛入络"的学术观点,揭示了多种久病发展的趋势。这与《黄帝内经》所论疾病从络脉→经脉→脏腑,由浅入深的传变不同。叶天士认为:经主气,络主血。气病多在经,血病多在络。"初为气结在经,久则血伤入络。"疾病初期,病在气分,气结于经,久病则入血分,血瘀于络。叶天士"久病入络"的学术思想,渊源于《灵枢·终始》所说"久病者,邪气入深……必先调其左右,去其血脉",《灵枢·寿夭刚柔》所说"久痹不去身者,视其血络,尽出其血",《素问·调经论》所说"病在血,调之络"。张仲景在《金匮要略》中认为,中风、黄疸、瘀血证、出血证、水肿、痹证、虚劳、月经不调等病证中的某些证型均与络脉瘀阻有关。《疟病脉证并治》指出,疟病日久不愈,疟邪便会入络,结为"疟母"。医圣所见,也可谓"久病入络""久痛入络"的学术渊源之一。

"久病入络""久痛入络"的基本病理表现是"血瘀"。大凡久治不愈的病证,如若进一步出现面目暗黑、肌肤甲错、脉络怒张、爪甲青紫、舌质紫暗或见瘀点斑块、脉涩不利等血瘀之象;疼痛性病证久治不愈,其疼痛性质由胀痛转为刺痛,部位由移动变为固定;非疼痛性病证日久不愈,反而并发疼痛(刺痛、痛点固定、日轻夜重),均属"久病入络"的病理变化。

跌仆坠堕是损伤络脉造成瘀血的重要因素。《素问·缪刺论》说:"人有所堕坠,恶血留内,腹中满胀,不得前后……此上伤厥阴之脉,下伤少阴之络。"血溢络外,离经为瘀,就是络脉损伤的最基本病理现象。络脉损伤常伴有疼痛,如若络中血滞而瘀,气机不得宣通,不通则痛,此种疼痛性质为急痛或刺痛、痛而拒按、恶热。如若络中气血不足,局部组织失养,则体虚而痛,疼痛性质为缓痛、隐痛、痛而喜按、喜暖。

《灵枢·经脉》说:"凡此十五络者,实则必见,虚则必下。"络脉病变寒热虚实的外在表现是:寒则色青而紧束,热则青紫而粗胀,虚则色淡而细短,实则色深而粗长。例如,肝阳上亢之头痛,由于气逆上冲,常在太阳、头维、率谷等穴出现络脉隆起、跳动加强现象,这是"实则必见"的病理反应。反之,泻痢日久、失水过多致循环衰竭者,寸口脉沉伏不见,按之难及,甚至全身细小络脉均下陷,不易寻找,连静脉注射都难以发现血络,这就是"虚则必下"的结果。

现将《灵枢·经脉》所载各经络脉的病理反应附录如下:

一、手太阴络脉病证

《灵枢·经脉》:实则手锐掌热,虚则欠㰦,小便遗数。

按:手太阴肺经的络脉发生病变,属实证的会出现手掌后腕关节上的小指侧高骨附近发热;属虚证的则会出现哈欠不止、小便频数或失禁。

二、手阳明络脉病证

《灵枢·经脉》:实则龋、聋,虚则齿寒、痹隔。

《素问·缪刺论》:邪客于手阳明之络,令人气满胸中,喘息而支胠,胸中热……耳聋,时不闻音……耳中生风。

按:手阳明大肠经的络脉发生病变,属实证的会发生龋齿、耳中轰鸣、听力下降或耳聋;属虚证的则会出现牙齿发冷、胸中满闷及热感、喘息、膈间闭阻不畅。

三、足阳明络脉病证

《灵枢·经脉》:其病气逆则喉痹、瘁喑。实则狂巅,虚则足不收、胫枯。

《素问·缪刺论》:邪客于足阳明之络,令人鼽衄,上齿寒。

按:足阳明胃经的络脉发生病变,往往会有咽喉疼痛、突然失语、鼻出血、上牙齿发冷;属实证的会出现神志失常、癫狂;属虚证的则会下肢无力,甚或瘫痪、肌肉萎缩。

四、胃之大络病证

《素问·平人气象论》:胃之大络,名曰"虚里"。……盛喘数绝者,则病在中……其动应衣,宗气泄也。

按:虚里之脉,属胃之大络,位于左乳下第5肋间隙。中医学认为,虚里之脉是十二经脉宗气所聚之处,切按虚里,对脉之宗气的虚实存亡有一定诊断意义。正常情况下,按之应手、不快不慢、动而不紧、从容和缓。如若按之动数、应手太过,为心阳浮越,宗气外泄;如若按之时有时无、结代不续,乃心脉瘀血之象;如若按之动微,无应手之感,属心气内虚,宗气不足;如若其动已停,其他部位"动脉"也不可触及,则为脉气已绝,死亡之候。

五、足太阴络脉病证

《灵枢·经脉》:厥气上逆则霍乱,实则肠中切痛,虚则鼓胀。

《素问·缪刺论》:邪客于足太阴之络,令人腰痛,引少腹控眇,不可以仰息。

按:足太阴脾经的络脉发生病变,厥气上逆易生霍乱(上吐下泻);属实证的会出现腹部绞痛;属虚证的则会腹胀如鼓。此外,或有腰痛,向胸胁部或少腹部放散,以至于不敢深呼吸。

六、脾之大络病证

《灵枢·经脉》:脾之大络……实则身尽痛,虚则百节尽皆纵。

按:足太阴脾经的大络发生病变,属实证的会全身疼痛不适;属虚证的则会出现全身懒散、懈惰的现象。

七、手少阴络脉病证

《灵枢·经脉》:实则支膈,虚则不能言。

按:手少阴心经的络脉发生病变,属实证的会出现胸膈之间有支撑胀满不舒适的感觉;属虚证的则会出现不能言语。

八、手太阳络脉病证

《灵枢·经脉》:实则节弛肘废,虚则生肬,小者如指痂疥。

按:手太阳小肠经的络脉发生病变,属实证的会出现骨节弛缓,尤其是肘关节痿废,不能活动;属虚的则会因为气血不行,皮肤生疣。

九、足太阳络脉病证

《灵枢·经脉》:实则鼽窒头背痛,虚则鼽衄。

《素问·缪刺论》:邪客于足太阳之络,令人头项肩痛……拘挛背急,引胁而痛。

按:足太阳膀胱经的络脉发生病变,会令人头项肩背疼痛,拘急挛缩,或者向胁下放射而痛。属实证的还会出现鼻塞不通气;属虚证的则会出现鼻流脓涕,甚或鼻出血。

十、足少阴络脉病证

《灵枢·经脉》:其病气逆则烦闷,实则闭癃,虚则腰痛。

《素问·缪刺论》:邪客于足少阴之络,令人卒心痛,暴胀,胸胁支满……嗌痛不可内食,无故善怒,气上走贲上。

按:足少阴肾经的络脉发生病变,就会感到胸胁胀满而痛或突发心气痛(胃痛),不能进食,不明原因的生气、发脾气,以至于气逆烦闷。属实证的会出现小便淋漓不尽甚或尿闭;属虚证的则见腰痛(喜暖、喜捶、喜按)。

十一、手厥阴络脉病证

《灵枢·经脉》:实则心痛,虚则为烦心。

按:手厥阴心包经的络脉发生病变,属实证的会发生真心痛;属虚证的则会出现心烦。

十二、手少阳络脉病证

《灵枢·经脉》:病实则肘挛,虚则不收。

《素问·缪刺论》:邪客于手少阳之络,令人喉痹舌卷,口干心烦,臂外廉痛,手不及头。

按:手少阳三焦经的络脉发生病变,会令人咽喉疼痛、舌卷、口干、心烦,上臂外侧疼痛不适,功能活动障碍,手不能上及头部。属实证的会出现肘关节挛急不舒;属虚证的则肘关节弛缓不收。

十三、足少阳络脉病证

《灵枢·经脉》:实则厥,虚则痿躄,坐不能起。

《素问·缪刺论》:邪客于足少阳之络,令人胁痛不得息,咳而汗出……枢中痛,髀不可举。

按:足少阳胆经的络脉发生病变,令人胁痛不能正常呼吸,咳嗽、汗出,臀部疼痛,髋关节及股关节不能上抬。属实证的会出现厥逆现象;属虚证的则会导致下肢功能失用,坐下后就很难站起来。

十四、足厥阴络脉病证

《灵枢·经脉》：其病气逆则睾肿卒疝，实则挺长，虚则暴痒。

《素问·缪刺论》：邪客于足厥阴之络，令人卒疝暴痛。

按：足厥阴肝经的络脉发生病变，病气上逆则致睾丸肿痛或疝气，属实证的则会阴茎勃起挺长，属虚证的则会出现外阴及睾丸奇痒。

十五、任脉络脉病证

《灵枢·经脉》：实则腹皮痛，虚则痒搔。

按：任脉的络脉发生病变，属实证的会出现腹部皮肤疼痛；属虚证的则会出现腹部皮肤瘙痒。

十六、督脉络脉病证

《灵枢·经脉》：实则脊强，虚则头重高摇之。

按：督脉的络脉发生病变，属实证的会出现脊柱强痛、不能俯仰；属虚证的则会出现头部沉重且摇晃不定。

《灵枢·经脉》：凡此十五（六）络者，实则必见，虚则必下。视之不见，求之上下。人经不同，络脉异所别也。

按：以上十五（六）络脉，如果是邪气实而致病者，血满脉中而显然易见；病气虚者，脉络陷下深伏，体表便不易看见。这是由于每个人的络脉气血盛衰不同，其络脉的充盈程度也就有所不同。这种情况下，就应该在所属络脉上下循按，细心查找。

第六节 相 关 腧 穴

一、列缺（Lieque LU7）

手太阴肺经之络穴，已在第二章"奇经八脉"第六节"相关腧穴·八脉交会穴"中叙及，此不赘述。

二、偏历（Pianli LI6）

【释名】"偏"即"不正"，"历"乃"经过"。穴为手阳明之络，脉气由本穴偏侧别出，越历本经走向手太阴之脉，故名。

【归经】手阳明大肠经。

【定位】前臂外侧面桡侧，腕横纹上 3 寸（图 4-1）。

【类属】手阳明大肠经之络穴。

【穴性】通行气血，清利头目，通调水道。

【主治】

1. 本经所过肢体病证 肩髆、肘、腕疼痛。

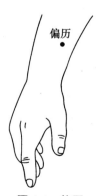

图 4-1 偏历

2. 头面、五官病证 头痛、鼻出血、目赤、耳鸣、耳聋、牙痛、喉痹、颊肿、口眼㖞斜。

3. 其他病证 小便不利、水肿。

【配伍】配三里,治肘臂痛;配水分、阴陵泉,利尿行水。

【刺灸法】直刺或斜刺 0.5~0.8 寸,可灸。

三、丰隆(Fenglong ST40)

【释名】"丰"即"盛","隆"为"满"。足阳明胃经气血旺盛,至此穴盛满而别走太阴,又该处肌肉也丰满隆盛,故名。

【归经】足阳明胃经。

【定位】小腿前外侧,外踝高点上 8 寸(外膝眼与外踝尖连线之中点),胫骨前嵴外开约 2 横指(中指)处(图 4-2)。

【类属】足阳明胃经之络穴。

【穴性】调理脾胃,化痰通络,利尿行水,醒神开窍。

【主治】

1. 本经所过肢体病证 下肢痿痹、肿胀疼痛。

2. 头面、五官病证 头痛、眩晕、咽喉疼痛、失音。

3. 消化系统病证 呕吐、腹中切痛、便秘。

4. 呼吸系统病证 咳嗽、哮喘、痰多。

5. 心血管系统病证 心痛、胸胁痛、高血压、高脂血症。

6. 泌尿系统病证 癃闭、面肿、肢体肿胀、身重。

7. 妇科病证 闭经、带下。

8. 神志病证 心烦、失眠、癫狂、痫证、癔症、咽神经症。

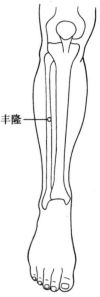

丰隆

图 4-2 丰隆

【配伍】配百会、脾俞,治痰浊眩晕;配百会、风池、太冲、内庭,治痰火头痛;配中脘、内关,治恶心呕吐;配天突、中脘、足三里,治咳嗽哮喘多痰;配水沟、神门、合谷、太冲,治癫狂;配廉泉,治失喑不语;配大横、支沟,治便秘。

【刺灸法】直刺 1~1.5 寸,可灸。

【参考】《上海针灸杂志》1988 年第 4 期报道:丰隆久留针治疗流行性乙型脑炎并发症 20 例,显效 5 例,好转 8 例,无效 7 例。

有报道:针灸丰隆穴治疗眶上神经痛 11 例,中强刺激,动留针 15~20 分钟。隔日 1 次,7 次为 1 个疗程。90% 以上的患者疗效较好(吕景山、何树槐、耿恩广,《单穴治病选萃》,人民卫生出版社,1993 年第 1 版)。

《上海针灸杂志》1990 年第 3 期报道:针灸丰隆穴治疗落枕,一般 1 次即可获效。

四、乳根(Rugen ST18)

【释名】穴在乳房根部,故名。又名"虚里"(胃之大络,名曰"虚里")。

【归经】足阳明胃经。

【定位】乳头直下(女性在锁骨中线上),平第 5 肋间隙(图 4-3)。

【类属】足阳明胃经之大络。

【穴性】宽胸理气,通行乳汁。

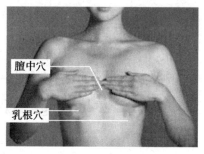

图 4-3　乳根

【主治】

1. 乳房病证　产后乳少、乳腺炎。

2. 呼吸系统病证　咳嗽、气喘、咯吐脓血。

3. 心血管系统病证　胸痛、胸闷、心悸、心动过速或心动过缓。

【配伍】配俞府,治咳喘痰嗽;配内关,治心痛、胸闷;配膻中、合谷、少泽,治产后乳汁不足。

【刺灸法】沿肋间隙从内向外斜刺 1 寸左右,治疗乳房病证则向乳房基底部刺入。可灸,但不宜多。

《陕西中医学院学报》2001 年第 2 期报道:针灸乳根等穴治疗乳腺增生 1 076 例。主穴:乳根、屋翳、合谷,并随证加减,常规针刺。结果:痊愈 726 例(67.5%),显效 205 例(19.0%),好转 90 例(8.4%),无效 55 例(5.1%),总有效率为 94.9%。

五、公孙(Gongsun　SP4)

足太阴脾经之络穴,已在第二章"奇经八脉"第六节"相关腧穴·八脉交会穴"中叙及,此不赘述。

六、大包(Dabao　SP21)

【释名】穴为脾之大络,统络阴阳诸经,由脾灌溉脏腑四肢,故名。

【归经】足太阴脾经。

【定位】侧胸部,腋中线上,第 6 肋间隙(图 4-4)。

【类属】足太阴脾经之大络。

【穴性】疏调经络,通行气血。

【主治】

1. 心、肺病证　气喘、胸痛、胸闷。

2. 其他病证　全身疼痛、四肢无力、急性扭挫伤。

【刺灸法】沿肋间隙从前向后斜刺 1 寸左右,内部为肺下叶,不可深刺。可灸。

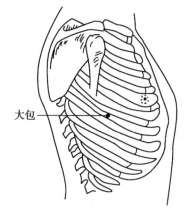

图 4-4　大包

【参考】《上海针灸杂志》1988 年第 4 期报道:针刺患侧大包穴治疗急性扭挫伤 50 例(颈部扭伤 6 例,背部扭伤 2 例,胸部扭伤 2 例,腰部扭伤 40 例),留针 15 分钟。每日 1 次。经治 1~3 次后,痊愈 38 例(1 次愈 28 例,2 次愈 9 例,3 次愈 1 例),显效 6 例,好转 5 例,无效 1 例。

七、通里(Tongli　HT5)

【释名】"通"指"通路","里"指"内面"。穴为手少阴别络,通向手太阳经,经气由此可通达表里二经;又其支脉别而上行,沿本经循行心中入里,故名。

【归经】手少阴心经。

【定位】掌面腕横纹尺侧上 1 寸,尺侧腕屈肌肌腱的桡侧缘(图 4-5)。

【类属】手少阴心经之络。

【穴性】通调血脉,镇静宁神,平降心火,清利小肠。

【主治】

1. 心血管系统病证　心痛、胸闷、心悸。

2. 神志病证　悲愁不乐、心中懊恼、失眠、癔症。

3. 头面、五官病证　头晕目眩、目赤肿痛、咽喉肿痛、暴喑、舌强不语、口舌生疮。

4. 泌尿系统病证　遗尿、小便不利、尿赤、尿道涩痛。

【配伍】配心俞、内关,治胸痹、脉结代;配乳根、内关,治心绞痛;配廉泉、金津玉液(点刺出血),治暴喑、舌强不语;配风府、丰隆,治中风失语;配内庭,治口舌生疮、舌体糜烂。

【刺灸法】直刺 0.3~0.5 寸,可灸。

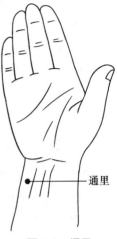

图 4-5　通里

【参考】现代研究证实,针刺通里穴多引起心率加快,故通常可用于治疗心动过缓。配内关、足三里,对冠心病心绞痛的治疗有显著疗效。有实验报告,针刺正常人通里穴,使绝大多数受试者心电图波出现不同的改变,如无 P 波者出现 P 波,原有 P 波者则 P 波升高或降低,QRS 综合波也发生两相性改变,而以胸前导联为明显。

针刺通里穴,可使部分癫痫大发作患者的脑电图趋向正常。

《山西医药杂志》1981 年第 3 期报道:针刺通里穴治疗 1 例突然不能讲话、病程达 8 天之久的小儿,泻法,当留针至 20 分钟时,旋即开口正常讲话。

《贵州中医学院学报》1992 年第 1 期报道:针刺通里、听会穴为主治疗聋哑 48 例,可酌情选配哑门、廉泉、听宫等穴。动留针 20~30 分钟。每日 1 次,7 次 1 个疗程。治疗期间配合语言训练。经治 1 个疗程,基本治愈(听力基本恢复,1 米以内能与人对话)42 例,好转 3 例,无效 3 例。

《河北中医》1987 年第 4 期报道:针刺通里穴治疗下颌关节炎 21 例,行针中令患者不断做张口、闭口活动。结果:痊愈 20 例,好转 1 例。

八、支正(Zhizheng　SI7)

【释名】"支"为"离""分支";"正"指"正经"。穴为小肠经络穴,正经由此别支而走少阴,故名。

【归经】手太阳小肠经。

【定位】前臂背面尺侧,腕背横纹上 5 寸(图4-6)。

【类属】手太阳小肠经之络穴。

【穴性】疏通经络,清利头目,镇静宁神。

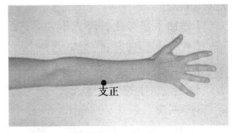

图 4-6　支正

【主治】

1. 本经所过肢体病证　肘、臂、手指挛痛麻木,项强。

2. 头面、五官病证　头痛、目赤肿痛、口舌生疮。

3. 神志病证　癫狂、易惊、喜怒无常、健忘。

4. 其他病证　消渴、热病、扁平疣。

【配伍】配曲池,治肘、臂、手指痛麻、不能握物;配内关、阳溪,治惊掣不已。

【刺灸法】直刺 0.5~1 寸,可灸。

【参考】《上海针灸杂志》1988 年第 4 期报道:针刺支正治疗舌尖痛,提插捻转泻法,动留针 30 分钟。

《中国针灸》1995 年第 1 期报道:针刺支正穴治疗传染性疣和扁平疣 76 例,泻法。每日 1 次,10 次 1 个疗程。经治 3 个疗程,痊愈 63 例(82.9%),显效 10 例,无效 3 例。

九、飞扬(Feiyang　BL58)

【释名】"飞扬"即"飘扬"之意,穴属足太阳膀胱经之络穴,别走足少阴,故名。

【归经】足太阳膀胱经。

【定位】小腿后外侧,外踝与跟腱连线中点(昆仑穴)直上 7 寸(图 4-7)。

【类属】足太阳膀胱经之络穴。

【穴性】舒筋通络,清利头目,调和气血。

【主治】

1. 本经所过肢体病证　腰背疼痛、腿软无力、筋急不能屈伸。

2. 头面、五官病证　头痛、目眩、鼻塞、鼻出血。

3. 其他病证　痔疮、发热无汗。

【配伍】配支正,治目眩;配白环俞,治痔疮;配环跳、阳陵泉、三阴交,治腰腿疼痛。

【刺灸法】直刺 1~1.5 寸;可灸。

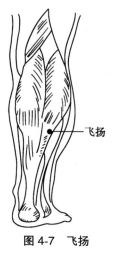

图 4-7　飞扬

十、大钟(Dazhong　KI4)

【释名】"钟"音同"踵"(即"足跟")。肾主骨,人之能立,全赖跟骨支持,穴当其处,示其责任重大而得名。

【归经】足少阴肾经。

【定位】内踝后下方,当跟腱附着部内侧前方凹陷处(图 4-8)。

【类属】足少阴肾经之络穴。

【穴性】调理肝肾,健脑益智。

【主治】

1. 泌尿、生殖系统病证　遗尿、小便不利、癃闭、淋证、月经不调。

2. 神志病证　健忘、痴呆、多惊、善恐、易怒、癔症。

3. 呼吸系统病证　咳血、气喘。

4. 本经所过肢体病证　腰脊强痛、足跟痛。

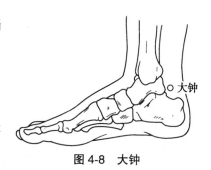

图 4-8　大钟

【配伍】配神门、太溪,治心悸、失眠;配然谷、心俞,治唾血;配中极、三阴交,治遗尿、癃闭;配肾俞,治腰痛;配太溪,治足跟痛。

【刺灸法】直刺 0.5~0.8 寸,可灸。

十一、内关（Neiguan　PC6）

手厥阴心包经之络穴,已在第二章"奇经八脉"第六节"相关腧穴·八脉交会穴"中叙及,此不赘述。

十二、外关（Waiguan　TE5）

手少阳三焦经之络穴,已在第二章"奇经八脉"第六节"相关腧穴·八脉交会穴"中叙及,此不赘述。

十三、光明（Guangming　GB37）

【释名】本穴主治目疾,有开光复明之功,故名。

【归经】足少阳胆经。

【定位】小腿外侧,外踝高点上 5 寸,腓骨前缘(图 4-9)。

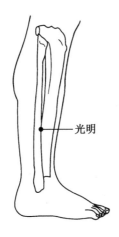
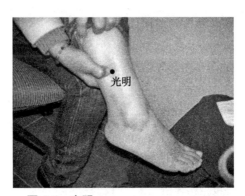

图 4-9　光明

【类属】足少阳胆经之络穴。

【穴性】养肝明目,通行乳汁。

【主治】

1. 眼睛病证　近视、夜盲、视物昏花、目赤肿痛、白内障、视神经萎缩。

2. 乳房病证　乳房胀痛、乳腺炎。

3. 本经所过肢体病证　下肢痿痹、活动不利。

【配伍】配风池、睛明、合谷,治近视、夜盲;配养老,治老年人视物昏花;配地五会,治眼睛痒痛;配肩井、足临泣,治睛赤肿痛、乳房胀痛。

【刺灸法】直刺 0.8~1.2 寸,可灸。有退乳作用,产妇哺乳期不宜针刺。

【参考】《中国针灸》1985 年第 4 期报道:针刺本穴配足临泣回乳 13 例,泻法,针后加灸。结果:1 次退乳 2 例,3 次退乳 8 例,4 次退乳 3 例。

《江苏中医》1982 年第 6 期报道:以蒜泥敷灸光明穴治疗颈淋巴结结核 31 例。将大蒜捣烂,敷灸于光明穴(左右交叉取穴),1 小时取下,局部皮肤起疱,待水疱溃破后再敷以炉甘石粉或锌氧粉。结果:痊愈 26 例(83.9%),好转 4 例,无效 1 例。

《上海针灸杂志》1990 年第 2 期报道:针刺本穴治疗急性腰扭伤 24 例,泻法,动留针 15 分钟,配合腰部活动。结果:均 1 次而愈。

十四、蠡沟(Ligou　LR5)

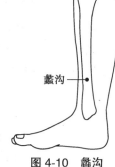

【释名】"蠡"指虫啮木而成孔,"沟"指"凹陷"。此穴当胫骨边缘处如虫啮木而成之孔穴而得名。

【归经】足厥阴肝经。

【定位】小腿内侧,内踝高点上 5 寸,胫骨内侧面中央处(图 4-10)。

【类属】足厥阴肝经之络穴。

【穴性】疏调肝肾,清利下焦。

【主治】

1. 前阴病证　疝气、睾丸炎、阳强、外阴瘙痒、子宫脱垂。

2. 泌尿、生殖系统病证　遗尿、小便不利、月经不调、赤白带下。

3. 本经所过肢体病证　胁肋疼痛、足胫痿痹。

【配伍】配曲泉、太冲,治疝气、睾丸痛;配交信、三阴交,治月经不调、赤白带下;配中极、三阴交,治阴痒。

蠡沟

图 4-10　蠡沟

【刺灸法】平刺 0.5~0.8 寸,可灸。

【参考】《针灸临床杂志》1993 年第 2、3 期报道:针刺蠡沟、中极、曲骨、血海治疗外阴瘙痒 57 例,毫针速刺,动留针 30 分钟。每日 1 次,10 次 1 个疗程。结果:治愈率 65%,有效率 93%。

《中医杂志》1986 年第 9 期报道:以本穴治疗小儿水疝(阴囊鞘膜积液)22 例,顺经平刺,平补平泻。隔日 1 次。经 2~8 次治疗,均获痊愈。一般针刺 2 次之后,积液能减少 50%。

十五、鸠尾(Jiuwei　CV15)

任脉络穴。已在第二章"奇经八脉"第六节"相关腧穴·任脉经穴"中叙及,此不赘述。

十六、长强(Changqiang　GV1)

督脉络穴。已在第二章"奇经八脉"第六节"相关腧穴·督脉经穴"中叙及,此不赘述。

第七节　临 床 应 用

络脉的临床应用包括诊络脉和络脉证治两方面。

一、诊络脉

望体表络脉诊断疾病,《黄帝内经》中称之为"诊络脉",是络脉临床应用的一个重要方面。

(一) 望面

望面,就是通过审视面部络脉的色泽以判别脏腑、经络的气血盛衰。《黄帝内经》中有专篇论述,《灵枢·五色》就是将人体各部在面部划分为相应区域,专论察面部色泽"各以其色言其病"的。《素问·刺热》所载"肝热病者,左颊先赤;心热病者,颜先赤;脾热病者,鼻先赤;肺热病者,右颊先赤;肾热病者,颐先赤"也是其用之一。《素问·五脏生成》说:"五色微诊,可以目察。"篇中还详细记载了五生色、五病色、五死色。

《难经》云:"五脏有五色,皆见于面……望而知之者,望见其五色,以知其病。"根据五行学说的理论,面色青主寒、主痛、主瘀血、主惊风,青为寒凝气滞、络脉瘀阻之象;面赤主热,赤为热盛、脉络气血充盈之象;面黄主虚、主湿,黄为脾虚湿盛之象;面白主虚、主寒、主失血、主脱气,白为气血两亏、不能上荣于颜面之象;面黑主肾虚、主水饮、主虚寒、主疼痛,黑色为阳虚阴盛之象。《伤寒论》中所载太阳病面色"缘缘正赤"、阳明病"面合色赤"以及《金匮要略》所云狐惑病面色"乍赤、乍黑、乍白"皆属此类。

清代周震在《幼科指南》中结合脏腑、络脉理论,对面部色诊作了进一步发挥,指出:面色青,病在肝经,属风;面色红,病在心经,属热;面色白,病在肺经,属寒;面色黑,病在肾经,属肾气败;面色黄,病在脾经,属脾气虚。清代汪宏在《望诊遵经》中凭面色辨痘疹,如"红赤之脉,散见于腮者,多病痘疹",也实属经验之谈。

《灵枢·五色》说:"五色各见其部,察其浮沉,以知浅深,察其泽夭,以观成败。""以色言病之间甚……其色粗以明,沉夭者为甚,其色上行者病益甚,其色下行如云彻散者病方已。"说明望面色还有助于了解病邪深浅,判断病情轻重,推测预后吉凶。

现代不少医务工作者通过大量观察、研究,也总结出了许多望面诊病的宝贵经验。有人发现,五脏疾病会在面部相应区域出现蟹爪纹(即络脉瘀阻曲张):心病以颧区为主,肺病以颧区为主,肾病以颊区为主,肝病以及肝肾同病以鼻、颊区为主。并根据纹之粗细、色之深浅以及分布区的大小分为3级:1级病轻,2级较重,3级更重(《浙江中医杂志》1986年第5期)。通过对98例肺癌患者的面部视诊,发现此类疾病面色多淡白、苍白或紫红、潮红、面红如妆,但无光泽,其中有70例在颧部出现蟹爪纹(《浙江中医杂志》1980年第10期)。而对58例"慢性阻塞性肺疾病"的观察结果显示,两颧有程度不等蟹爪纹者44例;蟹爪纹的出现率及程度轻重,与气道阻塞程度和肺循环障碍的病理改变成正比;哮喘、单纯型慢性支气管炎、喘息型支气管炎、肺气肿、肺心病的蟹爪纹阳性率依次增高,程度也依次加重(《浙江中医杂志》1982年第9期)。

(二) 望眼部血络

望眼部血络,主要是望白睛、眦脉和眼底络脉的形色变化(当排除其他眼疾)。目为肝窍,眼络属心。眼络的变化与肝(经)、心(经)的关系最密切。

1. 察肝病 白睛络脉充血、扩张、呈淡青色,多为肝炎征象,称"巩膜肝征"。有人对144例传染性肝炎患者和47例健康者进行目诊对照观察,发现肝炎患者的白睛上全部有赤脉出现,并与肝炎活动情况呈互为消长趋势(《浙江医学》1963年第2期)。有人在肝炎流行地区以20倍放大镜观察双目内眦巩膜微血管的形色变化,随机抽查80人,发现18人眦脉怒张、色红,其中有14人先后发病为无黄疸型肝炎(《成都中医学院学报》1978年第1期)。

2. 察胃病 白睛正下方的络脉充血、扩张、红黑色,常提示胃酸过多(福建省中医研究所《几种中医简易诊断法》,人民卫生出版社,1964年第1版)。有人将瞳孔正下方巩膜与结合膜之间的毛细血管扩张、充血、红黑之象称为"巩膜胃征"，用以诊断胃肠道疾患。通过对 122 例阳性患者的临床分析，其中有 110 例分别患有急慢性胃肠炎、胃溃疡、十二指肠溃疡、胃癌等病，诊断符合率达 90.2%（《河南中医学院学报》1978 年第 2 期）。

3. 察高血压、中风　目内眦呈红色、针头大小斑点，提示高血压，并将发生中风之候（福建省中医研究所《几种中医简易诊断法》，人民卫生出版社，1964 年第 1 版）。

4. 察虫症　白睛上呈现如针头大小有规则、不突出表面的蓝色或紫褐色斑点，提示肠道有蛔虫；白睛络脉上端或边缘有浅紫色云絮状斑块，为钩虫病征象。斑块小，感染程度轻；斑块大，感染程度重（福建省中医研究所《几种中医简易诊断法》，人民卫生出版社，1964 年第 1 版）。有人以此为据观察 105 例，望诊结果与镜检所查的吻合率为 97.8%（《云南中医杂志》1987 年第 1 期）。还有人观察到黑睛左右上方的白睛区出现的黑色斑点对蛔虫、蛲虫有一定诊断价值，当使用驱虫药驱除虫体之后，黑色斑点也随之消失（《浙江中医杂志》1982 年第 7 期）。

5. 察疟疾　白睛络脉末梢或弯曲部出现黑色、青紫色、棕色、紫红色、淡紫色、银灰色等各种色素斑点，形状有圆形、椭圆形、多角形、扫帚形等，斑点的境界清晰或模糊，模糊的斑点中心有黑点，多分布在瞳孔水平以上，此斑点称"疟斑"。还可以从斑点的颜色、形状、部位、大小，判断患疟的时间、受染的程度和发作情况（福建省中医研究所《几种中医简易诊断法》，人民卫生出版社，1964 年第 1 版）。

6. 察颈淋巴结结核　白睛络脉充血，贯入瞳孔，是患颈淋巴结结核征象。一条赤脉病轻，多条赤脉病重（福建省中医研究所《几种中医简易诊断法》，人民卫生出版社，1964 年第 1 版）。

7. 察痔疮　有人将巩膜外下方球结膜与巩膜之间（5 点、6 点之间）的毛细血管粗大、充血怒张现象称为"巩膜痔征"。对于辅助诊断内痔有 90% 以上的准确性，且痔征大小与痔核大小成正比，血管条数及分支多少与痔核个数相应（《浙江中医杂志》1982 年第 1 期）。

8. 察外伤　白睛上浮起青紫或红色的筋脉，在其末端现有圆形、紫黑色的瘀血点，称"报伤点"（若瘀血点不在筋脉末端，便无诊断意义）。报伤点在瞳仁水平线以上，伤在胸胁；在瞳仁水平线以下，伤在背部。报伤点在左眼则伤在左侧，在右眼则伤在右侧。经过 1 000 例的观察，报伤点与伤痛存在的符合率为 87.5%，报伤点的部位与受伤部位的吻合率为 75%（《福建中医药》1960 年第 8 期）。

此外，在中医学理论影响下兴起的虹膜诊断学，是目前国外十分盛行的新学科；认为人体内脏、器官、四肢各部都在虹膜上有一定的反应区，而表现为虹膜纹理的分离、凹陷、变色或色素堆积、瞳孔变形等等，这些变化有助于诊断某些疾病。国内有人通过临床验证，在 323 例心脏病、肠胃病、胆系疾患、泌尿系疾患、痔疮、咽炎患者中，发现 276 例在虹膜相应区域出现异常改变，诊断符合率达 85.4%（《新中医》1983 年第 7 期）。

《灵枢·论疾诊尺》说："赤脉从上下者，太阳病；从下上者，阳明病；从外走内者，少阳病。"可供临床辨证归经参考。

（三）望耳部血络

耳为肾之窍，亦为宗脉之所聚，其中尤其与手足少阳经脉的关系最密切。《灵枢·师传》指出："视耳好恶，以知其性。"《灵枢·卫气失常》也说："耳焦枯，受尘垢，病在骨。"说明中医学应用望耳诊病有着十分悠久的历史。

有人通过临床观察,发现耳郭血络的色泽可以对肝炎进行辅助诊断。第一次视诊90例,第二次视诊110例,与实验诊断符合率均为90%(《哈尔滨中医》1962年第8期)。

耳郭背面如有血络显露,多为麻疹先兆,出疹以后可以结合血络颜色的浅深,判断病情的轻重。痘科有歌诀为证:"耳后红筋痘必轻,紫筋起处重沉沉,兼青带黑尤难治,十个难求三五生。"古籍还记载:"耳后完骨青络盛,卧不静者是痫候。"

(四) 望鼻

鼻为肺窍,为手足阳明经脉所终始。《灵枢·五色》说:"男子色在于面王,为小腹痛,下为卵痛……女子在于面王,为膀胱、子处之病。"面王即鼻尖。病色在男子主小腹痛,并向下延及睾丸疼痛;在女子则为膀胱或胞宫病变。如鼻头发红,年久不愈之酒渣鼻(俗称"酒糟鼻"),多因脾胃湿热蕴结。有人观察7例肝硬化腹水患者,鼻区均有蟹爪纹(即络脉瘀阻曲张)出现,自鼻孔外侧向鼻根、眉心延伸,连片呈火焰状,甚至布满整个鼻部。7例患者均因食管静脉曲张大出血而死亡,认为鼻部毛细血管扩张与食管静脉回流障碍相关,可用于肝硬化腹水的早期诊断(《浙江中医杂志》1980年第10期)。

(五) 望舌下络脉

临床主要望络脉颜色、形态的变化。

1. 辨瘀血 舌下络脉青紫,脉形细短紧束,或粗长怒张有小结节,均是气滞血瘀或夹痰瘀阻之象。常见于疳积、臌胀、厥心痛、痰阻血瘀喘急、咳血、吐衄下血、妇女月经不调、血瘀痛经及痰核等病。

2. 辨热瘀 舌下络脉紫红色,脉形同上,是热壅血瘀或湿阻血瘀之征。常见于温病热入营血、痈肿、湿热黄疸、痹证等。

3. 辨寒瘀 舌下络脉淡紫或蓝色,脉形同上,是寒凝或阳虚不运、气虚血滞之证。常见于胸痹心痛、中风半身不遂、肢体麻木不仁、水肿及闭经等病。

4. 辨虚瘀 舌下络脉淡红或浅蓝色,脉形细小而短,是气血虚弱、阴阳两虚或夹瘀滞。常见于虚劳、消化不良、久泻久痢、妇女宫寒不孕、月经不调、痛经、闭经、崩漏、带下等病。

5. 辨黄疸 金津、玉液(位于舌下系带两侧的舌底部紫筋上,左为金津,右为玉液)呈萎黄色者,多为黄疸;是全身黄疸出现最早的部位,具有早期诊断意义。

总之,舌下络脉色深为瘀,色淡为虚;形粗大怒张为气滞血瘀,细短紧束为寒凝、血虚、血行不畅。有人结合临床选择了有血瘀证候的5类疾病135例,舌下络脉有典型瘀血者121例(占89.6%)。其中,胸痹、心痛(冠心病、心绞痛)32例,有瘀血者28例(占87.5%);心肺瘀阻、痰饮喘咳(肺心病、心力衰竭)41例,有瘀血者40例(占97.6%);中风半身不遂(脑出血和脑血栓形成后遗症)17例,有瘀血者15例(占88.2%);臌胀(肝硬化腹水)18例,全部有瘀血;痛经37例,有瘀血者30例(占81.1%)(《陕西中医》1985年第9期)。说明望舌下络脉瘀血诊断疾病,有一定临床实用价值,并在极大程度上丰富了舌诊内容。

(六) 望鱼际血络

鱼际为拇指本节后肌肉丰满处,属手太阴肺经之分野。《灵枢·经脉》说:"手太阴之别,名曰'列缺',起于腕上分间,并太阴之经直入掌中,散入于鱼际。"可见,鱼际部位既是手太阴经脉所过之处,又是手太阴之络散布之所。古今对鱼际的望诊也积累了丰富的经验。《灵枢·论疾诊尺》说:"鱼上白肉有青血脉者,胃中有寒。"《灵枢·经脉》说:"胃中寒,手鱼之络多青矣;胃中有热,鱼际络赤;其暴黑者,留久痹也;其有赤有黑有青者,寒热气也。"鱼际络脉呈现黑色,除提示久痹以外,《望诊遵经》还认为是癫痫的征象("鱼际脉黑者,或是痫候")。西医学将鱼际部浮现朵朵似云的朱红色斑块称为"肝掌",如若黄疸已退,但肝掌色不减者,有发生腹水的趋势。

二、络脉证治

从络脉与经脉的关系而言,二者基本上是属于一体的。所不同的是,经深络浅、经直络横而已。这就决定了络脉病证具有表浅性、区域性的特点,较少有全身性证候。而这些局部病证又往往是经脉病证的组成部分。所以,络脉病证与经脉病证之间既有一定区别,又有十分密切的联系。正因如此,十二络穴才既有单独的病候体现,又可兼治表里两经的病变。

络脉瘀阻是络脉病证最基本的病理变化。瘀血既可留滞于络脉之中,也可泛溢于络脉之外。主症可见络脉怒张或脉管下陷、局部红肿青紫、皮下出血,或五官九窍及内脏出血等。

络脉病证表浅,一般也从表论治。《素问·调经论》曰:"病在血,调之络。"《灵枢·官针》曰:"络刺者,刺小络之血脉也。"并记录了赞刺、豹文刺等刺法。在现代针灸疗法中,三棱针点刺出血、皮肤针叩刺、挑刺疗法和刺血拔罐等就是直接刺激络脉或络脉的分布区(即孙络、浮络之所在),以清除病邪的治疗手段,也是"菀陈则除之"这一治疗原则的具体实施。以局部选穴为主,一般只针不灸,泻法。

三、三棱针刺血疗法

三棱针刺血疗法是利用特制的三棱形金属针具在患者皮肤点刺出血治疗疾病的疗法。三棱针是一种针尖锋利且有棱有角的针具,也即《黄帝内经》中的"锋针"(图4-11),家庭中也可以用大号缝衣针作代用品。主要用于浅刺皮肤,点刺出血。

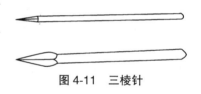

图4-11 三棱针

(一)三棱针刺血疗法的操作

1. 持针法 持针之手拇、食两指捏住针柄,中指抵住针尖部,露出针尖2~3分,以控制针刺的深浅度。

2. 进针法 进针时以押手紧捏或舒张针刺部位的皮肤,配合操作。常用针刺方法有以下几种,可按疾病的需要选用。

(1)点刺法:先在预定针刺部位上下用力推按,使血液向针刺部位聚集。消毒后将针快速刺入2~3分,立即出针,并轻轻挤压针孔周围,使出血数滴或一二十滴,最后用消毒干棉球按压针孔止血。适用于高热、神昏、中暑者。

(2)散刺法:如果对病变局部周围进行多处点刺,则称"散刺法",因刺后出血点多,形如豹纹,又称"豹文刺"。根据病变部位的大小不同,少则刺3~5下,多则刺十几下甚至几十下,以促使较多瘀血得以排出。此法较点刺法针刺点多,面积大,多用于皮肤病和软组织损伤疾病,如顽癣、丹毒、疖肿初起(未化脓)、急性扭伤或毒虫咬伤后局部血肿等的治疗。

(3)划刺法:施术部位先用碘酒棉球消毒,再以酒精棉球脱碘,然后用三棱针或手术尖头刀划开皮肤及浅表血络,使之放出较多量的血液(一般可达3~5ml),最后以消毒纱布敷盖创口。每周1次。

(4)挑刺法:挑刺部位用碘酒和酒精消毒后,押手按压施术部位两侧,使皮肤固定,刺手持针(三棱针或大号缝衣针),将表皮纵行挑破 3~5mm,然后再深入皮下,将白色纤维组织挑断(一般不出血或略有出血),最后再以碘酒消毒,敷以消毒纱布。每 2 周 1 次。

(5)刺络法:在施术部位寻找充盈、暴露的静脉血管(可在局部反复拍打,或在其上方用橡皮带绑扎),以碘酒和酒精先后消毒,用三棱针将血管刺破,使暗紫色的血液缓缓流出,待血流开始变红时即可止血。

有时为了加强以上各种方法的刺血作用,还可以在点刺出血的基础上,加拔火罐,使出血量增加。

总之,三棱针刺血疗法的操作要领是轻、浅、快。如需要出血更多时,可在点刺的基础上加拔火罐(即刺血拔罐),通过负压作用,使之排出更多的瘀毒之血。慢性病证可每日或隔日施术 1 次,急性病证也可 1 日治疗 2 次。

(二) 三棱针刺血疗法的作用及适应证

三棱针刺血疗法通过刺激皮部,具有泄热开窍、疏经通络、行气活血、消肿止痛等功用,对急症、热证、实证、痛症具有较好疗效。主要用于治疗高热、神昏、中暑、扭伤、顽固性肢体皮肤麻木或疼痛、多种皮肤病和毒虫咬伤等。例如,高热点刺大椎、曲池、中冲、耳垂或耳尖;神昏点刺人中、十宣(十指尖端)、合谷、太冲、后溪等;头痛、目赤肿痛点刺百会、印堂、太阳;中暑点刺人中、大椎、曲泽、委中;急性腰扭伤点刺腰阳关、委中;关节疼痛、扭伤、皮肤病、毒虫咬伤等就在局部选穴或直接在青紫肿胀处点刺出血。

(三) 三棱针刺血疗法的注意事项

由于三棱针刺血疗法对人体刺激较强,针后留下针孔稍大,故操作中应严格遵守以下注意事项。

1. 患者应有一个舒适体位,避免因体位不适在针刺中出现晕针。

2. 针具和针刺部位应注意严格消毒,防止感染。针具应事先在 75% 酒精中浸泡 30 分钟或在火上烧一下,待冷却后使用。针刺部位可先用 2% 碘酒消毒,再用 75% 酒精棉球脱碘之后再行针刺,针刺结束血止之后再按上法消毒 1 次。

3. 在内脏和有较大神经、血管部位切忌深刺,以免刺伤内脏、动脉和神经组织。

4. 每次出血量不宜过多,普通病证以数滴为宜,扭伤和毒虫咬伤出现瘀血肿胀者,可通过刺血拔罐出血 10~20ml。

5. 体质虚弱、气血不足者,孕妇及产后哺乳期,有自发性出血倾向(如血小板减少、血友病)者,禁用本法。

6. 皮肤有感染、溃疡、瘢痕以及不明原因的肿块处,不可直接点刺局部,只宜在其周围选穴施术。

第八节 病 例 分 析

一、眼病

1. 近视 刘某,男,13 岁。双眼近视 4 年,加重 1 年。查视力:左眼 0.1,右眼 0.05。针

1 次后左眼 0.2,右眼 0.15。针刺光明穴,3 日 1 次。每针刺 1 次,视力可增加 0.1。治疗 13 次后左眼 1.4,右眼 1.35。停针观察半月,疗效基本巩固(四川省蒲江县卫生局林凡医师医案)。

2. 双眼重度瘀血　某女,18 岁,湖北人,系当地卫生员。因遭受暴力所害,致面部青紫肿胀,双眼极度充血,肿胀疼痛,可见紫黑色瘀块。经服用活血化瘀中药 10 余剂,面部青紫肿胀逐渐消失,但眼部瘀血状况却无好转。正当茫然之际,忽然想起何不用针灸穴位注射疗法一试? 利用与眼区有关的腧穴,把药物的治疗作用直接输送到眼部,来弥补口服难以致效的不足。因考虑眼区局部不大适宜穴位注射,于是便选用两侧光明穴各注入 5% 红花注射液 4ml(注射针头向上倾斜刺入,使针感向上放散),每天 1 次,并配合眼部热敷。治疗 2 次后,眼内瘀血即开始消退,共治疗 6 次而获痊愈(王启才《针医心悟》,中医古籍出版社,2001 年第 1 版)。

按:光明是足少阳胆经的络穴,与足厥阴肝经相通。络穴有联络、沟通表里两经的作用。《针经指南》说:"络穴正在两经中间……若刺络穴,表里皆治。"临床实践证明,光明穴的主治作用,不但适用于本经的一系列病证,而且又能通治肝经的一些所属病证,且以治疗目疾而擅长。因针灸本穴能给眼病患者带来福音,恢复光明,故得此名。

肝开窍于目,如肝经气滞血瘀,肝阳上亢,肝胆火盛,循经上扰,便可导致目赤肿胀而痛。如肝经气血虚弱,肾阴不足,目系失其精血滋养,则可发生视物昏花、目涩、近视、夜盲等症。此类眼疾,针灸临床除选用眼区局部穴位以外,四肢远端多选用光明、合谷、太冲、太溪、三阴交等穴,往往收效佳良。

关于光明穴对于眼病的良好治疗作用,前人积累了许多宝贵经验。如《标幽赋》:"眼痒眼疼,泻光明与地五。"《席弘赋》:"睛明治眼未效时,合谷光明安可缺?" 笔者将红花注射液注入光明穴治愈眼部重度瘀血患者,就是基于络穴与脏腑、经络及其相应组织器官的特殊联络途径,把红花的活血化瘀效能直接传递到眼部而发挥其治疗作用的。这进一步从实践角度,体现了特定穴的重要意义和临床实用价值。

二、落枕

张某,男,32 岁。3 天前睡觉起来出现头项强痛,活动受限,向左转动时疼痛更甚,痛引肩胛。曾做按摩、理疗,未见疗效。查:右侧颈部肌肉呈痉挛状态。诊断为"落枕",以舒筋活络、通行气血为治法。取右侧列缺穴,进针得气后行捻转泻法,同时令患者做颈部活动。约 5 分钟后颈部疼痛基本消失,活动明显好转。次日又治 1 次而愈,颈部活动自如(郑州大学第一附属医院王宗学医案)。

按:《四总穴歌》中说:"头项寻列缺。"列缺对头项强痛的良好治疗作用,原因有三:其一,它属手太阴经的络穴,联络手阳明经(而手阳明经从手走头);其二,穴又与任脉相通,任脉上头贯通督脉;其三,十二经别的"六合"是加强表里两经联系的另一途径,手太阴经别在头部合于手阳明经。

三、心绞痛

杨某,男,61 岁。患有冠心病多年,时常发生心绞痛。以往每次发作,都可用"硝酸甘油片"急解,不久前又一次突然发作,"硝酸甘油片"竟然不起作用了,持续半小时,胸痛、胸闷、心慌未见缓解。其妻是南京市中医院神经内科医师,当时正在南京中医药大学跟笔者学习针灸课程,急忙为先生指压按揉内关穴,心绞痛症状马上消失了。在家做心电图检查,一切恢复正常(王启才、周庆生《针医心悟》,中医古籍出版社,2001年第1版)。

按:内关是心包经的络穴,联络、沟通三焦,具有宣上导下、和内调外、调理血脉、宽胸理气的作用,是防治心血管病的第一要穴。凡突发性心动过速、心动过缓、心律不齐、心慌、胸痛、胸闷等,均可急施针刺或指压(泻法),一般在1~2分钟内即可好转。

四、胃病

1. 胃痛 张某,女,51岁。胃脘部剧烈疼痛、难以忍受4天,拒按。速刺公孙穴,5分钟后疼痛缓解。继续行针后留针30分钟,疼痛完全消失(首都国医名师金伯华医案)。

2. 慢性胃炎 王某,男,48岁。年初,笔者在一家文印室印名片,老板(患者)见我是针灸医师,说他患有慢性胃炎,几乎每天都会出现胃中嘈杂不安,随之反酸呕吐。询问有何良法解除? 我告知按内关的方法。数天后患者告知,使用后果然灵验(王启才、周庆生《针医心悟》,中医古籍出版社,2001年第1版)。

按:公孙是足太阴脾经的络穴,联络胃(经),调和脾胃而止胃痛。内关是心包经的络穴,联络、沟通三焦,具有宣上导下、和内调外的作用,除了防治心血管病证之外,调理胃肠是其第二大作用。尤其是在疏肝理气、降逆止呕方面具有独到之处,往往收到桴鼓之效。

五、小腿重度扭挫伤

20世纪70年代末,笔者还在湖北中医学院工作期间,一男学生中午踢足球时被对方重重地踢伤了小腿。当时,受伤的学生摔倒在地,受伤的小腿疼痛难忍,整个小腿从膝关节以下到脚趾末端顿时青紫肿胀。后在同学们的搀扶之下,来到我院附属医院针灸科门诊诊治。经在患侧小腿局部大剂量点刺出血,以阳陵泉、丰隆二穴为主穴,每穴50~60ml;足三里、昆仑、丘墟、太冲为配穴,每穴20~30ml。结果:1次而愈。

第五章

十 二 经 筋

第一节　命 名 含 义

十二经筋即十二经脉之气聚结于筋肉、骨骼、关节的体系，其名称首见于《灵枢·经筋》。经筋是机体筋肉系统的总称，隶属于正经，为十二经脉在肢体外周的连属部分，故按十二经脉的循行部位予以分类。每一条经筋主要连系同名经脉循行部位上的若干肌肉群，而与脏腑没有属络关系（并非不入脏腑），故仅以十二经脉之意按手足、阴阳命名，而不冠以脏腑名称。

现代针灸医学理论，受《黄帝内经太素》"十二经筋内行胸腹郭中，不入五脏六腑"的影响，认为经筋只相当于现代解剖学中的肌肉、肌腱、韧带等组织结构，而不入内脏。

关于这个问题，我们应当这样来分析：经筋的主体结构是机体外周的筋肉系统，但并非不入内脏。因为部分经筋除了在体表聚结外，也进入体内散络，形成有关脏腑的组织结构（如内脏系膜、平滑肌等），只是与脏腑没有属络关系而已。据《灵枢·经筋》的记载，手太阴、手厥阴经筋病候中的"息贲"，就类似现代临床中的肺积、肺痈等；手少阴经筋病候中的"伏梁"，就相当于现今的胃痛、痞块等。其他诸如心肌、胃肠平滑肌、胆道括约肌、膀胱括约肌、输尿管腔等也均由经筋构成。

关于"筋"的含义，我国汉代最早的辞书《说文解字》释为"肉之力也"，意指能产生力量的筋肉。而《说文解字》对"腱"的解释为"筋之本也"，即"腱"又是"筋的根本"。

现今公认的看法，认为经筋相当于现代解剖学中的肌肉、肌腱、韧带等组织结构。例如《辞海》释为"大筋、小筋、筋膜"（包括韧带、肌腱等）。笔者认为，经筋所包含的组织结构远不止这些，还应该包括诸如肌肉、骨骼（包括骨关节）、皮下脂肪、内脏系膜、内脏平滑肌和部分神经实体结构。

经筋入内脏，相当于内脏系膜、内脏平滑肌，其论已如上述。我们还可以从《黄帝内经》中找到它类似于神经系统组织结构的依据。《灵枢·经筋》说："手太阳之筋……弹之应小指之上。""足少阳之筋……左络于右，故伤左角，右足不用，命曰'维筋相交'。"前者为视手太阳经筋等同于现代解剖中尺神经的例证：日常生活中，我们有意识或无意识弹及或碰撞肘关节尺骨鹰嘴与肱骨大结节之间的凹陷时,就会有触电感从肘尖放射到小指端,手太阳经筋的分布与尺神经的分布相一致,手太阳经筋"弹之应小指之上"与弹拨尺神经的反应相一致。后者则与中枢神经对机体的运动、感觉呈左右交叉、上下颠倒的支配形式完全吻合(即一侧脑部受伤,会导致对侧肢体瘫痪)。只不过《黄帝内经》是将椎体交叉现象称之为"维筋相交"而已。而经筋的系列病证如筋脉瘛疭抽搐、角弓反张或弛缓不收、瘫痪失用,面肌麻痹、口眼㖞斜等均属于西医学的神经系统疾病。

所以,完整地说,经筋所指的范围,应包括骨骼、肌肉、皮下脂肪、内脏系膜、内脏平滑肌和部分神经实体结构。

第二节 循 行 分 布

一、手三阴经筋

(一) 手太阴经筋

手太阴经筋起于拇指,沿其桡侧缘上行,结于大鱼际后方,经桡动脉搏动处外侧,沿前臂上行,结于肘窝,再向上经上臂内侧,入腋下,上出于锁骨上窝,结于肩关节之前。由此分二支:一支上行结于锁骨上窝;一支下行结于胸里,散行贯膈,合于贲门部,下抵季肋(图 5-1)。

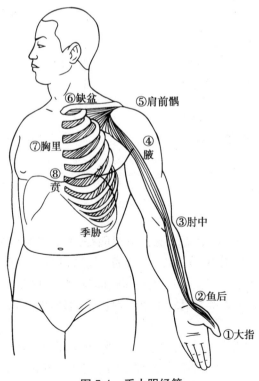

图 5-1 手太阴经筋

(二) 手少阴经筋

手少阴经筋起于小指桡侧端,上结于腕关节,沿前臂内侧后缘上行,结于肘内侧端,再上行至腋下,与该处手太阴经筋会合,经乳房内侧缘,结于胸中,通过横膈,沿胃贲门部向下,系于脐(图5-2)。

(三) 手厥阴经筋

手厥阴经筋起于中指,与手太阴经筋并行,结于肘窝内侧,沿上臂内侧上行,结于腋下,散布于前后胁肋部;其支筋,进入腋内,散布于胸中,穿过横膈,结于胃贲门部(图5-3)。

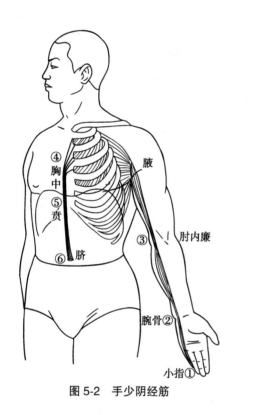

图 5-2 手少阴经筋　　　　　　　　图 5-3 手厥阴经筋

二、手三阳经筋

(一) 手阳明经筋

手阳明经筋起于食指末端,上结于腕关节背面桡侧部,沿前臂外侧前缘上行,结于肘关节外侧,再经上臂外侧,结于肩关节下缘;一支筋绕过肩胛骨,挟脊柱两旁;直行的支筋,从肩关节上行至颈部;由此分出一支筋,上达下颌、面颊,结于颧部;一支筋上行,走至手太阳经筋前方,上达左额角,联结头部,然后,下行至对侧下颌处(图5-4)。

(二) 手太阳经筋

手太阳经筋起于小指之上,上结于腕关节尺侧缘,沿前臂内侧上行,结于肘部肱骨内髁后上方,若在此切掐或以指弹击,即有电击感放射至小指,该筋沿上臂背侧后缘继续上行结于腋下,再经腋窝后缘,上绕肩胛骨,沿颈部至足太阳经筋之前方,结于耳后完骨(乳突部);

由此分出一支筋,入耳中;直行的一支筋,从耳后乳突部上行至耳上,屈折向下,结于下颌角前方,再上行结于目外眦;直行的一支筋,从下颌角前方上行,过耳前,连属于目外眦,上额,结于额角(图5-5)。

(三)手少阳经筋

手少阳经筋起于无名指末端,向上结于腕关节背侧,沿前臂背面上行,结于肘关节,向上绕上臂外侧至肩,走颈,与该处手太阳经筋相合。其分支进入下颌角深部,系于舌根;一支筋上行至下颌角,过耳前,结于目外眦,再上额,结于额角(图5-6)。

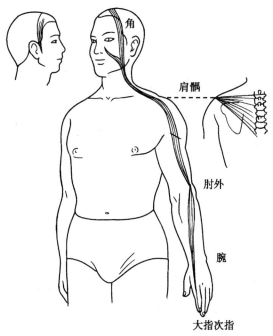

图 5-4　手阳明经筋

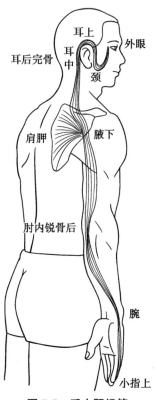

图 5-5　手太阳经筋

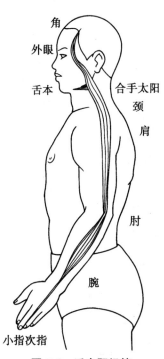

图 5-6　手少阳经筋

三、足三阴经筋

（一）足太阴经筋

足太阴经筋起于足大趾内侧,上行结于内踝;直行之筋,结于膝下内侧胫骨内髁部,向上沿股内侧,结于股部上端,聚结于外生殖器,再向上行到腹部,结于脐,循腹里,结于肋部,散于胸中;其深部的一支筋,附于脊柱(图5-7)。

（二）足少阴经筋

足少阴经筋起于足小趾之下,与足太阴经筋并行,斜走至内踝之下,结于足跟部,与该处足太阳经筋相会,上行结于膝下胫骨内髁,与足太阴经筋沿股内侧并行向上,结于外生殖器;其分支沿脊柱上行至后项,结于枕骨,与足太阳经筋相会合(图5-8)。

（三）足厥阴经筋

足厥阴经筋起于足大趾上方,结于内踝之前,沿胫骨上行,结于胫骨内髁下,再沿股内侧上行,结于外生殖器,与其他经筋相联系(图5-9)。

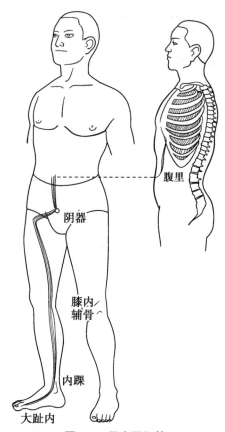

图 5-7　足太阴经筋

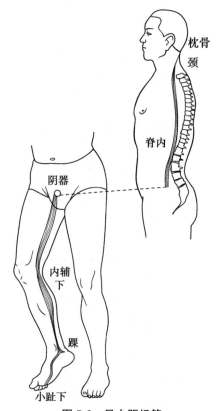

图 5-8　足少阴经筋

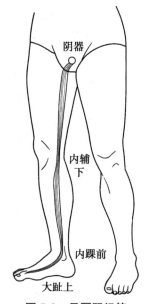

图 5-9　足厥阴经筋

四、足三阳经筋

(一) 足阳明经筋

足阳明经筋从足二、三趾开始,上结于足背,再斜向上行,覆盖于腓骨上,结于膝外侧,直行向上,结于髋关节,再向上循胁肋,向后附着于脊柱;直行的一支筋从足背向上,沿胫骨上行,结于膝;从膝部分出一支筋,结于腓骨,与足少阳经筋会合;直行的一支筋,沿着股前面的伏兔穴而上,结于股部上端,聚会于外生殖器处,再向上散布于腹部,聚结在锁骨上窝,上颈,挟口角旁,合于頄部,上结于鼻,向上经下眼睑(足阳明经筋系于下眼睑)至上眼睑(足太阳经筋系于上眼睑),与足太阳经筋相合;其支筋,从颊部分出,结于耳前(图 5-10)。

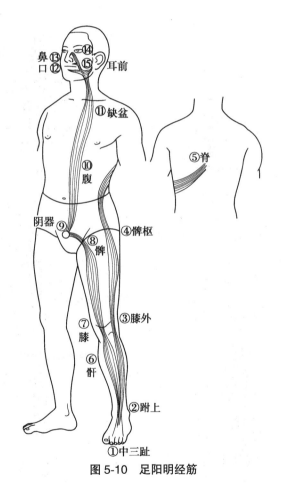

鼻⑬ ⑭
口⑫ ⑮ 耳前
⑪缺盆
⑤脊
⑩腹
阴器⑨ ④髀枢
⑧髀
③膝外
⑦膝
⑥骭
②跗上
①中三趾

图 5-10 足阳明经筋

(二) 足太阳经筋

足太阳经筋起于小趾,上行结于外踝,从外踝斜向上结于膝部;一支筋沿着足外侧缘走行,结于足跟,向上结于腘窝;另一支筋,从外踝上行,结于小腿外侧,经腘窝内侧,上结于臀部,挟脊柱两旁上行至项部;其支筋别行入内,结于舌根;其直行的支筋,自项部上行,结于枕骨,上越头顶,下行颜面,结于鼻;从鼻分出一支筋,络上眼睑,下行结于颧骨部;一支筋从腋窝后方外缘;结于肩关节,绕腋窝下方,经锁骨上窝,上行结于耳后完骨(乳突部);其支筋,出锁骨上窝,斜向上结于颧骨部(图5-11)。

（三）足少阳经筋

足少阳经筋起于足四趾外侧,向上结于外踝,沿胫外侧上行,结于膝关节外缘;其支筋,自腓骨上行至股外侧,前支结于股前方,后支上行结于骶尾部;直行的支筋,向上布于胁下,过季胁,上出于腋窝前缘,系于胸部,向上结于锁骨上窝;一支筋向上出腋窝,行于手太阳经筋之前,沿耳后,上额角,交会于头顶,再向下行至颔下,上结于颧部;其支筋,结于目外眦,为眼之外维(图5-12)。

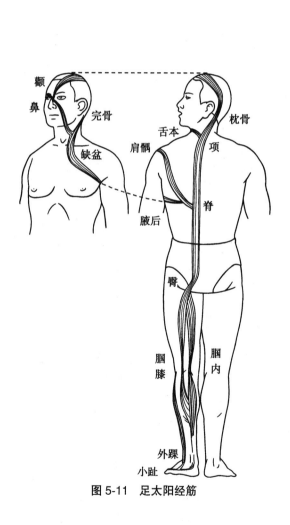

图5-11 足太阳经筋

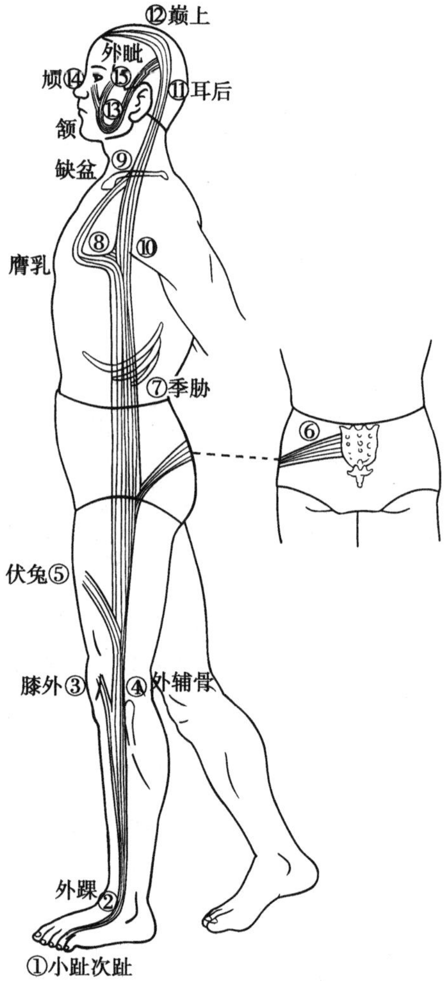

图5-12 足少阳经筋

第三节 表现特点

一、向心而走,无逆顺之分

十二经筋均起始于四肢末端爪甲之间,向心而走,无逆顺之分。聚集于骨骼、关节之上,终结于躯干、头面部位。手三阴之筋结于贲——胸膈部;手三阳之筋结于角——侧头部;足三阳之筋结于颐——面颊部;足三阴之筋结于阴器——下腹部。

二、分布有规律

十二经筋在体表的分布与十二经脉基本相同,也有与十二经脉一样的分布规律,即手足六阴之筋分布在肢体内侧,太阴在前、厥阴在中、少阴在后;手足六阳之筋相应分布在肢体外侧,阳明在前、少阳在中、太阳在后。

三、内入脏腑,但无属络关系

十二经筋的主体结构是机体外周的筋肉系统,故在循行分布中与脏腑没有属络关系。但也并非像杨上善《黄帝内经太素》所云:"十二经筋内行胸腹郭中,不入五脏六腑。"部分经筋除在体表聚结外,也进入体内散络,形成有关脏腑的组织结构(如内脏系膜、平滑肌等)。据《灵枢·经筋》的记载,手太阴、手厥阴经筋病候中的"息贲",就类似现代临床中的肺积、肺痈等;手少阴经筋病候中的"伏梁",就相当于现今的胃痛、痞块等。除此之外,笔者还认为胃、胆、膀胱、大小肠这些实质性的组织结构,也应属于有关经筋的范畴。

四、筋有刚柔之分,肉有厚薄之别

明代张介宾在其著作《类经》中说:"筋有刚柔。"根据十二经筋在人体的分布以及功能作用看,筋肉确有刚柔、厚薄之分别。如四肢、腰、腹部肌肉丰厚肥大,头面、胸背部肌肉浅薄瘦小;四肢、项背部筋腱刚健有力,头面、胸腹部筋腱纤细柔和。四肢经筋,刚中有柔。手足三阳行于外侧,其筋多刚;手足三阴行于内侧,其筋多柔。机体大小关节的活动正常与否,与经筋的这种刚柔相济的协同、拮抗作用息息相关。

五、有相应的病候

在《灵枢·经筋》中,每一条经筋都有具体的病候记载。综合而论,十二经筋的病候多表现为肌肉、肌腱、关节、韧带及内脏系膜等组织在感觉、运动方面的功能失常。例如,手阳明筋病"肩不举,颈不可左右视",足太阳筋病"脊反折,项筋急,肩不举",足少阳筋病"伤左角,右足不用",足少阴筋病"腰反折不能俯",足厥阴筋病"阴器不用"等,均与现今临床中的肌肉风湿、关节炎症、软组织损伤,以及运动系统、神经系统疾病引起的肌肉、筋脉的拘挛、强直、抽搐或弛缓、麻痹、瘫痪等极为相似。

《灵枢·经筋》说:"经筋之病,寒则反折筋急,热则筋弛纵不收,阴痿不用。阳急则反折,阴急则俯不伸。"《素问·生气通天论》说："湿热不攘,大筋缏短,小筋弛长,缏短为拘,弛长为痿。"这就是十二经筋病候的主要特点。

六、有独特的治疗方法

《素问·调经论》说:"病在肉,调之分肉;病在筋,调之筋。"《灵枢·经筋》对经筋为病提出了"治在燔针劫刺,以知为数,以痛为输……焠刺者,刺寒急也,热则筋纵不收,无用燔针"的治疗原则和具体针法。所谓"燔针""焠刺",皆指烧针疗法(烧针身为火针,烧针尾为温针)。主张经筋之病,凡属寒而拘急者宜用火针(或温针、艾灸、热熨)治疗;热而弛缓者,则不宜采用。所谓"以知为数",指出火针力强,临证运用时,应以感知为度,见效即止。所谓"以痛为输",既泛指病变之所在,又包含局部取穴之义。与痛点左右对称、前后对应取穴也可。《灵枢·官针》中的浮刺(刺皮下脂肪或筋膜)、分刺(刺分肉之间)、恢刺(刺肌腱、韧带)、关刺(刺关节)、合谷刺(在肌肉深层多向透刺)等都是针对经筋为病提出的一些针刺方法。

现将十二经筋与十二经脉异同列表如下(表5-1)。

表 5-1　十二经筋与十二经脉异同

项目	十二经筋	十二经脉
走向	起于四肢末端,向心而走,无逆顺之分	走向有规律,有逆顺之分
分布	与十二经脉相同	分布有规律
阴阳	有阴阳分属	有阴阳分属
脏腑	部分入脏腑,但不属络	有属络关系
病候	有系统病候记载	有系统病候记载
腧穴	无	有

第四节　生理功能

一、联络脏腑肢体、五官九窍

(一)与脏腑的联系

十二经筋的主体结构为机体外周的筋肉系统,除在体表聚结外,部分经筋也进入体内散络,形成有关脏腑的组织结构。如胃肠系膜平滑肌、胃肠韧带、肝膈韧带、胆道及膀胱括约肌等等。

(二)与肢体的联系

十二经筋连缀全身肌肉、骨骼、关节。

(三)与组织器官的联系

目:足阳明经筋上合于太阳为目下纲。手太阳经筋上属目外眦。足太阳经筋为目上纲。手少阳经筋属于目外眦。足少阳经筋结于目外眦。宗脉之所聚(《灵枢·口问》)。

耳：足阳明经筋结于耳前。手太阳经筋入耳中，出耳上。足少阳经筋循耳后。宗脉之所聚（《灵枢·口问》）。

鼻：足阳明经筋结于鼻。足太阳经筋结于鼻。

口唇：手足阳明经筋挟口。

齿：手少阳经筋分支上曲牙。

舌：足太阳经筋结于舌本。手少阳经筋系舌本。

前阴：足阳明经筋聚于阴器。足太阴经筋聚于阴器。足少阴经筋结于阴器。足厥阴经筋结于阴器。

二、扩充了十二经脉循行、分布范围

十二经筋的分布，延伸了十二经脉在体表的循行，范围更加广泛。例如，手太阴肺经不上肩部，但经筋出缺盆，结肩前髃；手阳明大肠经上肩交大椎但不过肩胛，经筋却绕肩胛、挟脊；手太阳小肠经只循面颊，经筋还结于（头）角；手少阳三焦经不循咽喉，经筋却系舌本；足少阴肾经不循腰脊，但经筋"循脊内，挟膂"，为"腰为肾之府"及肾病证见腰酸背痛提供了理论依据；足阳明胃经不过阴器，但经筋却聚于阴器，体现了"前阴者，宗筋之所聚""阳明主润宗筋"的生理功能。

三、加强了经络系统对肢体的连缀作用

十二经筋作为十二经脉的连属组织，在循行过程中或聚于腕、臂、肘、腋、胸胁、肩、颈项，或结于踝、胫、膝、股、阴器、臀、腰背，最后在头面、胸腹部分组结合，大筋、刚筋连缀肢节，小筋、柔筋相互维系。既密切了十二经筋体系自身的联系，又加强了经筋与其他经络体系的联系，从而进一步增强了经络系统对肢体的连缀作用。

四、连结骨骼、关节，主持机体运动

《素问·痿论》说："阳明者，五脏六腑之海，主润宗筋，宗筋主束骨而利机关也。"说明十二经筋不仅受十二经脉的调节，还靠十二经脉气血的濡润、滋养，才能产生一定的力量。十二经筋，附着于骨骼之上，或聚结于两骨之间，构成主持机体运动的必备结构——关节。其功能作用就是使肢体能产生运动。《类经》说："筋有刚柔，刚者所以束骨，柔者所以相维。"任何一个活动关节，都具有两种刚柔不同但彼此协调的拮抗肌。在正常情况下，经筋阴阳平衡，刚柔相济，肢体的俯与仰、屈与伸、外旋与内旋、外展与内收等功能活动就灵活自如，敏捷矫健。反之，就会出现以运动功能失常为主的相应病候。在这方面，经筋的功能与奇经八脉中的维脉、跷脉作用是相辅相成的。

五、对脏腑、组织、器官起保护作用

《灵枢·经脉》说："骨为干，脉为营，筋为刚，肉为墙。"说的是人之一身，骨为主干，构成支架；脉行气血，供给营养；筋则刚健，主持运动；而肥厚丰实的肌肉组织和皮下脂肪严密地覆盖着躯体，犹如坚固的墙壁一样对脏腑、组织、器官起着保护作用。因此，当机体受到撞击或跌仆时，脏腑、组织、器官就不容易受到损伤，或由于肌肉的弹性产生的缓冲作用，使损伤程度相应减轻。

六、扩大了十二经穴的应用范围

在十二经脉的部分腧穴中,许多主治项目超出了该经脉循行及病候的范围。这种情况,如果单从经脉来看,有些令人费解,但从经筋方面来认识,便可获得满意的答案。例如,手阳明大肠经从手走头,经脉至鼻旁而终止,但本经肘关节以下的许多腧穴都可以治疗前额疼痛,就是因为手阳明经筋"上左角,络头";足阳明胃经不过阴器,但气冲、归来、足三里、上下巨虚均可治疗疝气,就是基于足阳明经筋结于阴器,阳明主润宗筋;足太阳膀胱经不循胸胁,但其经筋"入腋下,上出缺盆",故本经膝关节以下的许多腧穴也可用于治疗胸胁疼痛。

第五节 病理反应

十二经筋病证首载于《灵枢·经筋》中,多表现为肌肉、肌腱、关节、韧带以及部分内脏平滑肌等组织在感觉、运动方面的功能失常。与西医学中的肌肉风湿、关节炎症、软组织损伤,以及运动系统、神经系统疾病引起的肌肉、筋脉的拘挛、强直、抽搐或弛缓、麻痹、瘫痪等极其相似。《灵枢·经筋》说:"经筋之病,寒则反折筋急,热则筋弛纵不收,阴痿不用"(寒主收引、热主弛缓),"阳急则反折,阴急则俯不伸"(背为阳,阳急则背筋拘急反张;腹为阴,阴急则腹肌强直收缩)。《素问·生气通天论》说:"湿热不攘,大筋缘短,小筋弛长,缘短为拘,弛长为痿。"(湿久化热,伤及阴血,津亏血少,筋失所养)这就是十二经筋病候的主要特点。

现将《灵枢·经筋》所载各经筋的病理反应附录如下:

一、手太阴经筋病证

《灵枢·经筋》:其病当所过者支转筋痛,甚成息贲,胁急吐血。

手太阴经筋病证表现为:经筋所过之处抽筋、疼痛。甚至由于肺气积聚于胸胁,还会出现背痛、胁痛、呕逆、吐血的"息贲"。

二、手阳明经筋病证

《灵枢·经筋》:其病当所过者支痛及转筋,肩不举,颈不可左右视。

手阳明经筋病证表现为:本筋所过之处疼痛及抽筋,肩不能上举,颈项不可左顾右盼。

三、足阳明经筋病证

《灵枢·经筋》:其病足中指支,胫转筋,脚跳坚,伏兔转筋,髀前肿,癀疝,腹筋急,引缺盆及颊,卒口僻,急者目不合,热则筋纵,目不开。颊筋有寒,则急引颊移口;有热则筋弛纵缓,不胜收故僻。

足阳明经筋病证表现为:足的中趾及胫骨部位抽筋,脚部颤抖及强硬不适,大腿前方正中部位抽筋肿痛,腹肌拘急,向下引起睾丸肿大,向上牵引至锁骨上窝以及面颊部,使得口角突然歪斜、眼睛闭合不全。面颊肌受热的刺激后,则经筋弛缓无力,眼睛就难以睁开;反之,面颊肌受寒的刺激后,则经筋收引拘急,牵拉导致口角歪斜。

四、足太阴经筋病证

《灵枢·经筋》：其病足大指支，内踝痛，转筋痛，膝内辅骨痛，阴股引髀而痛，阴器纽痛，上引脐两胁痛，引膺中、脊内痛。

足太阴经筋病证表现为：足大趾疼痛并牵引至内踝骨疼痛，或抽筋痛，膝关节内下方胫骨内侧髁疼痛，大腿内侧连及腹股沟乃至前阴器纽转痛，并向上牵引至肚脐、两胁疼痛，甚至引起胸部两侧和脊柱内痛。

五、手少阴经筋病证

《灵枢·经筋》：其病内急，心承伏梁，下为肘网。其病当所过者支转筋，筋痛……其成伏梁、唾血脓者，死不治。

手少阴经筋病证表现为：手少阴心经经脉所过之处转筋抽痛，胸闷、拘急、绞痛。心经气血瘀滞且久治不愈，会在心下或脐上有积块坚伏，如手臂之状（谓之"伏梁"）。如果在这种情况下，患者再出现呕吐脓血，病情就十分危重难治了。

六、手太阳经筋病证

《灵枢·经筋》：其病小指支，肘内锐骨后廉痛，循臂阴入腋下，腋下痛，腋后廉痛，绕肩胛引颈而痛，应耳中鸣痛，引颔目瞑，良久乃得视，颈筋急则为筋瘘颈肿。

手太阳经筋病证表现为：手小指痛，肘内侧高骨后缘疼痛，腋下及腋后疼痛，围绕肩胛骨牵引颈部而痛，耳中有鸣响及闷痛，牵引颔部使眼睛无法睁开，需要经过很久才能看东西。如果颈筋拘急过久、过甚，则容易发生筋瘘、颈肿等证。

七、足太阳经筋病证

《灵枢·经筋》：其病小指支，跟肿痛，腘挛，脊反折，项筋急，肩不举，腋支，缺盆中纽痛，不可左右摇。

足太阳经筋病证表现为：足小趾及足跟肿胀疼痛，膝关节腘窝挛急，脊柱强直反张，头项部肌肉强直发紧，腋窝部牵拉感，缺盆（锁骨上窝）纽痛，肩关节疼痛不能上举、不可以左右摇动。

八、足少阴经筋病证

《灵枢·经筋》：其病足下转筋，及所过而结者皆痛及转筋。病在此者主痫瘛及痉，在外者不能俯，在内者不能仰。故阳病者腰反折不能俯，阴病者不能仰……此筋折纽，纽发数甚者，死不治。

足少阴经筋病证表现为：脚下抽筋，并放射到本经筋所过之处都疼痛或抽痛，还会发生抽搐、痉证。如果病在阳面，项背拘急，腰向后反折，身体便不能前俯；如果病在阴面，腹部拘急，身体便不能后仰……这种转筋疼痛如果发作的次数过多，程度很重，治疗难度就非常大。

九、手厥阴经筋病证

《灵枢·经筋》：其病当所过者支转筋，前及胸痛，息贲。

手厥阴经筋病证表现为：本经筋所过之处抽筋、疼痛，放散至胸前区疼痛，也会出现背痛、胁痛、呕逆、吐血的"息贲"。

十、手少阳经筋病证

《灵枢·经筋》：其病当所过者支转筋，舌卷。

手少阳经筋病证表现为：本经筋所过之处抽筋、疼痛，还见"舌卷"等。

十一、足少阳经筋病证

《灵枢·经筋》：其病小指次指支转筋，引膝外转筋，膝不可屈伸，腘筋急，前引髀，后引尻，即上乘䏚季胁痛，上引缺盆、膺、乳、项，维筋急，从左之右，右目不开，上过右角，并跷脉而行。左络于右，故伤左角，右足不用，命曰"维筋相交"。

足少阳经筋病证表现为：足第四趾抽痛，并牵引放散至小腿外侧，膝关节活动受限不可以屈伸，腘窝筋肉挛急紧张并牵引至前后的髋关节以及尾骶部，又向上侵犯到胁肋下的空软处及软肋部疼痛，再向上牵引至锁骨上窝、胸部、乳房、头项部，使得所有连接的筋都感到拘急。如果从左侧向右侧维络的筋拘急，右侧眼睛就无法睁开，这是因为本筋上行过头到右边的筋与跷脉并行的缘故（跷脉主眼睛开合）。由于左边的筋同右边的筋是左右交叉相互连接的，所以，如果左边头角受伤，就会出现右下肢瘫痪，运动功能就丧失了。以上现象称之为"维筋相交"。

十二、足厥阴经筋病证

《灵枢·经筋》：其病足大指支，内踝之前痛，内辅痛，阴股痛转筋，阴器不用，伤于内则不起，伤于寒则阴缩入，伤于热则纵挺不收。

足厥阴经筋病证表现为：足大趾痛连及内踝之前痛，胫骨内侧痛，大腿内侧疼痛连及前阴部。生殖器功能障碍，伤于房事的会导致阳痿不举；伤于寒邪的阴器缩入（寒主收引）；伤于热邪者则阴茎挺长不收。

《灵枢·经筋》：经筋之病，寒则反折筋急，热则筋弛纵不收，阴痿不用。阳急则反折，阴急则俯不伸。

总之，凡是经筋所发生的病证，遇寒则筋拘急挛痛，遇热则会使筋迟缓不收，阴痿不用。背部阳面的筋拘急就向后反张，腹部阴面的筋拘急则向前俯而不能伸直。

第六节　相关腧穴

一、筋缩（Jinsuo　GV8）

督脉腧穴。已在第二章"奇经八脉"第六节"相关腧穴·督脉经穴"中叙及，此不赘述。

二、肝俞（Ganshu　BL18）

【释名】内应于肝，是肝气输注之处，有主肝病的作用，故名。

【归经】足太阳膀胱经。

【定位】背部,当第9胸椎棘突下,后正中线旁开1.5寸(图5-13)。

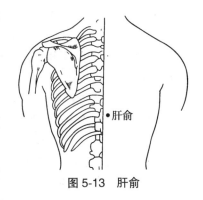

图5-13 肝俞

【类属】肝的背俞穴。

【穴性】滋养肝血,疏肝理气。

【主治】

1. 头面、眼部病证 头痛、眩晕、目赤肿痛、近视、夜盲、视物昏花。

2. 肝、胆及消化系统病证 肝病、黄疸、胃脘痛、纳呆、腹痛、腹泻。

3. 神志病证 癫狂、痫证。

4. 其他病证 中风、乳少、贫血、白细胞减少、胁肋疼痛、脊背疼痛、痿证。

【配伍】配肾俞、太溪,治阳亢之眩晕、头痛、耳鸣;配百会、光明,治目疾;配复溜、曲泉、太溪,滋补肝肾,治夜盲、青盲;配太冲,治暴盲;配肾俞、悬钟、阳陵泉,治痿证,腰脊酸软;配至阳、胆俞、期门、足三里、太冲、阳陵泉,治传染性肝炎;配胆俞、阳陵泉,泻肝利胆;配膈俞、三阴交,补养肝血。

【刺灸法】斜刺0.5~0.8寸,可灸。

【参考】有报道:本穴治疗复发性睑腺炎15例,进针后强刺激捻转,并行开阖泻法,使之出血(或直接用三棱针点刺出血)。每周1次。结果:全部在1~3次内治愈(吕景山、何树槐、耿恩广,《单穴治病选萃》,人民卫生出版社,1993年第1版)。

三、脾俞(Pishu BL20)

【释名】内应于脾,是脾气输注之处,为健运脾胃的重要腧穴,故名。

【归经】足太阳膀胱经。

【定位】背部,第11胸椎棘突下,后正中线旁开1.5寸(图5-14)。

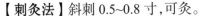

【类属】脾的背俞穴。

【穴性】健运脾胃,祛湿化痰,补益气血。

【主治】

1. 消化系统病证 消化不良、腹胀、腹痛、呕吐、泄泻、痢疾、便血、黄疸。

2. 呼吸系统病证 咳喘、痰多。

3. 其他病证 贫血、水肿、糖尿病、胸胁胀满、肢软无力、嗜睡、腰背强痛。

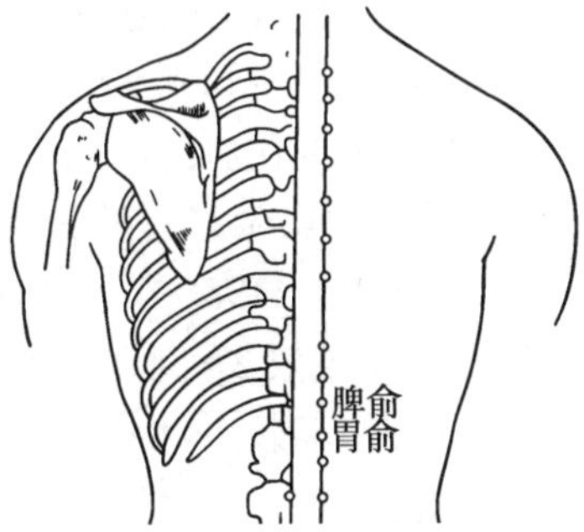

图5-14 脾俞、胃俞

【配伍】配章门,为俞募配穴,主治消化不良;配胃俞、中脘、内关、公孙,治腹胀、腹痛、泻痢;配膈俞、大椎,治吐血、便血;配膈俞、肾俞、足三里、三阴交,治糖尿病。

【刺灸法】斜刺0.5~0.8寸,可灸。

【参考】现代研究表明:针灸脾俞穴可使胃、十二指肠的总酸度和游离酸度趋于正常,明显改善胃肠功能。

《山东中医杂志》1990 年第 1 期报道：脾俞、胃俞划痕法治疗小儿腹泻 73 例，穴位皮肤常规消毒后，用 30 号 1.5 寸针划痕 2~2.5cm 长，深度以皮下见点滴出血为度。每周 2 次。1 次而愈 32 例，2 次痊愈 27 例，3 次愈 10 例，无效 4 例，痊愈率 94.5%。

现代研究表明：针灸脾俞穴可增加血中红细胞、白细胞和血小板指数，降低血中胆固醇含量。

《陕西中医》1989 年第 9 期报道：针灸脾俞治疗血小板减少性紫癜 37 例，配膈俞、足三里、三阴交，留针 30 分钟。每日 1 次。结果：痊愈 17 例，有效 9 例，无效 11 例，有效率 70.3%。

《中国针灸》1992 年第 2 期报道：针灸脾俞治疗慢性原发性血小板减少性紫癜 107 例，配足三里、三阴交，动留针 30 分钟。每日 1 次，10 次为 1 个疗程。经治 2 个疗程，痊愈 50 例，有效 31 例，无效 26 例，有效率 75.7%。

现代研究表明：针灸脾俞、膈俞、足三里穴可使糖尿病患者的血糖、尿糖下降，对非胰岛素依赖型作用明显。对糖尿病患者的血液流变学也有一定影响，血沉、血浆黏度、血细胞比容有明显改善。

四、胃俞（Weishu BL21）

【释名】穴内应于胃，是胃气输注的部位，故名。

【归经】足太阳膀胱经。

【定位】背部，第 12 胸椎棘突下，后正中线旁开 1.5 寸（图 5-14）。

【类属】胃的背俞穴。

【穴性】健脾和胃，补益气血。

【主治】胃脘痛、胃下垂、恶心、食管癌、呕吐、不思饮食、腹痛、肠鸣、泄泻、痢疾、完谷不化、小儿疳积、糖尿病、胰腺炎。

【配伍】配中脘，为俞募配穴，主治各种胃病；配脾俞、内关、足三里，治胃脘痛、不思饮食；配内关、梁丘，治胰腺炎。

【刺灸法】斜刺 0.5~0.8 寸，可灸。

【参考】现代研究表明：针刺胃俞可增强胃的蠕动，促进幽门开放，使排出量增加，从而调整胃的运动功能，并有促进胃酸及胃蛋白酶分泌的作用。

《中医杂志》1988 年第 9 期报道：针刺胃俞治疗胃痉挛 42 例，加梁丘穴，行捻转泻法，留针 25 分钟；显效 32 例（76.2%），好转 8 例，无效 2 例，有效率 95.2%。另以 654-2 肌内注射 31 例作对照，显效 18 例（58.1%），好转 8 例，无效 5 例，有效率 83.9%。两组的显效率和有效率差异显著。

《临床荟萃》1990 年第 2 期报道：穴位注射治疗失眠 96 例，睡前注入异丙嗪 12.5mg。每日 1 次，12 次为 1 个疗程。结果：有效 91 例（94.8%）。

五、阳陵泉（Yanglingquan GB34）

【释名】外侧为"阳"，高起为"陵"，"泉"指凹陷。穴在膝下外侧腓骨头前下方凹陷处，故名。

【归经】足少阳胆经。

【定位】小腿外侧,腓骨头前下方凹陷处(图5-15)。

【类属】足少阳经五输穴之"合"穴,五行属土;八会穴之一(筋会)。

【穴性】舒筋通络,疏利肝胆。

【主治】

1. 肝、胆及消化系统病证　肝病、黄疸、口苦、腹胀、呕吐、胆囊炎、胆石症、胆道蛔虫症。

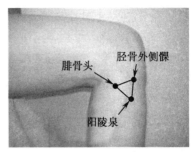

图5-15　阳陵泉

2. 经筋病证　高热、癫痫、破伤风、小儿惊风等引起的抽搐、眼睑瞤动、面肌痉挛、肢体和关节扭伤(阳陵泉适用于全身各个部位的经筋扭挫伤,配合动刺,疗效更佳)。

3. 经脉循行所过部位的病证　偏头痛、耳鸣、耳聋、落枕、肩周炎、胁肋疼痛、膝关节肿痛、下肢痿痹、坐骨神经痛、腓肠肌痉挛等。

【配伍】配中脘、太冲、内庭,治胁痛、口苦、呕吐;配泻间使、三阴交,治气滞血瘀型胁肋痛;配至阳、肝俞、胆俞、阴陵泉、太冲,治黄疸、胆结石;配足三里,治急性传染性肝炎;配环跳、风市、委中、悬钟,治半身不遂、下肢痿痹。

【刺灸法】直刺1~1.5寸,可灸。

附录:筋会阳陵泉在针灸临床上的新用

肌筋膜属于经筋范畴。肌筋膜的病变也就属于经筋的病变。《黄帝内经》对各种经筋的病变,早就有很全面、很深入的治疗方案和具体措施。《灵枢·终始》在战略上提出了"在骨守骨,在筋守筋"的基本对策;而在战术上,《灵枢·经筋》则提出了"以痛为输"的"阿是之法","治在燔针劫刺"的火针疗法。

筋和骨都属于经筋范畴,密不可分(骨折在愈合过程中,在灸治断端的治疗中配合用筋之会穴阳陵泉,可缩短疗程和促进疗效)。

从古至今的实际例子不胜枚举,我就不说了。仅就自己的临床心得,抛砖引玉地谈一点筋会阳陵泉在教材之外的应用体会。

1. 面神经麻痹或面肌痉挛　《灵枢·经筋》明文将面神经麻痹纳入经筋病变。对于面瘫,我除了在局部两侧同时用穴(尤其是阳白、颧髎、地仓,用《黄帝内经》"合谷"法)之外,远端习用对侧合谷和双侧太冲、阳陵泉(调节面部两侧经络平衡)。而对于面肌痉挛,则少用面部穴位,多用上肢后溪穴和下肢阳陵泉缓解痉挛状态。

2. 胆绞痛　胆绞痛是急性胆囊炎、胆石症、胆道蛔虫病的主要证候。阳陵泉属足少阳胆经(下)合穴,"合治内腑",当为疏肝利胆、行气镇痛第一要穴。

自己在针灸治疗黄疸型肝炎的临床实践中观察到:针刺阳陵泉可以加强胆囊的收缩频率和力度,促进胆汁分泌,有利于结石的顺利排出,对奥迪括约肌有明显解痉作用(日月、胆囊穴基础上加太冲、阳陵泉,可增加胆道引流的胆汁流量)。操作时直刺2寸左右,行提插、捻转泻法,动留针30~60分钟,或以连续波、快频率电针强刺20~30分钟。

3. 心绞痛　心绞痛是冠心病的主要症状(涉及心脏平滑肌)。急性发作时,若在郄门、巨阙、膻中等常规处方基础上加用阳陵泉,直刺1~2寸,行提插、捻转泻法,对心脏平滑肌绞痛有明显舒缓作用,能较好地协助常规腧穴行气通阳、化瘀止痛。对因心绞痛引起的胁肋放射痛更能发挥疏经活络作用。

4. 气管、支气管痉挛　气管、支气管痉挛是指气管或支气管平滑肌持续收缩,表现为呼吸困难、呛咳、哮喘、缺氧,严重时可因窒息危及生命。平滑肌病变属于经筋病范畴,宜紧急针刺天突、膻中、阳陵泉、丰隆等穴,缓解痉挛、化痰通络。

5. 食管、胃肠痉挛　食管、胃肠痉挛是由于胃肠平滑肌突发性痉挛而产生的胃脘部或腹部剧烈疼痛。除胸骨后及脘腹部痛如刀绞外,腹直肌多呈挛急状态。在这种情况下,可取膻中、中脘、梁丘强刺行泻法,阳陵泉宜大幅度提插、捻转,或加用电针强刺激,以助中脘、梁丘通调腑气、止痉镇痛。

6. 膈肌痉挛　膈肌痉挛,中医称"呃逆",是膈肌不自主的间歇收缩运动,以气逆上冲、喉间呃呃有声、音短而频、令人不能自控为主要特征。针刺止呃的穴位很多,但直接与膈肌密切相连的却只有膈俞(膈之背俞)、阳陵泉(筋会,膈肌古称"贲",乃诸多经筋所结之处)。故针刺阳陵泉缓解膈肌痉挛,可收桴鼓之效。

7. 胃下垂　胃下垂是指胃的位置低于正常,多发生于身体瘦弱、从事站立工作的女性。主要由于胃膈韧带和胃肝韧带无力或腹壁肌肉松弛所致。

胃膈韧带、胃肝韧带以及腹壁肌肉都属"经筋"范畴,在常规补中益气的针灸处方中加用"筋之会穴"阳陵泉,能有针对性地加强胃膈韧带和胃肝韧带以及松弛的腹壁肌肉紧张度,发挥更加理想的治疗效果。

8. 遗尿、尿失禁或尿潴留　遗尿、尿失禁或尿潴留都缘于膀胱括约肌对尿液的调节失控。《素问·宣明五气》说:"膀胱不利为癃,不约为遗溺。"而这里所谓的膀胱"不利""不约",其实就是膀胱括约肌对尿液的控制能力。

膀胱括约肌也属经筋范畴。作为筋之会穴,阳陵泉对其紧张或松弛程度均有一定的调治作用。而作为宗筋之主的肝(经),在其"所生病"中也有遗尿和尿闭,就是对阳陵泉能够主治遗尿或尿潴留最好的佐证。

9. 泌尿系绞痛　泌尿系绞痛是泌尿系结石的主要症状,病位在肾和膀胱,涉及肝脾。绞痛发作时阳陵泉宜急刺2寸左右,行大幅度、快频率提插、捻转泻法,或接电针以连续波、快频率强刺激,或以5%~10%葡萄糖注射液5ml左右穴位注射,对泌尿系平滑肌以及膀胱括约肌有良好的抗痉挛作用。

10. 阳痿、阳强、疝气　阳痿、阳强、疝气是男性的3种生殖器病证。阳痿、阳强多因肝血不足,疝气多系肝郁气滞。"前阴者,宗筋所聚,乃肝经所系",也就是说"肝主宗筋"。三病在常规取用关元、三阴交的基础上,加用"筋之会穴"阳陵泉,能够通过滋养肝筋、疏肝理气,达到起痿、壮阳、止痛的治疗目的(阳痿轻刺激补法,心理性的加灸头顶百会穴;阳强加针大敦穴;疝气强刺激泻法,加针下巨虚)。

11. 脱肛、子宫脱垂　脱肛是直肠黏膜部分或全层脱出肛门之外,相当于西医学的"直肠脱垂"。常见于小儿、老人和多产妇女,主要与解剖缺陷、组织软弱及腹压增高有关。阳陵泉轻刺激补法,并加灸头顶百会穴,配合动刺收缩肛门。

子宫脱垂是指子宫从正常位置沿阴道下垂,子宫颈外口达坐骨棘水平以下,甚至子宫全部脱出于阴道口外,属中医学"阴挺"范畴。常由于产妇素来体质虚弱,产伤处理不当,产后过早参加体力劳动而腹压增加,或由能导致肌肉、筋膜、韧带张力降低的各种因素引起。阳陵泉轻刺激补法,并加灸头顶百会穴,配合动刺收腹和收缩会阴部。

还有其他涉及"宗筋"方面的病变,如耳病、鼻病、乳房病、指头(指甲)病等。

【参考】

1. 胆道病证 研究表明:针刺阳陵泉能增强胆囊运动和排空能力,此种作用在出现针感后即开始,在起针后10分钟更为明显。

《中国针灸》1986年第4期报道:针刺阳陵泉、期门治疗急性胆囊炎150例,动留针30分钟。每日1次。结果:痊愈142例,无效8例,痊愈率94.67%。

《针灸学报》1990年第4期报道:针刺阳陵泉治疗胆绞痛11例,深刺2.5寸,快速大幅度捻转,动留针30分钟。结果:显效(针后10~30分钟内疼痛明显减轻或消失)7例,好转4例。

《中国针灸》1990年第4期报道:阳陵泉穴位注射治疗胆绞痛157例,每穴注入维生素K_3注射液4mg。结果:显效126例(80%),好转31例,全部有效。

《针灸学报》1991年第3期报道:针刺阳陵泉等穴治疗胆结石79例,配肝俞、胆囊穴,同时加服药物。结果:结石全部排出者21例,结石部分排出、病情好转者44例,无效14例。

《针刺研究》2000年第1期报道:针刺阳陵泉治疗胆绞痛79例。阳陵泉向腘窝方向刺入1.5寸,得气后行捻转泻法,留针30分钟左右,每隔3分钟行针1次。结果:显效67例(84.8%),平均显效时间5.5分钟;有效率93.67%,平均有效时间7.7分钟。

2. 经脉循行所过部位的病证 《贵阳中医学院学报》1987年第2期报道:针刺阳陵泉治疗落枕95例,强刺激手法,动留针20分钟,行针中配合颈部活动。结果:全部治愈(其中1次治愈64例)。

《北京中医》1983年第1期报道:针刺阳陵泉治疗肩周炎36例,动留针20分钟,行针中配合肩部活动。每日1次。经过1~18次的治疗,痊愈30例(83.3%),显效2例,好转4例。

《天津中医学院学报》1984年第2期报道:针刺阳陵泉治疗肩周炎52例,强刺激手法,动留针10分钟,行针中配合肩部活动。每日或隔日1次,10次为1个疗程。结果:痊愈28例,显效15例,好转7例,无效2例。

《新中医》1977年第2期报道:针刺阳陵泉配支沟穴治疗胁肋疼痛40例,远期止痛30例,近期止痛9例。

《单穴治病选萃》记载:单用本穴治疗肋间神经痛20例,1次痊愈17例,显效2例,好转1例(人民卫生出版社,1993年第1版)。

《哈尔滨中医》1960年第3期报道:针刺阳陵泉配环跳治疗坐骨神经痛284例,强刺激手法,动留针20分钟。每日或隔日1次,15次为1个疗程。结果:痊愈52例,显效89例,好转140例,无效3例,有效率98.9%。

《四川中医》1989年第12期报道:针刺或点压阳陵泉治疗臀部肌内注射后局部肿痛,大多能在3~5秒内缓解疼痛,1~2分钟内疼痛完全消失。对于有肿块(未化脓)或肿痛在数天以上者,留针半小时左右也有良效。

《贵阳中医学院学报》1979年第12期报道:针刺阳陵泉治疗各类软组织损伤40例,1次痊愈27例(67.5%)。

《四川中医》1985年第12期报道:针刺阳陵泉治疗1例顽固性足踝扭伤患者,多种方法医治无效,取患侧阳陵泉穴,强刺激,动留针5分钟。取针后疼痛明显减轻,行走如常。

有报道:针刺本穴为主治疗各种痿证40例,每日1次,10次1个疗程。1个疗程治愈15例,2个疗程治愈10例,好转12例,无效3例(吕景山、何树槐、耿恩广,《单穴治病选萃》,人民卫生出版社,1993年第1版)。

3. 副反应方面　《上海中医药杂志》1958年第9期报道:一妇女经期针刺阳陵泉穴,导致当日阴道大出血现象。

六、大敦(Dadun　LR1)

【释名】穴当足大趾端,其处敦厚,故名。

【归经】足厥阴肝经。

【定位】足大趾末节外侧端,趾甲根角旁开0.1寸(图5-16)。

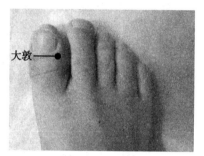

图5-16　大敦

【类属】足厥阴经五输穴之"井"穴,五行属木。

【穴性】泻热开窍,镇痉宁神,理气止痛。

【主治】

1. 神志病证　高热、惊厥、昏迷、癫、狂、痫、癔症。

2. 前阴及泌尿、生殖系统病证　疝气、睾丸肿痛、阴中痛、外阴瘙痒、阳强、崩漏、闭经、阴缩、子宫脱垂。

【配伍】配归来,治疝气;配百会、气海,治子宫脱垂;配隐白、太冲,治崩漏。

【刺灸法】斜刺0.2~0.3寸,或点刺出血,可灸。

【参考】《中国针灸》1982年第4期报道:大敦穴治疗嵌顿疝8例(股疝2例、腹股沟疝6例),嵌顿时间4~9小时,均经手法复位失败而改用针灸。针刺得气后加灸,均获良效。

《陕西中医》1988年第4期报道:灸治大敦、隐白穴治疗功能失调性子宫出血50例,肝气郁滞型取大敦,脾气虚弱型取隐白,肝脾失调型二穴同取。每次每穴麦粒灸5~7壮。每日1次。结果:显效(1次止血,症状消失,4个月内随访月经正常)36例,好转(2次止血,症状基本消失,3个月内随访月经正常)12例,无效2例。

《江苏中医》1982年第4期报道:本穴配隐白治疗功能失调性子宫出血38例,穴位消毒后,在穴后1.5cm处用线缠紧,用三棱针点刺出血2~3滴,然后将线去掉。每日或隔日1次。结果:均获痊愈。

七、行间(Xingjian　LR2)

【释名】行,"经过"之意。因穴位于大趾、次趾之间,故名。

【定位】足背,第1、2趾间趾蹼缘上5分赤白肉际处(图5-17)。

【类属】本经五输穴之"荥"穴。

【穴性】清肝镇惊,凉血调经,泻热安神。

【主治】

1. 泌尿、生殖系统病证　遗尿、淋证、白浊、阴痒、阴痛、疝气、月经过多、痛经、闭经、白带。

2. 头面、五官病证　头痛、目眩、目赤肿痛、夜盲、青盲、口㖞、咽喉干痛。

3. 神志病证　急躁易怒、失眠、中风、癫、狂、痫、癔病、瘛疭、小儿惊风。

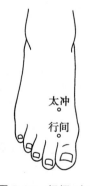

图5-17　行间、太冲

4. 其他病证　足跗肿痛、高血压、乳腺炎,胸、胁、腹部满闷不适。

【配伍】配百会,治巅顶痛;配风池、印堂、太阳、合谷,治头痛、眩晕、目赤肿痛;配睛明、风池,治青盲;配百会、神门、内关,治失眠;配肺俞、尺泽,治肝火犯肺、气逆呛咳;配期门,治胁痛;配涌泉,治糖尿病肾衰竭。

【刺灸法】斜刺 0.5~0.8 寸,可灸。

【参考】针刺行间等穴对原发性高血压和血管内皮功能影响的研究:行间、风池(均双)进针 13~25mm,提插捻转泻法,捻转频率 160 转 /min。结果表明,针刺治疗原发性高血压可以明显改善患者血管内皮功能,减少血浆内皮素含量,有一定的降低胆固醇作用,降压效果明显。针刺对人体起双向作用,依靠降低血浆内皮素水平而起到扩张血管,降低外周阻力,减少心输出量的作用。因此,降压效果明显但迟缓,并且改善患者的血管内皮功能,在远期效果及防治高血压并发症方面,效果显著,有效率在 80% 以上(《中国针灸》2004 年第 8 期)。

八、太冲(Taichong　LR3)

【释名】"太"乃"大"之意,"冲"指"要冲"。穴为足厥阴经之原穴,当冲脉之别处。肝主藏血,冲为血海,肝与冲脉,气脉相应,合而盛大,故名。

【归经】足厥阴肝经。

【定位】足背第 1、2 跖骨之间,跖骨底结合部前方凹陷中(图 5-17)。

【类属】足厥阴经五输穴之"输"穴,五行属土;肝经原穴。

【穴性】疏调肝胆,平肝息风,镇痉宁神,通经活络。

【主治】

1. 肝、胆及消化系统病证　肝病、黄疸、胃痛(肝气犯胃型)、呃逆、腹胀、肠鸣、泄泻、大便难。

2. 前阴及泌尿、生殖系统病证　疝气、睾丸肿痛、阴中痛、外阴瘙痒、阳痿、阳强、遗尿、小便不利、月经不调、痛经、闭经、崩漏、阴中痛、阴缩、子宫脱垂。

3. 神志病证　癫、狂、痫、癔症、昏厥、小儿惊风。

4. 头面、五官病证　头顶痛、眩晕、面瘫、面痉挛、目赤肿痛、鼻出血、牙痛、咽喉肿痛。

5. 其他病证　高血压、乳腺炎、胁肋疼痛、腰扭伤、下肢痿痹、瘫痪。

【配伍】配百会,治头昏;配太溪,治阴虚火旺;配三阴交,治崩漏;配太溪透昆仑、三阴交、合谷,治子宫颈性难产;配中封、地机,治精子不足;配合谷,治肝阳化风之痉证、惊风、舞蹈病,肢体、面肌震颤、痉挛;配太溪、关元、中极,治小儿夜尿症;配大敦,治阴疝。

【刺灸法】直刺 0.5~1 寸,可灸。

【参考】

1. 肝、胆及消化系统病证　针刺太冲,能使注射吗啡后胆道压力不仅不再升高,而且可迅速下降。

《江苏中医》1982 年第 6 期报道:针刺太冲治疗胆绞痛,强刺激,连续提插捻转 1 分钟,留针 30~40 分钟,一般可立即疼痛。

2. 泌尿、生殖系统病证　《中国针灸》1992 年第 3 期报道:针刺太冲为主治疗肾绞痛 32 例,病情重者加太溪、三阴交。针刺得气后动留针 20 分钟。结果:疼痛显著减轻 8 例,疼痛缓解 22 例。

《上海针灸杂志》1995 年第 5 期报道:针刺太冲治疗痛经 54 例,针刺得气后动留针 20 分钟。结果:痊愈 50 例(92.6%),其中 1 次而愈 26 例,2 次而愈 14 例,3 次而愈 10 例,无效 4 例。

3. 头面、五官病证 《陕西中医》1983 年第 2 期报道:针刺太冲治疗血管性头痛 30 例,强刺激泻法,连续行针 3~5 分钟,动留针 30~60 分钟。每日 1 次,疼痛消失后改用针刺补法治疗 3 次以巩固疗效。结果:痊愈 20 例,显效 7 例,无效 3 例。

《上海针灸杂志》1993 年第 4 期报道:太冲为主治疗偏头痛 78 例,配患侧外关、阿是穴。强刺激泻法 1 分钟,动留针 30 分钟。每日 1 次,10 次为 1 个疗程。结果:痊愈 41 例(52.56%),显效 29 例,好转 6 例,无效 2 例。

《北京中医》1982 年第 2 期报道:针刺太冲治疗眶上神经痛 20 例,针刺得气后用震颤手法行针 1~3 分钟。结果:1 次而愈 8 例,4 次内显效 12 例。

《新中医》1986 年第 2 期报道:针刺太冲治疗顽固性鼻出血 1 例,鼻出血 23 天不止。经针刺太冲穴泻法,5 分钟后血止,留针 20 分钟,未再出血。次日再针 1 次而愈。

《中医杂志》1989 年第 8 期报道:针刺太冲治疗牙痛 67 例,风火牙痛用泻法,虚火牙痛用平补平泻法,动留针 30 分钟。结果:痊愈 51 例(76.1%),好转 12 例,无效 4 例。

《针灸学报》1990 年第 1 期报道:太冲穴位注射治疗咽喉肿痛 54 例,每穴注入注射用水 2ml。每日 1 次。结果:痊愈 45 例(83.3%),显效 8 例,仅 1 例无效。

4. 其他病证 《针灸学报》1990 年第 1 期报道:太冲穴位注射治疗"甲亢"15 例,每穴注入注射用水 2.5ml。3 日 1 次。结果:痊愈 10 例,好转 4 例,无效 1 例。

《中国针灸》1982 年第 4 期报道:太冲穴位注射治疗鸡眼 65 例,将盐酸肾上腺素 0.2mg、2% 普鲁卡因溶液 2ml 混合,分别注入患侧太冲、太溪穴。5 天 1 次。结果:痊愈 58 例,无效 7 例。

九、太白(Taibai SP3)

【释名】"太白"本为星象名,即金星。脾属土能生金,故名。

【归经】足太阴脾经。

【定位】足内侧缘,第 1 趾跖关节后下方赤白肉际凹陷处(图 5-18)。

【类属】足太阴经五输穴之"输"穴,五行属土;脾的原穴。

【穴性】健运脾胃,祛湿化痰,疏经通络。

【主治】

1. 消化系统病证 胃痛、呕吐、腹胀、腹痛、肠鸣、泄泻、痢疾、便秘。

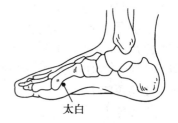

太白

图 5-18 太白

2. 经脉病证 下肢痿痹、趾跖关节红肿疼痛。

3. 其他病证 低血糖症、糖尿病。

【配伍】配中脘,治胃痛;配足三里、公孙,治消化不良。

【参考】《中国针灸》1986 年第 4 期报道:温灸太白治疗脾虚腹泻 17 例,加丰隆穴,以艾条温和灸 10 分钟。每日 2 次。结果全部治愈。

临床观察针刺太白对血糖有调节作用,可因手法不同而有不同效应,如以烧山火手法则可见血糖上升(可用于低血糖症),透天凉则可见血糖下降(可用于糖尿病)。

【刺灸法】直刺 0.5~0.8 寸,可灸。

十、梁丘(Liangqiu　ST34)

【释名】高处为"梁",陵起为"丘"。穴当膝上,是处肉丰隆起,犹如山梁之上,故名。又名"跨骨"。

【归经】足阳明胃经。

【定位】膝关节外上方,髌骨外上缘上 2 寸。患者正坐屈膝,医师面对患者,左右手交叉将手掌按在患者髌骨上(即左手按左膝,右手按右膝),掌心对准髌骨顶端,拇指向外侧,拇指与食指间呈 45° 角,拇指尖所达之处是穴(图 5-19)。

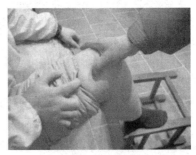

图 5-19　梁丘

【类属】本经"郄"穴。

【穴性】理气和胃,舒筋活络,消肿定痛。

【主治】

1. 消化系统病证　胃痛、胃胀、嘈杂、吞酸、呃逆,急、慢性胃及十二指肠溃疡。

2. 肢体病证　膝关节肿痛、屈伸不利。

3. 乳房病证　乳腺炎、产后乳汁不通、产后乳少。

【配伍】配膝眼、鹤顶,治膝骨关节炎;配阳陵泉,治膝关节伸屈不利;配中脘、足三里,治胃脘痛、腹痛;配内关、公孙,治嘈杂、吞酸;配膻中、乳根、内庭,治乳腺炎、乳房胀痛;配足三里、少泽,治产后少乳、乳汁不下。

【刺灸法】直刺 1 寸左右,不可用粗针深刺,以免伤及股神经及旋股外侧动脉,导致腿部功能障碍;可灸。

十一、足三里(Zusanli　ST36)

【释名】穴在膝下 3 寸,与手三里相区别,故言"足三里"。

【归经】足阳明胃经。

【定位】小腿前外侧,外膝眼直下 3 寸,胫骨粗隆下、胫骨前嵴外开一中指宽。可以用本人手掌按在髌骨上,食指按在膝下胫骨粗隆上,当中指尖处是穴(图 5-20)。

【类属】足阳明经五输穴之"合"穴,五行属土;也是下合穴。

【穴性】调理胃肠,通经活络,益气养血,强身保健,益寿延年。

【主治】

1. 消化系统病证　胃痛、胃下垂、恶心、呕吐、呃逆、腹胀、肠鸣、泄泻、痢疾、脱肛、便秘、肝胆疾病、小儿疳积。

2. 头面、五官病证　阳明头痛(前额痛)、颞下颌关节炎、面神经麻痹、面肌痉挛、近视、视物昏花、鼻炎等。

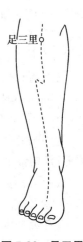

足三里

图 5-20　足三里

3. 下肢病证 膝关节病变,下肢冷痛、麻木、抽搐、酸软无力、瘫痪失用、肌肉萎缩。

4. 呼吸和心血管系统病证 感冒,咳喘,胸痛,胸闷,心慌,心动过速(或过缓),心律不齐。

5. 泌尿、生殖系统病证 遗尿、尿失禁、小便不利、癃闭、男子疝气、遗精、阳痿、早泄、不育,女子月经不调、痛经、闭经、带下、不孕、子宫脱垂,男女性功能低下等。

6. 其他病证 贫血,产后乳少、乳腺炎、久病气虚,体弱多病、低血压、高血压、高脂血症、糖尿病等。针刺能预防和救治晕针。常灸此穴强身健体、益寿延年。

【配伍】配中脘、阳陵泉,治胃痛;配中脘、内关,治反胃呕吐;配天枢、气海,治泄泻;配风池、人迎、太冲,治头昏、高血压;配中脘、印堂,治低血压;配百会、中脘,治气虚下陷;配百会、归来,治子宫脱垂;配百会、长强,治脱肛;配大椎、肝俞、膈俞,治贫血虚弱;配环跳、风市,治下肢麻木。

【刺灸法】直刺 1~1.5 寸,可灸。

【参考】

1. 消化系统病证 《中国针灸》1984 年第 5 期报道:针刺足三里、梁丘穴治疗急性胃痉挛绞痛 20 例,均 1 次而愈。

《中国针灸》1995 年第 4 期报道:针刺足三里治疗急性胃肠痉挛绞痛 100 例,强刺激,得气后双侧同时捻针,动留针 30 分钟。结果:98 例在 30 分钟内疼痛消失,2 例疼痛明显减轻。

《中西医结合杂志》1990 年第 7 期报道:足三里穴位注射治疗顽固性妊娠呕吐(他法治疗无效者)97 例,每穴注入维生素 B_6 1ml。每日 1 次。结果:治疗后 2~8 小时止呕 89 例(91.8%),好转 8 例,全部有效。

《上海针灸杂志》1994 年第 5 期报道:足三里、内关穴位注射治疗顽固性呕吐 16 例,注射药物:灭吐灵(胃复安),足三里注入 1.5ml,内关注入 0.5ml。每日 1 次,连续 3 天。结果:全部治愈,其中 1 次即止 8 例,2 次而止 6 例,3 次而愈 2 例。

有报道:足三里穴位注射治疗 Ⅰ~Ⅱ 度胃下垂 42 例,每穴注入 10% 人参注射液 2ml。每周 2 次,10 次为 1 个疗程。结果:痊愈 23 例,显效 11 例,好转 8 例(吕景山、何树槐、耿恩广,《单穴治病选萃》,人民卫生出版社,1993 年第 1 版)。

《中国针灸》1989 年第 3 期报道:足三里穴位注射治疗胃溃疡 90 例,配中脘、脾俞、胃仓等穴。药物:维生素 B_1 注射液 100mg 加维生素 B_{12} 注射液 250μg 混合。每次选 3~5 穴,每穴注入 0.5ml。每日 1 次,10 次为 1 个疗程。经 1~4 个疗程治疗,痊愈 66 例(73.3%),显效 16 例,好转 6 例,无效 2 例,有效率 97.8%。

《上海针灸杂志》1993 年第 1 期报道:电针足三里治疗胃、十二指肠溃疡急性穿孔 24 例,每隔 5 小时左右治疗 1 次,每次用电针连续刺激 30~60 分钟,配合禁食、胃肠减压、抗生素治疗。与手术组 50 例比较,针刺组提前进食 3~12 天,远期疗效也优于手术组。

《中国针灸》1986 年第 1 期报道:足三里穴位注射治疗急性胃肠炎 14 例,每穴注入维生素 K_3 注射液 8mg。1 次痊愈 2 例,2 次痊愈 9 例,3 次痊愈 3 例。

《中国针灸》1986 年第 4 期报道:按揉足三里治疗急性肠炎绞痛 65 例,力量由轻到重,每穴 3~5 分钟。结果:显效 40 例,好转 21 例,无效 4 例。

《针灸临床杂志》1996 年第 3 期报道:按压足三里、内关治疗急腹痛 178 例,力量由轻到重,每穴 3~5 分钟。结果:痊愈 131 例(73.6%),显效 31 例(17.4%),好转 12 例(6.7%),无效 4

例,有效率97.7%。

《中华内科杂志》1977年第6期报道:足三里穴位注射治疗腹泻150例,每穴注入异丙嗪12.5~50mg。轻者每日1次,重者每日2次,最多治疗2天。结果:显效83例,好转58例,无效9例,有效率94%。

《湖北中医杂志》1985年第1期报道:足三里穴位注射治疗妇科手术后腹泻28例,每穴注入维生素B_1注射液100mg。每日1次。结果全部治愈。

《吉林中医药》1985年第4期报道:按揉足三里治疗婴幼儿腹泻25例,按揉速度每分钟150~200下,压力由轻而重,每侧穴按揉2~3分钟。每日1次,收效为止。结果:全部治愈。

《上海针灸杂志》1993年第3期报道:足三里穴位注射治疗婴幼儿腹泻50例,将654-2注射液注入双侧足三里穴。与口服药物组50例相对照,在止泻时间方面,穴位注射组为(2.08±0.13)天,对照组为(4.27±0.26)天;在退热时间方面,穴位注射组为(1.23±0.07)天,对照组为(1.74±0.08)天;在脱水纠正时间方面,穴位注射组为(2.40±0.15)天,对照组为(3.36±0.22)天;总疗程方面,穴位注射组为(5.08±0.72)天,对照组为(7.60±1.30)天。各项指标均优于对照组,且差异显著。

《安徽中医临床杂志》1995年第1期报道:足三里穴位注射治疗婴幼儿腹泻72例,将黄连素注射液1~2ml、654-2注射液(按每千克体重0.2~0.5mg)注入双侧足三里穴。每日2次。结果:1天痊愈13例,2天痊愈24例,3天痊愈31例,无效4例。治愈率94.4%。

《吉林中医药》1985年第4期报道:足三里穴位注射治疗婴幼儿肠套叠9例,药用阿托品(4~6个月0.1mg,7~12个月0.2mg)加2%普鲁卡因溶液(4~6个月0.1ml,7~12个月0.2ml)。结果:全部治愈。

《新医学》1980年第5期报道:足三里穴位注射治疗肝坏死6例,将地塞米松注射液5mg注入一侧足三里穴,隔日1次;另一侧注入0.25%普鲁卡因溶液1ml,隔日1次;两组交替使用,至病情好转、肝功能恢复正常为止。治疗中均配合静脉滴注葡萄糖注射液加维生素C护肝,并口服中草药。对照组除了不用足三里做穴位注射外,其他治疗均相同。经过9~36天治疗,穴位治疗组死亡1例,痊愈5例;药物对照组死亡5例,1例病情恶化、自动出院而情况不详。

《上海针灸杂志》1989年第1期报道:足三里穴位注射治疗胆道蛔虫症36例,将维生素K_3注射液20mg一次性注入右侧足三里穴。结果:全部1次治愈。

2. 呼吸系统病证　现代研究表明:针刺足三里可缓解(支)气管痉挛状态。在行针时能使肺通气量增加24.9%,耗氧量增加22.8%,屏气时间延长23%(《针灸腧穴学》,上海科学技术出版社,1989年第1版)。

3. 心血管及血液系统病证　现代研究表明:针刺足三里可使高血压或低血压以及血液成分(尤其对红细胞、白细胞、血小板)恢复正常,有双向调节作用(《中国针灸》1981年第3期)。

《针刺研究》1986年第4期报道:针刺足三里穴治疗高脂血症35例,常规针刺,动留针20分钟,20次为1个疗程。结果:胆固醇平均下降33.48mg,最多下降132mg;甘油三酯平均下降38.52mg,最多下降100mg。

《中国针灸》1990年第6期报道：温针灸足三里、三阴交治疗肿瘤患者化疗后白细胞减少121例，每次30分钟。经3~6日治疗，显效89例(73.6%)，治疗9天后好转18例，无效14例，有效率88.4%。另设对照组，每日3次口服利血生20mg、鲨肝醇100mg，有效率仅为38.2%，差异显著。还以肌苷注射液2ml加地塞米松1ml注入双侧足三里穴，每日1次，治疗100例，速效和显效85例，好转9例，无效6例；对照组有效率仅44%，差异显著。

4. 头面、五官病证 《上海针灸杂志》1989年第3期报道：针刺足三里穴治疗颞下颌关节功能紊乱症50例，每日1次。经过5次左右的治疗，痊愈31例，显效13例，好转6例，全部有效。

5. 其他病证 《中级医刊》1989年第4期报道：针刺本穴治疗不同原因引起的胸痛60例，常规针刺。经针1~10次，痊愈31例，显效16例，好转12例，无效1例。

《浙江中医杂志》1983年第3期报道：针刺足三里治疗乳腺炎，中强度刺激，泻法，动留针30分钟。每日1次。一般急性初起者1次即愈，病程长者2~5日可愈。

《针灸临床杂志》1995年第8期报道：针刺足三里治疗乳腺炎32例(未成脓28例，已成脓4例)，配患侧太冲穴，中强度刺激，泻法(太冲可点刺出血)。经1~3次治疗，痊愈28例(其中1次愈2例，2次愈10例，3次愈16例)，无效4例。

有报道：针刺本穴为主治疗痛风80余例，每日1次，10~15次1个疗程。效果满意，有的病例可在1个疗程治愈(吕景山、何树槐、耿恩广，《单穴治病选萃》，人民卫生出版社，1993年第1版)。

《中国针灸》1990年第6期报道：针刺足三里治疗震波碎石术后肾绞痛70例，强刺激，得气后动留针5~10分钟。结果：针刺15分钟后疼痛消失47例，减轻19例，无效4例。疼痛消失最快1分钟，最慢7分钟。

《中华医学杂志》1976年第5期报道：针刺足三里、天枢穴治疗小儿嵌顿疝20例，提插捻转1分钟，不留针。出针后医者用指腹在嵌顿处顺时针按摩5~10分钟。结果：痊愈17例，无效3例改手术。

《中原医刊》1985年第1期报道：足三里穴位注射消除妇科结扎手术后不良反应600例，每穴注入1%普鲁卡因溶液2ml(或2%普鲁卡因溶液1ml加注射用水1ml)。结果均获良效。

十二、阿是穴

阿是穴，即原始的"以痛为输"。其特点是既无定位，又无穴名，更无归经。"阿是"有"正是"之义，首见于《备急千金要方》："有阿是之法，言人有病痛，即令捏其上，若里当其处，不问孔穴，即得便快，成痛处即云'阿是'。灸刺皆验，故曰'阿是穴'也。"唐代颜师古注《汉书·东方朔传》云："今人痛甚则称'阿'。"因为阿是穴既没有固定部位，又没有专用穴名，常常以压痛点作为定穴标志，故又称"奇腧"、"砭灸处"(《黄帝内经》)、"不定穴"(《玉龙歌》)、"天应穴"(《医学纲目》)、"压痛点"(现代通俗说法)。

阿是穴在大部分情况下是以压痛点或其他病理反应形式(如敏感、麻木、迟钝、欣快、凹陷、结节、条索状反应物等)出现的，大都出现在病变局部，但也可出现在距病变部位较远的地方，并随着疾病的治愈而消失。如阑尾炎的压痛点除右下腹外，小腿足三里穴下2寸上下处也有明显压痛。阑尾炎治愈后,压痛点也随之消失。

阿是穴虽然没有固定部位,但取穴也并非盲目无序、漫无边际。其定穴依据有三:一是"以痛为输";二是"按之快然"(《素问·举痛论》:"按之则血气散,故按之痛止"),日本学者玉森贞助认为,阿是穴者,视疼痛部位按之觉轻快处,而施以针灸;三是出现其他病理反应。

《玉龙歌》云:"浑身疼痛疾非常,不定穴中细审详,有筋有骨须浅刺,灼艾临时要度量。"《医学纲目》说:"浑身疼痛,但于痛处针,不拘经穴,须避筋骨,穴名'天应穴'。"说明针取阿是穴仍须避开筋骨、血管、神经及重要组织脏器,以免出现意外。

第七节　临床应用

《灵枢·经筋》对经筋病证提出"治在燔针劫刺,以知为数,以痛为输……焠刺者,刺寒急也,热则筋纵不收,无用燔针。"表明经筋病证凡属寒而拘急者,宜用火针(或温针、艾灸、热熨)寒则温之;因热而弛缓者,则不宜采用火针施治,而应采用毫针浅刺或皮肤针叩刺。见效即止,不可过度。除火针以外,《灵枢·官针》的浮刺(刺皮下脂肪或筋膜)、分刺(刺分肉之间)、恢刺(刺肌腱、韧带)、关刺(刺关节)、合谷刺(在肌肉深层多向透刺)等,也都可以运用于经筋病证。

在《灵枢·经筋》中,每一条经筋都有具体的病候记载,多表现为肌肉、肌腱、关节、韧带及内脏平滑肌等组织在感觉、运动方面的功能失常。诸如筋脉的拘挛、抽搐、强直、弛缓、瘫痪、扭伤等。例如,足阳明经筋"腹筋急,引缺盆及颊,卒口僻";足太阴经筋"内踝痛,转筋痛,膝内辅骨痛,阴股引髀而痛,阴器纽痛"等(有关原文详见《灵枢·经筋》)。

从四肢肌肉的功能特点出发,以上部穴带动下部穴、主要穴带动次要穴,针对下肢内、外侧肌力失去平衡(即《难经·二十九难》所云"阳缓而阴急……阴缓而阳急")而引起的畸形改变诸如足内翻和足外翻,治疗即着眼于改变阴阳经筋缓急失衡状态而予以矫正。

治疗经筋病证的选穴原则是"以痛为输",即以局部取穴或取阿是穴为主。在选穴方面,除阿是穴外,还可以结合十二经筋的循行分布,适当选择一些远道腧穴配合治疗。肝主筋、脾主四肢、肌肉,故足厥阴、足太阴经脉的原穴(太冲、太白)、背俞穴(肝俞、脾俞、胃俞),督脉的筋缩,足少阳经的阳陵泉(筋之会穴),补脾养胃、强壮肌肉的足三里等也都是经筋病证的首选腧穴。

俗话说:筋长一寸,命多十年。这体现了"拉筋"在日常生活中自我锻炼的重要意义。比如扩胸、下腰、踢腿、压腿、劈叉、敲胆经、按揉和捶打筋之会穴阳陵泉、搓擦及拉扯耳、双臂上下前后交替拉伸、双臂左右交替拍打对肩或前胸后腰,甚至平时一个随意的打哈欠,都是锻炼经筋的形式。

一、抽搐

凡筋脉拘急致四肢不自主的抽动,统称"抽搐";又称"瘛疭",筋脉拘急挛缩者为"瘛",

筋脉弛缓而伸者为"痿"。以四肢不自主抽动、颈项强直、口噤不开、角弓反张为主症。其病与肝的关系最为密切。肝主筋,凡热极生风、肝风内动,或肝血不足、血虚生风,均可引起筋脉抽动。治宜息风止痉或养血柔筋,只针不灸,实证用泻法,虚证平补平泻。以督脉腧穴和筋之会穴为主,如水沟、大椎、筋缩、合谷、太冲、阳陵泉等。

二、面神经麻痹

周围性面神经麻痹是以口、眼向一侧歪斜为主要表现的病证,又称"口眼㖞斜",简称"面瘫"。发病急速,以一侧面部发病为多。手、足阳经均上行头面部,当病邪阻滞面部经络,尤其是手太阳和足阳明经筋功能失调时,可导致面瘫的发生。

周围性面神经麻痹,最常见于贝尔麻痹。局部受风或寒冷刺激,引起面神经管及其周围组织的炎症、缺血、水肿,或自主神经功能紊乱,局部营养血管痉挛,导致组织水肿,使面神经受压而出现炎性变化。

中医学认为,劳作过度,机体正气不足,脉络空虚,卫外不固,风寒或风热乘虚入中面部经络,致气血痹阻,经筋功能失调,筋肉失于约束,出现㖞僻。周围性面瘫包括眼部和口颊部筋肉症状,由于足太阳经筋为"目上纲",足阳明经筋为"目下纲",故眼睑不能闭合为足太阳和足阳明经筋功能失调所致;口颊部主要为手太阳和手、足阳明经筋所主,因此,口歪主要系该3条经筋功能失调所致。

针灸治则以活血通络、疏调经筋为主,针灸并用,平补平泻。取穴以面颊局部和足阳明经腧穴为主。诸如四白、颊车、地仓、阳白、颧髎、翳风、合谷、太冲。面部腧穴均行平补平泻法,恢复期可加灸法;急性期,面部穴位手法不宜过重,肢体远端的腧穴行泻法且手法宜重;在恢复期,合谷行平补平泻法,足三里施行补法。

三、面肌痉挛

面肌痉挛是以阵发性、不规则的一侧面部肌肉不自主抽搐为特点的疾病,属于中医学"筋惕肉瞤"范畴。本病以神经炎症、神经血管压迫等神经损伤为主要原因,但确切机制尚不清楚。中医学认为,本病属于面部经筋出现筋急的病变。外邪阻滞经脉或邪郁化热、壅遏经脉,可使气血运行不畅,筋脉拘急而抽搐;阴虚血少、筋脉失养,导致虚风内动而抽搐。治宜舒筋通络、息风止搐,只针不灸,泻法或平补平泻。以面颊局部取穴为主,远端可配合谷、后溪、太冲、阳陵泉等穴。

四、三叉神经痛

三叉神经痛是以三叉神经分布区出现放射性、烧灼样抽掣疼痛为主症的疾病;以二、三两支并痛为多,是临床上最典型的神经痛。

中医学认为,本病多与外感风邪、情志不调、外伤等因素有关。风寒之邪侵袭面部足阳明、足太阳经脉,寒性收引,凝滞筋脉,气血痹阻;或因风热毒邪侵淫面部,经脉气血壅滞,运行不畅;外伤或情志不调,或久病入络,使气滞血瘀;面部经络气血痹阻,经脉不通,而生面痛。眼部痛,主要属足太阳膀胱经病证;上颌、下颌部痛,主要属手阳明大肠经、足阳明胃经和手太阳小肠经病证。

针灸治疗以疏通经络、祛风止痛为主,短针浅刺。在面部针刺,不可"以痛为输",反而应该尽量避免容易诱发疼痛发作的"扳机点"（2019年6月，笔者前往英国讲学，在苏格兰曾治疗一位亚裔三叉神经痛女患者，主诉患有三叉神经痛多年，普通针灸以痛点为主穴疗效不佳。经改用短针回避扳机点浮刺，当即痛止）。宜用短针在离扳机点或压痛点2~3cm处（或直接由下关穴、颊车、颧髎穴）由内向外或由外向内轻轻刺激。远端配穴合谷、太冲、内庭应重刺激，尤其是发作时应行持续强刺激手法。

五、乳腺炎

乳腺炎即乳腺的急性化脓性感染，以乳房红肿疼痛为主要特征，好发于产后3~4周内的初产妇，属于中医学"乳痈"范畴（发于妊娠期的称"内吹乳痈"；发于哺乳期的称"外吹乳痈"）。

中医学认为，本病与足阳明胃经和足厥阴肝经关系密切，因为足阳明经直接经过乳房，足厥阴经至乳下。凡忧思恼怒、肝郁化火、恣食辛辣厚味、湿热蕴结于胃络、乳房不洁、火热邪毒内侵，均可导致乳络闭阻，郁而化热，积脓成痈。

针灸治疗，初期宜清热散结、通乳消肿，成脓期应泻热解毒、通乳透脓，均以针刺泻法为主；溃脓期补益气血、调和营卫，针灸并用，补法或平补平泻。以膻中、乳根、期门、肩井为主穴。膻中向患侧乳房横刺；乳根向上刺入乳房底部；期门沿肋间隙向外斜刺或刺向乳房；乳根和期门不能直刺、深刺，以免伤及内脏；肩井穴也不可向下深刺，以免伤及肺尖。病情较重者，每日需要治疗2次。

六、痹证

痹证泛指全身骨骼、关节、肌肉疼痛性病证。"痹"同"闭"，有闭阻不通之义，经络气血不通，不通则痛。以肢体或关节酸麻、疼痛、沉重不适，关节伸屈不利、活动受限为主症。治宜疏经通络、行气活血、祛风除湿、消肿止痛，针灸并用，泻法。以病变局部腧穴或阿是穴（以痛为输）为主要刺激点，疏通局部经络，改善气血运行，一旦经络疏通，气血流畅，则风寒湿邪便无所依附，痹痛便得以解除，达到通则不痛的目的。四肢痹痛除局部选穴外，病在筋加阳陵泉（筋会），病在骨加大椎。

七、扭伤

扭伤即四肢或躯干近关节部软组织（如皮肤、肌肉、肌腱、韧带、血管等）的损伤，常发生于肩、肘、腕、腰、髋、膝、踝（尤以腕、腰、踝最多）。病变多在筋腱，且有瘀血留滞。治宜舒筋通络、行气活血、消肿止痛。轻者行针刺泻法，重者应点刺出血（并可加拔火罐）；陈旧性损伤常诱发风湿，宜针灸并用，平补平泻。取穴以受伤局部、邻近腧穴为主，以疏通局部经络、行气活血、消肿止痛，使受到损伤的组织逐渐恢复功能活动。各部扭伤均可加用阿是穴、阳陵泉；阿是穴疏通局部经络、消肿止痛；远取阳陵泉既符合"经脉所通，主治所及"这一循经取穴原则（阳陵泉属胆经，肩、腰、髋、膝、踝均为胆经所过），又是上下对应取穴法的具体运用（上肢肘关节病取下肢膝关节穴），更突出了阳陵泉对扭伤这种以经筋病变为主的损伤的治疗价值（阳陵泉为筋之会穴，治疗经筋病变有独到之处，有良好的舒筋活络功效）。

八、痿证

痿证是针灸临床中一个最为常见的病种,是由于经络阻滞,气血不行,筋肉失于气血津液的濡养,以致肢体筋脉弛缓、软弱无力,日久不能随意运动而引起肌肉萎缩。临床上,以下肢痿弱较为多见,故称"痿躄"。"痿"指肢体痿弱不用,"躄"指下肢软弱无力、不能步履之意。主要见于西医学的运动神经元病、脑血管意外、周围神经损伤、急性感染性多发性神经根炎、脑瘫、外伤性截瘫等。

痿证以肢体软弱无力、筋脉弛缓,甚则瘫痪、肌肉萎缩为主症。有软(肢体软弱无力)、瘫(肢体瘫痪)、细(肢体肌肉萎缩)、凉(瘫痪肢体发凉)、畸(瘫痪肢体关节畸形改变)五大特征。肌力下降,肌张力减退(少数患者可增强)。

其治疗思路和方法主要依据"治痿独取阳明"法则,通行气血、濡养筋脉,针灸并用,补法。以手、足阳明经腧穴和夹脊穴为主。具体应用起来又有一些灵活变通之法。

其中,治"软"宜滋养肝肾、强筋壮骨;治"瘫"宜疏经通络、行气活血;治"细"宜补养脾胃、益气养血;治"凉"宜温通经络、重用灸法;治"畸"宜调和阴阳、纠正失衡。

(一)"治痿独取阳明"的立论机理

"治痿独取阳明"是中医、针灸治疗痿证的基本法则。"痿"即肢体筋脉弛缓、肌肉萎缩、软弱无力、瘫痪失用的一种病证。因其多发生在下肢,故又称"痿躄"。阳明,从脏的角度是指胃腑、大肠,从经脉的角度是指手、足阳明经。"独取"者,有"多取""常取""着重取"之义。

"治痿独取阳明"实质上应包含两层意思:其一,治疗痿证必须以治胃为主,针灸则重在选取手足阳明之经穴;其二,不论哪一种痿证,除积极治疗受病之脏,取本脏所属经脉上的腧穴之外,还必须同时兼治阳明。

1. 阳明为五脏之本 阳明经在上肢者隶属大肠,在下肢者归属胃腑。然"大肠、小肠皆属于胃"(《灵枢·本输》)。胃主受纳,腐熟水谷,别称"五脏六腑之海"。五脏以胃为本,胃气的盛衰有无,直接关系到机体生命的存亡。今五脏为患而生五体之痿,必与胃气之本不足有关,取阳明乃是治胃求本之法。

2. 阳明经多气多血 胃居中焦,是水谷精微汇集之处,为人体后天之本,气血生化之源。在治疗过程中,取阳明,资后天,也是治本求源的需要。气血生化有源,使"足受血而能步,掌受血而能握,指受血而能摄"(《素问·五脏生成》),促成痿弱之体日渐向愈。

3. 阳明主润宗筋 从经络角度而言,痿证属于十二经筋病变范畴,故以筋脉弛缓、肌肉萎缩、软弱无力、瘫痪失用为主症。《素问·痿论》说:"阳明者,五脏六腑之海,主润宗筋,宗筋主束骨而利机关也……阳明虚则宗筋纵,带脉不引,故足痿不用也。"

对于机体来说,经筋的作用就是连接骨骼、关节,主持肢体运动。经筋乃十二经脉的连属结构,其正常作用的发挥,受十二经脉的调节,有赖于十二经脉(特别是足阳明胃经)气血津液的濡养滋润,才能产生一定力量。如若阳明脉虚,不能行气血、营阴阳,胃阴耗伤,不能濡筋骨、利关节,上无以供心肺,致皮毛、脉络枯竭,下不能充肝肾,使筋膜、骨骼软弱。

4. 阳明与太阴相表里 在十二经脉中,手足阳明分别与手足太阴互为表里。手太阴属肺,肺朝百脉,外合皮毛,主一身之气;足太阴属脾,脾主肌肉,应于四肢,代胃行其津液。两脏在痿证的病理变化中至关重要。

如果脾虚胃弱,气血难以资生,致脉络空虚;水湿不得运化,致痰湿阻滞,气血不能畅达四肢,久而成痿。取阳明,补脾肺,正是培土生金、补母养子、充卫气、资后天之正法。

(二)"治痿独取阳明"的具体应用

由于引起痿证的原因甚多,临床表现也不尽相同,病变范围一般不局限于一经一脏。所以,《素问·痿论》在"治痿独取阳明"这一总则之下,又提出了"各补其荥而通其俞"的具体治法。

张介宾注云:"补者所以致气,通者所以行气……盖治痿者当取阳明,又必察其所受之经而兼治之也。如筋痿者,取阳明、厥阴之荥俞;脉痿者,取阳明、少阴之荥俞;肉痿、骨痿,其治皆然。"显然,治疗痿证如果拘泥于"独"取阳明,死守固定的方法,这就违背了中医学的整体观念和辨证论治原则。

1. 独取阳明法 痿证初期,病位尚浅、病情较轻者,可单取阳明经穴。面部可选用四白、地仓、颊车、下关;上肢可选用合谷、曲池、手三里、臂臑、肩髃;下肢可选用髀关、伏兔、足三里、上巨虚、下巨虚、丰隆、解溪、内庭等。

(1)补气养血,扶阳明之正:合谷、手足三里、上下巨虚。针用补法,针灸并用。

(2)行气清胃,泄阳明之热:合谷、曲池、内庭、伏兔、足三里。只针不灸,针用泻法。

(3)祛风活血,通阳明经络:四白、地仓、颊车、下关、合谷、曲池、肩髃、臂臑、手足三里、髀关、解溪,多针少灸,平补平泻。

(4)健脾利湿,化阳明痰浊:地仓、合谷、手足三里、丰隆、伏兔。针灸并用,平补平泻。

2. 表里同用法 对于外感温邪、肺热叶焦、脾失健运、痰湿阻滞导致的痿证,在取阳明经穴的同时,还应在表里经脉上选穴施术。如肺热较盛者,配手太阴肺经之列缺、尺泽、鱼际,只针不灸,针用泻法,以清热润肺;脾虚湿重者,配足太阴脾经之商丘、公孙、血海、阴陵泉、三阴交,针灸并用,平补平泻,以健运脾气,运化水湿。

3. 兼顾肝肾法 痿证日久,病位已深,势必伤及肝肾,致病情加重,缠绵难愈。在取阳明经穴的基础上,尚须选用足厥阴肝经之太冲、中封、曲泉,足少阴肾经之太溪、复溜、照海,以及肝肾之背俞穴。针用补法,针灸并用,补益肝肾。

4. 多经取穴法 对于病变范围广、涉及经脉多的痿证,宜采用多经取穴法。主要是结合十二经筋的循行分布及其病理特点,在局部取阳明经穴的基础上,适当加用一些远端腧穴配合治疗。重点选取肺、肝、脾、肾四经的原穴、背俞穴和督脉的筋缩、命门、腰阳关,筋之会穴阳陵泉,骨之会穴大椎(不用大杼,前文已阐述),髓之会穴绝骨,经外奇穴华佗夹脊。为了避免一次取穴过多,可以结合疗程,有计划地轮番选用。

针刺之后,在得气基础上,应接通电针治疗仪,用断续波连续刺激30分钟左右,以肢体能够出现规律性收缩动作为佳(此举既可以让瘫痪肢体产生被动运动,有助于提高疗效,同时还可以作为判断预后的一个依据)。

在上下肢的瘫痪中,病初基本上都是弛缓性瘫痪。随着病程的久延,部分患者可转化为痉挛性瘫痪。主要表现为肢体肌张力增强,上肢屈曲难伸,手指挛急不开,足踝强直,呈内(外)翻、足下垂状态。

手指掌屈曲、挛急不开属"阳缓而阴急"所致,取穴重点应放在阳经经穴上,以振奋阳经经脉的牵拉作用,纠正局部肌肉、肌腱和有关韧带的拮抗失衡状态,恢复经脉的相对平衡。故阳经经穴可酌情选用合谷、曲池、手三里、二间、三间、鱼际;阴经经穴可适当选用尺泽、内关、大陵;经外奇穴则选用位于阳面的八邪、腰痛点(精灵、威灵)。

在上述选穴中,曲池和手三里、二间和三间、八邪和腰痛点均交替使用。针刺方法则宜用长针透刺法:合谷穴直刺深透直达后溪穴;曲池穴直刺深透直达少海穴;手三里直刺深透直达对侧皮下;二间或三间向食指末端沿皮透刺,直达商阳穴;鱼际向拇指末端沿皮透刺,直达少商穴;八邪向腕关节透刺;腰痛点则行对刺法。

在施行二间或三间透刺商阳、鱼际透刺少商的过程中,应提捏针刺所过部位的皮肤和表浅肌肉组织,使透针顺利并减轻疼痛。在留针过程中,接电针治疗仪,用断续波(或疏密波),使手指产生节律性伸张动作。

足内翻也属"阳缓而阴急"所致,取穴重点应放在阳经经穴上,以振奋阳经经脉的牵拉作用,纠正局部肌肉、肌腱和有关韧带的拮抗失衡状态,恢复经脉的相对平衡。故阳经经穴可酌情选用丘墟、悬钟、光明、足临泣、昆仑、申脉、丰隆、阳陵泉等;阴经经穴可适当选用太溪、照海、三阴交。在留针过程中,接电针治疗仪,用断续波(或疏密波),使足背向外、足趾向上(背屈)产生节律性伸张动作。

足外翻属"阴缓而阳急"所致,取穴重点应放在阴经经穴上,以振奋阴经经脉的牵拉作用,纠正局部肌肉、肌腱和有关韧带的拮抗失衡状态,恢复经脉的相对平衡。故阴经经穴可酌情选用太溪、照海、商丘、蠡沟、三阴交、阴陵泉等;阳经经穴可适当选用悬钟、申脉、丰隆、阳陵泉。在留针过程中,接电针治疗仪,用断续波(或疏密波),使足背向内、足趾向下(跖屈)产生节律性内收动作。

足下垂主要由于足阳明、足太阴、足少阳、足厥阴等经脉的弛缓而导致。故可酌情选用解溪、胫上(脑清)、足三里、丰隆、太冲、三阴交、阳陵泉等。在留针过程中,接电针治疗仪,用断续波(或疏密波),使足背和足趾均向上(背屈)产生节律性收缩动作。

5. 针药结合法　对于病程较为长久、症情较为复杂、单纯针灸治疗效果欠佳者,应适当配合药物治疗。

(1)药物内服:外感温邪、肺热叶焦,方宜清燥救肺汤加减,以清热润燥、养肺生津;阳明热盛、胃阴耗伤,可予承气汤急下存阴,或益胃汤、叶氏养胃汤养胃生津、滋阴降火(壮水之主,以制阳光);湿热内蕴、痰浊阻滞,当用加味二妙散或加味温胆汤,清热利湿、除痰化浊;肝肾不足、精血亏虚,加服虎潜丸或鹿角胶丸,补益肝肾、填充精血;久病致虚、气血两亏,投以补阳还五汤、参苓白术散或补中益气汤,温阳健脾,大补气血。津液充足,筋脉得养,气血得复,痿证自愈。

(2)穴位注射:不论何种证型之痿,均可以在痿弱肢体的经穴上注射具有舒筋通络、益气养血或行气活血作用的中草药制剂(如当归、川芎、红花、人参、黄芪、丹参、麝香等注射液)或维生素 B_1、维生素 B_{12}、加兰他敏等,加强治疗效果。

九、中风后遗症

中风后遗症即脑血管意外后遗症,属于中医学"中风(中经络)"范畴。以半身不遂伴口角㖞斜为主症,伴有口角流涎、语言不利、记忆力下降甚至痴呆。肢体有软、瘫、细、凉、畸五大特征。瘫痪肢体肿胀,肌力下降(0级至4级不等),弛缓型瘫痪者肌张力减退,痉挛型瘫痪者肌张力增强。部分病例伴有肩关节脱臼、大小便失禁现象。舌苔白腻或黄腻,脉弦滑。

针灸治疗原则是疏通经络、行气活血,主穴也遵循"治痿独取阳明"的原则,取合谷、曲池、髀关、伏兔、委中、足三里、丰隆、三阴交、太冲等,以针刺加电针(连续波)、穴位注射(通经活络、补益气血的黄芪、当归、丹参、川芎注射液)为主,平补平泻。

十、疝气

疝气是以少腹、睾丸、阴囊等部位肿大、疼痛为特点的病证。病位主要在任脉和足厥阴肝经。任脉为病,内结七疝;足厥阴经脉过阴器,抵少腹,其病则癫疝、少腹肿。寒湿之邪凝滞二脉,蕴结化热,或肝脾二经湿热下注等,均可导致睾丸肿大、阴囊肿痛;劳累过度,气虚肌弱,筋脉弛缓,失于摄纳,以及年老体弱,小儿形体未充等,也可导致小肠脱入阴囊而成疝气。寒疝治宜温经通络、散寒止痛,针灸并用,泻法;湿热疝治宜清热化湿、消肿散结,只针不灸,泻法;狐疝治宜补气升陷、活络止痛,针灸并用,补法。以足厥阴经腧穴为主,如太冲、大敦、关元、归来、三阴交等。

十一、阳痿

阳痿又称"阴痿",是指男子未到性功能衰退年龄出现性生活中阴茎不能勃起或勃起不坚,影响性生活的病证。常见于西医学的男子性功能障碍以及某些慢性虚弱性疾病之中。

本病的发生多因房室不节,手淫过度;或过于劳累、疲惫;异常兴奋、激动;高度紧张、惊恐伤肾;命门火衰,宗筋不振;或嗜食肥甘,湿热下注,宗筋弛缓而致。与肾、肝、心、脾的功能失调密切相关。

阳痿治法:命门火衰者温肾壮阳、补命门真火,心脾两虚者调理心脾、益气养血,均针灸并用,补法;惊恐伤肾者交通心肾、镇惊宁神,以针刺为主,补法或平补平泻;湿热下注者清利湿热、调理下焦,只针不灸,泻法。以任脉腧穴为主,取会阴、关元、命门、肾俞、三阴交等。会阴穴一定要直刺 2 寸左右;关元针尖向下斜刺,力求针感向前阴传导;命门、肾俞最好采用隔附子灸法。

十二、阳强

阳强又称"强中",以阴茎勃起坚挺且持续不倒为主要表现。相当于西医学的阴茎异常勃起。

本病多由肝胆气盛,郁而化火;或妄服壮阳之药,耗伤肾阴,相火亢盛而无所制;或嗜食肥甘,蕴湿生热;或忍精不泄,败精瘀阻;或跌仆坠落,伤于会阴,血络受损,瘀阻不通,以致阴茎异常勃起。

本病针灸治则,肝胆火旺者清泻肝胆之火,只针不灸,泻法;阴虚阳亢者育阴潜阳,只针不灸,平补平泻;湿热下注、瘀血内阻者利湿化瘀,只针不灸,泻法。以足厥阴肝经腧穴为主,取大敦、行间、蠡沟、侠溪、然谷、三阴交等。常规操作,瘀血内阻者可在膈俞、太冲用三棱针点刺出血。

第八节 病例分析

一、抽搐

张某,男,8 岁。高热,继之出现神昏、谵语、颈项强直、角弓反张、牙关紧闭、四肢抽搐等症。查:体温 40℃,口唇青紫,胸背有瘀点,舌绛,脉弦细,诊为"高热惊厥"。

治宜泻热止搐、醒脑开窍,泻法。先点刺印堂、尺泽、十二井、委中、气端(十趾末端)出血;后针水沟、百会、大椎、内关、后溪、涌泉。加电针仪持续行针约 1 小时,病情好转,体温下降为 39.1℃,患儿入睡。次日神志转清,强直、抽搐等症消失,体温 37.5℃。又针大椎、曲池、合谷、内关等穴各 1 次,遂愈(孙学全《针灸临证集验》,山东科学技术出版社,1980 年第 1 版)。

按:高热之后出现神昏、惊厥、抽搐等症,病在督脉,故取印堂、水沟、百会、大椎等督脉腧穴,以疏调督脉、醒脑开窍;后溪属八脉交会穴,也与督脉相通,配合运用,相得益彰。

二、面神经麻痹

患者,男,37 岁,阿尔及利亚人,警官。1980 年 6 月 14 日就诊。主诉:右侧面部口眼㖞斜 1 天。1 天前因天气特别炎热,白天在办公室吹空调,晚上回家睡觉又接着吹。第 2 天起床便自感面部紧板不适,照镜子发现眼睛闭不拢,嘴歪。伴流泪、说话漏风、喝水漏水、吃饭漏饭。

查体:症见右侧额纹完全消失,不能皱额;眉毛下垂,不能皱眉和抬眉;眼裂增大,闭合不全(眼裂约 5mm),贝尔征(+),下眼睑外翻,角膜反射及眼轮匝肌反射均减弱;鼻唇沟消失;口角下垂,向左侧偏斜,人中沟、颏唇沟俱向左歪斜,发笑时尤为明显;说话漏风,吐字发音欠清;鼓腮漏气,不能示齿、噘嘴、吹口哨;食物残渣滞留于右侧齿颊之间。诊为"面神经麻痹"。

治以通经活络,疏调气血。右侧面部针刺地仓透颊车、阳白透鱼腰、四白透迎香,远端取合谷、太冲穴,平补平泻法。针后在面部加闪火拔罐,并行按摩术,晚间睡觉嘱其在右侧面部复位的情况下用宽胶布贴右侧口角至耳后乳突。每日 1 次,经过 12 次治疗,痊愈(王启才、谢景平《当代针灸医学新论》,中医古籍出版社,2000 年第 1 版)。

按:面瘫,从某种意义上来说,也属面部肌肉(经筋)的痿证,应本着"治痿独取阳明"(首选手足阳明经穴)的法则及时治疗(我国江浙一带有"面神经麻痹发病初期 7~10 天内不宜做针灸治疗"的说法,不靠谱)。《百症赋》云:"颊车、地仓穴,正口㖞于片时""太冲泻唇㖞以速愈"。足阳明经之地仓、颊车位于面颊部,相互透刺,有良好的舒筋通络、行气活血效应,成为古今治疗面瘫最为常用的两个验穴;迎香、四白,分别属于手、足阳明经经脉所过之处,合谷为手阳明经远端腧穴,由于经脉在从手走头的过程中是左右交叉行走的,所以取穴用针必须遵循"左取右、右取左"原则。太冲属足厥阴肝经原穴,疏调肝经之气作用最强。肝经从足走腹胸后,有一条分支环绕口唇、贯面颊、注目交巅。取太冲治口眼㖞斜,正是"经脉所通,主治所及"的体现。

三、面肌痉挛

胡某,女,38 岁。左侧面部阵发性、不规则肌肉抽动 7 年,屡治无效,乃求治于针灸。诊为"面肌痉挛",治宜祛风通络、疏调气血,泻法。取风池、太阳、颧髎、口禾髎、攒竹、列缺(右),毫针针刺,用九六补泻法的泻法,得气后留针 20 分钟。经针治 20 次,面肌痉挛逐渐减轻而愈(杨依方等《杨永璇中医针灸经验选》,上海科学技术出版社,1984 年第1 版)。

按:面肌痉挛病在面部经筋,与风邪阻络有关。以局部取穴为主,旨在疏调局部经络气血。风池祛风通络、镇痉宁神;列缺为手太阴经之络穴,联络上走头面的手阳明经,助祛风通络、镇痉止搐之功。

四、三叉神经痛

案 1:2015 年 7 月,云南昆明新浮刺疗法培训班一东北学员家属,陪同先生一起到昆明学习、旅游。培训期间,夫人诉说经常面痛,尤其在睡觉前和吃饭时为甚。当地医院视为牙痛而先后拔牙 3 颗,但无济于事。检查发现为三叉神经第 2、3 支疼痛,"扳机点"分别在耳前和下颌骨近口角下。治疗时一支针具从面部正中颧骨下(手太阳小肠经颧髎穴)刺向耳前,另一支从下颌角前上方颊车穴顺着下颌骨向前下方大迎穴处刺,摇针 2 分钟后留针,当即痛止。当晚睡觉和次日早餐时未发疼痛。主动要求留针 3 天,以保证后两天旅游时不发生疼痛(王启才《实用中医新浮刺疗法》)。

案 2:北京新浮刺疗法培训班河南新乡学员郎万甫 2016 年 7 月 9 日微信分享。一位罹患三叉神经痛的 70 岁老妇,用新浮刺治疗,一针从阳白刺向太阳穴,另一针从下关刺向太阳穴,摇针 2 分钟左右,立刻止痛(王启才《实用中医新浮刺疗法》,河南新乡郎万甫医师医案)。

案 3:北京新浮刺疗法培训班天津学员韩为民 2016 年 7 月 6 日微信分享。治疗一位女性患者梁某,58 岁,左侧三叉神经痛 5 年多,以第一支痛(左侧眼皮、阳白穴、太阳穴)为主,不能触碰,饮水和进食咀嚼时能引起发作,伴眼内有沙石样摩擦不适感。前来天津恒山医院求治。先以浮刺法止痛,取小号针从颊车穴向太阳穴 1 针,患侧肩胛骨内侧从下往上 1 针,再加火针疗法,3 次后疼痛大减,喝水、进食已较少引起发作了,眼内沙石样摩擦感也消失了(王启才《实用中医新浮刺疗法》,天津韩为民医师医案)。

案 4:北京新浮刺疗法培训班江苏学员杨龙 2017 年 2 月 16 日微信分享。孙某,男,69岁,因眼眶伴牙痛在徐州医科大学附属医院确诊为"三叉神经痛",在医院输液、普通针灸效果不佳。

主诉:进食时面部疼痛加剧,双手掩面、流泪,夜间经常痛醒,有痛不欲生之感。查体:轻触右侧上唇及齿龈,疼痛累及右侧鼻翼、颧骨及右眼眶,并流泪不止。

嘱患者仰卧位,常规消毒,用 7 号注射器针头分别在病变痛点处刺入,同时摇针 2 分钟。拔针后,有出血,不立刻止血。治疗后患者即感轻松了很多,而后再配合手足部位的穴位如后溪、悬钟等巩固治疗。浮刺隔日 1 次,针灸 10 次痉愈(王启才《实用中医新浮刺疗法》,江苏邳州杨龙医师医案)。

案 5：杨某，男，40 岁，工人。因牙痛伴鼻塞流泪 3 年，在江苏徐州邳州市人民医院诊断为"三叉神经痛"。经药物治疗好转但停药后复发，又采用普通针灸疗法 20 余天无好转，于2017 年 2 月 23 日来诊所就诊。

查体：轻触唇沟左侧，患者马上用手捂住左面部，诉齿龈、鼻腔、眉弓内上角刺痛。鉴于患者采用了普通针灸治疗无效，我改用浮刺疗法治疗。

常规消毒：用 6 号注射器针头在唇部偏离痛点 2cm 处进针，摇针 2 分钟左右；再从巨髎穴旁朝鼻的方向进针并摇针；再从太阳穴旁进针朝眉弓处平刺摇针，均不留针，拔针处如果有出血先不止血，患者立感轻松许多。浮刺疗法隔日 1 次，最后配合腕踝针疗法，在上 1、上2 处进针、摇针并留管 1 天，加强疗效。共治疗 7 次，患者诉症状完全消失（王启才《实用中医新浮刺疗法》，江苏邳州杨龙医师医案）。

五、口轮匝肌转筋

患者男性，58 岁。2014 年 5 月 16 日因口轮匝肌间歇性抽搐 1 年、加重 2 周就诊。自述1 年前感受风寒后，出现间歇性不由自主的咀嚼动作、口轮匝肌抽搐，好似咀嚼口香糖，遇寒冷、着急生气等刺激后加重。曾就诊于沧州某医院，经肌电图、头部磁共振成像（MRI）等检查均未见明显异常，遂按面肌痉挛方案治疗，症状可见缓解，停止输液后症状反复，后多次治疗未有明显疗效，2 周前因夜间遇寒加重。

刻下：口轮匝肌抽搐，自述发作时右侧牙龈处有灼痛感。并伴有畏寒，失眠，烦躁易怒，小便黄赤，大便不干但 5~6 日一行。牙龈局部红肿，舌红苔腻，脉沉弦滑。

中医诊断：转筋（寒郁化火、肝郁气滞证）；治以开表散热、行气解郁。

治疗以梅花针首次叩刺颊车穴，待局部潮红出血时拔火罐，并留罐 10 分钟，之后选取地仓、下关、太阳、头维及咬肌、口轮匝肌等穴轮流使用。针刺取穴：主穴：曲池、合谷、天枢、足三里、太冲；配穴：内关、中脘、气海、阳陵泉、内庭。合谷、足三里直刺 20~35cm，得气后施以烧山火法，使患者遍身似微微有汗为佳，其他穴位得气后平补平泻，留针 30 分钟。刺络拔罐首次取大椎、膈俞，以三棱针如梅花状点刺 5 下，然后拔火罐，并留罐 10 分钟，之后选取至阳、肝俞、筋缩、大肠俞、腰阳关等穴轮流使用，每次取 3 穴。每日 1 次，10 次为 1个疗程。

首次治疗后，患者即感局部明显轻松，牙龈部灼痛感减轻。次日，患者自述牙龈已无不适感，但夜间仍局部抽搐，无法入睡。上方去内庭，加外关。治疗 3 次后，患者自述病情大有好转，夜间入睡后未再出现抽搐，亦不再烦躁不安，日间发作程度亦明显减轻，发作次数减少。治疗 5 次后，淋雨致症状加重。治疗 7 次后转安。后总计治疗 20 次，诸症消失，痊愈，停止治疗。1 个月后随访，未见复发（河北省沧州市中西医结合医院侯献兵医师医案）。

按：患者未见眼轮匝肌抽搐，而主要病变表现在口轮匝肌及咬肌等。刘完素《素问玄机原病式》曰："转筋，《经》云：转，反戾也，热气燥烁于筋，则挛瘛而痛，火主燔灼，燥动故也……但外冒于寒，而腠理闭密，阳气郁结，怫热内作，热燥于筋，则转筋也……使腠理开泄，阳气散则愈也。"梅花针局部叩刺开泄腠理、疏散火郁；合谷、足三里烧山火开闭散热；针刺曲池、天枢、内庭泄热导便；针刺太冲、阳陵泉、内关宽胸理气，疏肝理气；针刺中脘、气海顾护脾胃。发泄郁火治标实，疏肝健脾调体质。梅花针叩刺、毫针刺法、刺络拔罐等都有疏通经络的作用,然而梅花针浅刺可泄热解毒,毫针刺法可深层次疏通经络,刺络拔罐解热散瘀。依据病邪的特异性、中病层次、体质的特异性及刺灸法的特异性,配合使用"杂合以治"可提高疗效,缩短疗程,减少疾病再次发作。

六、痹证

1. 颈椎病 王某,男,40岁,司机,安徽人。头晕、转头酸痛、眼睛模糊年余。患者系个体运输司机,经常开车跑长途,每次10小时左右。2年前出现头晕、转头酸痛、左手有时发麻。1年前做MRI检查,显示颈椎生理曲度变直、第3~6椎间盘膨出、硬膜囊受压。舌紫暗,脉弦细而涩,纳可,二便调。2018年7月14日诊治,中医诊断:痹证(气滞血瘀型);西医诊断:颈椎病,颈椎间盘膨出、硬膜囊受压。

针灸治则:活血化瘀,祛瘀止痛。取颈部$C_{3~6}$、两侧项韧带行圆利针松解术,随后拔气罐排瘀血。由于颈部经筋粘连,导致经络瘀阻,气血运行不畅,使得脑部供血、供氧不足,从而产生头晕、眼花等症状。用圆利针把颈部$C_{3~6}$椎体的增生以及两侧项韧带粘连松解,然后排出瘀血,使经络畅通,则大脑供氧改善,头晕、眼睛模糊、手麻等症状自然就消失了。

首次治疗后,头晕症状即缓解了很多。间隔1周左右治疗1次,第2次治疗后,开车时间长了,突然感觉又要头晕了,马上停车休息,但是头没有晕起来。经4次治疗,颈部不痛了、头脑清醒了、眼睛明亮了、手麻消失了。随访2个月无复发(江苏徐州孟凡华医师医案)。

2. 肩周炎 任某,男,43岁。由于冬天感受寒凉,致右肩关节疼痛10个月。肩臂抬举、伸屈、后展均不利,时而痛引肘、腕部,每遇阴雨、风冷天气疼痛加剧。诊为"肩周炎"。曾服中药与药酒,均未取效。针灸以祛风散寒、通调经脉为治法,取肩髃、外关、中渚、阳陵泉,针灸并用,以泻法为主。共治12次,肩部疼痛消除,活动便利(章逢润等《针灸辨证治疗学》,中国医药科技出版社,2000年第1版)。

按:肩周炎属于"肩痹"范畴,取肩髃、外关、中渚、阳陵泉,针灸并用。取穴局部与远端相结合,即体现"腧穴所在,主治所在",又体现"经脉所通,主治所及"。如矢中的,疗效快捷。

3. 背部肌筋膜炎

案1:笔者2019年9月在外地避暑回到火炉重庆,针灸治疗一例43岁男性背痛患者,曾经在重庆某医院确诊为"背部肌筋膜炎",住院做了针灸、小针刀以及内服中药治疗10天后有所缓解,但经常反复,前后有1个多月,每晚3—4点时疼痛难以入眠。尔后,又四处寻医问药,始终没有解决痛苦。

我在其后背竖脊肌对准第7胸椎棘突下的至阳穴用套管针刺入,并摇针3分钟;又加毫针刺其外关、委中、承山穴,留针30分钟,当天晚上疼痛消失大半。后来又如上做了6次套管针刺,加灸大椎、至阳穴而彻底告愈(重庆周泽新医师医案)。

案2:胸背部足太阳经筋"筋膜炎"。王某,女,55岁,工人,徐州人。右前胸疼痛4个多月,近期夜晚疼痛难以入睡。1年前因右侧肩周炎,右侧背部时常酸痛。4个月前右前胸开始疼痛,并引起右侧胳膊酸痛。先后在徐州医科大学附属医院诊治多次,第1次在神经内科住院治疗,经过各种检查没有查到病因,治疗无效;第2次在心内科诊治,依然无效;第3次住院治疗,还是因为没有查出结果,治疗无效。2018年4月29日来求医。

查体:右侧前胸后背微肿、压痛,诊为后背足太阳经筋"筋膜炎"引起的放射性疼痛。针灸治则:通经活络,消肿止痛。在右侧膀胱经平第5~7胸椎筋膜炎处消毒后,于右侧后背带粘连处以小针刀行切割松解术,使粘连松解,经络畅通。然后再用真空气罐拔罐排出瘀血,祛瘀止痛。术后再次消毒,外敷创可贴。

治疗后当即疼痛即有所减轻,第2天右前胸疼痛就完全消失了。随访4个月无复发,患者非常高兴并表示感谢(江苏徐州孟凡华医师医案)。

4. 膝关节肿胀疼痛　姚某,男,39岁。两膝关节肿胀疼痛,日渐加重近月余,坐卧均痛,屈伸不利,甚则不敢站立,步履艰难,夜不能寐。近2日来,两手腕关节及腰部均有痛感,感寒更甚。西医诊断为膝骨关节炎;中医诊为痹证(痛痹)。治宜通经活络、散寒止痛,平补平泻法。取合谷、阳池、梁丘、膝眼、阳陵泉、足三里、肾俞、气海俞等穴,针后加灸。

首次治疗后膝肿减轻,第2次复诊治疗后疼痛显著减轻,行动自如。共针灸20余次,诸症消失而痊愈(中医研究院《针灸学简编》,人民卫生出版社)。

按:痹证,痛在关节、肌肉,也属经筋病变。痛痹以寒邪为主,故以通经活络、散寒止痛为治法。局部取穴为主,配合肾俞、气海俞温补肾阳,抗御阴寒。标本兼治,痹痛得除。

5. 老年性膝关节病　李某,女,68岁,农民,徐州人。双膝关节疼痛,走路、蹲起困难2~3年。2年前出现双膝关节胀痛,走路、蹲起困难,坐轮椅靠人推。近1年左膝关节疼痛加重影响睡眠,以前睡觉前口服半片安眠药即可入睡,但是现在必须服1片安眠药才能入睡。喜热恶冷,苔薄白、脉弦紧。X线片显示膝关节骨质增生、髁间嵴变尖。2015年8月31日经邻居推荐来医院理疗科治疗。中医诊断:痹证(寒痹、骨痹)。西医诊断:膝关节骨质增生。

针灸治疗原则:温通经络,活血化瘀,散寒止痛。先在双膝髁间嵴变尖处行小针刀松解术,术后用真空气罐拔出瘀血;术后第5天开始针灸治疗,穴取内膝眼、外膝眼、阳陵泉、阴陵泉(均行温针灸)。

针刀治疗3天后,局部伤口疼痛加重,难以入眠。继续针灸1周后,疼痛开始减轻;半月后,可以脱离轮椅行走十几米远。2个月后,可以走1km左右,感觉走路轻松了不少。又恢复2周后,便可骑自行车去菜市场购物。只是走路多了,或者干活多了,有时也会有些疼痛。建议针灸加中药巩固治疗2个疗程,患者对治疗结果很满意,且随访3年未见复发(江苏徐州孟凡华医师医案)。

6. 损伤性膝骨关节炎　孟某,男,56岁,体育教练,徐州人。双膝关节走路、蹲起困难疼痛月余,劳累、阴雨天疼痛加重。由于几十年从事体育工作,膝关节劳损在所难免,疼痛二三十年。近年来,膝关节疼痛加重,吃药、贴膏药无效。2个月前曾在本院外科做"臭氧治疗",2次后疼痛缓解很多,但是1个半月后疼痛又复发如旧,随后服药后仍然无效。膝关节不能弯曲,强行弯曲则疼痛似刀割,双脚腕累了似灌铅般酸痛,苔薄白,脉弦紧。

2015年8月30日来中医理疗科寻诊治疗。中医诊断:痹证(风寒湿痹型)。西医诊断:损伤性膝关节病、骨质增生、韧带钙化。

针灸治则:通经活络,化瘀止痛。①双膝内膝眼、外膝眼膝韧带粘连处行小针刀松解术,加术后真空气罐拔出瘀血,以舒筋止痛;②复方当归注射液(红花、当归、川芎)穴位注射:内膝眼、外膝眼、阳陵泉,每次每穴1ml,以促进局部气血循行。后期增加温针灸温通经络、强筋健骨。

第 1 次治疗后疼痛即有所缓解,右膝痛减比较明显,但运动时间久了左侧膝关节又有些疼痛,较前明显减轻,右膝关节无痛感;第 2 次治疗后,左膝疼痛也减轻多半;3 次治疗后,左膝痊愈,右膝接近痊愈。建议休息 1 周,注意关节保暖,巩固疗效(江苏徐州孟凡华医师医案)。

七、扭伤

案 1:蒋某,女,50 岁,工人。在搬重物时不慎扭伤腰部,疼痛难忍,活动受限(坐位和站立时均须人搀扶),生活不能自理。诊为"急性腰扭伤"。经中西医诊治、外贴膏药等半月未愈而改用针灸治疗。先针刺水沟、委中、太冲、昆仑等穴,疼痛有所减轻但仍不能痊愈。后经针刺"筋之会穴"阳陵泉,强刺激,动留针 20 分钟,疼痛顿时消失。复针 1 次而痊愈,走路、跑跳一切正常(《中医杂志》1989 年第 3 期)。

案 2:刘某,男,10 岁。因蹦跳不慎而致左膝及外踝部扭伤,患处红肿、青紫、疼痛,皮肤灼热,按之痛甚,行走不利。诊为"膝、踝扭伤"。

针灸治则:疏通经络、行气活血、化瘀止痛,泻法。取阳陵泉、绝骨、丘墟、昆仑(均左),动留针 20 分钟。次日复诊,疼痛明显减轻,步履较前轻松便利,红肿灼热渐消。仅针 2 次即愈(章逢润等《针灸辨证治疗学》,中国医药科技出版社,2000 年第 1 版)。

案 3:宋某,男,28 岁,农民。由于挑担走路不慎扭伤右踝关节,导致局部肿痛(经检查未见骨折),活动受限。诊为"膝、踝扭伤",多方治疗未效。后以疏通经络、行气活血、化瘀止痛为治法,经针刺患侧阳陵泉穴,强刺激泻法,动留针 5 分钟。当即疼痛大减,次日肿痛全消,正常参加劳动(《四川中医》1985 年第 12 期)。

按:身体各部位扭伤,属于经筋病变。当常规治疗收效欠佳时,应及时选用"筋之会穴"阳陵泉,强刺激泻法,能起到很好的舒筋通络、消肿止痛、恢复肢体功能活动的作用。

八、坐骨神经痛

何某,女,56 岁,武汉市人,家庭妇女。因夜晚睡觉时腿伸于被子外面感受寒凉致右下肢持续掣痛 2 天,加重 1 天。白天不能活动,夜间不能入眠,疼痛难忍,不可言状,由家人背来湖北中医学院附属医院针灸科诊治。当时患者呻吟不止,哭号不已。

检查:右下肢疼痛自臀部沿股后向小腿放散,腰部无明显压痛,右下肢屈曲,呈保护性体位。直腿抬高试验强阳性,约 30° 时即呼痛不止。髀枢和腓肠肌部位以及委中、昆仑穴多处压痛。诊断为"坐骨神经痛"(足太阳经筋型),治宜舒筋通络、散寒止痛,泻法。

急取患肢阳陵泉配环跳、殷门、委中、承山、昆仑等穴,针灸并用,同时以电针治疗仪连续波、快频率强刺 30 分钟,当即疼痛大减,停止哭号、呻吟。次日自己拄拐杖前来复诊,共治 3 次,即告痊愈。半年后随访,未见复发(王启才,新世纪全国高等中医药院校规划教材《针灸治疗学》,中国中医药出版社,2003 年第 1 版)。

按:此例坐骨神经痛,发病急骤,病因明确,症情典型。因右下肢沿足太阳经放散而痛,故循经依次取殷门、委中、承山、昆仑四穴疏通经气;环跳为足少阳经与足太阳经之交会穴,可调理两经气血;阳陵泉为筋之会穴,舒筋活络功效显著。以电针持续强刺,能更有效地发挥对疼痛的抑制作用。

九、痿证

张某,男,19岁。因锻炼身体出汗较多,自觉头部发紧,周身疲乏,翌晨感四肢无力。2日后病情发展,出现四肢瘫痪而住院治疗。查体:四肢呈完全瘫痪,肌张力减弱,腱反射消失,未引出病理反射。舌暗,苔白腻,脉细数。中医诊断:痿证(湿热浸淫);西医诊断:急性感染性多发性神经根炎。治宜清热利湿,通经活络。

针灸治疗:取大椎、华佗夹脊穴、曲池、鱼际、尺泽、极泉、肩髃、外关、十二井穴、环跳、委中、阳陵泉等。针刺泻法,十二井穴点刺出血。每日2次。首次治疗后,双下肢屈伸即有力,3日后四肢运动功能开始恢复,15日后四肢症状完全消失,痊愈出院(《石学敏针灸临证集验》,天津科学技术出版社,1990年第1版)。

按:痿证以经筋弛缓、筋骨痿软无力为主症,以湿热浸淫、气血不足为主要病机。取曲池、鱼际、尺泽、外关以清热化湿;大椎、华佗夹脊穴振奋诸阳;极泉、肩髃、环跳、委中通行肢体经脉;十二井穴点刺出血,醒脑开窍于肢末;阳陵泉为筋之会穴,强筋壮骨以治痿。

十、中风后遗症

张某,男,52岁,武汉市人,湖北中医学院工人。有高血压病史10余年。1986年3月,因与家人生气争吵,情绪激动,出现头痛,继而神昏,意识丧失,不省人事。遂送医院急救。清醒后左侧肢体及面肌瘫痪,以"中风后遗症"收入针灸病房治疗。

查体:左侧肢体瘫痪,肌张力减弱,上、下肢肌力均为2级。以疏经活络、通行气血为治法,上肢取曲池、合谷穴为主,下肢以阳陵泉、足三里、太冲穴为主,面部取地仓透颊车。中强刺激,留针30分钟。1周后加用电针、穴位注射交替使用,嘱患者家属每日帮助其进行患肢被动运动。

经治半月,瘫痪肢体开始恢复运动功能,上肢肌力由2级提高到3级;下肢肌力由2级提高到4级,面瘫明显好转。又续治半月,上肢肌力4级,下肢肌力5级,口角已正。再巩固治疗2周,痊愈出院(王启才《针医心悟》,中医古籍出版社,2001年第1版)。

按:半身不遂属"痿证"范畴,针灸治疗当遵循"治痿独取阳明"法则。《百症赋》云:"半身不遂,阳陵远达于曲池。"曲池、合谷穴属于阳明经穴,位于肘、腕关节处,疏经通络、行气活血作用明显,是治疗上肢瘫痪的两个要穴;足三里属足阳明经穴,为补益气血第一要穴;太冲属足厥阴肝经原穴,肝主筋。《通玄指要赋》云:"行步难移,太冲最奇。"阳陵泉属足少阳经,位于膝关节处,乃筋之会穴。半身不遂乃经筋弛缓不收所致。取阳陵泉意在舒筋通络,恢复经筋正常功能,实为治疗下肢瘫痪必不可少的重要腧穴之一。

十一、疝气

张某,男,32岁。双侧睾丸肿胀3天。患者平素喜饮酒,3天前不明原因出现双侧睾丸发红、肿胀、疼痛,走路时症状加重。

查体:两侧阴囊红肿,两侧睾丸肿如鸡蛋大,明显触痛,腹股沟淋巴结无肿大,舌质红、苔薄黄,脉弦。中医诊断:疝气(湿热下注)。治宜清利湿热,舒筋通络,消肿止痛。

取关元、中极、归来、太冲、三阴交,腹部穴直刺2寸,捻转平补平泻法,使针感向前阴部放散；太冲捻转泻法，使针感向足趾放散；三阴交捻转补法，以局部酸胀为度。1次治疗疼痛即减轻，3次治疗红肿明显消退，6次治疗临床痊愈（《石学敏针灸临证集验》，天津科学技术出版社，1990年第1版）。

按：疝气乃前阴病变，肝主筋，其经脉环绕前阴，治疗当以疏肝理气、舒筋通络为首务。太冲为肝经原穴，疏肝理气而止痛；关元、中极、三阴交均与肝经交会，三穴所属经脉也均连属前阴。组方针对性强，重在治本，故疗效显著。

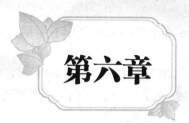

第六章

十 二 皮 部

第一节 命 名 含 义

十二经脉和从经脉分出来的大小络脉在体表都有一定的分布区域,这些区域最浅表的部位就是皮肤。所谓皮部,即皮肤的分部,是十二经脉功能活动反应于体表的部位,也是络脉之气散布所在。《素问·皮部论》说:"皮有分部……凡十二经络脉者,皮之部也。"明代张介宾在其著作《类经》中注云:"浮络见于皮,故曰'皮之部'。"可见,十二皮部与络脉(特别是孙络、浮络)关系最为密切。十二皮部区域的划分,是以各经脉以及该经所属络脉在体表的分布范围为依据的。由于正经有 12 条,故皮肤也相应分为 12 个部分。

第二节 循 行 分 布

十二皮部的具体分布未见记载,根据《素问·皮部论》中"欲知皮部,以经脉为纪者,诸经皆然"的论述,可见其分布是以十二经脉体表的分布范围为依据而划分的,也就是说十二皮部是十二经脉在皮肤上的分属部分。具体分布见表6-1。

表6-1 皮部分布简表

皮部	头面部	躯干	四肢
手、足太阴		胸胁部及侧腹部(阳明之外)	上肢内侧(前) 下肢内侧(前)
手、足厥阴		胁肋部(后)	上肢内侧(中) 下肢内侧(中)

续表

皮部	头面部	躯干	四肢
手、足少阴		胸腹正中	上肢内侧(后) 下肢内侧(后)
手、足阳明	面部和颈下部	胸腹正中两旁	上肢外侧(前) 下肢外侧(前)
手、足少阳	两侧及耳部上下	胁肋部(前)	上肢外侧(中) 下肢外侧(中)
手、足太阳	头顶正中及后项部	背部及腰部	上肢外侧(后) 下肢外侧(后)

第三节 表 现 特 点

《素问·皮部论》说:"欲知皮部,以经脉为纪。"十二皮部的分区与十二经脉在体表的循行部位及络脉在体表的散布范围是一致的。但在分布形式上,与经脉、络脉有所不同。经脉呈线状循行,络脉呈网状散布,而皮部则是着重于"面"的划分,完全分布在体表浅层,覆盖周身。范围比经脉更广大,结构比络脉更致密,故而成为机体与外界接触的天然屏障。

第四节 生 理 功 能

一、联络脏腑肢体、五官九窍

(一) 与脏腑的联系

十二皮部虽然只覆盖于肌表,不入体内,但通过经络的联系,每个脏腑均在皮部的一定范围有着相应的投影区。这些投影区大部分位于背俞穴和腹募穴周围,与西医学所称"海德带"十分吻合。既是脏腑生理现象的活动点,也是脏腑病理现象的反应点。

(二) 与肢体的联系

十二皮部覆盖肌表,从躯干到四肢,从头面到指(趾)末端,上下、左右、前后无所不涉。

二、覆盖肌表,使机体成为统一的整体

十二皮部通过面与面之间的相互衔接,覆盖着整个肌表,使机体得以成为一个统一的整体。这样,经络系统的各个组成部分之间更加紧密地连结在一起,密切配合,共同完成联缀肢体、运行气血、抵御外邪、调节平衡、维持生命活力的生理功能。

三、抗御外邪、护卫机体

皮部是机体直接与外界接触的表浅组织,无形中成为一层天然屏障,对机体各部组织如肌肉、骨骼、内脏、器官等都起着保护作用。在意外情况下,由于皮部的防护,可使这些组织器官免受或减轻损伤。

皮肤是人体的感觉器官,对温热、寒凉、触动、疼痛等均可感知,具有防御外界各种有害因素不良刺激的功能作用。皮肤也是对自然界各种气候变化最为敏感的组织之一,并对这些变化具有适应和调节能力,是卫外抗邪的第一道防线。《素问·皮部论》说:"百病之始生也,必先于皮毛。"外邪侵犯人体,皮部是首当其冲的,最先受邪。如果皮部的卫外功能坚实,外邪便不能由皮部、络脉而传入经脉、脏腑。反之,如果皮部的卫外功能低下,外邪便能经皮部由浅入深、由表及里,使人患病。所以,机体正气的盛衰,在很大程度上取决于皮部卫外功能的强弱。

四、有助于疾病的诊断

在病邪由表及里、由浅入深的传变过程中,皮部是第一道关口,最先受邪。而当病邪由里达表、由深出浅时,皮部也能成为病变的反应区。根据这些反应区域皮肤表面色泽、润燥和形态、感觉的病理变化辨证识病,是中医诊断脏腑、经络病证的重要手段之一。例如,《素问·刺热》所载"肝热病者,左颊先赤;心热病者,颜先赤;脾热病者,鼻先赤;肺热病者,右颊先赤;肾热病者,颐先赤",就是脏腑病证反应于皮肤的典型记录。临床所见脾肺湿热引起的酒渣鼻,就是"脾热病者,鼻先赤"的实例。《灵枢·经脉》在十二经脉病候中,也记载了许多表现在皮部方面的病理变化,如手太阴肺经"掌中热",足少阴肾经"足下热而痛",足少阳胆经"面微有尘,体无膏泽,足外反热"等等。凡此,均可通过医者的望诊和对体表的切、循、扪按来辅助诊断。由外察内,以表知里,为治疗提供依据。

五、有重要的治疗作用

在针灸疗法中,内病外治或外病外治,刺激皮部是一种行之有效的治疗手段。《灵枢·官针》记载的半刺、毛刺、浮刺、扬刺、赞刺、直针刺等都是浅刺皮部的针刺方法。传统的艾灸、热熨、药物敷贴、药物熏洗、拔罐等疗法也是通过对皮部的温热刺激发挥治疗作用的。后世的皮肤针、皮内针、挑刺、割治以及现代的磁穴疗法、腕踝针、浮针、激光穴位照射、紫外线照射等疗法都是在上述治法的基础上发展起来的。

在药物治病方面,发汗解表、疏风清热、透疹解毒、托脓消肿等,也都是使病邪通过皮部解除、消散的治法。

第五节　病 理 反 应

肌表、皮肤的病理变化往往是内脏或全身病证的反应。《素问·皮部论》说:"其色多青则痛,多黑则痹,黄赤则热,多白则寒,五色皆见则寒热也。"例如,肝胆疾病皮肤会出现黄染,跌仆损伤或血液病肌肤间会出现红肿青紫,外感热病皮肤会出现斑疹,常因肺胃积热、内迫血脉而致;病邪浅轻者斑疹稀疏松浮,热毒深重者斑疹稠密紧束;气血不足则疹色淡红,热毒积盛则色深红如鸡冠,热毒伤阴则色紫暗。皮肤出现状如粟粒、高出皮肤的透明小疱疹,多因湿郁肌肤,汗出不畅所致。体内有热毒则肌肤多生痈疽疮疖。

在面部皮肤色泽的病理变化方面,《黄帝内经》中有专篇论述(详见第四章第七节"临床应用"中)。

西医学也认为,不同疾病有着不同的面色、面容。例如,贫血患者面色苍白,肺结核患者午后颧部潮红,心力衰竭者额头黑,尿毒症时面颊暗黑,艾迪生病(原发性慢性肾上腺皮质功能减退症)具有特殊的古铜色面容,红斑狼疮面部可见蝶形红斑等等。

临床上常见的损容性皮肤病,诸如痤疮、雀斑、黄褐斑、扁平疣、带状疱疹、各种皮炎、皮肤瘙痒、荨麻疹、湿疹、酒渣鼻、脱发、斑秃和影响容颜的皮肤松弛、面部皱纹、眼袋下垂、皮肤粗糙、毛孔粗大、肤色改变、毛发稀疏以及其他一些色素沉着性皮肤病等,都属于皮部病理反应范畴。

有些疾病在病情的发生、发展过程中,有时还会在体表皮肤出现某种特异的、可见的"经络现象"。诸如,沿经脉循行路线出现丘疹、水疱、脱毛、脱皮、红线、白线、皮下瘀斑、色素沉着等等。例如,呼吸道病证可能会沿手太阴肺经出现红线;肠道病变可能会沿手阳明大肠经出现丘疹;泌尿或生殖系统病变可能会沿足少阴肾经出现脱毛;肝胆疾患可能会沿足厥阴肝经或足少阳胆经出现水疱等等。

第六节　相关腧穴

一、肺俞(Feishu　BL13)

【释名】与肺相应,为肺脏之气转输、输注之处,故名。

【归经】足太阳膀胱经。

【定位】背部,第3胸椎棘突下,后正中线旁开1.5寸(图6-1)。

【类属】肺的背俞穴。

【穴性】调肺补气,止咳平喘,祛风止痒。

【主治】

1. 呼吸系统病证　感冒、咳嗽、百日咳、气喘、痰多、胸闷、肺结核(隔蒜灸)、鼻炎、声音嘶哑。

2. 其他病证　多种皮肤病、瘙痒、荨麻疹、糖尿病。

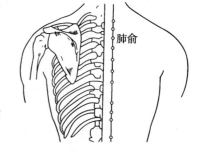

图6-1　肺俞

【配伍】配风门、列缺,治外感风寒咳嗽;配大椎、外关,治风热咳嗽;配膻中、支沟、大陵,治肺壅咳嗽;配复溜、尺泽,治阴伤咳嗽;配太冲、尺泽,治肝火犯肺咳嗽;配天突、丰隆,治哮喘发作;配太渊、太白,治肺虚喘息;配气海、太溪、神门,治肺肾虚喘;配膏肓、足三里,助体力恢复,增强抵抗力;配灸心俞、膈俞,治小儿缺钙、发育不良。

【刺灸法】斜刺 0.5~0.8 寸,可灸。内部有肺脏,禁深刺。

【参考】

1. 呼吸系统病证 现代研究证明:针刺肺俞穴可使通气量、肺活量及耗氧量增加,能改善呼吸功能和代谢功能,对支气管哮喘发作期能降低气道阻力。

《中医药信息》1987 年第 2 期报道:针灸肺俞、膏肓治疗慢性支气管炎 246 例,可酌情加用天突、膻中穴,针灸并用,动留针 15~20 分钟。每日或隔日 1 次,10 次为 1 个疗程。结果:临床控制 82 例(33.3%),好转 107 例(43.5%),无效 57 例(23.2%),有效率 76.8%。

《广西中医药》1988 年第 2 期报道:肺俞穴埋针治疗慢性支气管炎 48 例,加用大杼、风门穴,埋针后用胶布固定。每日揉埋针处 2 次,每次 30 秒。7 次为 1 个疗程。结果:痊愈 12 例,显效 10 例,好转 22 例,无效 4 例。

《山东医药》1988 年第 1 期报道:肺俞穴位注射治疗哮喘 31 例,注入维生素 K_3 注射液 2~4ml。每日 1 次,2 周为 1 个疗程。经过 1~3 个疗程的治疗,全部治愈。随访 6 个月至 1 年半,复发 2 例,但症状较轻。

《中国针灸》1991 年第 5 期报道:挑刺肺俞穴治疗咳喘 50 例,10 天 1 次。结果:痊愈 10 例,好转 40 例,全部有效。

《陕西中医》1988 年第 6 期报道:肺俞穴药物敷贴治疗哮喘 1 000 例,配心俞、膈俞。药物组成:元胡、细辛各 4g,甘遂、白芥子各 17g。共研细末,取鲜生姜 20g 捣烂取汁,将药粉调成糊状,于三伏天用伤湿止痛膏贴敷,每穴贴敷 2~3 小时。每间隔 10 天 1 次,3 次为 1 个疗程,连续贴敷 3 年。结果:痊愈 50 例(5%),贴敷 1 年、2 年、3 年的显效率分别为 375 例(37.5%)、560 例(56%)、600 例(60%)。

《实用中西医结合杂志》1990 年第 4 期报道:肺俞穴药物敷贴治疗小儿咳喘 222 例。药物组成:扑尔敏(氯苯那敏)80mg,左旋咪唑 1g,氨茶碱 2g,维生素 C 10g,百部、桔梗各 15g。共研细末,分别按 1 岁 0.4g、1~2 岁 0.6g、2~5 岁 0.8g、5 岁以上 1.2g 的剂量,取药粉与生姜汁拌匀,用伤湿止痛膏敷于肺俞穴,每穴贴敷 1~3 小时。每日 1 次。4 次治愈率达 94.4%,与常规服用止咳平喘药物的对照组差异显著。

《新医药学杂志》1976 年第 8 期报道:肺俞穴位注射治疗小儿肺炎 31 例,注入黄连素药液 0.2ml。每日 1 次。经过 3~4 次治疗,痊愈 29 例(93.5%)。

《陕西中医》1983 年第 3 期报道:肺俞穴位注射治疗大叶性肺炎 62 例,注入注射用水(首次 1ml,1 小时后再注射 2~3ml),以后每日 2 次。疗效满意。

《陕西新医药》1976 年第 6 期报道:肺俞穴位注射治疗小儿支气管肺炎 50 例,注入青霉素 5 万 U、链霉素 125mg(先做皮试)。每日 2 次。结果:全部治愈。

《安徽中医学院学报》1990 年第 4 期报道:肺俞穴位注射治疗支气管扩张咯血 77 例,注入阿托品 0.5mg 加生理盐水 3ml。每日 1 次。结果:显效 49 例(63.6%),好转 22 例(28.6%),无效 6 例,有效率 92.2%。较西药止血加抗生素疗法加快了止血时间,缩短了疗程。

2. 鼻腔病证 《中国针灸》1989 年第 3 期报道:肺俞穴药物敷贴治疗过敏性鼻炎 556 例,配大杼、风门、脾俞、肾俞穴。将白芥子、细辛、甘遂按 50%、30%、20% 的比例研成细末,再用生姜汁调成糊状,于三伏天用伤湿止痛膏贴敷,每穴贴敷 1~3 小时。每间隔 10 天 1 次,3 次为 1 个疗程。结果:痊愈 58 例(10.43%),好转 405 例(72.84%),无效 93 例(16.73%),有效率 83.27%。

3. 皮肤病证 《上海针灸杂志》1995 年第 3 期报道：肺俞穴位注射治疗痤疮 40 例，配足三里穴。注入甲氰咪胍(西咪替丁)注射液 2ml 加利多卡因溶液 1ml，每穴注入 0.5ml。每日 1 次，10 次为 1 个疗程。经 3 个疗程治疗，痊愈 24 例，显效 7 例，好转 6 例，无效 3 例，有效率 92.5%。

二、膈俞（Geshu BL17）

【释名】本穴内应于横膈，故名。

【归经】足太阳膀胱经。

【定位】背部，第 7 胸椎棘突下，后正中线旁开 1.5 寸，约平肩胛骨下角(图 6-2)。

【类属】八会穴之一(血会)。

【穴性】调节心肺，理脾和胃，止血止痒，活血化瘀。

【主治】

1. 呼吸系统病证 咳嗽、气喘。

2. 心血管系统病证 胸痛、胸闷、心绞痛、心律失常、中风后遗症。

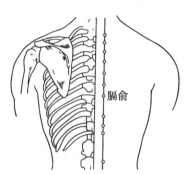

膈俞

图 6-2 膈俞

3. 消化系统病证 胃胀、胃痛、呃逆、呕吐、食管癌(吞咽困难)、腹胀、腹中痞块。

4. 各种出血症 咯血、吐血、尿血、痔疮出血、大便下血、子宫出血、血小板减少性紫癜。

5. 其他病证 皮肤瘙痒、荨麻疹、贫血、白细胞减少、血管性头痛、颈淋巴结结核。

【配伍】配大椎、胃俞、血海、足三里，治贫血；配脾俞、膏肓，治反胃及一切血证；配肝俞、肺俞，治肝亢咳血；配肺俞、复溜，治阴虚咳血；配心俞、内庭，治胃热呕血；配中脘、足三里，治寒呃；配足三里、内庭，治热呃；配中脘、太冲，治实呃；配厉兑，治食管麻痹。

【刺灸法】斜刺 0.5~0.8 寸，可灸。

【参考】现代研究证明，刺本穴能改善膈肌运动幅度，提高部分慢性气管炎的动脉血氧饱和度。

1. 心脑血管病证 《上海针灸杂志》1991 年第 1 期报道：针刺膈俞等穴治疗中风后遗症 36 例，脑出血加太冲透涌泉，脑血栓、脑梗死加水沟、合谷、三阴交。结果：基本痊愈 28 例，显效 6 例，好转 1 例，无效 1 例。

《陕西中医》1985 年第 7 期报道：电针膈俞穴治疗血管性头痛 137 例，常规操作，留针 30 分钟。每日 1 次，10 次为 1 个疗程。结果：痊愈 79 例，显效 35 例，好转 20 例，无效 3 例。有效率 97.8%。

《浙江中医杂志》1989 年第 7 期报道：头痛(尤其是偏头痛)患者膈俞穴往往有明显压痛，甚至结节。用刺血拔罐法治疗 38 例，全部获效(其中，7 例半年内未见复发)。《上海针灸杂志》1991 年第 1 期以同法治疗 10 例(均为其他疗法医治无效而频发者)，膈俞刺血拔罐，每日 1 次，6 次为 1 个疗程。结果：基本痊愈 7 例，显效 2 例，好转 1 例。

2. 血液病证 《中国针灸》1992 年第 5 期报道：针刺膈俞、足三里、三阴交治疗血小板减少性紫癜 104 例，常规操作，动留针 30 分钟。每日 1 次，10 次为 1 个疗程。经 2 个疗程治疗,痊愈 41 例(39.4%),好转 47 例(45.2%),无效 16 例(15.4%),有效率 84.6%。

3. 皮肤病证 《中国针灸》1991 年第 6 期报道:火针疗法治疗皮肤瘙痒 100 例,穴取膈俞、肺俞、风市,上肢加曲池,下肢加血海。常规操作,针后 3 日内禁沐浴。每周 2 次,6 次为 1 个疗程。2 个疗程内痊愈 62 例,显效 25 例,好转 11 例,无效 2 例。

《新中医》1996 年第 6 期报道:针刺膈俞穴治疗慢性荨麻疹 68 例,常规操作,动留针 20 分钟。每日 1 次,10 次为 1 个疗程。结果:痊愈 47 例(69.1%),好转 15 例(22.1%),无效 6 例,有效率 91.2%。

4. 其他病证 《中国针灸》1985 年第 2 期报道:割治疗法治疗淋巴结结核、皮肤结核 270 例。主穴:膈俞、肝俞;配穴:肺俞、鸠尾。在局麻下常规操作,每月 2 次。结果:痊愈 268 例(99.26%),无效 2 例。

三、曲池(Quchi　LI11)

【释名】曲肘之时,穴处有凹,形似浅池。又穴为手阳明经之合穴,脉气流注此穴时,似水注入池中,故名。

【归经】手阳明大肠经。

【定位】屈肘,肘横纹桡侧纹头端(图 6-3)。

【类属】手阳明经五输穴之"合"穴,五行属土。

【穴性】通经活络,清热凉血,祛风止痒,调理肠道。

【主治】

1. 经脉所过的肢体病证 肘关节病变,上肢疼痛、麻木、瘫痪、肌肉萎缩,肩关节或腕关节疼痛。

2. 头面、五官病证 阳明头痛(前额痛)、面瘫、目赤肿痛、下齿痛、咽喉肿痛。

3. 消化系统病证 腹痛、腹泻、痢疾、便秘、阑尾炎。

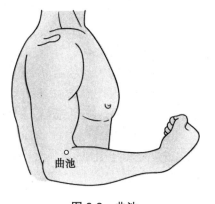

图 6-3　曲池

4. 皮肤病证 皮肤干燥、瘙痒、荨麻疹、水痘、湿疹、丹毒、疥疮、扁平疣或寻常疣、疮疡痈疖、带状疱疹等。

5. 其他病证 热病、疟疾、高血压、乳腺炎、甲状腺病、颈淋巴结结核、急性腰扭伤。

【配伍】配风池、人迎、足三里,治高血压眩晕;配合谷、外关,治感冒发热、咽喉炎;配足三里、大椎,治高热;配膈俞、血海、三阴交、委中、合谷,治皮肤病。

【刺灸法】直刺 1~1.5 寸,可灸。

【参考】

1. 经脉所过的肢体病证 《天津医药》1976 年第 4 期报道:针刺曲池穴治疗肩周炎 10 例,深刺 2~3 寸,快速提插捻转强刺激,同时令患者活动患部,动留针 30 分钟。结果:大部分在 1~2 次治疗后疼痛消失并活动自如。

2. 头面、五官病证 《中医杂志》1984 年第 2 期报道:曲池穴三棱针点刺出血治疗睑腺炎 33 例,每日 1 次。痊愈 32 例(97%),1 例中断治疗。

《川北医学院学报》1990 年第 2 期报道:用肌内注射针头深刺曲池穴 1~1.5 寸,拔针后挤压令之出血治疗睑腺炎 500 例,每日 1 次。经过 3 次治疗,痊愈 432 例(86.4%),显效 41 例,好转 15 例,无效 12 例,有效率 97.6%。

3. 皮肤病证 有报道:针刺曲池穴治疗急性荨麻疹 60 例,强刺激,提插捻转泻法 1~2 分钟,动留针 20 分钟。结果:1 次痊愈 25 例,2 次痊愈 33 例,无效 2 例。另以激光照射治疗小儿丘疹性荨麻疹 42 例,功率 2.5~5mW,输出电源 7mA,照距 30cm,光斑直径 2mm,每次照射时间一侧 10 分钟。每日 1 次,5 次为 1 个疗程。经 2 个疗程治疗,痊愈 32 例(76.2%),好转 6 例,无效 4 例。穴位注射治疗扁平疣或寻常疣 46 例,于患侧曲池穴一次性注入"清热解毒注射液"1ml。结果:1 次痊愈 45 例,2 次痊愈 1 例。一般在注射后 1~2 周内疣体开始脱落,1 个月后全部脱落(吕景山、何树槐、耿恩广,《单穴治病选萃》,人民卫生出版社,1993 年第 1 版)。

《浙江中医杂志》1979 年第 7 期报道:针刺曲池、合谷穴治疗颈痛 10 例,常规针刺,捻转泻法。每日或隔日 1 次。经过 1~4 次治疗,全部治愈。

《中华皮肤科杂志》1959 年第 2 期报道:针刺曲池穴治疗带状疱疹 26 例,可加灸法,每日 1 次。结果:5 次治愈 25 例(96%)。

4. 其他病证 《中国针灸》1989 年第 1 期报道:针刺曲池、合谷穴治疗急性发热 521 例,强刺激,留针 30~120 分钟。一般每日 1 次,高热每日 2 次。多数患者体温在 48 小时内下降并恢复正常。

《新疆中医药》1988 年第 4 期报道:小儿高热惊厥 1 例,体温 39.5℃,因药物过敏,遂针刺曲池穴治疗。强刺激,提插捻转 30 分钟后抽搐停止。观察 4 小时未见复发。

有报道:针刺曲池穴治疗手足抽搐症 17 例,提插捻转泻法 1~2 分钟,动留针 20 分钟左右。结果:痊愈 15 例(88.2%),显效 2 例(孙瑜等《单穴临床应用集锦》,宁夏人民出版社,1992 年第 1 版)。

《浙江中医杂志》1990 年第 12 期报道:针刺曲池穴治疗高血压 68 例,深刺 2 寸左右,动留针 20 分钟。结果均有疗效。

《中国针灸》1987 年第 6 期报道:针刺曲池穴治疗乳腺炎 79 例,深刺 2 寸左右,快速提插捻转强刺激 1 分钟。不留针,出针后再用拇指点压曲池穴片刻。经过 1~3 次治疗,全部治愈。

《天津医药》1976 年第 10 期报道:针刺曲池穴治疗急性腰扭伤 10 例,快速提插捻转强刺激,同时令患者活动腰部。结果全部治愈。

四、血海(Xuehai SP10)

【释名】因能主治与血有关的疾病,故名。

【归经】足太阴脾经。

【定位】髌骨内上缘上 2 寸,股四头肌内侧头隆起处。正坐屈膝,医者面对患者,用手掌按在患者膝盖上,掌心正对髌骨,拇指向内侧,拇指与食指呈 45°,当拇指尖所达之处(图 6-4)。

【穴性】理脾养血,祛风止痒。

【主治】

1. 前阴及泌尿、生殖系统病证 阴部瘙痒、疼痛,小便

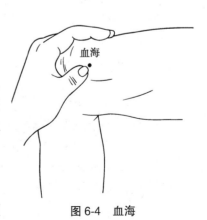

图 6-4 血海

淋涩、月经不调、痛经、闭经、崩漏、带下、产后恶露不禁。

2. 皮肤病证 皮肤干燥、瘙痒,荨麻疹、湿疹、丹毒、股内廉疮疡。

3. 其他病证 出血症、贫血、诸虫症。

【配伍】配地机,治月经不调;配气海、归来、三阴交,治痛经;配灸隐白、神门,治崩漏;配膈俞,治诸出血症;配曲池、合谷、三阴交,治风疹、皮肤瘙痒。

【刺灸法】直刺 0.5~1 寸,可灸。

【参考】有实验研究表明:针刺血海穴,对垂体-性腺功能有一定影响,尤其是对卵巢功能影响较大。针刺归来,中极、血海等,可使继发性闭经患者出现激素撤退性出血现象。

有报道:针刺血海穴治疗药物过敏引起的皮肤瘙痒 5 例,常规针刺,动留针 30~45 分钟。每日 2 次。结果:均获痊愈(孙瑜等《单穴临床应用集锦》,宁夏人民出版社,1992 年第 1 版)。

又有报道:艾灸血海穴治疗老年性皮肤瘙痒 20 例,每日或隔日 1 次,20 次为 1 个疗程。经治 2~3 个疗程,痊愈 18 例(90%),好转 2 例(吕景山、何树槐、耿恩广,《单穴治病选萃》,人民卫生出版社,1993 年第 1 版)。

《四川中医》1985 年第 10 期报道:血海穴位注射治疗出血症 102 例,咯血加肺俞,呕血加内关或足三里,子宫出血加三阴交。每穴注入阿度那注射液 1~2ml。结果:全部止血。

五、三阴交(Sanyinjiao SP6)

【释名】足三阴经在此交会,故名。

【归经】足太阴脾经。

【定位】小腿内侧,内踝高点直上 3 寸,胫骨内侧面后缘(图 6-5)。

【类属】足太阴、厥阴、少阴经交会穴。

【穴性】调理脾胃,滋养肝肾,活血止痒。

【主治】

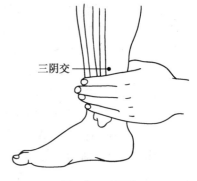

三阴交

图 6-5 三阴交

1. 消化系统病证 脾胃虚弱、消化不良、不思饮食、腹胀腹痛、肠鸣泄泻、痢疾、黄疸。

2. 泌尿系统病证 遗尿、尿失禁、泌尿系感染、小便不利、癃闭、淋证、尿血、水肿。

3. 生殖系统病证 男子遗精、阳痿、早泄、阴茎痛、七疝等,女子月经不调、痛经、闭经、赤白带下、崩漏、产后血晕、胞衣不下、恶露不行或不止、不孕、癥瘕、少腹疼痛、子宫脱垂。

4. 皮肤病证 皮肤干燥、瘙痒,荨麻疹、湿疹、丹毒、疮疡痈疽。

5. 经脉所过的肢体病证 下肢痿痹、中风偏瘫、末梢神经炎。

6. 其他病证 失眠、贫血、高血压、低血糖、糖尿病、眼睑下垂、咽干喉燥、声音嘶哑。

【配伍】配血海、气海,治月经不调、经前腹痛;配关元,治经后腹痛;泻三阴交,配补合谷、太冲、昆仑、至阴,或配合谷、秩边,催产;配中极、照海,治胎盘滞留;配气海,治白浊、遗精;配归来、太冲,治疝气偏坠;配中极、曲泉,治阴部瘙痒;配关元,治遗尿;配神门、内关,治失眠;配水分、足三里,治蛊胀。

【刺灸法】直刺 1~1.5 寸,可灸。孕妇禁针。

【参考】

1. 消化系统病证 《湖南中医杂志》1988 年第 6 期报道:三阴交穴位注射治疗急性病毒性黄疸型肝炎 51 例,每穴注入维生素 B_{12} 1ml。每日 1 次。结果:痊愈 49 例(96.1%),无效 2 例。

《中国针灸》1982 年第 4 期报道:艾灸三阴交、关元治疗妊娠呕吐 151 例,脾虚加足三里,肝胃不和加太冲。每次每穴灸 5 分钟,每日 1 次。1 周后痊愈 146 例(96.7%),好转 5 例,全部有效。

2. 泌尿系统病证 《中国针灸》1982 年第 4 期报道:三阴交穴位注射治疗遗尿 110 例,每穴注入阿托品 0.5ml。隔日 1 次,10 次为 1 个疗程。结果:痊愈 68 例(61.82%),好转 27 例,无效 15 例,有效率 86.36%。

《四川中医》1986 年第 11 期报道:针刺三阴交治疗 1 例产后尿潴留 3 天经导尿、西药注射、中药内服均无效的患者,针刺后 1 分钟小便即通。

《江苏中医》1988 年第 2 期报道:针刺三阴交治疗产后尿潴留 50 例,针刺泻法,动留针 15~20 分钟。结果:治疗 1 次后即行排尿 43 例,治疗 2 次后即行排尿 5 例,无效 2 例。《四川中医》1988 年第 10 期以同法治疗 100 例(病史 1~2 天者 53 例,3~5 天者 36 例,5 天以上者 11 例),结果:显效(针后 30~40 分钟排尿)56 例,好转(针后 1~2 小时排尿)35 例,无效(针后 4 小时仍不能自行排尿)1 例。

《针灸临床杂志》1996 年第 5 期报道:针刺三阴交治疗外科手术后尿潴留 64 例,结果:治疗 1 次后即行排尿 40 例,治疗 2 次后即行排尿 24 例,全部有效。

《四川中医》1986 年第 1 期报道:针刺三阴交、肾俞穴治疗 1 例哌替啶肌内注射不能止痛的肾绞痛患者,强刺激,动留针 30 分钟。留针中疼痛即止且未复发。

3. 生殖系统病证 《中国针灸》1984 年第 2 期报道:三阴交穴内埋针治疗阳痿 31 例,3 日 1 次。经 1~2 次治疗,痊愈 28 例(90.3%)。

《中国针灸》1994 年第 5 期报道:针刺三阴交穴治疗原发性痛经 120 例,于月经前 3~5 天开始治疗,常规针刺,快速提插捻转,动留针 30 分钟(每 2 分钟行针 1 次)。隔日 1 次,连续治疗 3 个月经周期。结果:显效 105 例(87.5%),好转 11 例,无效 4 例,有效率 96.7%。

《福建医药杂志》1982 年第 5 期报道:三阴交和耳穴"子宫"激光照射治疗痛经 68 例,于月经前 10 天开始治疗,输出功率 1.5~2.5mW,每次一侧,各照 5 分钟。隔日 1 次,5~6 次为 1 个疗程。结果:显效 35 例,好转 21 例,无效 12 例。

《中西医结合杂志》1984 年第 9 期报道:三阴交穴内埋线能诱导排卵,有与克罗米芬诱导排卵相类似的作用,而无其副作用和过度刺激的危险。观察治疗 24 例,随访 22 例,排卵 18 例,妊娠 16 例,无效 4 例(均为继发性闭经患者)。

《陕西中医》1984 年第 2 期报道:针刺三阴交、至阴穴治疗胎位不正 70 例,常规针刺,动留针 20 分钟(每 2 分钟行针 1 次)。每日 1 次,3 次为 1 个疗程。经 2 个疗程观察,纠正 61 例(87.1%),无效 9 例。

以小剂量催产素注入临产妇的三阴交和合谷,均可观察到宫缩波形的出现或增高,而用同样剂量臀部肌内注射或注入悬钟或外关,则不引起宫缩或仅有轻微变化。

4. 经脉所过的肢体病证　《新中医》1986年第7期报道:针刺三阴交、昆仑穴治疗红斑性肢痛15例,强刺激,不留针。经1~3次治疗,均获痊愈。

5. 其他病证　《中国针灸》1995年第4期报道:针灸三阴交、神门穴治疗失眠168例,二穴均深刺,动留针30分钟。每日1次,患者每晚还自灸三阴交20分钟。结果:痊愈89例,好转46例,无效33例,有效率80%。

有研究表明:给家兔三阴交穴注入"可乐定"后,血糖有不同程度升高,且呈生物节律表现;血压下降,但无生物节律表现。

《新中医》1982年第3期报道:针刺三阴交、内关穴治疗嗜酸性粒细胞增多症5例,每日1次,6次为1个疗程。其平均值由治疗前的1 368个/mm³减少为480个/mm³。

六、阿是穴

已在第五章"十二经筋"第六节"相关腧穴"中叙及,此不赘述。

第七节　临床应用

皮部的临床应用包括皮肤望诊、皮肤针疗法、皮内针疗法、拔罐疗法、刮痧疗法、皮部证治等方面。

一、皮肤望诊

皮肤望诊,就是通过审视全身皮肤(以面部为主)的外形和色泽以判别脏腑、经络的气血盛衰。

(一) 望面

面部为阳明所属,主要有手足阳明经分布,与手足太阳、少阳经也有关联。在外形方面,腮部肿胀为温热之邪侵及手足阳明、少阳经脉。在色泽方面,《黄帝内经》中有专篇论述。《灵枢·五色》就是将人体各部在面部划分为相应区域,专论察面部色泽"各以其色言其病"的(详见第四章第七节"临床应用")。

西医学也认为,不同的面色、面容能够反映不同的疾病。例如,面色苍白见于贫血患者;午后颧部潮红见于肺结核患者;额头发黑见于心力衰竭患者;面颊暗黑见于尿毒症患者;古铜色面容是艾迪生病患者所特有的;蝶形红斑则见于红斑狼疮患者……

现代不少医务工作者通过大量观察、研究,也总结出许多望面诊病的宝贵经验。面部白斑早就成为中医辅助诊断肠道寄生虫病证的依据之一,且斑大虫多,斑小虫小(福建省中医研究所《几种中医简易诊断法》,人民卫生出版社,1964年第1版)。贫血患者,面色淡黄,多属缺铁性贫血;面色萎黄,多属溶血性贫血;面颊部兼见色素沉着,多属再生障碍性贫血(谢炳国《望诊经验举要》,《浙江中医杂志》1987年第9期)。

五色主病虽然可以反映五脏病变的一般规律,但临证却不能拘泥于此,还应结合四诊全面分析,灵活运用。

(二) 望耳

耳为肾之窍,亦为宗脉之所聚,其中尤其与手足少阳经脉的关系最为密切。《灵枢·师传》指出:"视耳好恶,以知其性。"《灵枢·卫气失常》也说:"耳焦枯,受尘垢,病在骨。"说明中医学应用望耳诊病有着十分悠久的历史。

1. 望外形 耳郭干枯焦黑,为肾精衰竭、病情危重之象。由结缔组织构成的耳垂对于缺血十分敏感,当动脉硬化影响到耳垂血液供应时,耳垂就比其他部位容易收缩,出现耳褶。有人观察到这些耳褶征的出现,对于原发性高血压、脑动脉硬化、冠心病有较大诊断价值。通过对 100 例已经确诊为冠心病的患者进行观察,耳褶征的出现率为 81%,且与年龄、病程成正比。而另 100 例非冠心病患者,耳褶征的出现率仅 11%(《辽宁中医杂志》1983 年第 12 期)。有人观察 48 例原发性高血压和冠心病患者,有耳褶征的竟有 47 人,占 97.7%(《四川中医》1987 年第 6 期)。美国和苏联也有类似研究和报道。

2. 望耳穴 在阳光或灯光充足的环境下,用肉眼直接观察耳壳各部耳穴有无丘疹、水疱、结节、变形、脱屑、变色、色素沉着等等,以便发现阳性反应点。临床观察表明,耳壳皮肤色泽的变化常有白色、红晕、灰暗色,或中间为白色、四周有红晕,呈点状或片状,多见于胃炎、胃溃疡、支气管炎、肾炎、肝胆疾病、关节炎等。变形可表现为点状凹陷,或为条索状,或为结节状隆起,多见于结核病、肝大、心脏病、慢性阑尾炎、肿瘤、骨质增生等。丘疹可表现为红色或白色的点状丘疹,多见于心脏病、结核病、肠道疾病、肾病、膀胱疾患、妇科疾病等。而各种皮肤病、妇科病和吸收、代偿功能失常者多在肺区、耳轮脚下缘出现白色片状糠皮样脱屑。有人对长期接触矽尘的工人进行早期硅沉着病(矽肺)的耳区视诊检查,90% 以上的人耳轮出现黑色斑点,70% 以上的人肺区出现丘疹、脱屑,肝区出现硬结(《河南中医》1986 年第 4 期)。对支气管炎的望诊符合率高达 98.4%(《河南中医》1987 年第 2 期)。

有人通过对 103 例消化系统疾病的观察,发现在萎缩性胃炎和胃、十二指肠溃疡患者相应耳穴上有棕色点状或片状丘疹(《四川中医》1983 年第 1 期)。有人对 64 例肝胆疾患进行耳穴视诊,其中 57 例在肝、胆区呈现丘疹、粟粒样软骨结节、不高出皮肤的苍白斑块或条索状软骨隆起等阳性反应(《浙江中医杂志》1980 年第 5 期)。对于肝硬化患者,有人观察发现相应耳穴多呈棕灰色、紫红色的色素改变,或丘疹样、斑块状、条索状软骨隆起;这些阳性反应的出现率远较健康或非肝病患者高,尤其是晚期肝硬化患者,阳性率更高,视诊清晰可见(《辽宁中医杂志》1983 年第 12 期)。

耳穴视诊辨癌,临床运用也十分广泛。何氏观察 49 例肝癌患者,肝区有增生隆起者 39 例(《上海中医药杂志》1981 年第 9 期)。有人将 52 例癌症患者耳穴视诊情况与理化、切片检查进行对照,结果肝癌 8 例,吻合 6 例;胆囊癌、乳腺癌各 1 例,均与理化检查吻合;胃癌 4 例,全部吻合;食管癌 5 例,全部吻合;肺癌 19 例,吻合 10 例;可疑肺癌视诊为肺结核 12 例,与理化检查吻合 10 例;视诊为胃溃疡和十二指肠球部溃疡各 1 例,均与理化检查相吻合(《陕西中医》1989 年第 2 期)。

(三) 望鼻

鼻为肺窍,为手足阳明经脉所终始。《灵枢·五色》说:"男子色在于面王,为小腹痛,下为卵痛……女子在于面王,为膀胱、子处之病。"面王即鼻尖。病色在男子主小腹痛,并向下延及睾丸疼痛;在女子则为膀胱或胞宫病变。如若小儿鼻翼扇动,伴有高热者,多属肺热壅盛之外感疾患;鼻头发红,年久不愈之酒渣鼻(俗称"酒糟鼻"),多因脾胃湿热蕴结。赵氏观察 7 例肝硬化腹水患者,鼻区均有蟹爪纹出现,自鼻孔外侧向鼻根、眉心延伸,连片呈火焰状,甚至布满整个鼻部。7 例患者均因食管静脉曲张大出血而死亡,认为鼻部毛细血管扩张与食管静脉回流障碍相关,可用于肝硬化腹水的早期诊断(《浙江中医杂志》1980 年第 10 期)。有人观察发现,胃下垂患者在年寿(鼻根)部常有青褐色色素沉着,形如豆状;胆囊炎患者鼻翼两侧常见浅黄或深绿色色素沉着,形如豆状或椭圆形;其色素的深浅均与病程有关(《浙江中医杂志》1980 年第 10 期)。

(四) 望肌表、皮肤

望肌表、皮肤,是直接观察皮部和肌表的颜色、光泽以及形态的各种变化。《灵枢·本脏》说:"视其外应,以知其内脏,则知所病矣。"《灵枢·卫气失常》说:"色起两眉薄泽者,病在皮。"《素问·皮部论》说:"其色多青则痛,多黑则痹,黄赤则热,多白则寒,五色皆见则寒热也。"例如,皮肤出现黄染,可知病在肝胆;肌肤间红肿青紫,必因跌仆损伤或血液病造成;如若皮肤出现斑疹,多见于外感热病,常因肺胃积热、内迫血脉而致。斑疹稀疏松浮者,病邪浅轻;稠密紧束者,热毒深重。疹色淡红为气血不足;色深红如鸡冠,乃热毒积盛;色紫暗提示热毒伤阴。

肌肤生有痈疽疮疖,除表明体内有热毒之外,常常还可以根据痈疽疮疖发生的部位,确定火毒侵犯何脏腑、何经脉,使治疗更加有的放矢。正如明代《外科启玄》所说:"夫人之体者五也,皮、肉、脉、筋、骨,共则成形。五体悉具,外有部位,中有经络,内应脏腑……如有疮疡,可以即知经络所属脏腑也。"

有些疾病在病情的发生、发展过程中,有时还会在体表出现某种特异的、可见的"经络现象"。诸如,沿经脉循行路线出现丘疹、水疱、脱毛、脱皮、红线、白线、皮下瘀斑、色素沉着等等。这些可见的"经络现象",在中医临床上往往具有十分重要的诊断价值。例如,沿手太阴肺经出现红线,常常伴发呼吸道症状;沿手阳明大肠经出现丘疹,可以提示肠道病变;沿足少阴肾经出现脱毛,往往并发泌尿或生殖系统病变;沿足厥阴肝经或足少阳胆经出现水疱,可以预测肝胆疾患等等。

二、皮肤针疗法

皮肤针疗法就是运用一种名叫"皮肤针"的针刺工具专门刺激皮肤穴位或浅表毛细血管治疗疾病的一种针法,又称"皮刺针叩刺疗法";是在《黄帝内经》"毛刺""半刺""扬刺"等(都是一些针刺很浅的治病方法)基础上进一步演变和发展起来的一种只刺激体表皮肤的新针具和新方法。

由于皮肤针在叩刺皮肤时针尖与体表接触面大,又刺得很浅,疼痛较轻,尤其适用于妇女、儿童及年老体弱者,故又有"妇女针""小儿针""老人针"之称。

(一) 皮肤针疗法的针具

皮肤针是一种多针浅刺的针具,其构造是在一个如同小莲蓬的物体上分散装嵌数支小针,有单头和双头之分(图 6-6,图 6-7)。

皮肤针以小针的多少而冠以不同的名称:装 5 枚小针的称"梅花针",装 7 枚小针的称"七星针",装 18 枚小针的称"十八罗汉针",将数支小针不分散而集束安装在一起的又称"丛针"。现在比较通用的皮肤针是双头的,一头是散在的梅花针或七星针,另一头则为丛针。

皮肤针的针柄有两种类型,一种是硬质的胶木和金属棒,一种是软质塑料或牛角制品。

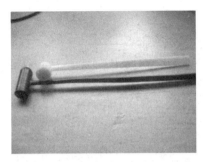

图 6-6　单头、双头皮肤针

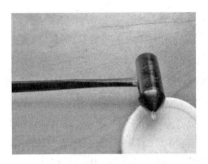

图 6-7　丛针

梅花针和七星针,普通医药商店均有销售;十八罗汉针和丛针就需要专门定制了。家庭自制简易丛针,可以取用 1 支筷子,用烧红的铁锥子在大头钻出一个直径约 3~5mm 的小洞,在小洞内放置 5~7 枚缝衣针,将针尖对齐,塞紧后用丝线从两边绕"8"字形将针缠紧即可。

(二) 皮肤针疗法的作用及适应证

皮肤针叩刺可以疏通体表经络之气,从而起到沟通和调节体表皮部和脏腑组织的作用。对于一般针灸适应的病证均可使用,尤其对于头痛、眩晕、失眠、近视、颈肩腰背痛、四肢关节痛、胸胁疼痛、哮喘、胃痛、痛经及部分皮肤病(如丹毒、顽癣)、皮肤瘙痒、脱发、斑秃、肌肤麻木等更为适宜(表 6-2)。

表 6-2　皮肤针疗法的常见病证

常见病证	叩刺部位	刺激强度
头痛、偏头痛	头项部(百会)、侧头部、有关循行经脉	弱、中
失眠、多梦	头项部(百会)、夹脊、神门、内关、太溪、三阴交	弱、中
面神经麻痹	患侧颜面部、耳后(翳风)、上肢大肠经(合谷)、太冲	中
目疾	眼周、风池、光明、太冲	弱
鼻疾	鼻周、风池、印堂、头顶(通天)、肺俞、合谷	弱
眩晕	头项部、印堂、太阳、夹脊、丰隆、太冲	中
胃痛、呕吐	上腹部(中脘)、脾俞、胃俞、下肢胃经	中
呃逆	耳后(翳风)、天突、膻中、中脘、下肢胃经	中、强
腹痛	腹部(天枢)、脾俞、胃俞、大肠俞、小肠俞、足三里	中、强
阳痿、遗精、遗尿	下腹部(关元)、腰骶部(肾俞)、三阴交	中
痛经	下腹部(关元)、腰骶部(肾俞)、三阴交	中、强
肩周炎	肩部,先叩刺再加灸或拔火罐,并配合肩部活动	中、强
痿证、痹证	局部取穴、有关经脉,先叩刺,再加灸或拔火罐,并配合肩部活动	中、强
急性腰扭伤	脊柱两侧、阿是穴、委中(均可针后加罐并配合腰部活动)	强
肌肤麻木	局部叩刺出血加灸或拔罐	中、强
牛皮癣	局部叩刺加灸	中、强
斑秃	局部叩刺出血、肺俞、肝俞、脾俞、肾俞	中
儿童发育迟缓	百会、四神聪、头项背腰部夹脊穴、背俞、足三里	弱、中

（三）部位的选择

1. 常规部位　腰背部脊柱两侧的夹脊穴（图 6-8）和后正中线旁开 1.5 寸的膀胱经是皮肤针疗法的常规刺激部位。大多数病证（尤其是内脏病和肢体病）应首先叩刺常规部位,而后再叩刺病变部位以及与病证密切相关的经脉和穴位。如胃痛先叩刺夹脊穴和膀胱经,再叩刺胃脘部;哮喘先叩刺夹脊穴和膀胱经,再叩刺前臂内侧面拇指侧肺经循行部位等。

2. 循经叩刺　在经络辨证基础上,选择与病证密切相关的经脉叩刺。如哮喘叩刺手太阴肺经等。

3. 病变局部。

4. 病变部位穴位或在辨证基础上选穴。

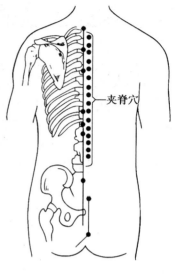

图 6-8　夹脊穴

（四）持针法

皮肤针持针法是根据针柄的类型而定的。针柄如果是硬质胶木的,一般右手持针,以拇指、中指、无名指、小指握住针柄,而食指则伸直压在针柄上;如果针柄是软质塑料或牛角制品,则直接用拇指和食指捏住针柄即可（图 6-9）。

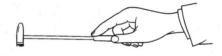

图 6-9　皮肤针持针法

（五）叩刺方法

叩刺时针具与施术部位需要消毒,拇指、食指、中指握住针柄,针头对准施术部位,利用手腕的上下活动以及针的弹力垂直叩刺,使针尖接触皮肤后立即弹起。如此反复进行。勿时轻时重、时快时慢,以减少痛感。一般可先叩刺常规部位,而后再叩刺局部或腧穴,从上到下,由内向外。常规部位要纵行叩刺,局部宜做环形叩刺,穴位则是在一个点上重复叩刺。如用滚刺筒施治,则持滚刺筒在皮肤上来回滚动,使刺激范围形成一个狭长的面或一片广泛区域。

（六）叩刺力度的强弱

可视患者的体质、病情及施术部位而定。凡年老体弱、妇女、儿童、慢性虚弱性疾病及头面部,应慢打轻刺,以使局部皮肤略有潮红或轻度充血为度。反之,对于身强力壮者、新病、急性实证及四肢、腰背部肌肉丰实之处,快打重刺,使局部皮肤重度充血或有轻度出血。对于风湿疼痛、皮肤病,有时还可以在叩刺出血的基础上拔罐,借助罐具的吸力加强出血效果。每日或隔日 1 次,一般慢性病 10~15 次 1 个疗程,间隔期为 1~2 周不等。

（七）注意事项

1. 针具应经常检查,针不能太尖,要求平齐无钩,以免造成施术部位皮肤受损。

2. 针具与施术部位要严格消毒,重叩出血后,应以消毒棉球清洁局部,防止感染。

3. 叩刺时,针面要与皮肤保持垂直,用力要求均匀(垂直叩打力要匀),勿时轻时重、时快时慢,也不能像敲扬琴那样"拖"刺,以免产生痛感。

4. 患有出血性疾病(如血友病、再生障碍性贫血、血小板减少性紫癜等)以及局部皮肤有溃疡或损伤如瘢痕、冻伤、烧烫伤者,不宜使用本法。

附:皮肤滚针疗法

皮肤滚针也是一种在皮肤针基础上更新改进的多针浅刺工具。根据针体露出滚轮的长度,分为 0.25mm、0.3mm、0.5mm、0.75mm、1mm、1.5mm、2mm、3mm 等 8 种型号(图 6-10)。

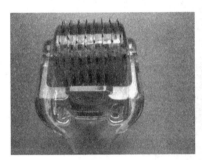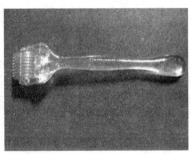

图 6-10 皮肤滚针

1. 皮肤滚针疗法的特点

(1)刺激面积大:由于滚针针头上镶嵌的微型短针将近 200 支,使得刺激面积更加广泛。针尖与皮肤接触面大,压力和压强减小,疼痛也就轻,特别适用于病变范围偏大的部位和体弱怕痛的人群。其工作效率是普通皮肤针的 20~30 倍。

(2)安全性能好:皮肤滚针为非刺入性针具,仅刺在表皮。滚动力度也易于掌握调控,以使与皮肤接触平稳、滚动力度均匀。

(3)操作简便:皮肤滚针将普通皮肤针的叩刺操作改为滚动操作,操作起来更加简单,易于掌握。无须专业医师指导,普通百姓在家即可得心应手地操作,还省时省力。

2. 皮肤滚针疗法的适应证 所有皮肤针适宜的病证,也都是皮肤滚针的适用范围。尤其是对腰腿痛、肢体麻木、瘫痪(包括颜面神经麻痹、中风后遗症偏瘫、小儿脑瘫),以及胃脘痛、神经衰弱、失眠、皮肤瘢痕、色斑(包括雀斑、黄褐斑)、带状疱疹等,疗效独特。

3. 皮肤滚针疗法临床应用举例

(1)失眠:沿着背部督脉和膀胱经大面积常规消毒,督脉顺经而刺,由下而上从第 2 腰椎下的命门穴滚推至第 7 颈椎下的大椎穴;膀胱经夹脊第一侧线顺经而刺,由上往下从第 3 胸椎下旁开 1.5 寸的肺俞穴滚推至第 2 腰椎下旁开 1.5 寸的肾俞穴;膀胱经夹脊第二侧线顺经而刺,由上往下从第 2 胸椎下旁开 3 寸的附分穴滚推至第 2 腰椎下旁开 3 寸的志室穴。虚证力度偏轻一些,实证力度应重一些。每线以较慢的速度慢慢滚动 10 遍,至皮肤轻度潮红为度。每日 1 次,连续 5 次,休息 2 天,是为 1 个疗程。一般连续治疗 4 个疗程以上。

(2)皮肤瘢痕：皮肤瘢痕就是由皮肤创伤或手术后留下的"瘢痕疙瘩"，为表面高低不平或高出皮肤、质地偏硬的增生组织，有的伴发瘙痒。局部皮肤常规消毒，以无菌皮肤滚针中等力度在瘢痕局部缓慢滚动，以使局部皮肤微微渗血为宜。每日或隔日1次，10~15次为1个疗程。

(3)黄褐斑：以第7颈椎下的大椎穴为顶点，第3胸椎下两侧旁开1.5寸的肺俞穴为底边，形成一个等边三角形，用滚针沿着三角形反复轻轻滚动；再从膝关节髌骨内上缘上2寸的血海穴开始，经膝关节内侧纹头端上1寸许的曲泉穴，向下反复轻轻滚动，直达内踝上3寸胫骨后缘的三阴交穴，至皮肤充血并呈现潮红为度。隔日1次，10~15次为1个疗程。

(4)带状疱疹：在疱疹外围和两侧相应夹脊穴用75%酒精常规消毒，然后用皮肤滚针沿疱疹外围四周轻度围刺、两侧相应夹脊穴上下反复轻度滚刺，至皮肤充血并呈现潮红为度。每日或隔日1次，5次为1个疗程。

4. 皮肤滚针疗法的操作方法　施术部位常规消毒，用无菌皮肤滚针在病变局部或顺着经脉循行部位来回滚动。用力大小因人而异，以患者感到舒适为原则，一般以局部皮肤红润为度。必要时可加大力度，刺破皮肤，使出血少许（不会造成局部血肿现象）。每次治疗滚动10分钟左右。

5. 皮肤滚针疗法的注意事项

(1)治疗前认真检查针具，发现针有缺损、针锋参差不齐或针尖起毛带钩现象时，须及时修理。

(2)全程注意无菌操作，针具本身无菌，叩刺前局部皮肤常规消毒，以防感染。

(3)局部皮肤有破损或溃疡时不宜使用。

三、皮内针疗法

皮内针疗法是20世纪50年代由日本针灸界首创的一种皮内刺激和留针法，又称"揿针法""埋针法"。具体来说，就是将特制的小型针具刺入并固定于针刺部位的皮内或皮下，较长时间刺激和埋藏，固定后留置一定时间，利用其持续刺激作用，来治疗疾病的一种方法。

皮内针是一种典型的微型针具，它的创立，还源于一位日本针灸医师的一起断针事故。据日本针灸文献《针灸真髓》记载：20世纪中叶，一位日本针灸医师为一长年哮喘患者针天突穴，不小心发生断针。因部位特殊，无法手术取针，开始医师、患者都很紧张，医师嘱患者经常来诊所做X线追踪检查。日复一日，月复一月，断针竟然没有移位，且日渐淡化，最后，患者多年的哮喘病竟豁然而愈了。断针愈顽疾，也算是坏事变好事吧。后来，这位日本医师就萌发了用皮内针（埋针）治病的想法。不过，是将针柄置于体外，以便随时可以取出，以免给患者增加不必要的心理负担。

(一) 针具

揿针是用30号或32号不锈钢丝制成的，有麦粒型及揿钉型两种。麦粒型针身长1cm，针柄形成麦粒或环状（也有做成蝌蚪状的，如无皮内针，也可用5分短毫针代之），全身各部穴位都能使用（图6-11）。

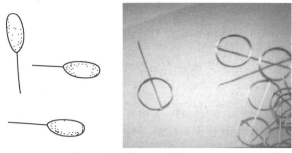

图 6-11 麦粒型或蝌蚪型揿针

揿钉型又称"图钉型",针身长约 0.2~0.3cm,多用于耳部穴区和面部穴位(图 6-12)。

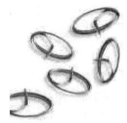

图 6-12 揿钉型或图钉型揿针

（二）适用范围

一般针灸适应证均可应用,尤其是某些慢性顽固性疾病或经常发作的疼痛性疾病,如临床常用于神经性头痛、偏头痛、胃痛、哮喘、高血压、神经衰弱、顽固性失眠、三叉神经痛、面肌痉挛、胁痛、各种关节疼痛及扭伤、内脏绞痛(胆绞痛、肾绞痛)、遗尿、尿频、月经失调等。

（三）选取穴位

1. 每次取穴,一般取单侧,或取两侧对称同名穴。

2. 如需要埋针,则要选择没有毛发、易固定和不妨碍肢体活动部位的穴位。

3. 埋针后,患者感觉刺痛或妨碍肢体活动时,应将针取出重埋或改用其他穴位。

（四）操作方法

先将针具放在 70%~75% 酒精中浸泡 30 分钟,局部皮肤常规消毒。麦粒型针具,用左手拇、食指按压刺入腧穴的上下皮肤,并将针刺部位的皮肤撑开固定,右手拿小镊子夹住针柄,对准穴位将针刺入,针身可沿皮下平行埋入 0.5~1cm。针刺方向一般要求与经脉循行方向一致,用于镇痛则与经脉循行方向呈十字形交叉,针柄留于皮外,并用胶布固定。

揿钉型皮内针,局部常规消毒后,用镊子夹持针柄,对准穴位,垂直刺入,针柄平整地留在皮肤上,外用胶布固定。

皮内针埋藏时间一般 1~3 天,夏天 1 天为宜,春秋季 2 天,冬天可以 3 天。留针期间,每天可以采用温针仪治疗 1 小时左右,其他时间患者应用手指间断按压针柄,以加强刺激量,增强疗效。

（五）注意事项

1. 针刺前,应对针体详细检查,以免发生折针事故。

2. 皮肤有瘢痕、红肿、溃疡、化脓性感染、炎症时不宜使用。

3. 皮肤过敏、血小板减少性紫癜、出血性疾病患者也不宜埋针。

4. 在关节活动处避免埋针,以免影响活动肢体。

5. 埋针期间,有针的局部应注意不沾水,以防感染。夏季多汗时,要检查埋针处有无汗浸皮肤发红等。如见发红、疼痛要及时检查,有感染现象立即取针。

6. 埋针发生疼痛可以调整针的深度、方向,调整无效时,可能有炎症发生,应取针。

7. 若埋针处已发生感染,应给予常规外科包扎处理。如有发热等全身反应时,适当给予抗生素或中药清热解毒药治疗。

附：皮内针温热电刺激疗法

皮内针温热电刺激疗法是将皮内针和电学、热能结合，作用于人体经络腧穴，以治疗各种疾病的一种方法，也是现代针灸医学针、灸、电三位一体的改革、发展和创新。

人体是一个十分复杂、精密的有机体，处于生物、化学、物理诸因素的动态平衡之中。健康的人体各脏腑组织处于生物电效应产生的最佳电磁学参数的数值范围内。如果致病因素导致机体受到伤害，就会打破这种动态平衡，出现电磁学参数低于或高于这个范围，表现出机体器官的功能失常，人就处于患病状态。如果机体没有能力或暂时不能自行协调恢复，就可以利用电子技术同针灸疗法相结合的方法帮助机体通过恢复电磁学参数的正常值，使疾病得到治疗。

中医学认为，穴位是"脉气所发"（《素问·气府论》）和"神气之所游行出入"之所（《灵枢·九针十二原》），是经络气血聚集出入、施行针刺的特定部位，是针灸的刺激点和针灸治疗的基础，是内脏生理功能和病理变化的感受点和反应点。经络则是"决死生，处百病，调虚实，不可不通"（《灵枢·经脉》），有运行气血、协调阴阳、抗御病邪、反映证候和传导感应、调整虚实的功能。

《素问·皮部论》说："欲知皮部，以经脉为纪。"皮内针温热电刺激疗法采用一种表浅的刺激方式，其理论基础主要是中医针灸的十二皮部。十二皮部是十二经脉功能活动反应在人体表面皮肤上的相应投影区域，也是经脉之气散部之所在。皮内针温热电刺激疗法的疗效是金属针刺激、电子和电流、皮部理论和腧穴、神经和体液几方面综合作用的结果。

1. 皮内针温热电针治疗仪的基础知识　皮内针温热电针治疗仪糅合了古代中医针灸术的温针灸、法国的电针治疗仪和日本赤羽辛兵卫的知热感度测定法以及中谷义雄的经络电测定法，主要参数包括波形、波幅、波宽、节律、刺激强度和持续时间等。这里主要介绍与临床使用密切相关的波形、频率、刺激强度和持续时间。

（1）波形：脉冲波形是指波形、幅度、频率固定或呈周期性重复的有规律的脉冲串。皮内针温热电针治疗仪适用于治疗的常用波形有连续波、疏密波、断续波等，临床使用时应根据不同病情选择合适的波形。

1）密波：频率快的叫"密波"，一般 50~100 次 /s。能降低神经应激功能。常用于镇静、缓解肌肉和血管疼痛，也用于针制麻醉等。

2）疏波：频率慢的叫疏波，一般是 2~5 次 /s。刺激作用较强，能引起肌肉收缩，提高肌肉张力。常用于治疗痿证，各种肌肉、关节、韧带及肌腱损伤。

3）疏密波：是疏波和密波交替出现的一种波形，疏密交替持续时间各约 1 秒。该波能克服单一波形易产生适应的特点，常用于外伤、关节炎、痛症、肌肉无力等。

4）连续波：是电针输出的电脉冲为某单一固定频率的脉冲序列，电流的频率不同，其作用也不同，频率由每分钟几十次至每秒几百次不等。密波和疏波都属于连续波。

5）断续波：又称"轻捶波"，是有节律地时断时续自动出现的一种疏波。断时，在 1.5 秒内无脉冲电输出；续时，密波连续工作 1.5 秒。这种波形，机体不易产生适应性，其作用较强，能提高肌肉组织的兴奋性，对横纹肌有良好的刺激收缩作用。常用于治疗痿证、瘫痪等。

（2）频率：单位时间内电流变化的次数即为频率，单位为赫兹（Hz）。一般根据电脉冲对神经纤维刺激的生理效应,把脉冲的重复频率分为低频、中频和高频3类。运用于电针仪的一般为低频范围,低频电流的方向每秒变化。

(3)刺激强(幅)度:当电流开到一定强度时,患者有麻刺感,这时的电流强度称"感觉痛阈"。如果电流强度再增加,患者会突然产生刺痛感,这时能引起疼痛的强度称"痛阈"。脉冲电流的"痛阈"强度因人而异,在各种病态情况下差异也较大。一般情况下,感觉痛阈和痛阈之间的电流强度,是最适宜的治疗刺激强度。超过痛阈以上的电流强度,患者不能接受。临床上掌握刺激强度常以患者能耐受为宜,一般穴位可看到针体跳动,而肢体的穴位通电后可以见到肢体有节律地抽动,以患者能耐受为度。

(4)持续时间:治疗时间也是影响疗效的一个因素。临床上一般通电时间在20~30分钟,用于顽固性疼痛可以适当延长到30~60分钟。

(5)疗程:一般每天或隔天1次,10~20次为1个疗程。

2. 对皮内针温热电针治疗仪的简单描述 时间代表的是治疗时间。脉冲宽度代表的是针灸针的粗细。周期代表的是行针间隔的时间。波形代表的是行针手法。温热开关是否开启则代表是否需要温灸。幅度代表的是电刺激强度,相当于进针深度。

3. 皮内针温热电针治疗仪的适应证 皮内针温热电针治疗仪的适应证涵盖了皮内针法、电针刺激及温灸疗法三大治疗措施的适应证,故其在临床应用非常广泛。一般而言,凡是针灸疗法的适应证均可应用,尤其是某些慢性顽固性疾病或经常发作的疼痛性疾病,如临床常用于神经性头痛、偏头痛、面神经麻痹、面肌痉挛、三叉神经痛、胃痛、腹胀、腹痛、消化不良、咳嗽、哮喘、百日咳、高血压、神经衰弱、顽固性失眠、胸痛、胸闷、心慌、心动过速或心动过缓、心律不齐、胁痛、各种关节疼痛及扭伤、内脏绞痛(胃肠道痉挛、胆绞痛、肾绞痛)、泌尿系感染、遗尿、尿频、月经失调、痛经、近视、飞蚊症、各种鼻炎、耳鸣、牙痛、咽喉肿痛、口舌生疮、声音嘶哑等。

4. 皮内针温热电刺激疗法的禁忌证 皮肤破损处、颈动脉窦附近、心脏附近、安装心脏起搏器者、孕妇腹部和腰骶部、肿瘤局部以及有大血管和神经干通过的部位,均不适合使用皮内针、温灸和电针治疗仪。

5. 治疗前准备

(1)电针仪的准备:①在使用皮内针温热电针治疗仪前,必须熟悉其性能、用途和使用方法,对其进行必要的检查和测试,以避免事故;②应检查电针仪线路是否正常,有无故障,输出是否平稳;③要辨别出电针仪导线的正负极;④还应检查插座、插头、各种接头连接部位是否紧密牢固接触,通电后各种指示灯是否闪亮,闪亮的频率是否和调节旋钮要求一致。

(2)针具选择:选择不锈钢制的蝌蚪型或图钉型揿针为针具。揿针的规格根据针刺部位和病情需要决定。

(3)体位选择:电针治疗时的体位选择,应以便于医者操作,同时患者又感到自然、舒适且能保持持久为原则。一般有以下几种。

1)仰卧位:适用于头、面、腰背、上肢外面和下肢后面的穴位。

2)俯卧位:适用于项部、腰背、上肢外面和下肢后面的穴位。

3)侧卧位:适用于侧头、躯干部侧面、上下肢外侧的穴位。

4)仰靠坐位:适用于前头、面部、颈和胸上部的穴位。

5)俯伏坐位:适用于头顶、后头、后项、肩、背部的穴位。

6)侧伏坐位:适用于侧头、颈侧部的穴位和上肢部的穴位。

(4)腧穴选择

1)选穴原则:按传统针灸理论和临床实践,进行局部取穴、循经远端取穴、辨证取穴等;按照神经学说,沿神经分布选取神经干经过的穴位,如坐骨神经痛选取坐骨神经干走行路线上的环跳、委中、阳陵泉、昆仑等穴位。

2)配穴原则:按传统针灸理论和临床实践配穴,具体有局部配穴、远近配穴,以及局部邻近远端天人地三部配穴、上下配穴、前后配穴、左右配穴、本经配穴、异经配穴、交会经配穴、子母经配穴等。

根据电流回路要求,电针治疗尽量配对取穴。例如:胃痛在选取足阳明胃经的足三里时,应取同侧足太阴脾经的三阴交或公孙穴,这是电针配穴方法的特点。

(5)消毒

1)操作者手消毒:操作者的手在针刺前须先用肥皂水洗刷干净,再用75%酒精棉球或0.5%碘伏棉球涂擦,然后才可操作。

2)穴位皮肤:在患者需要针刺的部位或穴位上,先用0.5%碘伏棉球由内向外螺旋式涂擦,再用75%酒精棉球擦拭。

6. 操作步骤和方法

(1)针刺:在所选穴位上,按照皮内针操作常规进针,外接温热电针治疗仪,安放电极片(将电极片中央对准皮内针贴牢),用粘性胶布固定皮内针,按照温热电针治疗仪的操作程序,开启治疗。

(2)根据患者病情选择适合的波形、频率、脉冲宽度、治疗时间等。

(3)幅度的调节:这里的"幅度"相当于电针刺激强度。操作中,应根据疾病性质、病情、患者耐受性而定。应逐级缓慢增加输出幅度,以患者可耐受为度;要逐级缓慢增加电流量,防止患者产生"电震"感。

临床上电针刺激强度一般分为强、中、弱3种。①强刺激:在患者能够耐受的电流刺激强度刺激下,针感强、伴疼痛,肌肉出现明显收缩。适用于剧烈疼痛、精神分裂症、肌肉麻痹、瘫痪等。②中刺激:机体接通电源后,局部有针感,肌肉能产生小幅度收缩,但无痛感。适用于大多数疾病。③弱刺激:机体接通电源后,患者有跳动感,无痛感,也看不到肌肉收缩。适用于慢性虚弱病证、神经衰弱、痉挛性瘫痪等。

(4)术中调整:在治疗过程中对波形、幅度进行调整时,应首先调节输出强度至最小,然后再变换波形和频率。

(5)关机:治疗结束后,应首先调节各项指标指令,再关闭电针仪电源开关,然后取下电极片。

(6)出针:取下粘性电极片后,轻轻拔出皮内针。出针后,如针眼有出血,虚证可以用干棉球压迫止血;气滞血瘀的实证,不必按压,可以任其出血,待出血由深暗色转变成红色时再行按压。

7. 皮内针温热电刺激疗法的注意事项

(1)使用电针仪时,应注意观察输出线路外面的绝缘线有无破损,防止绝缘线内的铜丝解除,发生短路。

(2)靠近后项部延髓和脊髓部位使用电针时,电流量宜小,不可过强刺激;并注意电流回路不要横跨中枢神经系统（即不宜在延髓和脊髓左右两侧同时通电）。

（3）禁止在心脏左右两侧施针通电，以防电流回路通过心脏。心脏安有起搏器、装有支架和搭桥的患者，禁止使用点刺激疗法。

（4）调节电针刺激强度时，应逐渐从小到大；使用断续波时，不要旋动增强电流量的旋钮，防止电流量突然加大，使患者突然受到强电流刺激，发生晕厥等异常事故。

8. 皮内针温热电刺激疗法意外情况的处理　皮内针温热电刺激治疗疾病，虽然具有安全、副作用小的优点，但是如果操作时疏忽大意，没有掌握好针刺禁忌，或由于针刺技术不熟练，对人体解剖部位缺乏全面了解，也可能会出现一些异常情况，还可能出现极个别晕针现象。

（1）晕针的表现：晕针是在针刺过程或使用电针刺激过程中出现的一种因大脑一时性缺血缺氧而导致的虚脱现象。主要表现：患者突然出现精神疲倦、头晕目眩、心慌气短、恶心欲呕、面色苍白、出冷汗，脉弱无力；严重者甚至出现四肢厥冷、血压下降、脉微欲绝、二便失禁、突然昏仆在地、不省人事等。

（2）晕针的处理：遇到晕针情况时，医者要保持热烈而镇定的情绪，进行紧张而有秩序的解除、处理工作。只要能够认真、细致、冷静、及时地进行处理，一般不会造成严重后果。但若麻痹大意，处理不及时或不恰当，也有可能造成意外事故。所以，必须十分注意。

对于晕针患者，应首先解除致晕源，立即关闭电针仪电源，拔出皮内针。后将患者置于空气流通处，解开衣领、袖口，放松裤带，使之平卧，取头低足高位。轻者静卧片刻或饮用少量温开水、糖水后即可恢复正常。重者在上述处理基础上，可指掐（或再针刺）人中、素髎、内关、足三里，灸百会、关元、气海等穴。必要时应配合其他急救措施，可用肾上腺素注射液 0.5ml 皮下注射，阿托品注射液 1ml 肌内注射或 25% 葡萄糖溶液 40ml 静脉注射。

（3）晕针的原因：患者体质虚弱，又在精神高度紧张或饥饿、疲劳的情况下接受针刺，体位不舒适，或者医者取穴多、针刺深、刺激强，行针时手法过重等。

（4）晕针的预防：晕针重在预防，应针对上述引起晕针的原因一一预防。首先，针刺之前应稍事休息，诚如《灵枢·终始》所说："大惊大恐，必定其气乃刺之；乘车来者，卧而休之，如食顷乃刺之；出行来者，坐而休之，如行十里顷乃刺之。"

患者体质非常虚弱，或者针刺前精神高度紧张（尤其是初诊患者，从来没有过针刺和电针体验，对针刺敏感即耐针力差的患者），暂时不宜针刺。明代徐凤《金针赋》说："大抵晕从心生，心不惧怕，晕从何生？"确实需要针刺和使用电针者，应先向其做好细致的解释工作，消除其畏针的心理。然后本着"取穴少、进针浅、刺激轻"的操作原则，行针手法不宜过重。使用电针治疗仪则注意控制电流量和频率，以减小刺激强度。少用疏密波，以保持患者对电针刺激的适应性。

《标幽赋》云："空心恐怯，直立侧而多晕。"对于过度疲劳或饥饿者，暂时不予针刺，应嘱其稍事休息或进食后再行针刺。而且针刺时必须正确选择舒适而持久的体位，尽可能采取卧位。

留针过程中，医者应随时注意观察患者的神色，询问患者各方面感觉。一旦发现患者有头晕、心慌等晕针先兆时，要及时采取处理措施，以防患于未然。

四、皮下抖针疗法

皮下抖针疗法源自广州市市政医院康复科钟士元医师的临床实践。钟士元在运用套针浮刺疗法几年后，有一次去香港讲学时遇到了挑战：带套管的浮刺针具软管留在皮内不符合当地的中医法例，只好改用一次性牙科注射针（规格 0.5mm×38mm）代替浮刺针具。实践发现：牙科注射针细且锋利，进针时带来的疼痛感更轻。于是，在以后的针灸临床中就经常有意识地使用 2~3 寸毫针（约 6~8cm 左右）代替浮刺针。

有一次在给一强直性脊柱炎患者连扎几针浮刺针时，其中一针沿皮下前进 30mm 后因用力稍大，针体弯曲成 90°，要把针拔出来重新换针有些麻烦，于是就将错就错，干脆捏着针柄直接做上下抖动和左右摇摆，发现患者并无不适，同样也能解痉止痛。

后来就经常有意识地将已经刺入皮下一定深度的毫针针体用干棉球压着将针体扳弯，手捏针柄做上下抖动及左右摇摆，让针体在皮下反复向上提拉做抖针状，以加强刺激的针感，并命名为"抖针"（图 6-13）。

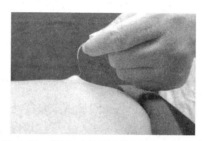

图 6-13　用 2 寸针平刺扳弯后上提抖动

也可以将 2 根或 3 根 2 寸毫针一起平刺入皮下，扳弯针体和针柄，让针体在皮下反复向上提拉做抖针状（图 6-14，图 6-15）。

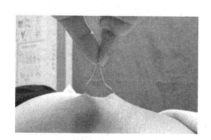

图 6-14　二支针抖法

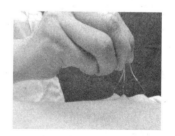

图 6-15　三支针抖法

又根据在面部针刺地仓皮下透颊车穴不痛的经验，用 3 寸（10cm 左右）普通针灸针进针后，再沿皮下向前进针数厘米后，将穿刺透过皮肤的针尖用灭菌棉球裹住，医者双手分别捏着针柄和棉球，从两端将皮肤上提，同时配合左右拉针，使皮肤产生上提下落和左右拉动取代行针手法。也可以将透过皮肤的针尖用止血钳夹住，另一只手持针柄，将针上提或左右牵拉（图 6-16）。

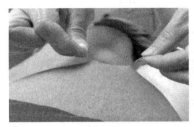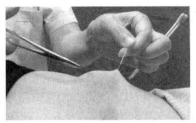

图6-16 用3寸针平刺透皮后做"抖针"法

这样提、拉的毫针,其作用部位也位于皮下疏松组织区,原理与浮刺相近。由于毫针在皮下穿行距离较长,用10cm左右的针具可穿行在皮下6cm以上,比起浮刺约2cm的摇针幅度还要大得多,效果反而更好。于是在原位反复向上提、向下落(即"抖"的动作),同时配合左右牵拉筋膜,使其震动,而产生类似浮刺摇针的作用及疗效。

皮下抖针疗法的操作,是严格按照《针灸学》的规定进行治疗的。经过安全试验,普通不锈钢毫针,韧性及弹性相当好,用止血钳夹着扳成90°直角,连续反复多次做折断试验,起码要8~10次才能折断。实际上在治疗时是用棉球压针身再扳成小于90°的弧形,所以是不会折断的。

皮下抖针疗法主要用于治疗各种原因引起的痛症,除了颈肩腰腿痛、椎间盘突出症、髋关节置换术后疼痛等骨伤科疾病外,对妇儿科、神经科、五官科以及转移性肺癌、乳腺癌等疾病所致疼痛都有取效快捷的作用。抖针解痉止痛的原理是降低或消除疼痛部位及其周围急慢性损伤所致肌筋膜张力过高产生的皮神经卡压。

皮下抖针疗法的特点:不记穴位,简便易行,普通毫针,成本低廉,收效快捷,安全无痛。皮下抖针疗法比浮刺方法更加简单,治疗时由于能用双手分别把相邻数根针的柄捏着并做抖动,因此对大范围的肌肉痉挛效果也很显著。

五、拔罐疗法

拔罐疗法是以各种罐状器材为工具,利用燃烧、抽气或挤压等方法排除罐内空气,造成负压,使罐吸附于体表特定部位或穴位上,产生温热或压力等良性刺激,造成局部组织郁血,以治疗疾病的一种方法。

(一)拔罐疗法的渊源及发展

最早见于晋代葛洪所著《肘后备急方》,那时以兽角制罐,称"角法",专作外科吸脓血之用。到了唐代,又开始以竹筒作罐,所以又有"吸筒疗法"之称。清代赵学敏称拔罐法为"火罐气"。《本草纲目拾遗》说:"罐得火气,合于肉即牢不可脱,须待其自落,患者但觉有一股暖气从毛孔透入,少顷火力尽则自落,肉上起红晕,罐中有气水出,风寒尽出。"对火罐的疗病原理及治疗效果作了一定描述。

拔火罐的主要操作形式是利用火力的间接作用,与艾灸有相似之处,故临床上常与针刺、灸法配合使用。由于罐具的不断更新,治疗方法的不断改进,拔罐的治疗范围也日渐扩大,不但用于外科,也可应用于内、妇、儿、皮肤各科的许多病证。

(二)拔罐治病的机理

拔罐为什么能治病呢?因为拔罐需要利用燃烧、抽气或挤压等方法排除罐内空气,造成负压,使罐吸附于体表特定部位或穴位上,产生温热或压力等良性刺激,造成局部组织郁血,从而治疗疾病。罐内负压的吸拔力量引起局部组织高度充血,这时血管呈扩张状态,血流也加快了,新陈代谢趋于旺盛,组织营养得到一定程度的改善,反射性增强了白细胞对病原体的吞噬作用,提高了机体的抗病能力。

另外,在拔罐过程中,一部分小血管因吸拔力量引起破裂,血液在组织之间被溶解、吸收,这本身对机体也属一种良性刺激,可以增强机体对疾病的免疫防卫能力。这些变化,就是拔罐疗法疏通经络、调和气血、祛风除湿、消肿止痛作用的具体体现。

(三) 拔罐的作用和适应证

拔火罐同艾灸疗法一样,也是利用火的作用治疗疾病的,只不过是取火力的间接作用。拔火罐对人体也是一种温热刺激,具有温经通络、祛湿逐寒、行气活血、消肿止痛的作用。由于拔罐部位浅表血络扩张,局部充血,而使病变部位经络通畅,气血旺盛,积聚于患部的风寒湿邪及瘀血得以宣泄。大凡针刺、艾灸的适应证均可结合运用。尤其对下列病证最为适宜:

风湿性疾病:肌肉、关节、颈肩腰腿疼痛等。

呼吸道疾病:伤风感冒、咳嗽、哮喘等。

消化道疾病:胃痛(尤其是虚寒性胃痛)、腹痛(尤其是虚寒性腹痛)、肠鸣、泄泻等。

泌尿、生殖系统疾病(男性病、妇科病):遗尿、尿频、尿急、小便不利、尿潴留、遗精、阳痿、早泄、月经不调、痛经、闭经、带下、男性不育、女子不孕等。

神经系统疾病:面瘫、截瘫、小儿脑瘫、中风后遗症偏瘫等。

另外,也用于目赤肿痛、静脉曲张、肌肤麻木不仁、急性软组织损伤(包括扭伤有瘀血者)、毒虫咬伤、疮疡初起,以及部分皮肤病如丹毒、顽癣、皮肤瘙痒、神经性皮炎等。还可以在刺血的基础上拔罐(即"刺血拔罐"),吸拔出更多的瘀血、污血,改善局部组织的血液循环和新陈代谢过程,促使病愈。

(四) 拔罐的种类和工具

随着医疗实践的不断发展,罐具质料已大为改进。目前,原始的角罐已经很难见到,取而代之的是陶瓷罐和玻璃罐,竹罐一直还在沿用。

拔罐的使用方法也有所发展,如抽气排气法的"气罐",利用煮水排气法的"水罐",在水内加药物的则又称"药罐",还有以硅胶为原材料的易罐,可谓火、气、水、药、硅胶罐应有尽有。不过其中,还是以火罐法应用最广。

在拔罐前应先准备好各种罐具、酒精、棉球、火柴、小纸片、镊子或止血钳等。有时为了增强火罐的吸附力并起到保护皮肤的作用,还有"推罐"的需要,事先还要准备好凡士林、冬青膏等不同品种的润滑剂和油膏。

(五) 火罐具的种类及优缺点

火罐具的种类很多,临床上常用的有竹罐、陶罐、玻璃罐3种(图6-17)。

1. 竹罐 用直径3~5cm的竹子,制成8~10cm长的腰鼓形圆筒,一端留节作底,另一端做罐口,打磨光滑。其优点是经济易制、轻巧,缺点是经常被火烧烤,容易燥裂漏气,影响吸附力。所以,木制罐具应经常放置在水里面浸泡,防止出现裂纹。

2. 陶罐 由陶土烧制而成,形如饭钵,罐口平滑。其优点是吸附力强,缺点是容易摔破损坏。

3. 玻璃罐 用玻璃加工而成,形如球状,罐口平滑。有大、中、小3种不同型号。其优点是透明,可以看到拔罐部位充血、郁血或出血程度,便于随时掌握情况;缺点是容易摔坏。

4. 改良火罐 用特殊陶瓷材料制成的一种罐具,外形类似特大号玻璃火罐,但是罐底却有一个能放酒精棉球的圆形凹陷(图 6-18)。

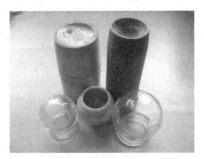

图 6-17 火罐的种类

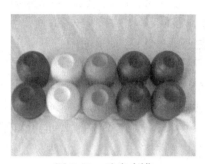

图 6-18 改良火罐

操作时,除了用火排除罐内空气、造成负压以外,留罐过程中,罐底也放置一个较大的酒精棉球,点燃的酒精棉球不断加热,对病变部位甚至整个躯体产生持久的温热刺激。与此同时,操作者还通过反复闪罐、摇罐、拍打、震动等不同手法,以及配合拔罐油"火疗",更加理想地发挥疏通经络、行气活血、祛风除湿、消肿止痛的治疗作用,提高拔罐的治疗效果(图 6-19)。

上述几种罐具,市面上均有销售,家庭自我保健可以结合具体情况适当购置大、中、小 3 种不同型号的罐备用。一时购买不到的情况下,也可以用完好无损的茶杯、小药瓶、罐头瓶或广口玻璃瓶等取而代之。

(六) 各种拔火罐的方法和基本要求

针灸临床以及日常生活中,拔火罐应用最为广泛。按照具体操作方法,可分为闪火法、投火法、贴棉法、滴酒法、架火法数种。

拔火罐的基本要求是:火力强、动作快、部位准、吸附稳。如果罐具吸附之后患者感觉到有些疼痛不适,可能是火力太强或吸附太紧的缘故,应当立即取下,重新再拔。

1. 闪火法 准备好罐器具,放在患者旁边,一手拿住罐具,一手用镊子或止血钳夹住95% 酒精棉球,点燃后快速在火罐内壁闪一下即迅速退出(一闪即出莫停留),这个时候罐内空气已经被燃烧完了,再将火罐迅速罩在选定部位或穴位上(图 6-20)。

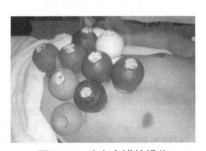

图 6-19 改良火罐的操作

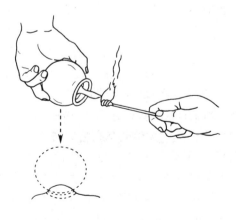

图 6-20 闪火法

此法安全,不受体位限制,一个棉球可以拔多个火罐,临床应用最广。

值得注意的是:很多人拔罐喜欢用力"搕按"罐具,好像火罐是用劲"搕"上去的一样。其实不然,拔罐不是用力按上去的,而是利用负压的原理吸上去的。当燃烧的酒精棉球在罐具里面快速闪一下,罐具里面的空气立刻就被燃烧干净、与罐具外面的大气形成负压了,这个时候,只需要将罐具轻轻接触皮肤,罐具就自然而然地被"吸拔"住了。如果火罐拔住后感觉到不是那么紧,可以用手在罐具外面轻轻拍打几下,就会吸拔得越来越紧了。

2. 投火法 将95%酒精棉球点燃后,投入罐内,然后迅速将火罐罩在选定部位(图6-21)。在没有酒精棉球的情况下,也可以用小纸片甚至于1根火柴杆代替,点燃后迅速投入罐内,也可以顺利拔上。注意:此法只适用于侧面横拔,以防燃烧物从罐内落下,烧伤皮肤或衣物、床单等。

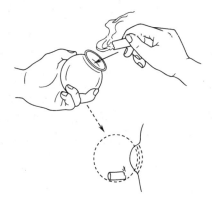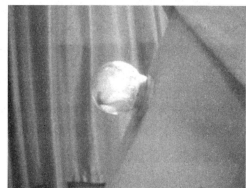

图6-21 投火法

3. 贴棉法 将一小块95%酒精棉球撕扯成薄片,紧紧地贴在玻璃火罐或陶器罐具内壁中段,再将酒精棉点燃,迅速罩在选定部位上。此法不受体位限制,但不宜使用竹罐(经常燃烧会损坏罐具),同时还要注意所贴酒精棉的酒精含量不宜过多,以免过多的酒精燃烧时滴下烫伤皮肤或衣物。

4. 滴酒法 在玻璃罐(或陶罐)内壁滴入95%酒精3~5滴,转动罐具,使酒精均匀地布于罐壁,然后投入擦燃的火柴1根,迅速将罐拔在选定部位。此法最好只用于侧面横拔,而且还要把握"酒量"、别贪多,以免由于酒精过多,燃烧的时候滴到皮肤上引起烫伤或烧坏衣物。

5. 架火法 取一直径约2~3cm的小塑料瓶盖,盖口向上反放在选定部位,内放一95%酒精棉球,点燃后,迅速将火罐叩在小塑料瓶盖上面,可产生较强的吸力(图6-22,图6-23)。

注意:塑料盖一定要反放在皮肤上,绝对不能在正放的情况下将酒精棉球放在盖子上面,这样,当罐具被吸拔住之后,燃烧的酒精棉球会滚下来掉在皮肤或衣物上,出现意外。

(七)具体运用火罐时常有哪些方法

临床上,根据病情需要,在具体运用火罐时,常结合以下几种方法灵活操作。

1. 坐罐法 拔罐后,留置不动者称"坐罐"。那么,拔火罐"坐"多久比较适合呢? 一般留罐需把握在10分钟左右,小孩子皮肉相对娇嫩一些,5分钟左右基本就差不多了,痛症可适当延长。玻璃罐能够看到里面的变化,待局部皮肤充血或郁血呈紫红色时即可取罐;木质

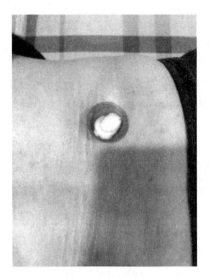

图 6-22 架火法一

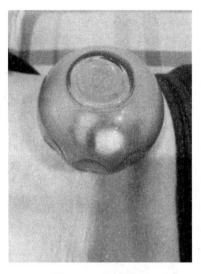

图 6-23 架火法二

和陶瓷罐不能看到里面的情况,就根据患者对拔罐处的反应决定。如果患者感到舒适,则还可以继续留置;如果患者感觉到拔罐部位火烧火燎地疼痛,那就应该立即取罐,取罐后说不定已经就有水疱出现了。

2. 闪罐法 有人常常会将"闪罐"操作法与"闪火"拔罐法混为一谈,其实"闪罐"与"闪火"是两种不一样的操作。"闪火"是一种总体上的拔罐法,而"闪罐"却是拔罐之后的一种灵活的操作方法。具体做法是:首先运用闪火法将罐拔上后,当罐具刚刚吸拔住、还没有完全吸紧的时候就立即取下,再立即拔上,又取下,又拔上……如此反复十几次乃至几十次,直至局部皮肤潮红为止。此法多用于局部肌肤麻木或功能减退的病证,如面瘫、股外侧皮神经炎等。

3. 推罐法 "推罐"又称"走罐",具体操作方法是:选择口径光滑的火罐(最好用玻璃罐),先在选定部位以及罐口上涂一层润滑剂(如凡士林、冬青油或其他各种油膏等),将罐拔住后,双手握住罐底或罐身,用力向病变部位的上下或左右方向慢慢推着罐移动,至皮肤充血为止(图6-24)。此法适用于面积较大部位如腰背部、大腿等。

(八)取罐法

取罐时一手扶住罐身,另一手的手指轻轻按压罐口皮肤,使空气进入罐内,火罐即可自行脱落(图6-25)。注意:千万不可左右旋转或强力硬拉,以免损伤皮肤,导致疼痛和感染。

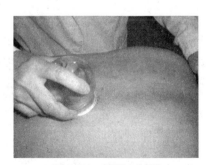

图 6-24 推罐(走罐)

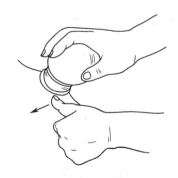

图 6-25 取罐法

（九）拔罐的注意事项

1. 根据不同部位,选择口径大小相宜的罐具。注意选择肌肉丰满、富有弹性、没有毛发、没有骨骼凸凹的部位,以防掉罐。

2. 投火法拔罐,只适合坐立位侧拔,以免燃火掉在皮肤或衣物上,发生意外;用滴酒法和贴棉法拔罐,如果不是侧拔,那么酒精棉球的酒精量不宜过多,以防燃烧时滴下烫伤皮肤或烧坏衣物。

3. 患者要有正确而舒适的体位。罐具拔上之后,应注意防护。如果拔罐部位发紧、发热,这是正常现象。倘若罐具吸拔过紧并有疼痛或烧灼感,应将罐具取下,检查是否有烫伤,然后重新再拔。

4. 取罐后局部发红或出现紫红色,属正常现象。如果局部出现水疱,系火力烫伤所致,小水疱可不必处理,任其自然吸收;水疱较大或皮肤有破损时,应刺破水疱,放出液体,然后涂一点碘伏、黄连膏,或其他烫伤油膏,并以纱布包敷,防止感染。

（十）拔罐的禁忌

1. 高热惊厥者不宜拔罐;血小板减少以及常有自发性出血或损伤后出血不止的患者不宜拔罐,尤其不能行刺血拔罐法。

2. 浅表血管所在部位以及皮肤有过敏、溃疡、水肿时不宜拔罐。

3. 心前区不宜拔罐。

4. 孕妇的腹部、腰骶部不宜拔罐,以免发生意外。

5. 取罐时切忌左右旋转或强力硬拉。

附1:抽气拔罐法

抽气拔罐法简称"气罐法"。市售气罐是用有机玻璃做罐,配一把抽气枪(图6-26)。气罐法的优点是不用火,清洁卫生而且更安全,对于热性病证又需要拔罐者尤为适宜。不足之处是缺乏火罐的温热刺激作用,对于寒性病证达不到火罐的治疗作用。

使用的时候,把气罐顶端的小塞子提一下,气罐罩在病变部位或穴位上,将打气枪插在气罐顶端,连续不断地抽气,这时患者会感觉到罐具吸拔得越来越紧。当吸力适中的时候就停止抽气,留罐10~15分钟。取罐时只需将气罐顶端的小塞子再提起来就可以了。

我们在家里也可以自制小气罐,方法是将带有橡皮塞的废弃青霉素瓶的瓶底切去,再打磨光滑。使用时,将药瓶叩在选定部位,再用带针的注射器刺穿橡皮塞,抽去瓶内空气,即能吸住(图6-27)。此法的优点是可用于部位较小、皮肉浅薄处,不足之处是缺乏火罐的温热刺激作用。

附2:水罐法

水罐法又称"水煮罐",因为只能用竹罐操作,又称"水竹罐"。将完好无损(没有缺口、没有裂纹)的竹罐放在水里煮沸,然后用镊子将罐颠倒夹出,快速用几层毛巾紧扣罐口,再趁热叩在选定部位或穴位上,即能吸住。对感受风寒湿邪导致的各种体表和内脏疼痛有较好的治疗效果。

附3:药罐法

药罐法是一种罐、药结合的治病方法,即行水罐法时,在水中加入配制的药物煮沸拔罐

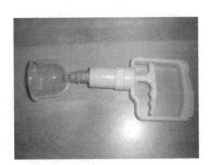

图 6-26 抽气拔罐法

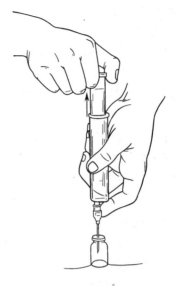

图 6-27 自制抽气罐

法。药物依不同病情配制(多为祛风除湿、疏经通络、行气活血、消肿止痛类药物),放在布袋内,扎紧袋口,置于清水中煮至适当浓度,再把竹罐投入药水内煮沸 10~15 分钟即可使用。

附 4:易罐疗法

易者,容易也。"易罐"最初叫"变形火罐",由于操作非常容易,也无须用火,后来就改称"易罐"。

前文所述皮下抖针疗法是在针刺基础上,通过牵拉皮肤筋膜而解痉止痛。针刺是有创伤的,而牵拉是无创伤的。能否把抖针的大面积牵抖皮肤筋膜方法变成无创的呢?这是易罐发明前的思维。

再者,毫针刺激皮肤,经常需要用手捏起皮肤,但很多情况下皮肤用手捏起来进行牵拉不容易。怎么办?通过大量、长时间的摸索、体会、感受,终于从拔火罐产生真空的原理中得到启发,设计并生产出双槽的(防漏气)、用硅胶制作的"易罐"——无须用火,只要用手在易罐底部一按就能吸在皮肤上。而且还能吸附在竹罐和玻璃罐难以吸附的有皱褶和毛发的皮肤上和关节上,并且同时进行牵拉活动。

1. 易罐疗法的工具 "易罐"是用软质、富有弹性的高级聚氨酯(PU)塑料(硅胶),加工制作成半圆球形或细长筒形而成(图 6-28)。

2. 易罐疗法的特点 "易罐"制作轻巧、手感柔软舒服、携带方便、用法简单、安全耐用、容易清洗。它克服了传统火罐没有火源不能操作的不足,使用时不必用火点燃,也不必借用其他任何工具。因此,不受时间、场合、条件的限制,在工作中、休息时、运动间隙、旅途中、做家务时都可随时随地使用。

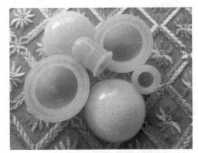

图 6-28 易罐

3. 易罐疗法的作用　通过拔罐,提起体表软组织,牵拉皮肤,松解患部皮肤下的肌筋膜,减轻肌肉、韧带、神经、血管和筋膜受到的压迫,刺激穴位,疏通经络,改善局部的血液循环和气体交换,调节微循环,促进新陈代谢,排走代谢废物,有助于消除疲劳,缓解病证带来的不适或疼痛。

4. 易罐疗法的适应证　易罐疗法的适应证广泛。大凡传统火罐的适应证都适合用易罐治疗,诸如临床常见的颈、肩、腰腿痛可以即时见效。也可以治疗各种软组织损伤、手术后疼痛(诸如阑尾、胆囊、肾脏切除术,甚至乳腺癌切除术后引起的上肢肿痛)、炎症性疼痛、神经病理性疼痛;对腰椎滑脱、腰椎压缩性骨折并伴骨质疏松的患者也有疗效;还可以作为亚健康的防治。只是由于没有火的参与,对于风寒湿性肌肉关节病证,在温热作用方面有所欠缺。

易罐治疗的病种涉及内科、外科、妇科、儿科、神经科、骨伤科、肿瘤科等。易罐治疗的最小人群以及病种是出生 2 个月的便秘、黄疸的婴儿,当牵拉腹部和腰背部后半天开始排便,黄疸随之消退(图 6-29~ 图 6-32);最大年龄是 108 岁的腰痛老人。

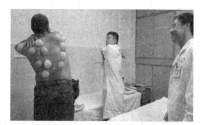

图 6-29　肩痛患者做易罐拉伸

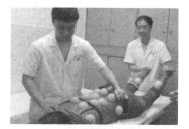

图 6-30　治疗腰椎间盘突出症

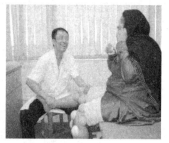

图 6-31　治疗膝关节增生

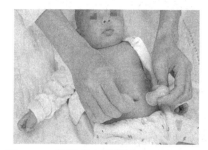

图 6-32　微型美容易罐治疗婴幼儿便秘

3 年前做过抖针治疗腰痛的一位 108 岁老妇,因打麻将连赢(其实是家人哄她,故意让她连赢、开心),玩了 2 个多小时后直不起腰来,于是被人送来医院。被人扶到门诊时手撑拐杖,弯腰弓背,蹒跚而行,呻吟不止,查体后诊断为髂腰肌损伤。在腰部用易罐向上下牵拉10 分钟后,老人的腰能够直伸了,不再需要拐杖而自行下了楼梯(图 6-33,图 6-34)。仅此 1次,2 周后电话回访,腰部无不适。

5. 易罐疗法的操作方法　使用时只需将大小适宜的罐具叩在体表病变部位或穴位上,用拇指按压罐具最高点处,直到罐具顶端的内壁接触到皮肤为止,即可被吸附;或者把易罐平放在皮肤上,用拇指和其余手指将罐身捏扁后再放开,即可吸住;如果想要产生更大吸力,则先将易罐翻转过来,使罐内壁最高处紧挨皮肤,然后双手配合按压"易罐"边缘,将罐具再翻转过来,即可获得更强吸力(图 6-35)。

每次可以拔 6~8 个,一般留罐 8~10 分钟。如果时间过长,也会出现很重的罐痕,或使局部刺痒、出现水疱。

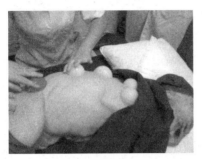

图 6-33　治疗 108 岁老妇骼腰肌损伤

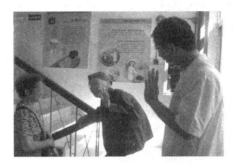

图 6-34　老人及家属高兴而归

6. 易罐操作的辅助手法　留罐过程中,罐具留置不动,称"坐罐";若不断用拇指和其余手指挤压、捏动罐身,使罐内压力时紧时松,谓之"闪罐术";如果用手指在罐具顶部及四周反复叩击,使罐内出现连续不断的振动感,谓之"叩罐术";如用五指握住罐身,反复向前后左右做摇晃手法,谓之"摇罐术";如果将邻近两个"坐罐"往相反方向拉至皮肤绷紧并持续3~5 秒,再向左右方向摇晃数下,谓之"拉摇术"。

7. 取罐法　易罐的取法非常简单,只要用手指轻轻一捏罐身,即可脱落;或者拇指用力按压罐具顶端,使顶端内壁接触皮肤,或者用手指按压罐具周边皮肤,罐具即可自行脱落。

8. "易罐"使用过程中的注意事项　可参照普通火罐。

附 5：刺血拔罐法

刺血拔罐法是将点刺出血疗法与拔罐疗法结合应用的一种方法。施术部位先行常规消毒,再以各种无菌针具(三棱针、缝衣针、采血针、粗毫针、注射器针头等)点刺或皮肤针重叩出血均可。当有血液流出的时候,立即拔罐(带有寒性病证性质的加拔火罐,带有热性病证性质的加拔气罐),使出血更加多一些,以加强刺血疗法的效果(图 6-36)。

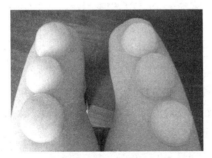

图 6-35　易罐疗法

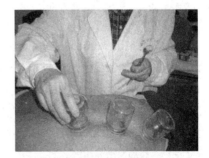

图 6-36　刺血拔罐

刚开始流出的血一般都是深红、暗红甚至紫黑色,这时可任其慢慢流出;当看到血液开始改变颜色,变为红色时,就可以取罐止血了。最后,用干棉球擦净血迹,再用碘伏棉球对刺血部位消一次毒。

六、刮痧疗法

刮痧是用一些光滑的硬质器具在体表进行连续刮拭,使皮下显现出一道道痧痕,用以治疗疾病的方法;是我国最古老的民间传统疗法之一。它的起源可追溯到旧石器时代,就其渊源和理论、实践基础而言,既有其自身特点,也与针灸疗法和推拿疗法有异曲同工之妙。

(一)刮痧疗法的特点

1. 简便易行 刮痧疗法从使用工具到操作方法都比较简单,取穴(刮痧部位)也比针灸疗法和推拿疗法简便得多。临床实践中,只要略加讲解和指导,一看就懂,一学就会,入门十分容易。

2. 适应证广 刮痧疗法最早仅用于治疗中暑(即"痧证")。随着科学的发展以及对刮痧疗法的不断开发和研究,刮痧疗法的适应证也不断扩大。既能治疗急性病,又能治疗慢性病。病种涉及内、儿、妇、外、骨伤、皮肤、五官各科。除治疗常见病、多发病外,也可治疗一些疑难病证。

3. 疗效快捷 刮痧疗法对许多病证有着较好疗效,常常可1次或2~3次而愈。对一些久治不愈的病证,有时会收到意想不到的效果。若能结合中医脏腑、经络理论指导治疗,则疗效更佳。

4. 经济价廉 刮痧可以说是一种不花钱或少花钱就能治好病的方法,可以大大减轻经济负担,在缺医少药的地区尤为适用。

5. 安全可靠 由于刮痧疗法治在体表,故不会有伤及内脏之虑。在家庭自疗或互疗,可以放心大胆实施。安全可靠,无任何毒副作用产生。

由于刮痧疗法具有上述简、便、廉、广、验、安全等优点,又不受时间、地点的限制,适合在广大城乡家庭及缺医少药的边远地区普及推广。

(二)刮痧疗法的作用原理

刮痧疗法的原理与针灸疗法、推拿疗法相同,也是建立在经络学说基础之上。

1. 疏通经络 中医学认为"不通则痛"。刮痧疗法能使局部皮肤充血,血液循环加快,局部组织温度升高,使紧张或痉挛的肌肉舒展,从而解除痉挛疼痛。这是经络疏通的结果,即"通则不痛"。

2. 活血化瘀 刮痧可调节肌肉的收缩和舒张,使组织间压力得到调整,以促进刮拭部位组织周围的血液循环,增加组织血流量,从而起到"活血化瘀""祛瘀生新"的作用。

3. 调和气血 人体气血瘀滞或经络空虚时,刮痧刺激可畅达气血,引导营卫之气运行输布,促使血液和淋巴液的循环加强,气血调和,改善机体营养状态,促进新陈代谢。

4. 平衡阴阳 刮痧对内脏功能有明显的调整阴阳平衡的作用。如肠蠕动亢进者,在腹部和背部等处刮痧,可使亢进的肠蠕动受到抑制而恢复正常;反之,肠蠕动减弱者,刮痧又可使肠蠕动加强。这说明,刮痧可以调整和改善脏腑功能,使脏腑阴阳得以平衡。

(三)刮痧疗法的适应证

刮痧疗法集防治疾病、康复保健于一体,刮后会感到全身轻松、舒畅。对头痛、肢体疼痛、麻木、劳损、关节炎、颈椎病、腰椎间盘突出症、坐骨神经痛、高热、中暑、恶心呕吐、胃肠痉挛、多种皮肤病等有明显疗效;对心绞痛、高血压、哮喘也有较好效果。同时,还可用于防病保健、美容、减肥等。对于妇女腹部、腰部和臀部的妊娠纹,坚持刮2~3个月,也能消除。

病有轻重,症有虚实。在上述适应证中,有的可单独使用刮痧疗法;有的可以刮痧为主,配合其他疗法;有的则仅起辅助作用。千万不可视刮痧为万能之法。在刮痧无效时,应及时调整治疗方案,或改用其他疗法,以免贻误病情。

(四) 刮痧用具及介质

刮痧用具可以就地取材,采用各种边缘厚实、光滑且无破损的硬质器具,如硬币、大纽扣、瓷汤勺、瓷酒杯、小贝壳、梳子背部,以及用牛角、玉石、硬木或竹片制成的刮板,甚至棉花线、麻线、丝瓜络、头发团等,均可用来作为刮具。相对而言,金属易损伤皮肤,陶瓷容易破碎,玉石价格昂贵,塑料制品可能会对皮肤产生不良刺激,较少采用。牛角为天然材料,对皮肤无毒性刺激,最为上乘。

为了增加润滑感,减少刮痧时的阻力,防止皮肤刮伤,常用冷开水(发热患者用温开水)、各种植物油、面霜、凡士林作刮痧用介质。根据病情,也可选用一些中草药制成的刮痧油,以增强治疗效果。

(五) 刮痧的操作程序和方法

1. 术前准备　刮痧前应对刮具认真地进行检查,查看其边缘是否光滑,是否有裂口,是否清洁。刮具应事先用肥皂水或消毒液(1% 苯扎溴铵溶液)清洗干净,然后用毛巾擦干。也可用高压、煮沸或酒精浸泡消毒。原则上每个人用自己的刮具,以避免交叉感染。刮痧局部皮肤也应清洗消毒,先用热毛巾擦洗干净,再进行常规消毒。

2. 选择体位　刮痧一般采用以下几种体位:

(1)普通坐位和俯伏坐位:适用于头面、颈项、肩背、上肢、下肢等部位。

(2)仰靠坐位:适用于前颈部、胸腹部、上肢、下肢等。

(3)仰卧位:适用于头面、颈部、胸腹部、上肢、下肢等。

(4)俯卧位:适用于头项部、腰背部、下肢后面等。

3. 选择部位　根据治疗方案,确定刮痧部位,选定穴位。因刮痧涉及面积较宽,所以取穴没有针灸疗法那么严格。但也不能偏差太大。颈项部刮正中凹陷处及两侧;腰背部刮脊柱及其两侧,上中背还可沿肋间隙向外斜刮(如果患者太瘦,脊椎骨突起,则只刮两侧);胸部由胸骨向外沿肋间隙刮;四肢主要刮肘弯、膝弯和关节。

4. 涂抹介质　在选好的部位上,涂抹润滑油或中草药制剂等介质。

5. 刮痧顺序　体表病宜先刮颈项部及腰部夹脊和足太阳经背俞穴,再刮患病部位。一般顺序是:头项部→脊柱及其两侧→胸部→腹部→四肢和关节。内脏病应先刮胸夹脊和腰背部足太阳经背俞穴,然后再刮相关经脉及患病部位。刮完一处(约 3~5 分钟,30~50 下),再刮另一处,不可盲目无序地东刮一下、西刮一下。

6. 刮拭方向　刮痧必须顺着一个方向刮,从上而下,由内向外,从左到右刮拭。头部、肩胛区、腰背部和腹部均从上到下直刮,或由内向外横刮;面部、胸胁部由内向外斜刮;四肢部由上而下直刮(下肢浮肿和静脉曲张者,以轻手法从下往上刮)。反复按同一方向刮拭,不要来回刮动。

7. 实际操作

(1)一般用右手掌握刮具,刮具边缘与皮肤的角度宜 45° 左右,灵活利用腕臂之力,有节奏(不可时快时慢)、力量均匀(由轻到重,不可时轻时重)地进行刮拭。刮拭面应尽量拉长。肌肉丰满处用刮痧板的横面刮;肌肉浅薄、凹凸较多处(如头面、关节等)可用刮痧板的棱角刮。边刮边蘸介质(头额部和保健刮不用介质),直至皮下出现轻微紫红色痧痕或紫黑色痧点、斑块为止。但初次刮痧者,不可一味强求刮出痧痕。

(2)保健刮和刮额头、小儿可用柔软之物(如棉花团、丝瓜络)轻刮,也可施行间接刮法,即在要刮的部位隔着衣服或放1块按摩巾,然后再用刮具在布上以每秒2次的速度,朝一个方向快速刮拭。每处可刮30下左右,掀开布查看一下,皮肤微微出现痧痕即可(不出现痧痕也可),换一处再刮。腹部柔软处还可用手指蘸食盐擦之。

(3)病情重、病灶深、体质强壮者和神经兴奋所出现的疼痛、痉挛以及炎症初起者,用重刮手法刺激(泻法);反之,对病情轻、病灶浅、体质较差者以及少年儿童、年老体弱和久病之人,要用轻刮或保健刮法(补法)。保健刮没有严格的时间限制,以自我感觉满意、轻松、舒适为原则。一般病证用平补平泻刮法。

(4)刮治结束后,用干净毛巾或卫生纸将水渍(或刮痧油渍)擦干,也可略加按摩,饮少量温开水、淡盐水、姜糖水,即会感到异常舒适和轻松。休息5~10分钟后即可离去。

(5)对于2次刮痧之间的时间间隔,若在同一部位连续刮痧,则应以皮肤上的痧痕完全消失、局部皮肤无痛感为止(一般为3~5天)。如果刮拭不同部位则不受限制。连刮5~8次为1个疗程。如果连刮2个疗程仍旧无效者,应做进一步检查。必要时修订治疗方案,或改用其他疗法。

(六) 不同痧象的临床意义

刮痧后皮肤表面会出现或红、或紫、或黑的斑块、条痕现象,称"痧象"。这是一种正常反应,数天后即可自行消失。

1. 痧色鲜红,不容易刮出,呈点状,多为表证,提示病程短、病情轻,预后好,不必多刮。

2. 痧色暗红,斑块呈片状,多为里证,提示病程长、病情重,预后差,应该重刮。随着刮痧的治疗,痧象颜色由暗变红,由斑块变成散点,表示病情逐渐好转。

出痧后1~2天,被刮处皮肤还会有轻度疼痛、发痒、蚁行感,或感到体表冒冷气或热气,皮肤表面出现风疹样变化,也均是正常现象,无须做任何处理。

(七) 刮痧的注意事项

1. 刮痧前,患者应先休息5~10分钟,使心情放松,消除紧张和疲劳。不可在患者疲劳、紧张状态下刮拭。

2. 刮痧用具和刮痧部位应严格消毒,施术者双手也要保持清洁、干净。刮具每用1次之后,要经过消毒之后方可再用,切不可带菌操作,防止交叉感染。

3. 刮痧时,应让患者体位自然、舒适,又要有利于操作。刮痧过程中可适当变换体位,以避免疲劳。

4. 刮痧时应注意保持室内空气流通和恒温,冬天应避风寒,刮的时间可长一些;夏天不能直接吹电扇,刮的时间应短一些。

5. 颈部、腋下、腹股沟等处有浅表淋巴结,刮治时手法要轻柔、松散,切不可强力猛刮。

6. 刮痧中,如果小腿出现筋膜挛急疼痛,除加刮双膝弯之外,还可用药棉蘸高粱酒或度数较高的米酒,擦疼痛部位。或用温热水泡一下脚,可减轻患者疼痛。

7. 刮痧结束后,患者应休息片刻,饮少许温开水、姜糖水或淡盐水;1小时之内不得洗冷水澡;当天最好不要做重体力劳动;禁食生冷、酸辣和油腻食品。

8. 上一次刮痧部位的痧痕尚未完全消退之前,不宜在原处再次刮拭,2次之间一般应间隔3~5天,以皮肤痧痕完全消退为度。

（八）刮痧的禁忌

1. 年老体弱、久病体虚者，慎用刮痧之法；过饥、过饱、过度疲劳、过于紧张及醉酒之人，忌用刮痧之法。

2. 五官、前后二阴、肚脐以及孕妇的腹部、腰骶部，囟门未闭合的小儿头顶部，忌用刮痧之法。

3. 小便不通患者的小腹部不可重力刮痧，以轻力按揉为佳。

4. 传染性皮肤病、疮疡痈疖、外伤骨折处、未愈合的伤口、溃疡、瘢痕以及不明原因的皮肤包块等，均不宜直接在病灶部位刮拭。

5. 有出血倾向的疾病如血小板减少、白血病、血友病、再生障碍性贫血等，忌用刮痧疗法。万一使用，也只能用轻手法刮拭，且不要求出痧。

6. 有皮肤过敏史的患者，忌用能引起过敏的塑料刮具。

7. 危重病证如急性传染病、心肺肝肾衰竭、肝硬化腹水、全身重度水肿、恶性肿瘤中晚期、破伤风、狂犬病、精神病及其发作期，均忌用刮痧疗法。

（九）刮痧中异常情况的处理和预防

1. 在刮痧过程中，如果不慎刮伤皮肤，应停止刮治，及时消毒，予以包扎，防止感染。

2. 在刮痧过程中，如果患者出现心慌、头晕、眼花、恶心欲呕、面色苍白、出冷汗、四肢发凉甚至神昏仆倒等现象，称"晕刮"。遇到这种情况，应立即停止操作，迅速让患者平卧，取头低足高位，给饮少许温糖开水，一般就会很快好转。若不能好转者，可用刮痧板刮其人中、百会、内关、涌泉、足三里急救。人中用棱角轻刮，其他穴重刮。

3. 晕刮异常情况重在预防。在刮痧过程中，手法要柔和、适中，切忌过猛、过重，以免给患者增加不必要的痛苦。对于初次接受刮痧治疗、精神紧张、身体虚弱者，在治疗前应向他们做好解释工作，消除对刮痧的顾虑。对过饥、过饱、过度疲劳、过于紧张及醉酒之人，不急于用刮痧之法。在为年老体弱、少年儿童和怕痛紧张的患者刮痧时，手法要轻，并经常询问他们的感觉，随时观察患者的面部表情和全身情况，以便及时发现和处理意外情况，防患于未然。

七、皮部证治

皮部是机体卫外抗邪的第一道防线。如果皮部的卫外功能低下，风、寒、湿邪侵犯机体，则皮部最先受病，而出现外感表证，肌肤肿胀、疼痛，感觉过敏或麻木。有时内脏有病也可通过经络在皮部出现各种不同的阳性反应，为经络辨证论治提供依据。

刺激皮部作为一种行之有效的治疗手段，在针灸疗法中已经有几千年的悠久历史了。《灵枢·官针》记载的半刺、毛刺、浮刺、扬刺、赞刺、直针刺等都是浅刺皮部的针刺方法。传统的艾灸、热熨、药物敷贴、药物熏洗、拔罐等疗法也是通过对皮部的温热刺激发挥治疗作用的。后世的皮肤针、皮内针、挑刺、割治以及现代的磁穴疗法、腕踝针、浮针、激光穴位照射、紫外线照射等疗法都是在上述治法的基础上发展起来的。皮部病证最为表浅，故只须浅刺即可达祛邪之目的。

（一）痤疮

痤疮又称"粉刺""青春痘"，是青春期男女常见的一种毛囊及皮脂腺的慢性炎症。好发于颜面、胸背部，可形成黑头粉刺、丘疹、脓疱、结节、囊肿等损害，常伴有皮脂溢出。治宜清热化湿、凉血解毒，只针不灸，泻法。选面部和手阳明经腧穴为主，如阳白、颧髎、大椎、合谷、曲池、内庭等。耳穴选用肺、大肠、面颊等。

（二）雀斑

雀斑是发生在日晒部位皮肤上的黑色或淡黄色色素斑点。由风邪外搏，火郁孙络之血分，循经上犯于面部而成。最常见于面部（特别是鼻部及鼻翼两旁）。除影响面容美观外，无其他任何自觉症状。治宜疏风清热、凉血化斑，以针刺为主，平补平泻。以面颊区局部和手阳明、足太阴经腧穴为主，如迎香、四白、印堂、颧髎、肺俞、合谷、血海、三阴交。皮肤针疗法则轻叩面部雀斑处及风池、肺俞等穴，以皮肤潮红为度，每日1次。火针宜在局部快速点刺，每周1~2次。

（三）黄褐斑

黄褐斑古称"面尘""肝斑""面黑皯""黧黑斑"，俗称"妊娠斑""蝴蝶斑"，以发生于面部（尤其是颧部、前额和两颊）的对称性蝶翼状褐色色素斑为主要特征。多见于怀孕、人工流产及分娩后的女性。气血逆乱不能上荣于面为主要病机。治宜调和气血、化瘀消斑，针灸并用，平补平泻。以面颊区局部和手阳明、足太阴经腧穴为主，如迎香、颧髎、膈俞、合谷、血海、太冲、三阴交等；耳穴取面颊、枕、神门、肺、大肠、肝、胆、脾、肾、内分泌、卵巢等。

（四）扁平疣

扁平疣是一种常见的病毒感染性皮肤病，为针头至粟粒大小的硬性扁平皮肤赘疣。好发于面部、前臂和手背。治宜疏风清热、泻肺胃之火，只针不灸，泻法。以局部和手阳明经腧穴为主，如疣体局部、合谷、曲池、太冲、三阴交等。皮肤针疗法则取背、腰部足太阳经第一侧线，从上而下用中等强度叩刺，以皮肤潮红为度，每日1次。疣体可施火针，每周1~2次。

（五）带状疱疹

带状疱疹是由水痘-带状疱疹病毒引起的一种以簇集状丘疱疹、局部刺痛为特征的急性疱疹性皮肤病。好发于肋间神经、颈神经、三叉神经及腰神经分布区域。中医学认为，本病由于感受风火或湿毒之邪，火毒郁阻于腰腹之间，气血凝滞于肌肤之表而发。治宜清热利湿、泻火解毒、活血通络、化瘀止痛，针灸并用，泻法。以皮损局部围刺法为主。可用皮肤针叩刺疱疹及周围皮肤，以刺破疱疹、疱内液体流出、周围皮肤充血或微出血为度，并可加拔火罐。每日1~2次。

（六）神经性皮炎

神经性皮炎以皮肤肥厚、皮沟加深、苔藓样改变和阵发性剧烈瘙痒为特征，属于中医学"牛皮癣""顽癣"范畴。好发于项后两侧、肘关节、膝关节等处。皮损初起为正常皮色或淡红色扁平丘疹，呈圆形或多角形，密集成片，边缘清楚。日久局部皮肤增厚、干燥粗糙、纹理加深，形成苔藓样变，表面有少许鳞屑。自觉阵发性剧烈瘙痒，尤以夜间及安静时为重。本病病程缓慢，常数年不愈，发展及扩大到一定程度后就长期不变，也有的在数周内自行消退而不留任何痕迹，但易反复发作。属血虚风燥、阴虚血燥者，治宜养血祛风、滋阴润燥，以针刺为主，平补平泻；属肝郁化火、风热蕴阻者，治宜祛风清热、凉血化瘀，只针不灸，泻法，可点刺出血。可取皮损局部、风池、大椎、曲池、委中、膈俞等。皮肤针疗法则取皮损局部，配肺俞、膈俞、次髎、华佗夹脊穴。在皮损局部，皮肤针由外向内螺旋式叩刺。轻者中度叩刺，以微有血点渗出为度；角化程度严重者重度叩刺，以渗血较多为宜。配穴轻度叩刺，以局部出现红晕为度。隔日治疗1次。

（七）皮肤瘙痒

皮肤瘙痒是指皮肤无原发性损害，仅以皮肤瘙痒为主的神经功能障碍性皮肤病。临床上分全身性瘙痒和局限性瘙痒两大类。中医学认为,本病多因肝肾阴虚、血虚风燥、肌肤失养,或因风湿蕴于肌肤不得宣发疏泄而致。初起时无皮肤损害,而以阵发性剧烈瘙痒为主要症状。饮酒之后、情绪变化、被褥过于温暖以及某些暗示,都可促使瘙痒发作及加重。由于经常搔抓,患处可出现抓痕、血痂,日久皮肤增厚,皮纹增粗,发生色素沉着、苔藓化等继发损害。由于瘙痒入夜尤甚,影响睡眠,又可出现头晕、精神忧郁、烦躁等神经衰弱症状。治宜健脾化湿、滋养肝肾、养血润肤,针灸并用,补法;或清热凉血、疏风止痒,针刺为主,泻法。宜取曲池、血海、风市、膈俞等。也可以在神阙穴拔罐;耳穴取肺、膈、神门、交感、风溪、皮质下、相应部位等,针刺或用药丸按压,每日1次。

(八) 荨麻疹

荨麻疹又称"风疹块""风团疙瘩",是一种由于皮肤黏膜小血管扩张及渗透性增强而引起的局限性、一过性水肿反应,属于中医学"风瘙瘾疹"范畴。以皮肤突起风团、剧痒为主要特征。急性荨麻疹发病急骤,皮肤突然出现形状不一、大小不等的风团,融合成片或孤立散在,呈淡红色或白色,边界清楚,周围有红晕,瘙痒不止。数小时内水肿减轻,变为红斑而渐消失,但伴随搔抓新的风团会陆续发生,此伏彼起,一日之内可发作数次。慢性荨麻疹一般无明显全身症状,风团时多时少,病情缠绵,反复发作,常多年不愈。如果发生于胃肠,可见恶心、呕吐、腹痛、腹泻等;喉头黏膜受侵则胸闷、气喘、呼吸困难,严重者可引起窒息而危及生命。风热犯表引起者,治宜疏风清热,只针不灸,泻法;风寒束表引起者,治宜散寒解表,针灸并用,泻法;血虚风燥引起者,治宜养血润燥、祛风止痒,以针刺为主,平补平泻;肠胃实热引起者,治宜清热泻火、通调腑气,只针不灸,泻法。以手阳明、足太阴经腧穴为主,如曲池、合谷、血海、三阴交、膈俞等。皮肤针疗法则取风池、曲池、血海、夹脊穴。中强度手法叩刺,至皮肤充血或隐隐出血为度。急性者每日1~2次,慢性者隔日1次。也可以在神阙穴拔罐;耳穴取肺、膈、神门、交感、风溪、皮质下、相应部位等,针刺或用药丸按压,每日1次。

(九) 湿疹

湿疹又称"湿疮",属中医学"癣疮"范畴,是一种呈多形性皮疹倾向、湿润、剧烈瘙痒、易于复发和慢性化的过敏性炎症性皮肤病。中医学认为,本病是因风湿热邪客于肌肤而成。病变涉及脏腑主要在脾,湿邪是主要病因。皮疹呈多形性损害,如丘疹、疱疹、糜烂、渗出、结痂、鳞屑、肥厚、苔藓样变、皮肤色素沉着等。湿热浸淫者,治宜清热化湿,只针不灸,泻法;脾虚湿蕴者,治宜健脾利湿,针灸并用,补法;血虚风燥者,治宜养血润燥,以针刺为主,平补平泻。以局部取穴和足太阳经腧穴为主,如皮损局部、曲池、足三里、三阴交、阴陵泉等。皮肤针疗法则宜轻叩夹脊穴及足太阳经第一侧线,以皮肤红晕为度。也可以在神阙穴拔罐;耳穴取肺、神门、交感、皮质下等穴,针刺或用药丸按压,每日1次。

(十) 股外侧皮神经炎

股外侧皮神经炎又名"感觉异常性股痛",也是一种皮部病证,是由于股外侧皮神经受损而产生的大腿前外侧皮肤感觉异常及疼痛的综合征,是皮神经炎中最常见的一种。表现为大腿前外侧面出现疼痛、麻木、烧灼感、针刺感。常为单侧性,局部痛觉和触觉减退。中医学认为,本病病机为外感风寒湿邪,致营卫不和;或外伤、受压等因素导致经络阻滞,不通则痛;肌肤失养则麻木不仁。治宜疏经通络、行气活血,针刺为主(寒湿引起者加灸),泻法或平补平泻。以股外侧局部和足少阳经腧穴为主,如风市、环跳、血海、伏兔、阿是穴等。皮肤针疗法则在病变局部用皮肤针叩刺,以局部渗血为度。每日或隔日1次。

（十一）脱发

脱发是一种常见的皮肤附属器官病变,以脂溢性脱发和斑秃最为多见。针灸临床上主要用皮肤针叩刺脱发部位,配合中药酊剂外擦,每日或隔日 1 次。

（十二）斑秃

斑秃是一种突然发生的头部局限性脱发。秃发边缘的头发松动,很容易脱落或拔出,拔出时可见发干近端萎缩。个别患者病损区可不断扩大,以致整个头发全部脱光(称"全秃"),或周身毛发包括眉毛、胡须、腋毛、阴毛、毳毛等全部脱落(称"普秃")。气血两虚、肝肾不足者,宜补益肝肾、养血生发,针灸并用,补法或平补平泻;血热生风、瘀血阻络,宜行气活血、化瘀通窍,只针不灸,泻法。以局部取穴和肝、肾的背俞穴为主,如脱发区、百会、通天、大椎、肝俞、肾俞等。皮肤针疗法则取脱发区、夹脊穴或相关背俞穴,先从脱发边缘呈螺旋状向中心区叩刺,再叩刺夹脊穴或背俞穴,至局部皮肤微出血,隔日 1 次。脱发区在叩刺后用生姜片外擦或外搽斑蝥酊剂、墨旱莲酊剂、侧柏叶酊剂,能提高生发效果。

（十三）美容

随着时代发展,生活水平的提高,美容越来越为人们所关注。按摩或针灸对于美白、祛斑、除皱、消除眼袋及黑眼圈等,都能起到不错的调理作用。

1. 润肤(增加弹性) 肺俞、曲池、照海、太溪、复溜。

2. 美白(排毒养颜) 中脘、上脘、下脘、合谷、曲池、手三里、足三里、丰隆、内庭。

3. 美发(防治脱发、白发) 百会、四神聪、头维、风池、天柱、太溪、复溜、肾俞。

4. 丰乳、促胖 中脘、膻中、足三里、乳根、脾俞、胃俞、三阴交、内关、颧髎、颐中(面颊酒窝处)。

5. 减肥 关元、水分、中脘、天枢、水道、大横、合谷、曲池、尺泽、支沟、足三里、上巨虚、下巨虚、丰隆、内庭、三阴交、阴陵泉等。

6. 除皱 皱纹是由于皮肤松弛、不能克服地球引力而形成的,以细小浅表的抬头纹(额纹)、眉间纹、鱼尾纹、口角纹为主。

无论是按摩还是针灸,局部均以眼周穴为主,如印堂、阳白、承泣、四白、太阳、迎香、地仓、瞳子髎、阿是穴(皱纹处);远端取水分、水道;上肢取合谷、曲池。

(1)按摩:先在面部涂抹少许按摩油膏,用一手食指、中指、无名指指腹先顺着皱纹的走向由内向外均匀柔和地平抹,再用另一手的食指、中指、无名指指腹用力朝上方提拉。以外眼角鱼尾纹为例:用同侧的食指、中指、无名指指腹顺着皱纹的走向朝太阳穴和鬓角均匀柔和地平抹,紧接着用另一侧的食指、中指、无名指指腹用力向上朝头维穴方向提拉,反复操作 50~100 下(图 6-37)。

面部皱纹较多者,平时应注意减少一些面部表情,如抬眉、皱眉、挤眉弄眼、做鬼脸、哈哈大笑、大动作打哈欠等,以避免皱纹增加。

(2)针刺:局部沿皱纹方向多针密集透刺或横向透刺,用平补平泻针法,手法宜轻;腹部穴常规针刺,用泻法;四肢穴常规针刺,用补法。每日

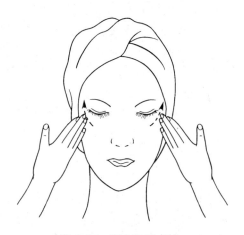

图 6-37 眼角除皱手法

1次,每次留针30分钟,10次为1个疗程。针灸可以通过改善局部血液循环,增强肌肉弹力,消除皱纹。尤其是对于浅表、细小的局部皱纹如表情纹、眼角纹、嘴角纹都有较好效果。

7. 消除眼袋 眼袋是下眼睑水湿停滞、气血不畅的结果,会让人看起来很疲惫不堪。这种现象容易使人显得苍老憔悴,甚至是亚健康的体现。

(1)导致眼袋出现的原因大致有:①脾胃功能减弱,致使下眼睑积水、松弛。中医"五轮"学说认为,眼睑属脾;从经络分布来看,足阳明胃经循行于下眼睑,脾胃虚弱,水湿和气血运化不畅,容易在下眼睑胃经的承泣和四白穴处形成淤积。②肝开窍于目,如果肝无法排清毒素,就会在其官窍形成眼袋。③肾气不足,无力化水,导致气血不畅,出现眼袋。④睡眠不足或睡前多喝水,第2天清晨也容易造成眼部浮肿。⑤过度疲劳,眼部周围血液循环减慢,也造成淋巴液回流不畅,使过多水分及血液积聚在眼睛下方,形成眼袋。

(2)消除眼袋的穴位和方法:无论是按摩还是针灸,局部均以眼周穴为主,如承泣、四白、太阳、瞳子髎、阿是穴(眼袋处);远端取水分、水道;四肢取合谷、曲池、血海、足三里、三阴交。

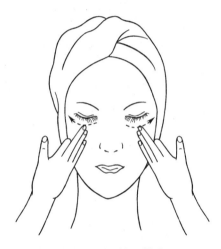

图6-38 平抹眼袋法

1)按摩法:双眼微闭,用中指和无名指指腹在眼眶下顺着眼袋由内朝外轻柔平抹,到外眼角时朝太阳穴方向提拉,反复操作30~50下(图6-38);另加按揉腹部水分、水道,下肢丰隆、三阴交。

2)针刺法:主要针刺承泣、四白、合谷、三阴交等穴(也可以采用《黄帝内经》浮刺法从近外眼角向内眼角下方透刺整个眼袋),摇针后留针30分钟(还可配合红外线灯照射),5次为1个疗程。对胃经施以良性刺激,提高脾胃功能,同时还能补肝益肾,以收紧松弛眼袋局部的皮肤和肌肉,改善眼袋状况。不失为一种安全可靠、疗效稳定的治疗措施(尤其适合于单纯眼轮匝肌型"假性眼袋")。

8. 消除黑眼圈(熊猫眼) 因为工作需要,很多人会无限制加班熬夜,睡眠太少、休息不好,房事过度、肾水不足、虚火上炎,自然而然就会出现黑眼圈。每天带着两只"熊猫眼"去上班,这样的状态会让人十分尴尬。

黑眼圈这种影响人体美观的表现,除了患者要保持良好的作息规律、节制房事、保证充足的睡眠和休息之外,还可以通过按摩或针灸睛明、承泣、四白、瞳子髎、合谷、曲池、血海、足三里、三阴交、太溪、复溜等穴,补虚滋阴、清降虚火来解决。

(1)按摩法:双眼微闭,用双手中指指腹从内眼角睛明穴开始,顺着双眼目下眶(下眼胞)由内向外经过承泣、四白、外眼角的瞳子髎,到目上眶下缘(上眼胞),再从外向内围绕眼球反复画圈平抹50~100下(图6-39)。要求在目下眶上缘从内向外时要稍微用力,快到外眼角时略向上挑,在目上眶下缘由外向内时轻轻滑过;或用一只手的中指和食指(或无名指)指腹从一侧内眼角开始,顺着一侧目下眶上缘、经过外眼角到目上眶下缘围绕眼球先画圆圈;再经过内眼角绕过鼻根到另一侧目下眶上缘及目上眶下缘画横8字(∞),反复30~50次(图6-40)。

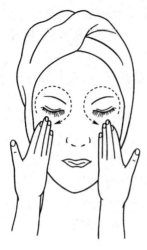

图 6-39 眼眶画圈法

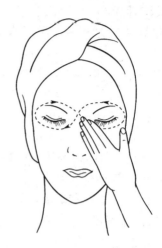

图 6-40 双眼画倒 8 字法

另外,按揉腹部关元、气海,背部肾俞穴,上肢合谷、曲池,下肢血海、足三里、三阴交等。

(2)针刺法:承泣、四白二穴是缓解黑眼圈的经验效穴。承泣在瞳孔直下 7 分许,穴位消毒后,押手拇指指腹将眼球向上固定,刺手用 1.5 寸细针直刺 1.2 寸许;四白位于瞳孔直下 1 寸许的眶下孔凹陷之中,消毒后,先进针 0.3 寸,再向外上方斜刺 0.5 寸入眶下孔。合谷、曲池、血海、足三里、三阴交等常规针刺。

另外,眼周局部严格消毒后,配合皮肤针叩刺出血,对顽固性黑眼圈有不错的治疗效果。

第八节 病例分析

一、痤疮

冯某,男,37 岁。因家庭纠纷,患者心情欠佳,整日吸烟饮酒,性情急躁易怒,继而出现颜面部丘疹,黑头粉刺,奇痒难忍。加之天气炎热,时常感染化脓。经皮肤科诊为"痤疮",经肌内注射青霉素,并以中药外洗,均无效而改用针灸穴位挑治治疗。

以清泻热毒为治法,取大椎穴旁开 0.5 寸下 0.5 寸处,常规消毒,用 1% 利多卡因溶液穴位浸润麻醉,将三棱针刺入穴位深至 0.3~0.5cm,然后上下滑动弹拨 1~2 分钟,术后用胶布固定针孔。治疗 2 次后,症状基本消失,4 次痊愈,并未见复发(《浙江中医杂志》1995 年第 3 期)。

按:痤疮感染系由热毒所致,大椎乃诸阳之会,取该穴并行挑治治疗意在从诸阳清泻热毒。笔者经验,若能在此穴施行三棱针点刺出血术,并在刺血的基础上加拔火罐,收效将会更好,并能缩短疗程。

二、雀斑

李某,女,38岁。面部生雀斑12年之久,查见面部散布茶褐色雀斑,左右对称。以疏调皮部经络气血为治法,取迎香、巨髎、合谷、曲池、血海、足三里。平补平泻,动留针30分钟,起针后四肢穴加用艾条温和灸5分钟。每日1次,左右两侧交替使用,30次为1个疗程。经治疗20次后雀斑颜色开始变浅,3个疗程后,雀斑消失(《河北中医学院学报》1996年第4期)。

三、黄褐斑

王某,女,42岁。面部生黄褐斑4年,分布于颧、额部,呈双侧对称性,为深褐色,春季症状加重。伴少寐、尿频、心烦易怒。经西药多方治疗无效,主动要求针灸治疗。

以疏调皮部经络气血为治法,取合谷、三阴交、太冲、行间、肺俞、脾俞、肾俞、肝俞,每次选用3~5穴,每日或隔日1次;耳穴取面颊、枕、神门、肺、大肠、肝、胆、脾、肾、内分泌、卵巢,每次选3~5穴。隔日1次,两耳交替,10次为1个疗程。经6个疗程治疗,色斑消退。追访1年,未见复发(《针灸临床杂志》1995年第7期)。

按:雀斑、黄褐斑影响面部美观。针灸处理均以疏调皮部经络气血为治法。雀斑取直接作用于局部的面部穴为主,远端穴为辅;黄褐斑以远端穴为主,局部穴为辅。合谷、曲池、足三里分属手、足阳明多气多血之经,且经脉均上走头面,从远端发挥疏调皮部经络气血的作用;血海养血活血、化瘀生新。

四、除皱、眼袋、黑眼圈

案1:李某,男,56岁,2019年1月12日来诊。眼角皱纹多,眼袋下垂严重。伴见眼睛干涩、视力差。中医辨证:肾气不足,脾虚湿盛。

调治方法:用1寸毫针常规针刺印堂、太阳、鱼腰、承泣、四白,用1.5寸毫针针刺气海、阴陵泉、太溪、三阴交。接电针仪用连续波刺激30分钟,外加红外线隔布照射,配合服用中药参苓白术散合人参健脾丸。每天1次,7天为1个疗程。疗程结束,皱纹和眼袋淡化了许多。又巩固调理一段时间后,皱纹和眼袋基本都消除了,眼睛也不干涩了,视力也提高了。患者非常高兴,表示今后每年都会来做针灸保养(辽宁大连王雪芳医案)。

案2:王某,男,39岁,体育老师,2019年1月12日来诊。黑眼圈、轻微眼袋。自述:从事体育工作,平时运动多,身体很好。最近因工作需要,连续熬夜,导致眼袋形成,黑眼圈加重。中医辨证:熬夜所致眼周气血运行不畅。

调治方法:选用1寸毫针刺印堂、太阳、鱼腰、承泣、四白、三阴交。接电针仪连续波刺激30分钟,加红外线隔布照射。第1天针完,黑眼圈就明显变淡,第2天同法治疗后已经接近正常肤色,第3天又治疗1次,已完全正常。体会:体质好的人恢复特别好、特别快(辽宁大连王雪芳医案)。

从2019年1月到10月共调治皱纹、眼袋、黑眼圈患者13例(男4例,女9例),年龄从23岁到56岁。全部有效,患者都很满意。

五、扁平疣

赵某,女,31岁。面部、手背簇生扁平丘疹3年余,曾用中西药治疗无效。近1周来面部作痒,扁平丘疹有增多趋势。伴口干、大便结。查:额部、两侧面颊、手背部密集簇生扁平丘疹,表面光滑,色淡红稍光亮,丘疹大者如粟粒,小者如针头,舌红、苔薄黄,脉稍数。诊为"扁平疣"(风热型)。治以祛风清热,疏调气血。取面部皮损区、印堂、颧髎、风池、曲池、合谷、足三里、三阴交。常规针刺,留针30分钟。每日1次。经10次治疗,疣赘全部消失。4个月后随访,未见复发和新生(《针灸临床杂志》1999年第4期)。

按:扁平疣系风邪热毒为患,风池、曲池、合谷均有疏风清热作用;足三里、三阴交益气养血,疏调经气;面部皮损区、印堂、颧髎改善局部气血循环。

六、带状疱疹

案1:刘某,女,41岁。患者2天前感觉腰背部刺痛,渐渐有米粒大小的几簇密集丘疹、水疱出现,且逐渐向胸腹部蔓延。自服消炎及止痛药物未见疗效,而求治于针灸。查:腰背胸腹大片疱疹,面积在40cm×20cm左右,体温37.5℃,舌红、苔薄黄,脉弦数,伴口苦、便干。诊为"带状疱疹"(邪客少阳型)。治宜清热解毒,疏利少阳。针刺外关、足临泣,同时在皮损局部周围刺络拔罐。次日复诊,疼痛明显减轻,原刺络拔罐部位已结痂,剩余疱疹亦干枯,且面积缩小,仍按原法治疗2次而愈(《针灸临床杂志》2000年第5期)。

按:带状疱疹多由湿热之毒侵扰少阳经脉而致,治宜清热解毒、疏利少阳为正法。外关、足临泣属八脉交会穴,分别属于手、足少阳经,可清利少阳湿热,疏调少阳之气;同时在皮损局部周围刺络拔罐,更添清热解毒之力。

案2:高某,男,68岁,退休工人。2011年6月诊治。

主诉:右侧头部、前额、面颊部多处疱疹性丘疹刺痛半个月。

半个月前,患者右侧头部、前额、面颊部多处疱疹性丘疹,有火灼样、电击样剧痛,日夜不宁、痛苦万状。后在医院经输液、口服抗病毒西药和活血化瘀中药治疗,疱疹多已结痂,但疼痛丝毫未减,难以忍受,彻夜难眠,精神一度崩溃,甚至割腕自杀。

检查:在家人陪同下来诊,呻吟不已,表情痛苦。左侧额部及头发内、面颊皮肤暗红,可见疱疹愈后的结痂及脱落痕迹。舌红透紫、苔黄厚,脉弦细。诊为带状疱疹后遗症(肝胆火邪上扰,经络阻滞,气滞血瘀)。

治疗:带状疱疹后遗症区常规消毒后,先用毫针围刺,再常规针刺风池、合谷、支沟、足三里、阳陵泉、太冲等穴,行泻法,留针30分钟。取针后,再用无菌皮肤滚针在头部督脉以及左侧头部、额部、面颊部、下颏区原疱疹结痂区域来回滚刺5~8次,以皮肤发红、但不出血为度。次日二诊述:昨天治疗后疼痛已经有所减轻。效不更方,仍以原法施治,每日1次。10次治疗后,疼痛已明显减轻,夜间已可入眠安睡,患者终于露出久违的笑容。全程经治30次而愈(南京市秦淮区中医医院针灸科陶崑主任医师)。

七、皮肤瘙痒

张某,男,75岁。周身瘙痒半月余,特别是五官及前后二阴等孔窍处瘙痒更甚,钻心难忍,夜晚不能入眠,伴头痛,食欲不振。经中西药治疗无效,乃求治于针灸。

查体:全身皮肤发红,无斑疹,皮肤划痕试验(++),小便黄,舌质红、苔白腻,脉滑而数。治宜疏风清热,健脾祛湿。取曲池、合谷、血海、足三里、三阴交(均双),用提插捻转泻法,动留针20分钟,血海针后同神阙、肺俞、大椎、大杼一起再拔罐10分钟。每日1次。首次治疗后即感全身瘙痒减轻,次日复诊,仅有手、足趾间瘙痒尚存。续治2次痊愈,随访再无复发(《上海针灸杂志》1994年第2期)。

按:本例皮肤瘙痒的症状表现和舌、脉征象显示出风热郁集肌肤之象,脉证吻合。曲池、合谷清泻风热,血海、足三里、三阴交行血活血,五穴均具止痒作用。大椎、肺俞、大杼拔罐使邪从阳出,神阙拔罐治疗皮肤瘙痒为现今针灸临床的经验用法,疗效确切。

八、神经性皮炎

张某,男,25岁。双小腿膝关节稍下对称出现约3.5cm×4.5cm深褐色粗糙皮损2年,瘙痒,影响工作和睡眠。经医院诊为"神经性皮炎",曾经中、西医多种治疗未愈。

针灸治疗宗祛风止痒、镇静宁神之法,取皮损局部、风市、血海、阳陵泉、足三里、神门、心俞。皮损局部用4~5根毫针由边缘向中心进行围刺,其他腧穴常规针刺,平补平泻,动留针30分钟,皮损局部起针后加拔火罐至局部发红发紫流血水为佳。每日1次,15次为1个疗程。治疗1个疗程后瘙痒消失,2疗程后皮肤恢复正常(吴绪平《100种病证针灸治疗验方精粹》,中国医药科技出版社,1997年第1版)。

按:神经性皮炎以皮肤瘙痒为主症,风邪为其主要病因。取风市祛风止痒,血海行血止痒,寓"治风先治血,血行风自灭"之意;神门、心俞镇静安神而除烦躁;足三里、阳陵泉、皮损局部疏调局部气血,共奏镇静安神、祛风止痒之功。

九、荨麻疹

李某,女,30岁。双下肢起风团疙瘩并瘙痒数小时。患者于3小时前,双下肢突发数个风团疙瘩,伴有奇痒,用手抓后,痒感更甚,且疙瘩逐渐增多、变大,痒的范围也迅速扩大,影响工作。查:双下肢及背胸等部位有散在大小不等、形状不一的疹块,高于皮肤,表面发红,有的已融合成片。诊为"急性荨麻疹",以疏风清热、活血止痒为治法。

针刺双侧曲池、血海,泻法。针刺得气后奇痒之感即明显减轻,10分钟后疹块开始褪色,变白变平,由中央向四周扩展,逐渐形成红环,最后完全消退。出针12小时后,上述症状又重新出现,重复上述治疗,20分钟后症状完全消失。2周后随访,未再复发(《山东中医杂志》1999年第5期)。

按:荨麻疹也以皮肤瘙痒为主症,风邪为其主要病因。曲池清泻风热,血海行血活血,寓"治风先治血,血行风自灭"之意。用穴虽少,但却很精当,堪称治疗各种皮肤瘙痒的两大主穴。

十、湿疹

王某,男,23岁。两耳垂不明原因出现潮湿,有瘙痒、渗液、轻度糜烂。经皮肤科诊断为"急性湿疹"而住院治疗。先内服脱敏药,外用氧化锌软膏涂患处,治疗20余天无好转。遂停止口服和外用药物,改用针刺治疗。

针灸以清热解毒、化湿止痒为治法,取大椎、血海、足三里、三阴交,针刺得气后接电针治疗仪,用疏密波刺激 30 分钟;耳穴取肺、神门、交感、皮质下,针刺或用药丸按压。每日 1 次。第 2 天渗液业已消失,患处皮肤干燥结痂。第 3 天患处开始脱屑,出现正常皮肤。再治 3 次,痊愈出院(《中国针灸》1998 年第 10 期)。

　　按:湿疹乃湿热毒邪为患,以大椎清泻热毒,血海、足三里、三阴交行血活血,更以耳穴相助宣肺疏风、镇静安神,相得益彰,效如桴鼓。

十一、股外侧皮神经炎

　　周某,女,32 岁。因分娩后受凉,自感右大腿外侧麻木及针刺样疼痛,长久站立或行走后疼痛加重,得热则舒,遇寒加重。曾服中西药治疗,效果不显。查:右侧股外侧有 8cm×12cm 麻木区,痛觉及温觉明显减退。诊为"股外侧皮神经炎",治以疏经活络、通行气血。

　　针灸取风市、环跳、血海、阿是穴,局部围刺后再行刺络拔罐,出血量 3ml 左右。隔日 1 次。结果:治疗 4 次后,麻木感明显减轻,麻木范围缩小至 6.5cm×10cm,10 次后基本痊愈(《石学敏针灸临证集验》,天津科学技术出版社,1990 年第 1 版)。

　　按:股外侧皮神经炎病在皮部,"经络不通,不通则痛""气血不至则麻木不仁"。风市、阿是穴均为局部取穴,针刺加刺络拔罐意在疏通局部经络之气,促进病变局部血液循环,变"不通则痛"为"通则不痛";环跳、血海则是循经邻近或远端取穴,除疏通经络之外,血海还兼有益气养血作用,气血充则麻木自消。

十二、斑秃

　　曹某,男,46 岁。由于工作过于繁忙,经常失眠、头晕、全身乏力。40 天前晨起发现头发脱落病灶 3 处,面积分别为 3.0cm×2.5cm、2.0cm×1.4cm、1.3cm×1.0cm。经医院诊断为"斑秃"。予维生素 B_1、维生素 B_6 口服,外用生发药水擦治月余,效果欠佳。

　　查体:秃发处肤色正常,舌淡、苔白,脉细弱。证属气血亏虚。经用皮肤针从脱发区边缘螺旋状向中心均匀轻轻叩刺,隔日 1 次;同时配合毫针针刺,取百会、风池,平补平泻。每日 1 次,15 次为 1 个疗程。经治 2 个疗程后,3 处脱发区生出部分黑色毳毛;3 个疗程后全部长出细软黑发(《针灸临床杂志》2000 年第 1 期)。

　　按:斑秃俗称"油风",可见其成因与风邪有关(外因)。精神因素也是主因之一(内因)。取风池、百会就是针对外因祛除风邪,针对内因镇静安神。结合皮肤针叩刺局部,改善病变局部血液循环,标本兼治,故有理想之效。

十三、牛皮癣

　　丁某,男,50 岁。患牛皮癣多年,身体多处皮损,呈鳞屑状,时轻时重,发作与劳累、饮食不节、季节交替有关。大便偏稀,小便正常,舌质红、苔薄黄腻。结合四诊,证属脾虚血热。治则:祛痰、除湿、养血。

　　针灸治法:①穴位注射加刺血拔罐:取大椎、至阳、腰阳关,选用 5 号口腔注射器吸取利多卡因注射液 1.5ml,局部皮下浸润,每穴注射 0.5ml。然后用三棱针挑治上述三穴的皮下行刺血拔罐。②取双曲池、双委中,刺穴拔罐;耳尖、制污穴(董氏奇穴)刺络,每穴挤出 3~5 滴血。每周治疗 1 次,治疗 4 次后,患者原来全身多处皮损接近痊愈(山东威海李保勃医师医案)。

十四、疖肿疙瘩

案1：患者男性，47岁。就诊日期：2019年3月12日。1周前无明显诱因，脖子后出现5.0cm×6.0cm范围大片红肿，质地较硬，疼痛并压痛，皮肤温度高，中央破溃，有脓性分泌物流出，口服抗生素无效。

针灸治疗：患者侧卧，充分暴露患部，在红外线灯照射下，施行刺血拔火罐。先在局部用75%酒精消毒，然后将火罐直接拔于创口上，待脓血及坏死组织全部被吸出并有新鲜血液流出时，将罐取下，然后再次消毒，选用1cm毫针于中央破溃处直刺，周围红肿处围刺，斜刺，留针30分钟。最后以白糖外敷伤口。次日再拔火罐时先用无菌针头将创口周围皮肤刺破，拔火罐时可见仅有少量脓液流出。总共治疗3次，创面愈合，皮肤平整，无突起（辽宁大连王雪芳医案）。

案2：王某，女，32岁，2019年7月5日来诊。主诉：多发性疙瘩2年有余。2年来，后背、上下肢、臀部多处长结节状疙瘩，此伏彼起，时好时坏，痛痒兼作，破后则流脓血。因影响美观，曾经中西医多家医院诊治，服用中西药，服药期间尚可，停药即发，故前来针刺治疗。查体：背部和四肢可见散在疖肿疙瘩旧痕，舌苔白，脉弦。

针灸治疗：选取曲池、血海、合谷、背部红色结节反应点。以毫针刺入穴位，泻法。隔日治疗1次，每周治疗3次。第5次治疗时，背部又起一新的疙瘩，有痛痒感。上方加针刺合谷、风池穴。七诊时，疙瘩消失。十诊时上下肢又分别长出疙瘩2处，影响骑自行车。取背部肝俞、肺俞穴附近阳性反应点，挑刺放血，辅以拔罐。此法应用4次，疙瘩消失。其后以曲池、血海、合谷穴针之，后背阳性反应点挑刺放血加拔罐，交替进行，共治疗20次，临床痊愈。患者未再长疙瘩，微信随访，一直未复发（辽宁大连王雪芳医案）。

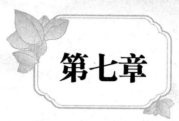

第七章

根 结 标 本

第一节 命 名 含 义

根结理论始见于《灵枢·根结》和《素问·阴阳离合论》,标本理论始见于《灵枢·卫气》,均是经络学说的重要内容。它们是在论述经络的分布、卫气营血运行的基础上进一步阐述经气在四肢与头身、内脏之间的两向关系,突出了四肢部位腧穴在人体生理、病理、诊断及治疗上的重要性。

一、根结

《黄帝内经太素·经脉根结》说:"根,本也;结,系也。"张志聪指出"根者,经气相合而始生;结者,经气相将而归结。"可见,根结即经脉的根本和终结。"根"有根源、开始之义,部位在下,乃经气始生、始发之地;"结"有结聚、归结之义,部位在上,乃经气归结之所。

二、标本

所谓标本,即经脉的根基和末梢,与根结的含义基本相同。只不过,标、本所指的范围笼统而抽象,分别指人体的头面、躯干和四肢肘、膝关节以下的部位;而根、结所指的范围局限而具体,根即四肢末端的井穴,结为头面、胸腹的一定部位。后世有人将十二经根于四肢末端称"四根",结于头、胸、腹称"三结"(《标幽赋》:"更穷四根三结,依标本而刺无不痊。")。

结合而论,根与本的含义相似,部位接近,是肘、膝关节以下的部位,是人体外、下之末端,为经气始发、经气所出之地;标与结的含义相似,部位接近,是头项、胸腹背的相关部位,是人体内、上之顶端,为经气所归、经气终止之处。根之上有本,结之外有标。二者相互对应,可谓人体结构的两极。

第二节　所在部位

在经络学说中,根结、标本代表人体一定的区域。《灵枢·卫气》中有十二经脉标本部位的全部记载:"足太阳之本,在跟以上五寸中,标在两络命门,命门者,目也;足少阳之本,在窍阴之间,标在窗笼之前,窗笼者,耳也;足少阴之本,在内踝下上三寸中,标在背腧与舌下两脉也;足厥阴之本,在行间上五寸所,标在背腧也;足阳明之本,在厉兑,标在人迎颊挟颃颡也;足太阴之本,在中封前上四寸之中,标在背腧与舌本也;手太阳之本,在外踝之后,标在命门之上一寸也;手少阳之本,在小指次指之间上二寸,标在耳后上角下外眦也;手阳明之本,在肘骨中,上至别阳,标在颜下合钳上也;手太阴之本,在寸口之中,标在腋内动也;手少阴之本,在锐骨之端,标在背腧也;手心主之本,在掌后两筋之间二寸中,标在腋下下三寸也。"

《灵枢·根结》中只有足六经根结部位的记载,而无手六经根结部位的记载:"太阳根于至阴,结于命门,命门者,目也;阳明根于厉兑,结于颃颡,颃颡者,钳耳也;少阳根于窍阴,结于窗笼,窗笼者,耳中也……太阴根于隐白,结于太仓;少阴根于涌泉,结于廉泉;厥阴根于大敦,结于玉英,络于膻中。"从上述已知的根结内容中,可以发现根结有其明显分布规律,足六经分别根于各自所属经脉之井穴。以此观之,手六经的根结部位应该与足六经根结部位相类似,亦当为各经之井穴,即手太阳经根于少泽,手阳明经根于商阳,手少阳经根于关冲,手太阴经根于少商,手少阴经根于少冲,手厥阴经根于中冲。这与《灵枢·本输》中记载的"经气之所出"也是各经井穴(如"肺出于少商""脾出于隐白"等)是一致的。故手六经的根、结缺漏部分也应据此得以补充,使根结理论的内容趋于完整。

四肢肘膝关节以下为本,末端井穴为根,为经气始发之地(经气所出);头面、躯干为标(阳经经脉标在头面,阴经经脉标在躯干),头面、胸腹的一定部位为结,为经气终止之处(经气所归)。本在根之上,标在结之外。十二经脉之"根"与"本",皆在本经脉肘、膝关节远端,而其"标"与"结"均在头、胸、背部,但并非都位于本经,如手太阴、手少阴、足太阴、足少阴、足厥阴之标均在足太阳经的背俞。

现根据《黄帝内经》所记十二经标本部位以及足六经根结部位的规律将十二经脉的根结、标本补充完整列表如下(表7-1)。

表7-1　十二经脉的根结、标本

经脉	本	根	标	结
手太阴	寸口之中	少商	腋内(下)动脉	(中府)
手厥阴	掌后两筋间2寸	中冲	腋下3寸	(天池)
手少阴	锐骨之端	少冲	背俞	(心俞)
手阳明	肘骨中	商阳	颜下合钳上	(迎香)
手少阳	小指次指之间上2寸	关冲	耳后上角下目外眦	(丝竹空)
手太阳	外踝之外	少泽	命门(目)上1寸	(睛明)

续表

经脉	本	根	标	结
足太阴	中封前上4寸	隐白	背俞与舌本	太仓(中脘)
足厥阴	行间上5寸	大敦	背俞	玉英(玉堂)
足少阴	内踝下上3寸	涌泉	背俞、舌下两脉	廉泉
足阳明	膝下3寸	厉兑	挟颃颡	颡大、钳耳(头维)
足少阳	窍阴之间	足窍阴	窗笼(耳)	听会
足太阳	跟上5寸	至阴	命门(目)	睛明

第三节　表现特点

"根"和"本"犹树之根基和主干,"标"和"结"犹树之分支和末梢,从"本"到"标"、从"根"到"结",犹如树木的生长从根基、主干到分支、末梢一样。

从根结、标本的具体含义来看,根结是表示经脉循行两极相连的关系,标本是说明经气扩展与弥散的情况。二者相互贯通、相互补充,说明经脉分布上下部位的相应关系及经气循行的多样性和弥散状态。

现代在经络研究中观察到,四肢部的循经感传线与《灵枢·经脉》的记载大体一致,而在头部则感传变化较大或弥散,或几乎所有的经脉感传全部都到达头部。用灵敏的仪器测量出头部经穴的电阻值最低。实验也证实,在胸部和腹部测出的循经感传路线相对比较宽或比较扩散。

标本、根结表明经气散布于周身,有呈线状循行的,有呈面状扩散的。其循行趋向是由四肢末端向头面、躯干,既与十二经别、十二经筋向心流行的走势相一致,也与十二经脉中五输穴的井、荥、输、经、合的配布形式和流注方向相一致。即以五输穴区域为根为本,而以头面、胸腹为标为结,显示了五输穴局部在整体中的重要地位,也为五输穴区域反映机体的功能状态提供了理论依据。现代对循经感传现象的研究中,有人用放射性核素注射于被测经络之原穴,发现放射性核素在经络的循行方向也都是向心性流动的(《中国针灸》1981年第2期)。

因为经脉的根和本均位于四肢末端,乃经脉之气起源之地,很少能有经脉之气的相互汇合,难以形成会穴,故人体四肢部的交会穴就很少。而标、结均分布于头身躯干,经脉之气汇集并扩散于此,所以,在头面、胸腹部就有大量的交会穴出现。据初步统计,在头部的交会穴有45个,约占全身交会穴总数的40%以上;52个位于胸腹背,所占比例近50%。踝部至气冲穴相对较上肢经脉数、经穴数为多,由络脉、经别和奇经八脉在下肢经脉间起到重要的连接作用;包括典型的三阴交穴,此部共10个交会穴,占全身交会穴总数的近10%,明显多于上肢仅有的2个交会穴,从而体现出下肢根结部位与上肢根结部位各自不同的特点。

第四节 生 理 功 能

十二经脉以四肢为根为本,以头面、躯干为标为结,旨在说明人体四肢与头面、躯干的内在联系。四肢为经脉的根本,经脉之根起源于四末,沿其经向上联系并终止于头面、躯干。是以十二经脉经气运行说明四肢末端与头面、躯干的特定联系,突出了四肢肘、膝关节以下的经穴(尤其是特定穴)与机体远端部位(即头面、躯干)的有机联系。

四肢与躯干经脉的远近联系,也是经络系统纵的联系。远是指远心部位,即四肢;近是指近心部位,即头面、躯干。手三阴经从胸走手、手三阳经从手走头、足三阳经从头走足、足三阴经从足走腹胸就体现了这种联系。

另外,阳经经脉标在头面,阴经经脉标在躯干,表明四肢与头面、躯干之间的联系范围具有一定的选择性。

《灵枢·卫气》谓:"其浮气之不循经者,为卫气;其精气之行于经者,为营气。"根据五输穴运行气血的规律:"所出为井,所溜为荥,所注为腧,所行为经,所入为合。"从井穴到合穴,气血由浅入深,由小到大。具体地说,血液的含量是由少到多的,随着经气由肢末向心运行的推进,卫气逐渐转化为营血,经穴所占空间逐渐增多,运载的营血也逐渐增多;随其经脉逐渐上延到头面、躯干,深入到体内,将气血输送到五官和各个脏腑、组织;此时,卫气却相对减少。现代解剖学中也可以看到:从四肢指(趾)端经腕、踝、肘膝关节再到头面、胸腹部的血管也是由细而粗,血液含量也是由少而多,感受器或游离末梢神经的分布则是逐渐减少的。

现代解剖学知识还告诉我们,四肢末端在大脑皮质的投影区域较之其他部位要大得多,这就决定了大脑对四肢支配和调控的广泛性、细致性。由于受到大脑过多的"特殊关照",人类的四肢(尤其是双手)也就成了全身最灵巧的部位,并在此部位出现了五输穴、原穴、络穴、郄穴、八脉交会穴等针灸特定穴和手针、足针、腕踝针、第2掌骨针刺法等微针系统。

第五节 病 理 反 应

《灵枢·卫气》说:"凡候此者,下虚则厥,下盛则热;上虚则眩,上盛则热痛。"十二经根结、标本,上下各有其所主的疾病。一般发病规律是:在下的为本,十二经本于四肢,其位在下,下虚即元阳衰于下,故病多四肢厥冷;下盛则阳亢于下而为热痛,如小腿或关节红肿疼痛等。在上的为标,十二经的标在头身,其位在上,上虚则清阳不升而多发头晕目眩;上盛则阳盛于上而为热痛,如头面红肿等。

1. 头面部疾病的病因病机往往与"热"有关。现代一般认为,五官科疾病多由风热毒邪外袭,上犯头面,经脉气机不利而致局部气血瘀滞,或素有内热,火郁不得宣泄,上逼头面而致病。诸如头痛、眩晕、面赤、面肿、三叉神经痛、目赤肿痛、口舌生疮、牙痛、咽喉肿痛等。

2. 胸腹部病证往往多由气虚或气郁,或为饮食、情志所伤,导致胸胁、脘腹气机不畅,出现胸闷、胸痛、咳嗽、哮喘、气短不足以息、少气懒言、胃痛、腹胀、恶心、呕吐、腹泻或便秘等。

3. 根本部位的病变一般不会引起标结部位的疾病,但标结部(尤其是头部)若受到损伤,不管是脑部气滞血瘀的脑梗死、脑缺血导致的血虚,还是脑部外伤、出血导致的血瘀,都能直接影响到根本部,而产生肢体的肿胀、疼痛、酸软、麻木、瘫痪失用、肌肉萎缩或指趾畸形改变等功能活动障碍。

《灵枢·经筋》所载"足少阳之筋……左络于右,故伤左角,右足不用",即与西医学中枢神经对机体的运动、感觉呈左右交叉、上下颠倒的支配形式完全吻合。这里的"足少阳之筋",也就是足少阳经筋在头部聚集而形成的足少阳标结区。当一侧标结区有所创伤,就会导致对侧下肢根本部位的瘫痪失用症。

第六节　相关腧穴

一、少商(Shaoshang LU11)

【释名】"少"乃"小"之意,"商"属五音之一,金声应肺。穴为肺经最末端之穴,其气不足,故名。

【归经】手太阴肺经。

【定位】拇指桡侧端,指甲根角旁开 0.1 寸(图 7-1)。

【类属】手太阴经五输穴之"井"穴,五行属木。

【穴性】泻热开窍,清利咽喉。

【主治】

1. 呼吸系统病证　咽喉肿痛、咳嗽、气喘、鼻出血。

2. 神志病证　昏迷、晕厥、癫狂、小儿热病惊风。

3. 本经所过肢体病证　拇指麻木挛痛。

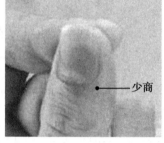

图 7-1　少商

【配伍】配其他井穴点刺出血或配水沟,用于热病、昏迷;配尺泽、合谷,治咽喉肿痛;配丰隆、内庭,清利咽喉;配大敦,治狂证。

【刺灸法】直刺 0.1 寸或点刺出血;孕妇慎用。可灸。

【参考】

1. 泻热开窍　《中国针灸》1996 年第 7 期报道:少商点刺出血治疗高热 171 例,出血 2~3 滴,并加刺合谷、曲池,强刺激泻法,不留针。结果:显效 52 例(30.4%),好转 78 例(45.6%),无效 41 例,有效率 76.0%。其中,101 例针后 30 分钟体温恢复正常,29 例针后 1 小时体温恢复正常。

针刺少商穴对肺炎所致高热、惊厥、呼吸急促等症状有较快的退热和缓解作用。《中国针灸》1989 年第 2 期报道:针刺少商治疗小儿肺炎 30 例,以小号三棱针或 28 号毫针浅刺,对有高热、惊厥、呼吸急促者可行刺血术,不留针;对病程长、呼吸困难、缺氧、心衰、休克者宜强刺激捻转,久留针(20 分钟~2 小时)。结果:1 次痊愈 12 例,2~4 次痊愈 14 例,4 次以上痊愈 4 例。

2. 呼吸系统病证　《中国针灸》1987 年第 2 期报道:少商点刺出血治疗流行性腮腺炎

350 例,出血 3~6 滴,并加刺合谷穴,平补平泻,不留针。结果全部治愈。其中 1 次治愈 165 例,2 次治愈 142 例,3 次治愈 43 例。

《江西中医药》1988 年第 3 期报道:少商配商阳、关冲点刺出血治疗流行性腮腺炎 100 例,出血 3~5 滴。轻者只取主穴,隔日 1 次;重者加用配穴,每日 1 次。经 3~5 次治疗,痊愈 94 例,无效 6 例。

《安徽中医学院学报》1992 年第 2 期报道:少商、少泽点刺出血治疗流行性腮腺炎 279 例,一般 1~2 次即可痊愈。

《针灸学报》1990 年第 1 期报道:少商点刺出血治疗急性扁桃体炎 64 例,出血 1~2 滴,并针刺合谷穴,中强刺激,留针 20 分钟。每日 1 次,3~5 次为 1 个疗程。有效 60 例。

《针灸临床杂志》2000 年第 9 期报道:少商配商阳点刺出血治疗急性扁桃体炎 100 例,每穴出血数滴,每日 1 次。结果:1 次愈 36 例,2 次愈 44 例,3 次愈 18 例,显效 2 例,愈显率 100%。

《成都中医学院学报》1984 年第 2 期报道:少商穴位注射治疗急性扁桃体炎 40 例,每穴注入青霉素 G 皮试液 0.1ml。每日 2 次。另以 20 例每 6 小时肌内注射青霉素 G 一次,每次 20 万 ~40 万 U 作对照。结果:穴位注射组平均 2 天退热,3.1 天咽痛消失。肌内注射组平均 3 天退热,4.2 天咽痛消失。穴位注射组疗效优于肌内注射组。

《浙江中医杂志》1989 年第 6 期报道:少商点刺出血治疗失音 82 例,出血 3~5 滴,并加刺内关穴(通电),平补平泻,留针 20 分钟。经治 2~6 次,痊愈 75 例(91.46%),好转 4 例,无效 3 例。

3. 头面、五官病证　《辽宁中医杂志》1981 年第 1 期报道:火柴灸少商治疗鼻出血 38 例,左右交叉取穴。结果:全部有效。

《陕西中医函授》1990 年第 2 期报道:少商点刺出血治疗睑腺炎 100 例,痊愈 63 例,显效 18 例,无效 19 例。

4. 其他病证　有报道:患侧少商点刺出血治疗中风上肢及指端麻木 50 例,每次出血 0.5ml,同时拍打麻木的肢体。每日 1 次。结果:有效 42 例,无效 8 例。轻者 3 次即愈,稍重者 7 次见效(吕景山、何树槐、耿恩广,《单穴治病选萃》,人民卫生出版社,1993 年第 1 版)。

《浙江中医杂志》1990 年第 3 期报道:指压少商治疗呃逆 126 例,104 例收到满意效果(82.5%),无效 22 例。

《湖南中医杂志》1987 年第 1 期报道:以针刺法治疗顽固性呃逆 25 例,有效 23 例。

二、中府(Zhongfu　LU1)

【释名】"中",中焦、中气;"府",处所。手太阴肺经起于中焦,穴当中焦脾胃之气聚汇肺经的处所,又为手、足太阴脉气在胸中之会,故名。

【归经】手太阴肺经。

【定位】胸前壁外上方,前正中线上旁开 6 寸,平第 1 肋间隙处(图 7-2)。

【类属】肺的募穴;手太阴、足太阴经的交会穴。

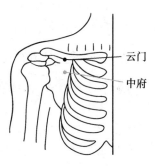

图 7-2　中府

【穴性】疏调肺气,止咳平喘。

【主治】

1. 呼吸系统病证　咳嗽、气喘、胸膺痛、胸中烦满、咳吐脓血。

2. 本经所过肢体病证　肩背痛。

【配伍】配肺俞,为俞募配穴法;补法可补益肺气、增强肺脏功能;泻法能宣肺利气、止咳平喘,主治实证咳嗽。配复溜,治肺燥热咳;配膻中、内关,主治胸满。

【刺灸法】向外斜刺 0.5~0.8 寸;可灸。注意针尖不宜向内深刺,以免误入胸腔,伤及肺脏。

【参考】有报道:利用中府穴压痛诊断肺结核确切、可靠。观察 401 例可疑肺结核患者,其中 174 例有压痛反应,经 X 线检查均为肺结核(南景祯等《经穴临床应用》,黑龙江科学技术出版社,1999 年第 1 版)。

三、商阳(Shangyang　LI1)

【释名】"商"属五音之一,金声应肺。手阳明大肠经与肺相表里,属金属阳,故名。

【归经】手阳明大肠经。

【定位】食指桡侧端,指甲根角旁开 0.1 寸(图 7-3)。

【类属】手阳明经五输穴之"井"穴,五行属金。

【穴性】泻热开窍,利咽止痛。

【主治】

1. 本经所过肢体病证　食指麻木、肩痛引缺盆。

2. 头面、五官病证　咽喉肿痛、颐颔肿、下齿痛。

3. 神志病证　昏厥、中风昏迷。

4. 其他病证　热病汗不出。

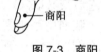

图 7-3　商阳

【配伍】配少商、合谷,治咽喉肿痛;配少商、中冲、关冲,治中风、中暑。

【刺灸法】直刺 0.1 寸,或向上斜刺 0.2~0.3 寸,或点刺出血;孕妇慎用。可灸。

【参考】《湖南医药杂志》1982 年第 3 期报道:商阳点刺出血治疗小儿腹泻 12 例,伴呕吐者加针内关,寒湿型加灸关元。每日 1 次,3 次为 1 个疗程。结果:痊愈 5 例,好转 3 例,无效 4 例。

有报道:商阳点刺出血治疗咽喉肿痛有良效,急性发作者一般 1~2 次即可痊愈;慢性疼痛隔日后每周 1 次,2~3 次痊愈或收到显著效果(吕景山、何树槐、耿恩广,《单穴治病选萃》,人民卫生出版社,1993 年第 1 版)。

四、迎香(Yingxiang　LI20)

【释名】穴在鼻旁,能宣通鼻窍,治疗鼻塞不闻香臭,故名。

【归经】手阳明大肠经。

【定位】外缘中点旁开 5 分,约当鼻唇沟中(图 7-4)。

【类属】手阳明、足阳明经之交会穴。

【穴性】疏经活络,宣通鼻窍。

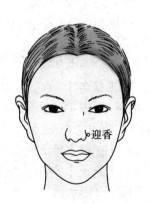

图 7-4　迎香

【主治】

1. 鼻部病证　鼻塞、流涕、鼻出血、鼻渊、鼻息肉、酒渣鼻。

2. 头面病证　头痛、面痒、面肿、面瘫、面痉挛。

3. 其他病证　胆道蛔虫。

【配伍】配合谷,治面肿、面痒、外感鼻塞;配上星、五处、口禾髎,治鼻塞不闻香臭;配合谷、上星、百会,治慢性鼻炎。

【刺灸法】向鼻根部斜刺 0.5~1 寸,或直刺 0.2 寸,或向外上平刺 1~1.5 寸透四白穴;不宜灸。

【参考】

1. 鼻腔病证　《四川中医》1989 年第 7 期报道:迎香穴位注射治疗嗅觉丧失 7 例,将维生素 B_{12} 注射液 1ml(250mg)分别注入两侧迎香穴。隔日 1 次,7 次为 1 个疗程。结果:痊愈 2 例,好转 5 例。

《陕西中医》1989 年第 11 期报道:针刺迎香穴治疗慢性鼻炎 68 例,按开阖补泻补法施术。每日 1 次,15 次为 1 个疗程。结果:痊愈(症状全消,且 1 个月内无复发)50 例,好转 12 例,无效 6 例。

《中国针灸》1984 年第 5 期报道:深刺迎香穴治疗鼻窦炎 10 例,以 28 号 3 寸针从迎香穴进针 0.2~0.3 寸,再以 35°~40° 角斜刺至下鼻甲前上端,留针 40 分钟。进针后鼻腔可出血少许,同时有大量鼻涕、打喷嚏现象,无须处理。每日 1 次,3~5 次为 1 个疗程。结果:1 个疗程内痊愈 8 例,好转 1 例,无效 1 例。

《第四军医大学学报》1990 年第 5 期报道:迎香穴位注射治疗过敏性鼻炎 220 例,将地塞米松 2mg(1ml)分别注入两侧迎香穴。每周 1 次,3 次为 1 个疗程。结果:痊愈 79 例,好转 101 例,无效 40 例。

《中国针灸》1996 年第 7 期报道:用维生素 B_{12} 穴位注射(每侧注射 0.5ml)治疗过敏性鼻炎 47 例。隔日 1 次,7 次为 1 个疗程。结果:显效 8 例,好转 26 例,无效 13 例。

《四川中医》1985 年第 2 期报道:针刺患侧迎香穴(疗效差时取双侧)治疗鼻出血 50 例,动留针 15~30 分钟,高血压、心脏病、年老体弱者轻刺激,其余用强刺激。痊愈 45 例,好转 3 例,无效 2 例。

有报道:针刺患侧迎香穴(疗效差时取双侧)治疗鼻出血 230 例,动留针 15~30 分钟。慢性反复发作者每日 1 次,急性发作大出血者可每隔 1~2 小时针 1 次。经治 1~5 次,痊愈 190 例(82.6%),好转 31 例,无效 9 例,有效率为 96.1%(吕景山、何树槐、耿恩广,《单穴治病选萃》,人民卫生出版社,1993 年第 1 版)。

2. 其他病证　《上海针灸杂志》1989 年第 1 期报道:以迎香穴治疗前额疼痛,双手持针同时刺入,得气后动留针(行雀啄术)15~20 分钟。每日 1 次,一般 1~3 次痊愈,很少复发。疗效超过印堂、攒竹、太阳、阳白、合谷等穴。

《中医函授通讯》1990 年第 2 期报道:针刺迎香穴治疗呃逆,泻法。一般 1 次止呃。

《针灸临床杂志》1996 年第 2 期报道:以迎香穴为主治疗习惯性便秘 32 例,虚补实泻,持续行针 5 分钟,留针 30 分钟。出针后再于穴上按摩 10 分钟。每日 1 次,7 次 1 个疗程。经治 3~4 个疗程,痊愈 15 例,显效 10 例,好转 5 例,无效 2 例。

《中国针灸》1986 年第 2 期报道:迎香透四白穴治疗胆道蛔虫症 22 例,进针得气后动留针 12~24 小时。结果均在针刺后 2 小时疼痛完全消失。其中 13 例发热者第 2 次针刺后（2天内）体温恢复正常,6 例黄疸者第 2 次针刺后（2 天内）血清胆红素恢复正常。疼痛缓解后 3~4 天 B 超复查,胆总管内蛔虫声带消失。

《中国针灸》1996 年第 5 期报道:针刺迎香穴治疗心律失常(心动过速)68 例,疗效满意。

五、厉兑（Lidui ST45）

【**释名**】足阳明属胃为戊土,厉指土;"兑"为口。足阳明脉夹口环唇,穴主口噤、口僻,故名。

【**归经**】足阳明胃经。

【**定位**】第 2 趾外侧端,趾甲根角旁开 0.1 寸。

【**类属**】足阳明经五输穴之"井"穴,五行属金。

【**穴性**】泻热开窍,镇痉宁神。

【**主治**】

1. 头面、五官病证　面肿、牙痛、咽喉肿痛、唇肿、鼻出血。

2. 消化系统病证　脘腹胀满、消谷善饥。

3. 神志病证　多梦、多惊、癫狂、尸厥、口噤。

【**配伍**】配百会、水沟、中冲,治中风、中暑、晕厥不省人事;配隐白,治梦魇不宁;配大敦,治多寐。

【**刺灸法**】浅刺 0.1 寸,或点刺出血,孕妇慎用。可灸。

六、头维（Touwei ST8）

【**释名**】"维"指隅角。该穴居头之隅角,故名。

【**归经**】足阳明胃经。

【**定位**】头侧部,额角发际直上 0.5 寸(图 7-5)。

【**类属**】足少阳、阳维之交会穴。

【**穴性**】疏经止痛,祛风明目。

【**主治**】偏正头痛、眩晕、目痛、迎风流泪、眼睑眴动。

【**配伍**】配列缺,治偏头痛;配百会、太阳、合谷,治头痛;配天柱、攒竹,治头昏、目眩;配睛明、头临泣、风池,治迎风流泪;配攒竹,治眼睑眴动。

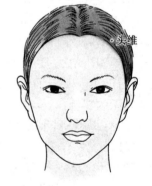

图 7-5　头维

【**刺灸法**】平刺 0.5~1 寸,不宜灸。

【**参考**】《浙江中医杂志》1984 年第 10 期报道:针刺本穴对高血压脑病患者有降压、缓解危急症状的作用。

《针灸腧穴学》(上海科学技术出版社,1989 年):针刺胃及十二指肠溃疡患者的头维穴,对其胃电的抑制效应为 36.7%。而对脾亢进白细胞减少的患者,可使白细胞(包括中性白细胞)升高。

七、隐白（Yinbai SP1）

【释名】"隐"，藏也。穴在足大趾内侧端，是处皮肤常隐而色白，故名。

【归经】足太阴脾经。

【定位】足大趾内侧端，趾甲根角旁开 0.1 寸（图 7-6）。

【类属】足太阴经五输穴之"井"穴，五行属木。

【穴性】泻热开窍，镇痉宁神，理脾和胃，止血调经。

【主治】

1. 本经所过肢体病证　红斑性肢痛、足趾麻木。

2. 消化系统病证　腹胀、暴泻、呕吐、食不下、便血、吐血。

3. 妇产科病证　月经过多、崩漏。

4. 神志病证　烦心善悲、慢惊风、昏厥、癫狂。

5. 其他病证　高热、鼻出血、尿血、小儿夜啼。

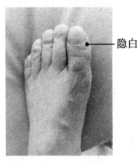

隐白

图 7-6　隐白

【配伍】配行间，治血崩；配关元，治经漏；配水沟，治失血昏迷；配厉兑，治多梦不安；配百会、大敦，治尸厥。

【刺灸法】直刺 0.1 寸或点刺出血，可灸。

【参考】有报道：针刺隐白（虚寒加灸）治疗月经过多 60 例，针灸 1 次出血即止者 52 例，2 次症状消失者 8 例（吕景山、何树槐、耿恩广，《单穴治病选萃》，人民卫生出版社，1993 年第 1 版）。

《中国针灸》2001 年第 5 期报道：艾灸隐白治疗放置节育环后月经过多 30 例。于月经前 3 天开始治疗，每侧穴位温和灸 20 分钟。每日 1 次，至月经停止为 1 个疗程。结果：显效 27 例（90%），好转 3 例，全部有效。

《浙江中医杂志》1981 年第 9 期报道：艾条悬灸治疗崩漏 12 例，每次灸 15~20 分钟，每日 3~5 次。均获满意疗效。

《江苏中医》1982 年第 4 期报道：本穴配大敦治疗功能失调性子宫出血 38 例，穴位消毒后，在穴后 1.5cm 处用线缠紧，用三棱针点刺出血 2~3 滴，然后将线去掉。每日或隔日 1 次。结果：均获痊愈。

《内蒙古中医药》1989 年第 3 期报道：择时灸隐白穴治疗功能失调性子宫出血 18 例，每日上午 7—11 点（足阳明胃经和足太阴脾经气血旺盛时）以艾炷隔蒜灸 3~7 壮。3 次为 1 个疗程，疗程之间休息 3 天。结果痊愈 17 例（其中 3 例病情较重者加服中药），好转 1 例。

《陕西中医》1988 年第 4 期报道：灸治大敦、隐白穴治疗功能失调性子宫出血 50 例，肝气郁滞型取大敦，脾气虚弱型取隐白，肝脾失调型二穴同取。每次每穴麦粒灸 5~7 壮。每日 1 次。结果：显效（1 次止血，症状消失，4 个月内随访月经正常）36 例，好转（2 次止血，症状基本消失，3 个月内随访月经正常）12 例，无效 2 例。

《陕西中医学院学报》1993 年第 2 期报道：以火柴点燃行灯火灸隐白穴治疗功能失调性子宫出血 20 例，每次灸一侧，两侧交替使用，必要时加针他穴。每日 1 次。经 2~10 次治疗，全部治愈。

有报道：隐白穴针灸并用治疗崩漏 25 例，痊愈 19 例，好转 6 例；功能失调性子宫出血 36 例，经治 4~10 次痊愈 19 例，11~20 次痊愈 10 例，21 次以上 7 例，全部有效（吕景山、何树槐、耿恩广,《单穴治病选萃》,人民卫生出版社,1993 年第 1 版)。

《上海针灸杂志》1993 年第 4 期报道:针刺隐白穴治疗白带 75 例(寒湿型 29 例、湿热型 46 例),寒湿型用艾炷直接灸 3 壮,湿热型用点刺出血法,均 3 日 1 次。结果:寒湿型痊愈 21 例,显效 7 例,无效 1 例;湿热型痊愈 35 例,显效 9 例,无效 2 例。总有效率为 96%。

有报道:隐白穴点刺出血治疗红斑性肢痛 20 例,每次出血 0.5~1ml。每日或隔日 1 次。一般治疗 3~7 次可愈(吕景山、何树槐、耿恩广,《单穴治病选萃》,人民卫生出版社,1993 年第 1 版)。

有报道:灸隐白穴治疗小儿夜啼,每日治疗 1 次,轻者 1~2 次即愈,重者 2~3 次可愈(吕景山、何树槐、耿恩广,《单穴治病选萃》,人民卫生出版社,1993 年第 1 版)。

八、中脘(Zhongwan　CV12)

任脉腧穴。已在第二章"奇经八脉"第六节"相关腧穴·任脉经穴"中叙及,此不赘述。

九、少冲(Shaochong　HT9)

【释名】"少"指手少阴,"冲"为要冲。穴为手少阴之井,为心脉冲出之所在。手少阴由此相交于手太阳,为阴阳二经气交通之要冲,故名。

【归经】手少阴心经。

【定位】小指桡侧端,指甲根角旁开 0.1 寸。

【类属】手少阴经五输穴之"井"穴,五行属木。

【穴性】泻热开窍,镇痉宁神。

【主治】

1. 本经所过肢体病证　手挛不伸引肘腋痛、手指麻木。

2. 心血管系统病证　心痛、心悸、胸胁痛。

3. 神志病证　昏迷、小儿惊风、癫狂。

4. 其他病证　高热、中风、中暑、休克、目赤肿痛。

【配伍】配内关、郄门,治心绞痛;配水沟、涌泉,急救;配水沟、支沟、太冲、合谷,治小儿惊风;配风府、十宣、合谷,治中风昏迷。

【刺灸法】浅刺 0.1 寸,或点刺出血,可灸。

十、少泽(Shaoze　SI1)

【释名】"少"指手太阳小肠穴在小指,"泽"指水泽。其穴为井,经气始出,故名。

【归经】手太阳小肠经。

【定位】小指尺侧端,指甲根角旁开 0.1 寸。

【类属】手太阳经五输穴之"井"穴,五行属金。

【穴性】泻热开窍,通利乳汁。

【主治】

1. 本经所过肢体病证　小指麻木不用。

2. 头面、五官病证　头痛、咽喉肿痛、目翳、胬肉攀睛。

3. 心血管系统病证　心痛、气短、胸膈满闷。

4. 神志病证　中风昏迷、癫疾、瘛疭。

5. 乳房病证　产后乳汁不足、乳汁不通、乳腺炎。

【配伍】配合谷、三阴交、血海,通调乳汁;配期门、间使,治气机不畅、乳房胀痛;配肩井、委中,治乳腺炎;配膻中、乳根、足三里,治产后无乳或乳汁不足;配肝俞,治胬肉攀睛。

【刺灸法】斜刺 0.1 寸,或点刺出血,可灸。

【参考】针刺少泽、膻中可使缺乳妇女血中生乳素含量增加,电针少泽可使垂体后叶催产素分泌增加。《中医杂志》1965 年第 5 期报道:以少泽为主穴针刺治疗产后乳少 100 例,配膻中、乳泉(极泉穴前 5 分,腋前纹头端,胸大肌下缘)。平补平泻法,动留针 20 分钟。每日 1 次。治疗结果:有效 82 例。

十一、睛明(Jingming　BL1)

膀胱经腧穴,已在第二章"奇经八脉"第六节"相关腧穴·八脉交会穴"中叙及,此不赘述。

十二、至阴(Zhiyin　BL67)

【释名】经脉由此从足太阳下至足少阴,故名。

【归经】足太阳膀胱经。

【定位】足小趾外侧端,趾甲根角旁开 0.1 寸。

【类属】足太阳经五输穴之"井"穴,五行属金。

【穴性】泻热开窍,纠胎助产。

【主治】

1. 泻热开窍　高热、惊厥、神昏。

2. 生殖系统病证　胎位不正、难产、胞衣不下。

3. 头面、五官病证　头痛、颈项强痛、目痛、目翳、胬肉攀睛、鼻塞、鼻出血。

【配伍】配风池、攒竹、瞳子髎,治头痛、目痛;配中冲,治高热、神昏。

【刺灸法】浅刺 0.1 寸,正常孕妇不宜针,可灸。

【参考】

1. 纠正胎位

(1)艾灸法:《中华妇产科杂志》1960 年第 3 期报道,灸至阴穴治疗胎位不正 576 例,1~5 次纠正 449 例,成功率 77.95%。

《上海中医药杂志》1980 年第 3 期报道:灸至阴穴治疗胎位不正 1 213 例,1~5 次纠正 932 例,成功率 76.8%。

《中国针灸》1981 年第 3 期报道:艾炷灸治胎位不正 402 例,每周 1~2 次,灸至起小水疱为佳。结果:1 次纠正 227 例(56.5%),2~4 次纠正 114 例,无效 61 例,总有效率 84.8%。其中,横位疗效 100%。

《针灸临床杂志》2003 年第 3 期报道:灸治胎位不正 300 例(臀位 68 例、横位 32 例),每穴以艾条悬灸 30 分钟,灸后配合胸膝卧位 30 分钟。每日 2 次。结果:3 天内纠正 136 例,6 天内纠正 98 例,15 天内纠正 47 例,无效 19 例,转胎成功至正常分娩共计 281 例,成功率达 93.67%。

(2)针刺法:《上海中医药杂志》1965 年第 12 期报道,针刺至阴穴治疗 130 例,每日 1 次。1~5 次纠正 124 例,成功率 95.4%。

(3)电针法:《中国针灸》1983 年第 5 期报道,电针治疗 110 例(孕 30~34 周,横位 25 例,臀位 73 例),1 次纠正 60 例,2 次纠正 45 例,无效 5 例(均系 32 周以上,2 例双胞胎),成功率 95.45%。

(4)激光法:《中华理疗杂志》1983 年第 6 期报道,以激光照射治疗 484 例(孕 28~40 周,臀位 448 例,横位 36 例),波长 6 328Å($1Å=1 \times 10^{-10}$m),输出功率 3~5mW,穴距 20~30cm,双侧至阴穴同时照 10 分钟,每日 1 次。1 周内纠正 347 例(一般 4 次),成功率 71.7%。

《中华妇产科杂志》1985 年第 6 期报道:激光治疗 716 例(全部臀位),其中 334 例观察 1 个疗程(7 次),纠正 208 例(62.3%);382 例观察 2~3 个疗程,纠正 324 例(84.8%)。并与不做任何处理的 651 例对照(自转 493 例,成功率 75.7%),结果显示激光组效果优于对照组。但 1 个疗程的激光治疗组远期疗效尚不稳定,有一定的复转率。

《中国针灸》1987 年第 5 期报道:激光治疗 1 000 例(孕 28~39 周,臀位),每日 1 次。3 次纠正 521 例,4~9 次纠正 152 例,总共纠正 673 例,成功率 67.3%。

(5)针灸并用法:《中国针灸》1986 年第 3 期报道,针灸并用治疗 246 例(臀位 186 例,横位 35 例),先针后灸(睡前自灸 10~15 分钟)。每日 1 次,1 周内全部成功。

《针灸学报》1990 年第 3 期报道:针灸并用 120 例,1~5 次纠正 114 例,成功率 95%。

《辽宁中医杂志》1990 年第 5 期报道:针灸并用治疗 729 例,1~4 次纠正 605 例,成功率 83%。

(6)其他方法:《中国针灸》1995 年第 1 期报道,用王不留行贴压至阴穴纠正胎位 240 例,要求孕妇每日自行按压所贴穴位 3 次以上,每次 2~3 分钟,3~4 日后复查。结果:接受复查的 150 例中纠正 132 例(88%),其中 1 次纠正 103 例(78%),2 次纠正 24 例,3 次纠正 5 例,3 次未纠正者视为无效(18 例)。

2. 胎盘滞留　《上海针灸杂志》1988 年第 1 期报道:浅刺至阴穴治疗胎盘滞留 30 例,留针 5~10 分钟。结果:全部病例均在 10 分钟内娩出胎盘。

3. 痛经　《河南中医》1983 年第 3 期报道:灸至阴穴治疗宫寒痛经,于月经来潮前 3 天以艾条灸双侧各 15~20 分钟。每日 1 次,至月经干净为 1 个疗程。

4. 尿潴留　《中国针灸》1996 年第 9 期报道:针刺至阴穴治疗痔疮术后尿潴留 630 例,每次留针 20 分钟。结果:针 1 次即排尿 450 例(71.4%),2 次(首次针后 2 小时再行针刺)排尿 180 例,全部有效。

《陕西中医》1989 年第 7 期报道:针灸至阴穴配合按揉治疗肠套叠 12 例,针刺过程中加灸,并同时按顺时针方向按揉腹部包块处。如伴见呕吐可加内关、下脘,腹痛明显加中脘、内庭,腹泻明显加足三里、阴陵泉。结果:全部治愈。

十三、涌泉(Yongquan　KI1)

【释名】原意指地下出水,出处为"涌"。此穴位于足心,是肾经井穴,为脉气出所,故名。

【归经】足少阴肾经。

【定位】足底部,蜷足时,在足底(去趾)前 1/3 处的凹陷中,约当第 2、3 趾跖跗关节稍后处

（图 7-7）。

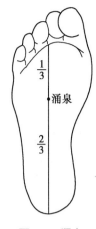

图 7-7　涌泉

【类属】足少阴经五输穴之"井"穴,五行属木。

【穴性】泻热开窍,降压止痛。

【主治】

1. 本经所过肢体病证　足心热、足底痛。

2. 头面、五官病证　头顶痛、头晕、腮腺炎、目眩、口疮、口角流涎、喉痹、舌本强、失音、鼻出血。

3. 神志病证　昏迷、小儿惊风、癫痫、中暑、中风、癔症。

4. 其他病证　咳嗽、哮喘、泄泻、高血压、身热、癃闭、乳腺炎。

【配伍】配百会、风池、太冲,治头顶痛、眩晕肝亢;配十宣、水沟、百会,治中风猝倒、癔症;配水沟、曲池、委中,治暑厥;配关元、足三里,治昏厥;配四神聪、神门,治头晕、失眠;配神门、后溪、丰隆,治癫狂发作;配太冲、公孙,治奔豚气;配少商、合谷,治咽喉肿痛。

【刺灸法】直刺 0.3~0.8 寸,可灸。

【参考】

1. 局部病证　《上海中医药杂志》1987 年第 7 期报道:按揉涌泉穴治疗足底痛 19 例,以拇指顺时针按揉,每次 10 分钟。每日 1 次。结果:痊愈 17 例,显效 2 例。

2. 头面、五官病证　《新中医》1980 年第 6 期报道:中药外敷涌泉穴治疗腮腺炎 48 例。取吴茱萸 15g,白及、大黄各 6g,胆南星 3g,共为细末。取适量（1 岁以下 3g,1~5 岁 6g,6~10 岁 9g,11~15 岁 12g,16 岁以上 15g)用醋调成糊状敷于涌泉穴。每日 1 次。结果:全部获效。

《湖南医药杂志》1984 年第 6 期报道:中药外敷涌泉穴治疗口腔溃疡 46 例。取吴茱萸 50g,研为细末,分成 4 份,每日取 1 份加陈醋调成糊状敷于涌泉穴。结果:痊愈 38 例,显效 6 例,好转 2 例。《上海针灸杂志》1990 年第 4 期以同法治疗 110 例,结果痊愈 103 例（93.6%),好转 4 例,无效 3 例,有效率 97.3%,疗效优于口服中药煎剂"泻心汤"对照组。《上海针灸杂志》1994 年第 4 期以同法治疗 39 例,每日 1 换,5 次 1 个疗程,疗效明显优于以金霉素液漱口的对照组。

《新中医》1995 年第 5 期报道:涌泉穴位注射治疗慢性咽炎 56 例,先针刺双侧合谷穴,再将复方丹参注射液 1ml 注入一侧涌泉穴。5 日 1 次,3 次为 1 个疗程。结果:痊愈 37 例,好转 19 例。

《山东中医杂志》1995 年第 8 期报道:吴茱萸粉外敷涌泉穴治疗小儿咽炎,每日 1 次（可配用银黄口服液)。24 小时内咽痛和拒食等主症可消失,5 日内痊愈率占 80%。慢性咽炎宜晚贴晨取,连用半月。

有报道:中药外敷涌泉穴治疗小儿口角流涎 100 例,取吴茱萸、胆南星,按 3:1 比例共为细末。每次取 15g,用陈醋调成糊状敷于涌泉穴。每日 1 次。结果:全部治愈（《赵心波儿科临床经验选编》,人民卫生出版社 1979 年第 1 版)。

3. 神志病证　《河北中医》1995 年第 1 期报道:针刺涌泉穴治疗小儿高热惊厥 42 例,泻法不留针。结果:针后均立即停止抽搐。

《针灸学报》1990 年第 2 期报道 50 例,个别加刺十宣穴。结果:全部治愈。

《中医杂志》1981 年第 2 期报道：针刺涌泉穴治疗癔症性失语 68 例，以短促强刺激并行捣针、捻转约 1 分钟。结果：67 例 1 次而愈。

《湖北中医杂志》1987 年第 5 期报道：针刺涌泉穴加语言暗示治疗癔症 50 例，其中 49 例 1 次而愈。

《黑龙江中医药》1995 年第 3 期报道：针刺涌泉穴治疗癔症 39 例，均 1 次而愈。

4. 呼吸系统病证　《上海中医药杂志》1966 年第 5 期报道：中药外敷涌泉穴治疗小儿支气管哮喘 12 例。取桃仁 60g、栀子 18g、杏仁 6g、胡椒 3g、糯米 4.5g，共为细末，加蛋清调成糊状敷涌泉穴 12 小时。每日 1 次。结果：全部获效。

5. 消化系统病证　《湖北中医杂志》1995 年第 1 期报道：中药外敷涌泉穴治疗泄泻 32 例。取吴茱萸、白芥子各适量，研为细末，加陈醋调成糊状敷于涌泉穴。每日 1 次。结果：痊愈 22 例，好转 8 例，无效 2 例。《上海针灸杂志》1990 年第 4 期以同法治疗 110 例，结果：痊愈 103 例（93.6%），好转 4 例，无效 3 例，有效率 97.3%。

《福建中医药》1982 年第 3 期报道：针刺涌泉穴治疗传染性肝炎 191 例，配至阳穴。每日 1 次，10 次为 1 个疗程。结果：均获良效。

6. 其他病证　《中医杂志》1987 年第 2 期报道：针刺涌泉穴治疗乳汁不通 64 例，先针刺膻中、乳根穴，强刺泻法，乳汁未出者再针涌泉穴，强刺泻法 3 分钟，留针 10 分钟。针后立即用手捏挤乳房，并让婴儿吸乳。结果：均获良效。

有报道：针刺涌泉穴治疗乳汁不通 83 例，平补平泻法，动留针 30 分钟。起针后立即用手按摩和挤压乳房，或让婴儿吸乳。经 1~3 次治疗，显效 49 例（59%），好转 32 例（38.6%），无效 2 例，有效率 97.6%（吕景山、何树槐、耿恩广，《单穴治病选萃》，人民卫生出版社，1993 年第 1 版）。

涌泉穴有良好的降压作用。有观察表明：以艾条温和灸 30 分钟后，收缩压 t 值为 8.55（$P<0.001$），舒张压 t 值为 8.09（$P<0.001$）。与口服"心痛定"的对照组具有同等快速的降压效果（郭长青等《针灸特定穴临床实用集萃》，人民卫生出版社 2002 年第 1 版）。

十四、廉泉（Lianquan　CV23）

任脉腧穴，已在第二章"奇经八脉"第六节"相关腧穴·任脉经穴"中叙及，此不赘述。

十五、中冲（Zhongchong　PC9）

【释名】穴于中指尖端中央，指心脉从中指直冲而出之意。

【归经】手厥阴心包经。

【定位】中指末端正中央（图 7-8）。

【类属】手厥阴经五输穴之"井"穴，五行属木。

【穴性】强心醒神，泻热开窍。

【主治】

1. 本经所过肢体病证　指端麻木。

2. 头面、五官病证　舌强肿痛、头痛。

3. 心、神志病证　心痛、心悸、昏迷、小儿惊风。

4. 其他病证　高热、中暑、中风。

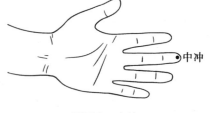

图 7-8　中冲

【配伍】配命门,治身热如火、头痛如裂;配廉泉,治舌下肿痛;配水沟、内关,治昏厥。

【刺灸法】直刺 0.1 寸,或点刺出血。

【参考】有报道:点刺中冲出血治疗中暑实证 50 例、小儿惊风 10 余例、其他昏厥 10 余例,均 1 次而愈(吕景山、何树槐、耿恩广,《单穴治病选萃》,人民卫生出版社,1993 年第 1 版)。

《中国针灸》1989 年第 2 期报道:点刺中冲出血治疗眼结膜炎 200 例,单眼感染刺患侧,双眼患病刺双侧。单纯针刺组 100 例,均在 1~4 天痊愈,3 天内痊愈率 96%;眼药组 50 例,均在 7~10 天痊愈;针药结合组 100 例,均在 1~3 天痊愈。可见,针刺能明显缩短治疗时间。

十六、天池(Tianchi　PC1)

【释名】"天"指高处,"池"指水池。乳峰似山巅,有乳涌出,穴当乳旁,状若天池,从其泌乳作用得名。

【归经】手厥阴心包经。

【定位】胸部,第 4 肋间隙,乳头外旁开 1 寸。女性应于第 4 肋间隙锁骨中线外旁开 1 寸处定取(图 7-9)。

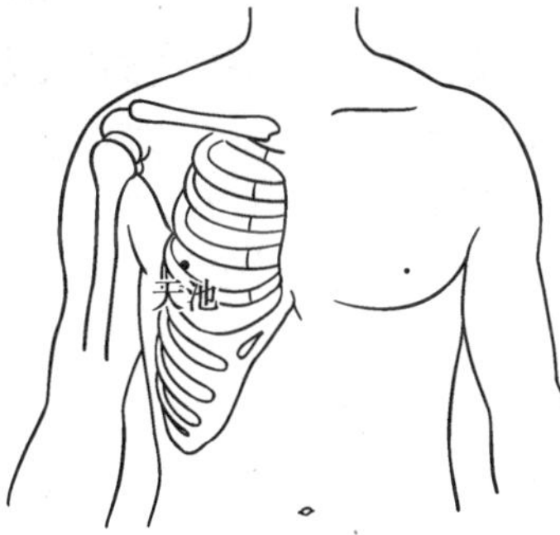

【类属】手厥阴、足少阳经交会穴。

【穴性】宽胸理气,通利乳汁。

【主治】

1. 心血管系统病证　心痛、胸痛、胸闷。

2. 呼吸系统病证　咳嗽、气喘、痰多。

3. 其他病证　腋下瘰疬、乳腺炎、胸胁疼痛。

【配伍】配膻中、乳根、少泽,治乳房病;配心俞、厥阴俞、内关,治胸痛、心烦和心痛;配委阳,治腋肿;配支沟,治胸胁痛。

图 7-9　天池

【刺灸法】向外侧斜刺 0.3~0.5 寸,不宜深刺,可灸。

十七、关冲(Guanchong　TE1)

【释名】出入之处为"关","冲"指要冲、交通要道。穴为手少阳之井,少阳乃出入之枢纽;又手厥阴脉气由此而入,手少阳经气由此而出,故名。

【归经】手少阳三焦经。

【定位】无名指尺侧端,指甲根角旁开 0.1 寸(图 7-10)。

【类属】手少阳经五输穴之"井"穴,五行属金。

【穴性】清心降火,泻热开窍。

【主治】

1. 急症　热病、心烦、中风、中暑、昏迷、昏厥。

2. 头面、五官病证　头痛、目赤、耳闭、耳聋、喉痹、舌强。

3. 其他病证　指端麻木。

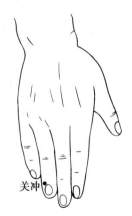

图 7-10　关冲

【配伍】配内关、水沟,治疗昏厥、中暑;配支沟、尺泽、足三里、太白,治疗霍乱吐泻。

【刺灸法】浅刺 0.1 寸或点刺出血;可灸。

【参考】有报道:点刺关冲(或出血)治疗小儿急性腹泻水样便 1 000 余例,每日治疗 1 次。治疗及时者大多 1 次而愈,病程久者需 2~3 次痊愈(吕景山、何树槐、耿恩广,《单穴治病选萃》,人民卫生出版社,1993 年第 1 版)。

十八、丝竹空(Sizhukong　TE23)

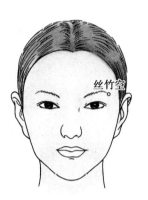

丝竹空

图 7-11　丝竹空

【释名】"丝竹"指眉毛,"空"指孔窍。穴于眉端细梢外之凹陷,故名。

【归经】手少阳三焦经。

【定位】眉梢凹陷处(图 7-11)。

【穴性】通络止痛,祛风明目。

【主治】

1. 头面、五官病证　头痛、目眩、目赤痛、羞明流泪、眼睑瞤动、牙痛。

2. 其他病证　癫狂、急性腰扭伤。

【配伍】配印堂、攒竹,治目赤肿痛;配阳白、攒竹,治面瘫、眼睑下垂;配中渚、率谷、风池,治偏头痛。

【刺灸法】平刺 0.5~1 寸,可点刺出血,不宜灸。

【参考】《陕西中医》1983 年第 2 期报道:丝竹空透率谷治疗偏头痛 31 例,沿皮透刺 2.5~3 寸,动留针 30~60 分钟。轻者每日 1 次,重者每日 2 次。配合太阳穴点刺出血,隔日 1 次。经 4~30 次治疗,痊愈 16 例,显效 7 例,好转 6 例,无效 2 例。

《中国针灸》1991 年第 1 期报道:择时针刺丝竹空等穴治疗偏头痛 384 例,于午时(11—13 点)针刺丝竹空透角孙、足临泣,并结合脑血流图,单侧或双侧脑血管痉挛者在患侧或双侧丝竹空点刺出血,单侧或双侧脑血管扩张者在患侧或双侧足临泣点刺出血。结果:痊愈 358 例(93.23%),好转 26 例,全部有效。

有报道:针刺患侧丝竹空治疗急性腰扭伤近 100 例、坐骨神经痛(少阳经型)50 余例,疗效满意(吕景山、何树槐、耿恩广,《单穴治病选萃》,人民卫生出版社,1993 年第 1 版)。

十九、足窍阴(Zuqiaoyin　GB44)

【释名】"窍"指关窍,"阴"指足厥阴。穴在第 4 趾端,喻为交会足厥阴之关窍,故名。

【归经】足少阳胆经。

【定位】第 4 趾外侧端,趾甲根角旁开 0.1 寸。

【类属】足少阳经五输穴之"井"穴,五行属金。

【穴性】泻热开窍,通络止痛。

【主治】

1. 头面、五官病证　偏头痛、目眩、目赤肿痛、耳鸣、耳聋、喉痹、舌强。

2. 妇科病证　月经不调、闭经。

3. 其他病证　热病、胸胁胀满、失眠、多梦。

【配伍】配印堂,治前头痛;配头维,治偏头痛;配后溪,治后头痛;配中极、三阴交,治月经不调;配翳风,治耳鸣耳聋。

【刺灸法】浅刺 0.1 寸,或点刺出血,可灸。

二十、听会(Tinghui GB2)

【释名】耳主"听","会"者能也。本穴在耳前主治听觉功能减退,故名。

【归经】足少阳胆经。

【定位】耳屏间切迹前方 5 分左右凹陷中,下颌骨髁状突后缘,张口有空处(图 7-12)。

【穴性】聪耳开窍。

【主治】

1. 头面、五官病证 耳鸣、耳聋、耳内疼痛、聤耳流脓、头痛、面痛、口㖞、腮肿、牙痛。

2. 其他病证 下颌脱臼。

【配伍】配丘墟、太冲,治肝胆之火上扰失聪;配内庭、丰隆,治痰火壅阻之耳鸣耳聋;配外关、合谷,治外感风热之耳鸣耳聋;配神庭、风池、内关、合谷,治耳源性眩晕;配翳风、颊车、地仓、下关,治口眼㖞斜。

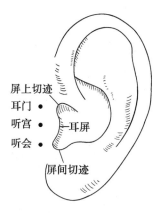

屏上切迹
耳门 ●
听宫 ●
听会 ●
—耳屏
屏间切迹

图 7-12 听会

【刺灸法】张口,直刺 1~1.2 寸,可灸。注意此穴刺之过深,少数患者会出现一时性晕厥,起针后即可消失。

【参考】《中西医结合杂志》1988 年第 8 期报道:针刺听会等耳周穴结合高压氧治疗突发性耳聋 26 例,进高压氧舱时针刺听会、听宫、翳风,动留针 120 分钟,每 30 分钟行针刺 1 次。每日 1 次,10 次为 1 个疗程。经治 1~3 个疗程,显效 9 例,好转 12 例,无效 5 例。单纯高压氧治疗 28 例,显效 7 例,好转 8 例,无效 13 例。针刺结合高压氧治疗组疗效优于单纯高压氧治疗组($P<0.05$)。

《中国针灸》1990 年第 4 期报道:电针听会等耳周穴治疗耳聋 180 例,配耳门、听宫、翳风、液门、中渚、后溪等穴,留针 20 分钟。每周 3 次,20 次为 1 个疗程。结果:痊愈 90 例 (50%),好转 70 例(38.9%),无效 20 例,有效率 88.9%。

二十一、大敦(Dadun LR1)

足厥阴肝经腧(井)穴。已在第五章"十二经筋"第六节"相关腧穴"中叙及,此不赘述。

二十二、玉堂(Yutang CV18)

任脉腧穴。已在第二章"奇经八脉"第六节"相关腧穴·任脉经穴"中叙及,此不赘述。

二十三、天宗(Tianzong SI11)

【释名】天,指上部;宗者本也(中心之意)。穴在肩胛冈中央,故名。

【归经】手太阳小肠经。

【定位】肩胛部,冈下窝凹陷处,约在肩胛冈下缘与肩胛下角之间的上、中 1/3 交点处。上对肩胛冈中点,横平第 4 胸椎棘突下(图 7-13)。

【穴性】通经活络。

【主治】

1. 本经所过肢体病证　肩背痛、肩胛骨疼痛不适、"富贵包"、上肢酸痛不举。

2. 其他病证　气喘、乳腺炎、目赤肿痛。

【配伍】配肩髃,治肩痛;配曲池,治肘臂不举;配膻中,治乳房肿痛;配肩井、尺泽、周荣,治乳腺炎。

【刺灸法】直刺1寸左右,可灸。

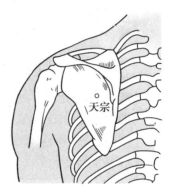

图 7-13　天宗

二十四、大椎(Dazhui　GV14)

督脉穴位。已在第二章"奇经八脉"第六节"相关腧穴·督脉经穴"中叙及,此不赘述。

二十五、肺俞(Feishu　BL13)

足太阳膀胱经穴。已在第六章"十二皮部"第六节"相关腧穴"中叙及,此不赘述。

二十六、厥阴俞(Jueyinshu　BL14)

【出处】《备急千金要方》:"胸中膈气聚痛好吐,灸厥阴俞,随年壮。"

【释名】厥阴,指心包;俞,输注。穴与心包相应,为心包背俞穴,故名。别名:厥俞、厥腧、阙俞、心包腧。

【归经】足太阳膀胱经。

【定位】背部,第4胸椎棘突下,后正中线旁开1.5寸。

【类属】心包背俞穴。

【穴性】清心宁志,宽胸理气。

【主治】

1. 心血管系统病证　心痛、心悸、胸闷、冠心病、心绞痛、心肌炎、风湿性心脏病。

2. 肺胸病证　咳嗽、胸痛胁满、肋间神经痛。

3. 神志病证　焦虑症、神经衰弱、失眠。

4. 其他病证　呕吐、胃炎、肩胛酸痛、背部软组织损伤。

【配伍】配膻中,治心痛心悸、胸满、烦闷;配内关、胃俞,治胃痛、呕吐;配间使、神门,治心烦失眠、神经衰弱。

【刺灸法】向下或脊旁斜刺0.5~0.8寸。不可过深,以免误入胸腔损伤肺脏;可灸。

【临床报道】《中国针灸》1987年第2期报道:以厥阴俞透心俞配内关穴治疗心绞痛30例。常规针刺,7天为1个小疗程,21天为1个大疗程。经2~4个大疗程治疗,结果:解除心绞痛症状有效率93.3%;改善心电图有效率33.3%;合并高血压者17例,治疗后收缩压下降20mmHg者15例(88%),舒张压下降10mmHg者12例(70.6%);治疗前后做胆固醇检查者27例,治疗后胆固醇下降20mg者8例(29.6%);治疗后患者普遍反映睡眠好转,食欲增加,精神状态好转。

《陕西中医》1995年第9期报道:针灸厥阴俞、心俞、巨阙、膻中等穴治疗冠心病50例。主穴:厥阴俞、心俞、巨阙、膻中,配合八脉交会穴及心经、心包经郄穴。①膻中、厥阴俞、三阴交、郄门;②巨阙、心俞、膈俞、内关、公孙、阴郄。两组交替使用。痰浊加太渊;虚寒灸膻中或膈俞。常规针刺,虚补实泻。每周 3 次,10 次为 1 个疗程,一般治疗 3 个疗程。结果:对气短的有效率为 92%;对胸闷的有效率为 87.5%;对胸痛的有效率为 86.7%;对心悸的有效率为 78%;且主症、心电图、血脂、心功能均有所改善。

《中国针灸》2004 年第 12 期报道:厥阴俞、心俞穴位注射治疗冠心病 8 例。取穴:厥阴俞、心俞,二穴交替选用。将丹参注射液 2ml 缓缓注入两侧穴位。隔日 1 次,10 天为 1 个疗程,共治 3 个疗程。通过与常规服用丹参滴丸的对照组比较,穴位注射对稳定型冠心病有较好疗效。

二十七、心俞(Xinshu　BL15)

【出处】《灵枢·背腧》:"心腧在五焦之间。"

【释名】穴与心相应,是心脏之气输注之处,为治疗心脏病证重要腧穴,故名心俞。

【归经】足太阳膀胱经。

【定位】背部,第 5 胸椎棘突下,后正中线旁开 1.5 寸(图 7-14)。

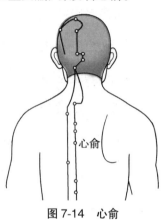

图 7-14　心俞

【类属】心的背俞穴。

【穴性】通调血脉,宽胸理气,养心安神。

【主治】

1. 心血管系统病证　心痛、心悸、胸痛引背、胸闷心烦、冠心病、心绞痛、风湿性心脏病、心动过速、心房颤动。

2. 呼吸系统病证　咳嗽、气喘、吐血。

3. 神志病证　神经衰弱、失眠、健忘、惊悸、癫证、痫证、狂证、癔症。

4. 其他病证　气喘、咳嗽咯血、呕吐不食、胃出血、盗汗、遗精、白浊、痈疽发背等。

【配伍】配巨阙,为俞募配穴法,治疗一系列心脏病证;配肾俞、神门、三阴交,治健忘、失眠、惊悸、梦遗;配太渊、孔最,治咳嗽、咯血;配百会、气冲、复溜,治妇人脏躁;配百会、神门、大陵、合谷,治癫痫、狂躁。

【刺灸法】向下或脊旁斜刺 0.8~1 寸,不可过深,以免误入胸腔损伤肺脏;可灸。

【临床报道】

1. 心血管系统病证

(1)心悸:《上海针灸杂志》2002 年第 3 期报道,针刺心俞、脾俞、内关等穴为主治疗心悸 56 例。结果:痊愈 16 例,显效 22 例,好转 14 例,有效率 92.9%。

(2)心绞痛:《中国针灸》1987 年第 2 期报道,电针心俞、厥阴俞、内关等穴治疗冠心病心绞痛 30 例。常规针刺,得气后带电留针 20 分钟。每日 1 次,7 次为 1 个疗程。结果:症状改善方面显效 10 例,好转 18 例,无效 2 例;心电图改善方面显效 4 例,好转 6 例,无变化 20 例。

《中国针灸》1999 年第 7 期报道:针刺心俞、肝俞等穴为主治疗冠心病心绞痛 34 例。结果:显效 14 例,好转 17 例,无效 3 例,有效率 91.2%。

(3)心律失常:《中国针灸》1996 年第 6 期报道,心俞、内关穴位注射治疗室性心律失常 30 例。每穴注入 1% 利多卡因注射液 1ml。每日 1 次,3 次为 1 个疗程。经 1~3 个疗程治疗,显效 17 例,好转 10 例,无效 3 例。

《陕西中医》2002 年第 8 期报道:心俞、内关等穴位注射治疗心律失常 47 例。将生脉及丹参注射液注入心俞、内关等穴,以心电图作为观察指标。结果:治愈 5 例,好转 33 例,无效 9 例,有效率 80.9%。其中即时生效 2 例(5.3%),逐渐生效 36 例(94.7%)。

2. 神经系统病证

(1)失眠:《北京中医》1998 年第 3 期报道,以本穴为主隔姜灸治疗失眠 45 例(治疗期间停用一切安眠药)。结果:痊愈 25 例,显效 10 例,好转 7 例,无效 3 例,有效率 93%。

(2)癫痫:《中国针灸》1986 年第 2 期报道,心俞为主穴位埋线治疗癫痫 626 例,在局麻下行常规埋线术,同时加服小剂量苯妥英钠。经治疗,痊愈(1 年未发)316 例(50.48%),好转(发作次数减少、程度减轻)222 例(35.46%),无效 88 例(14.06%),总有效率 85.94%。

二十八、膈俞(Geshu BL17)

足太阳膀胱经穴。已在第八章"十二皮部"第六节"相关腧穴"中叙及,此不赘述。

二十九、肝俞(Ganshu BL18)

足太阳膀胱经穴。已在第五章"十二经筋"第六节"相关腧穴"中叙及,此不赘述。

三十、脾俞(Pishu BL20)

足太阳膀胱经穴。已在第五章"十二经筋"第六节"相关腧穴"中叙及,此不赘述。

三十一、胃俞(Weishu BL21)

足太阳膀胱经穴。已在第五章"十二经筋"第六节"相关腧穴"中叙及,此不赘述。

三十二、三焦俞(Sanjiaoshu BL22)

【出处】《针灸甲乙经》:"三焦俞,在第十三椎下两旁各一寸五分。"

【释名】穴与三焦相应,为三焦的背俞穴,故名。

【归经】足太阳膀胱经。

【定位】第 1 腰椎棘突下,后正中线旁开 1.5 寸。

【类属】三焦的背俞穴。

【穴性】疏调三焦,通利水道,补益元气,壮腰健肾。

【主治】

1. 消化系统病证 黄疸、胃炎、呕吐、呃逆、腹胀、肠鸣泄泻、完谷不化。

2. 水液代谢异常病证 小便不利、遗尿、水肿、腹水。

3. 其他病证 头痛、眩晕、失眠、神经衰弱、肩背拘急、腰痛不得俯仰。

【配伍】配身柱、命门,治腰脊强痛、脊柱炎;配石门,治水肿、小便不利;配大肠俞、水分、气海、足三里、阴陵泉,治急、慢性肾炎。

【刺灸法】直刺或向脊旁斜刺 1~1.5 寸;可灸。

【临床报道】

1. 腹泻 《陕西中医》2001 年第 5 期报道,一患者因伤食致腹泻周余,选用三焦俞、胃俞,运用清大肠、内运八卦手法治疗,每天 2 次。治疗 2 天后腹泻停止,大便成形,每日 2 次。

2. 尿潴留　《针刺研究》2002 年第 4 期报道,电针三焦俞等穴加葱盐外敷治疗产后尿潴留 23 例。取双侧三焦俞、肾俞、阴谷,常规针刺,得气后接通电针仪,留针 30 分钟;然后将捣碎加温炒热的葱白、食盐均匀敷于下腹部,用艾条在敷物上行温和灸;另设对照组 20 例,单纯用上述电针法。均每天 1 次。结果:针药治疗组治愈率 87%,对照组治愈率 50%,两者相比,差异显著($P<0.05$)。

3. 腰痛　《中国针灸》1997 年第 8 期报道,一患者腰部灼痛 1 个月。取三焦俞,针尖朝脊柱成 45° 角刺入约 1 寸,用捻转泻法,每 5 分钟行针 1 次,留针 20 分钟。治疗 1 次,灼痛即减半,夜间痛轻,能安然入睡。继续治疗 4 次后告愈。

《河南中医》1999 年第 2 期报道:一慢性腰肌劳损患者不慎扭伤腰部,腰痛复发并加剧,不能转侧。取三焦俞、气海俞、委中等穴针刺,泻法为主,结合梅花针、火罐治疗。首次治疗后腰痛大减,而后连续治疗 6 次告愈,半年后随访未复发。

三十三、肾俞(Shenshu　BL23)

【出处】《灵枢·背腧》:"肾腧在十四焦之间,皆挟脊相去三寸所。"

【释名】穴与肾相应,为肾的背俞穴,故名。别名:高盖。

【归经】足太阳膀胱经。

【定位】第 2 腰椎棘突下,后正中线旁开 1.5 寸。

【类属】肾的背俞穴。

【穴性】补肾壮阳,聪耳明目,利水通淋。

【主治】

1. 肾脏病证　肾炎、肾盂肾炎、水肿、肾结石、泌尿系绞痛、肾下垂。

2. 泌尿系病证　遗尿、小便不利、血尿。

3. 生殖系统病证　遗精、阳痿、月经不调、白带、不孕、性功能障碍、慢性前列腺炎。

4. 五官病证　耳鸣、耳聋、目昏、夜盲症。

5. 腰背病证　腰腿痛、腰骶痛、腰肌劳损、腰椎间盘突出症。

6. 其他病证　咳喘少气、癫疾、头痛、眩晕、中风失语、胃脘部及肚腹胀满、泄泻、黄疸、消渴、神经衰弱、小儿脑瘫。

【配伍】配殷门、委中,治腰膝酸痛;配京门,治遗精、阳痿、月经不调;配听宫、翳风,治耳鸣、耳聋;配关元、三阴交,治肾炎、小便不利、水肿;配脾俞、关元、复溜、足三里、三阴交,治糖尿病;配肝俞、心俞、风池、神门,治头痛、失眠、健忘、神经衰弱。

【刺灸法】直刺或向下、向脊旁斜刺 1~2 寸;可灸。

【临床报道】

1. 泌尿、生殖系统病证

(1)遗尿:《中医外治杂志》1996 年第 2 期报道,肾俞为主穴位注射治疗遗尿 200 例。配三阴交穴,药用阿托品注射液。结果:痊愈 88 例(44%),显效 58 例(29%),好转 40 例(20%),无效 14 例(7%),总有效率 93%。

(2)尿频:《中国针灸》1996 年第 6 期报道,灸肾俞、命门治疗老年性尿频 70 例。肾俞、命门用悬灸法,灸 10 分钟后再针刺神门、太溪 40~60 分钟,留针期间又悬灸关元穴。每日或隔日 1 次。结果:临床痊愈 37 例,显效 25 例,好转 5 例,无效 3 例,有效率 95.7%。

(3)尿潴留:《针刺研究》2002 年第 4 期报道,电针肾俞等穴加葱盐外敷治疗产后尿潴留 23 例,治愈率 87%(详见"三焦俞")。

(4)泌尿系结石绞痛:《四川中医》1986 年第 1 期报道,治疗 1 例肾绞痛患者,经用哌替啶肌内注射,疼痛未能缓解。取肾俞、三阴交,常规针刺,得气后行强刺激手法,动留针 30 分钟,留针中疼痛即止且无复发。

《实用中医内科杂志》2001 年第 2 期报道:一患者右侧腹部绞痛(泌尿系结石放射痛)6 小时,取双侧肾俞穴,泻法。针刺 3 分钟疼痛明显减轻,5 分钟疼痛消失。

(5)血尿:《中国针灸》1996 年第 6 期报道,肾俞、足三里穴位注射治疗血尿 39 例。取穴:双侧肾俞、足三里;药物:鱼腥草注射液 6ml、板蓝根注射液 6ml,交替选用,每次注射另加磷酸川芎嗪 2ml,混合使用。每周 3 次。结果:基本痊愈 16 例,好转 16 例,无效 7 例。

(6)乳糜尿:《中国针灸》2005 年第 12 期报道,针刺肾俞、三阴交为主治疗乳糜尿 37 例。主穴:肾俞、三阴交;尿血加血海、膈俞;脾虚气陷加足三里、脾俞、百会;肾气不固加关元;肾阳虚加命门;肾阴虚加太溪。押手重按穴位,待有酸胀感后,无痛进针,得气后,行捻转结合提插、开阖补泻法,每穴大约 1 分钟,留针 30 分钟,每隔 10 分钟操作 1 次。每日 1 次,10 次为 1 个疗程。结果:痊愈 29 例(78.4%),显效 7 例(18.9%),无效 1 例(2.7%),有效率 97.3%。

(7)前列腺病:《实用医学杂志》1999 年第 2 期报道,肾俞配秩边穴位埋线治疗非细菌性前列腺炎 32 例。每周 1 次,5 次为 1 个疗程,疗程间休息 15 天。经治疗 2 个疗程,结果:治愈 18 例,好转 12 例,无效 2 例,有效率 93.75%。

(8)阳痿:《针灸临床杂志》2000 年第 10 期报道,火针命门等穴治疗阳痿 40 例。主穴:命门、肾俞、关元、中极、三阴交,配穴辨证加减。穴位常规消毒,将针尖、针体烧至发白,迅速、准确地刺入穴位,即刻拔出。出针后用消毒干棉球按压针孔以减轻疼痛。4 天 1 次,8 次为 1 个疗程。结果:治愈 24 例(60%),显效 11 例(27.5%),好转 3 例(7.5%),无效 2 例(5%),愈显率 87.5%,有效率 95%。

《陕西中医》2002 年第 10 期报道:一患者患阳痿 4 年,取肾俞配关元、中极等,施以针灸、按摩。治疗 7 天后出现晨勃,1 个疗程后诸症明显好转,神情舒畅,能正常性生活。

2. 腰背病证

(1)腰痛:《针灸临床杂志》1995 年第 2 期报道,腰三针为主治疗急慢性腰痛 120 例。取腰三针(肾俞、大肠俞、委中),结合辨证分型配穴及补泻手法。结果:痊愈 45 例,好转 64 例,无效 11 例,总有效率 90.8%。

《河北中医》2001 年第 11 期报道:艾灸肾俞、足三里治疗瘀血腰痛 38 例。结果:痊愈 26 例,显效 7 例,好转 4 例,无效 1 例,有效率 97.4%。疗程最短 4 日,最长 17 日。

(2)强直性脊柱炎:《四川中医》2003 年第 5 期报道,肾俞、白环俞穴位埋线治疗强直性脊柱炎 50 例。15~20 天埋线 1 次,3 次为 1 个疗程。结果:显效 26 例,好转 20 例,无效 4 例,有效率 92%。

3. 其他病证

(1)面瘫:《甘肃中医学院学报》1995 年第 1 期报道,一患者因受惊吓而致口眼㖞斜,经多方治疗,收效甚微。后采用艾条灸肾俞、涌泉,加常规面部取穴,针刺治疗 2 个疗程,即告痊愈。

（2）耳聋：《中国针灸》1986年第6期报道，肾俞加耳周穴治疗突发性耳聋37例。先刺肾俞、翳风、外关，次针听会，得气后接电针治疗仪通电20~40分钟。痊愈率为57.8%，有效率为93.3%。

（3）颈椎病：《中国针灸》2000年第9期报道，针刺肾俞、风池、夹脊穴等治疗椎动脉型颈椎病70例。痊愈和显效61例，愈显率为87.1%。

第七节　临床应用

经络的根结、标本理论，在针灸临床上有着重要的指导意义。《灵枢·根结》说："九针之玄，要在终始，故能知终始，一言而毕；不知终始，针道咸绝。"《灵枢·卫气》也说："能知六经标本者，可以无惑于天下。"这里所谓知终始，就是知根结、标本。

一、诊断作用

临床切脉独取寸口，作为四诊之一，是借助于上肢"本"部手太阴肺经之脉动之处。20世纪50年代日本学者赤羽幸兵卫用线香灸十二井穴和原穴诊察经脉的平衡与失衡。经络电测定仪的使用以及20世纪90年代研制各种与电脑联机的经穴测定仪，大多是用测患者根本部位的井穴或原穴的导电量、电阻值的变化来诊断疾病。南京的"谢氏经络导平仪"更是利用根部井穴，集经络测定和诊断治疗于一体。再如阑尾穴压痛诊断阑尾炎，阳陵泉穴下出现条索状反应物诊断胆囊炎，上巨虚穴下空软或压痛诊断肠炎等，都是利用"本"部腧穴辅助诊断疾病的常用有效之法。

（一）知热感度测定

知热感度测定为日本学者赤羽幸兵卫于20世纪50年代初首创。在正常生理情况下，人体左右两侧同一经穴对灼热的感知程度是大致相同的。如果差异较大，便说明该经脉气血失于平衡，赤羽幸兵卫称这种理论为"天平学说""跷板学说"。测定时，一般首选各经井穴，指趾畸形或缺如者改用原穴或背俞穴。以点燃的线香或点状发热的电热器（也可采用特制的自动计数电热器）接近经穴部位皮肤，同时可以均匀地向上下或左右小幅度移动，记下该穴感知灼热所用的时间和移动次数，以便左右对比（或不同经脉的同类特定穴对比），从中找出差距，以确定病变的脏腑、经脉。通过测定，凡数据相差1倍以上者为病态，偏高者（时间长）多属虚，偏低者（时间短）多属实。有人利用此法对健康人进行测试，各经井穴皮肤感觉时值平均数是相接近的，左右差别不大；而在疾病情况下，多数井穴的皮肤感觉时值显著低于健康人，其中高血压以心包经两侧失衡最为突出，溃疡病以胃经、大肠经失衡最为突出（黄善生等《十二经井穴皮肤感觉的研究》，《上海中医药杂志》1964年第4期）。有的单位用此法观测肺心病，发现心包经为肺心病的主要病经，可直接反映右心功能；肺、脾、肾三经是肺心病、慢性支气管炎的共同病经，可作为经络诊断肺心病的依据（中国人民解放军空军总医院气管炎肺心病科研小组《应用经络知热感测定对慢性肺源性心脏病的观察》，《新医药学杂志》1975年第1期）。

知热感度测定要求在等热力（热度稳定）、等距离（不勿高勿低）、等速度（不时快时慢，上下移动一次 0.5 秒）的条件下进行。先左后右，先手后足（肾经用内至阴穴取代涌泉穴）。如在寒冷季节，须待手足温暖后方叮进行。

现今针灸临床上，已将知热感度测定法演变为对穴位温度的测量，即用特制的探穴测温仪测定各经井穴的温差，或左右对称井穴、背俞穴的温差。

研究表明，健康人与患者井穴、背俞穴的温度均有显著差异，而井穴温差比背俞穴温差出现的频率高而明显。因此，测定对称井穴的温差对判断脏腑、经脉的失衡，比背俞穴更具有重要意义。知热感觉属于知觉神经支配，测定知热感度是患者的主观反应，误差在所难免。而皮肤温度属于自主神经支配，测定结果是客观的。因此，用敏感的穴位测温仪测量穴位的温差来判断经络失衡的情况，是更为理想、可靠的方法。例如，有人以穴温为指标，对 60 例肝病实热证太冲、肝俞进行 120 穴次的测定，平均温度较正常人高；其中 20 例重证，肝俞平均高出 0.7℃，太冲平均高出 1.55℃（林惠兰等《从穴温探索内脏与体表的联系——对 60 例肝病患者肝俞、太冲穴温的观察》，《新中医》1982 年第 1 期）。有人分别对 46 名冠心病患者和 46 名健康者进行部分经穴、耳穴温度的测定，结果发垅，患者经穴、耳穴的温度远较健康人高，针刺能起到调节作用，使之趋于相对平衡（严智强等《冠心病患者经穴和耳穴温度失衡规律的观察》，《中医杂志》1985 年第 1 期）。有人测试 113 例肺癌患者的新大郄穴（臀横纹与腘横纹连线中点外下 5 分）、肺俞穴，温差大于 0.5℃的有 105 例；另外 8 例温差小于 0.5℃者，皆因做过化疗或放疗；另以 113 例非癌症患者作对照，新大郄穴均正常，而双肺俞温差大于 0.5℃者均患有其他呼吸系统病变；从而认定新大郄穴可作为癌症的定性穴，肺俞则是定位穴（李佩群等《从穴位温度探索内脏与体表的联系》，《中国针灸》1988 年第 2 期）。

穴位温度测定要求室内恒温（20℃左右），测温仪的灵敏度为 0.01℃，测温前受试者须安静休息并暴露待测部位 10 分钟，测温时探头与穴处皮肤接触的压力为 30g，测温时间为 1 分钟。

随着科学的不断发展，经络诊断的新方法也在不断应运而生。例如，有人在 79 例肺结核患者前臂以电泳法观察到手三阴、手三阳以及无经穴区的电泳显示点 357 个，其中有 103 个点出现在肺经（占 28.85%），较客观地显示了肺经的低电阻现象，提示肺经为病变经脉（龚启华等《穴位显示在临床上的观察——79 例肺结核患者前臂处的电泳点分布》，《上海针灸杂志》1983 年第 3 期）。有人以热像仪观察癌症患者背部红外图像，在相应背俞穴上，有异常红外显示。21 例膀胱癌，观察 24 例次，有 22 例次出现膀胱俞异常红外显示；9 例肺癌，8 例肺俞、1 例魄户出现异常红外显示；4 例十二指肠球部溃疡，均在胃仓穴出现异常红外显示；肝癌、肾癌、鼻咽癌、食管癌各 1 例，分别在肝俞、肾俞、肺俞、膈俞出现异常红外显示。通过 38 例、41 例次的观察，与临床检查、实验室诊断符合率在 95% 以上（陈振相等《红外背图诊断初探》，《辽宁中医杂志》1986 年第 8 期）。凡此都客观地反映了病变经脉的病理变化，为经络辨证提供诊断依据。

（二）经络电探查

20 世纪 50 年代初，日本学者中谷义雄首创"经络电探查法"，是利用经络测定仪探测经络、腧穴皮肤导电量（或电阻值）的变化来分析脏腑、经络病变的一种诊断方法。后来演变为在经络腧穴的皮肤上观察引出的电流（或电位）的变化来判断受病脏腑、经络气血的盛衰虚实。经络导平诊断仪运用生物电子运动平衡理论，首创"辨经测平诊断"技术，反映了经络电测病的最新水平。

科学实验证明,人体皮肤表面存在着导电量较高(电阻值较低)的"良导点",或高电位的"活动点",这些点的分布,大体上与经穴的分布相一致。皮肤的良导现象是经络通路的表现,经穴的电位变化是经络活动的反映。在病理情况下,脏腑、经络气血失于平衡,这些点的导电量或电位值也会发生相应变化,这对于诊察脏腑、经络病变以及选择最佳治疗腧穴都有着重要的参考价值。测定时,一般首选各经的原穴或井穴,指趾畸形或四肢缺如者改用背俞穴。从测定结果中分析脏腑、经络的虚实状况。正常情况下,十二经之间或各经左右两侧的电阻值是接近平衡的(约在 5 万~10 万 Ω 之间)。一经大于或小于他经 2 万 Ω 以上,或本经左右相差 2 万 Ω 以上即是病态。电阻小者电位高(属实),电阻大者电位低(属虚)。如果某些经穴的导电量高于其他经穴导电量平均值的 1/3 时,称"高数",其中的最高数常揭示实性病变之所在;如果某些经穴的导电量低于其他经穴导电量平均的 1/3 时,称"低数",其中的最低数往往是虚性病变之所在;如果左右两侧同名经穴的导电量或电阻值相差在 1 倍以上,即表示该经脉存在左右失衡病变。

有的单位以经络测定仪测定 224 例浸润型肺结核患者的原穴,表现肺经异常者 180 例,其次为心包、肝、脾、肾各经;103 例慢性纤维空洞型肺结核,肺经异常者 93 例,其次为肝、三焦、大肠各经(福州结核病防治院经络研究小组《经络探测肺结核三四三例的研究》,《福建中医药》1960 年第 3 期)。有人测定各型心脏病 14 例,结果心经异常 14 例,心包经异常 12 例,肾经异常 9 例,小肠经异常 5 例(林曼慧等《经络测定各型心脏病十四例的探讨》,《福建中医药》1960 年第 3 期)。又电测十二经原穴,观察消化系溃疡 40 例,其中胃溃疡以大肠经、小肠经、肝经异常为主;十二指肠溃疡以小肠经、三焦经异常为主;并发出血者,以心经、心包经、膀胱经异常为主;并发幽门梗阻者,以肾经异常为主(林曼慧《经络测定器对四十例溃疡病及其并发症的探索》,《福建中医药》1960 年第 4 期)。

有人以 20μA 的电流量为标准,对无黄疸型肝炎、黄疸型肝炎和肝硬化 3 种肝脏疾病进行经络测定。电流量超过 20% 者属实,电流量低于 20% 者属虚,左右经脉相差 20% 者为不平衡。结果显示,肝、胆、脾、胃、三焦、膀胱等经脉均有变化,尤其以肝经和三焦经变化最大。无黄疸型肝炎的肝、胆、三焦经皆实,而脾、胃、膀胱经均虚;黄疸型肝炎以脾经实为主;肝硬化以胃经实、脾经虚为主[莫炽杰等《经络测定肝脏疾病 260 例经络变化的讨论》,《广东医学》(祖国医学版)1964 年第 1 期]。

这种方法也可以用于耳穴的探查。科学实验表明,在病理情况下,耳郭反应点的导电性能增高(电阻降低),称"良导点"。本测定法就是利用耳穴的这一特点,利用小型晶体管耳穴探测器或经络测定仪在患者耳壳上寻找敏感点。同按压法相比,具有准确性更高的优点。探测时,患者一手握极板,医者以探棒在患者耳壳上相应区域进行探测。当探棒触及良导点时,患者会感到疼痛,测定仪指示灯发亮或指针数增加,有的发出响声。儿童及昏迷患者均可运用此法。

经络电探查法可以受许多主、客观因素影响,所以在测定时必须注意下列事项:

1. 由于测定值可受时间、气候、生活条件等因素影响而发生变化,所以被测定者前后 2 次对照的测定时间、室温以及饮食、大小便前后等条件最好保持一致。测定时最好安静休息 20~30 分钟,若在剧烈运动后测量,休息时间还须延长。如能在清晨起床后测定,则更为准确。

2. 被测者的皮肤应保持清洁和干燥,在测定前不要用酒精棉球揩擦。如果被测部位有瘢痕、皮疹、尘垢等，必须避开，否则也可以影响测定值的准确性。

3. 每次测定极的金属棒接触皮肤时压力要均等，时间长短应一致，必须避免在皮肤上摩擦。

4. 如果测定器的电源是采用电池，应注意电源电压高低的影响。当电源电压不足时，也会使测定值出现偏低的差数。

5. 经络穴位皮肤导电量的测定值，所用仪器不同也会有差异，故进行治疗前后对照时必须使用同一仪器。

在排除了上述各种影响因素情况下所测出的数值，还应结合四诊八纲和其他检查所得的资料进行综合分析，最后得出切合实际的结论。

(三) 经络导平诊断法

经络导平诊断法是通过经络导平仪测量人体十二经脉四肢末端根部的井穴电流（电阻）的大小变化，判断人体脏腑、经络、阴阳、虚实以及左右同名经脉是否平衡失调的辅助诊断方法。

"阴阳"是中医区分疾病类别的总纲。分清脏腑经脉阴阳虚实是中医分辨疾病、诊断疾病的至关要素。而实现"阴阳平衡""虚实平衡"则是中医治愈疾病的最终目标。若要顺利治愈疾病，必须首先知晓各经络的虚实情况，这就是"经络导平诊断"。

物质（包括细胞）是由分子组成的，分子是由原子组成的，原子是由原子核及在其外围高速环绕运动的电子组成的。生命的基本单位是细胞，细胞本身的活动变化，应该主要取决于该细胞内部的"电子"，即"生物电子"的变化，这种变化或运动即构成细胞的正常生理活动或组织的病理改变。生命不止，生物电子在整个生命体中的运动就不会停止。电子的运动就是电流，电流总是在电阻较低的通路上运行。经络的低电阻特性，正好是人体中始终运行不息的"生物电子"流，即中医所谓"经气"的理想通道。"经气"的运行，就是生物电子流在低电阻网络系统中直接或间接的传输。中医学说中的"经络"，正是肌体中生物电子运动相对较频繁的通道。

在细胞出现组织学改变之前，总是先出现"电位"紊乱，这也必然是电子运动的结果。在任何生物体内，都存在"生物电"现象，"生物电"的产生也必定是电子活动的结果。所有物质中都存在着电子，而且所有的电子都是相同的，"电子"是所有物质共有的基本粒子。电子运动就会产生电流，就存在"正、负"的变化。这"正、负"极性的变化，与中医"阴、阳"的变化有着直接的关系。

现代科学实验已经证明，人的皮肤存在着损伤电位差，即损伤的皮肤呈现负极性，损伤越重极性越负。这表明伤病部位电子会大量聚集，大量聚集在经络通道上的生物电子，必然会阻碍生物电子流——经气的正常运行，当生物电子在经络中运动相对不平衡由量变发展到质变时，就是中医所称的"阴阳平衡失调"，也就会呈现疾病。调整生物电子的运动，使其恢复其整体的平衡、相对的平衡、动态的平衡，就可以使病理细胞恢复正常，病变组织恢复健康，这也正是中医治病必须恢复阴阳平衡的理论基础。中医病理中所称的"经气瘀结"，也就是"生物电子团"在经络中聚集不散，造成经络"不通则痛"之故。疏通经络是治愈各种病证的关键。疾病越重，病程愈长，"生物电子团"就聚集越多、越深、越密、越大，若使用常规的药物或一般的针刺、推拿等法将无济于事，这也就是各种慢性病、疑难病久治不愈的实质所在。

20 世纪 50 年代,日本专家中谷义雄发现,人体皮肤上有许多低电阻的点(大约有 370 个之多),若干低电阻的点,又连成一条低电阻的线,而这些线和点,刚好与中医学中的"经络""穴位"基本吻合。这就充分证明,中医的"经络"和"穴位",是客观存在的并有其物质基础。即"经络"是一个低电阻的网络系统,"穴位"是该网络通道与外界交换信息的平台或进出口。人体有 12 条主要经络,每一条经络又有很多穴位,由于各穴位的位置不同,与机体各脏腑器官的远近距离或疏密从属关系的差异,不同的穴位就能影响、控制、主治不同的疾病。

中医的诊断与西医的诊断不同,西医是通过疾病的症状或各种理化检查结果来判断和确认疾病,并以缓解或减轻局部症状为治疗目的,即以治标为主的辨病论治。而中医则是根据病者的望、闻、问、切等"四诊"手段来判断和了解脏腑、经络虚实变化的趋势以及阴阳平衡失调的程度,来诊察病情,并从整体上补虚泻实、调整阴阳恢复整体平衡为治疗目的,即以治本为主的辨证论治。因此,测量全身 12 条经络有无虚实,各经是否相互平衡是经络测平的真正目的。

中医诊断疾病的传统方法是望、闻、问、切四诊,即看患者的精气神、面色、舌象,闻患者口鼻皮肤以及各种分泌物、排泄物的气味,问病家病情、病史(包括病变过程中的治疗情况),以及诊脉、切按肌肤等。这可不是一般人群能够轻易学会掌握的,特别是脉象的感悟和识别,更是难上加难。

使用现代电子测量技术,将人体微弱的生理和病理信息经过采样、放大、鉴别、显示,再通过现代统计学处理后,便能把正常的生理信息与病理信息区分开来,从而获得传统中医诊断疾病的有效数据。

使用经络测平诊断仪,通过对各经络井穴的探测,便能测知各经络生物电子运行状态,即间接探知各经络阴阳虚实情况,再根据各测定数值,进行"简单公式"计算,求出"中位平均数"及"上、下界限",找出不平衡"病理经络",必要时可多次重复测平,绘成曲线,观察其动态变化,以达整体辨证论治,即同时标本兼治彻底治愈疾病的目的。

1. 经络导平测评前准备

(1)使用仪器与器具:辨经测平诊断仪 1 台,探测笔 1 支,吸水棉垫 1 个,辨经测平诊断记录表 1 份。

(2)在测笔铜探头前端有一小孔,应用脱脂棉花将其塞满,并略露出孔外 0.5mm 左右,保证测量沾水时,能与井穴接触良好。

2. 测试前的要求

(1)被测者应保持自然安静状态,如活动、运动之后或刚从外面进来,应先静坐休息至少 10 分钟。

(2)被测者取卧位或坐位均可,应全身肌肉放松,心情保持安定。

(3)测试前应先将手套或鞋袜全脱掉,使手足裸露在自然室温中,先用医用酒精对被测者的手指、足趾井穴周围附近进行消毒,以免患者之间产生交叉感染,待消毒液挥发晾干 10 分钟后再测。

(4)测定点上若有皮肤损伤、溃疡或角化,则该测定点显示的测定值不准。

(5)每测一处井穴之前,必须先将测笔探头在注水湿棉垫上沾湿,保持探头与井穴的接触湿度一致,否则读数不准。

3. 测量部位

(1)以二眉间的"印堂"穴直上 1 寸处的"额中"穴为公用极,也可以改用对侧"劳宫"穴。

(2)以双手、双足的 12 个井穴为具体测定点。12 个井穴全在指甲或趾甲根边缘(内侧或外侧)纵横延线的垂直交叉点上(图 7-15,图 7-16)。此点定位准确,不宜出现位置偏差。

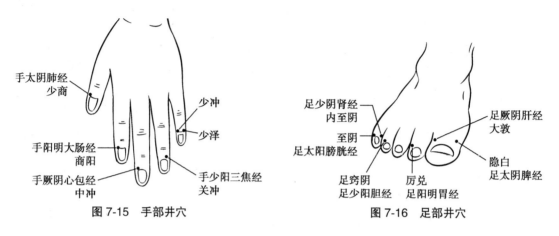

图 7-15　手部井穴　　　　　　　　　　　　图 7-16　足部井穴

4. 测量方法

(1)将电极带扎在被测试者"额中"穴上(或对侧"劳宫"穴上),测笔的香蕉插头插入电极带,"耳机插头"插入测平仪"输入"插孔中,按下"电源开关",指示灯亮。"放大"开关置在中间相应位置上,若无放大开关,可按"↑"或"↓"键,调整放大系数。

(2)被测者 10 个手指分开,平放桌面,用测笔垂直压在被测者左手中指甲床边缘下方之外侧非井穴点上。同时调整"放大"系数,要求测平仪读数在 2~4 之间。继续测定右手中指外侧、左足中趾外侧和右足中趾外侧,同时也分别调节"放大"系数。最后要求该 4 点测定值中的最小测定值在 2~4 之间,这是该被测者的最佳放大值。

(3)从左手井穴少商、商阳、中冲(不在中指顶端,而在中指内侧指甲根角旁开 1 分许,右手同)、关冲、少冲、少泽穴逐个依次测定(每个穴位的检测时间一般不超过 5 秒),同时逐个记录测定值;继而测定右手井穴。双上肢测完再测左足井穴隐白、大敦、厉兑、足窍阴、至阴(足少阴肾经不测涌泉穴,用小趾内侧趾甲根角旁开 1 分许代替,右足同),最后测定右足。测量过程中,一一记录下 24 个测定值,以作数据分析之用。

5. 测量要点

(1)当测笔压向井穴测定点时,除测笔必须与被测手指弧形表面垂直外,压力必须缓缓、平稳地向下轻压,压到弹性探头缩进笔杆与塑料圆柱平面刚接触时为止,即在弹簧快压到底时,便不再增加压力,保持笔杆不动,压力不变,同时观察读数。切忌用突发性的重力下压。

(2)测量时,读数渐变,是正常现象,约 2~3 秒,当数字变化较慢时,应即读数,小数点后面的数字四舍五入。以后数字继续向上或向下缓移,则不作考虑,不会影响诊断结果。

(3)如由于测量出现误差,需重复测量时,必须休息 20 分钟后,才能重复测量,否则读数不准。

(4)测定时间与"子午流注"有关,可作参考。如将每天测定值绘成曲线,即可观察经络的动态变化,能进一步分析特殊病情和治疗后的预后转归("经络导平"部分资料由谢景平提供)。

二、指导配穴处方

《素问·标本病传论》说:"凡刺之方,必别阴阳,前后相应,逆从得施……有其在本而求之于标,有其在标而求之于本……知标本者,万举万当,不知标本,是谓妄行。"根结、标本理论为多种配穴方法(尤其是上下配穴、前后配穴)奠定了理论基础,从而使针灸配穴处方更具全面性和灵活性。

临床取穴有病在标取标、在本取本,这是近取法;病在本以治其标、在标而反治其本,这就是常用的"病在上取之下,病在下取之上"的远道取穴法。

(一) 根结、标本部位腧穴与近部取穴

根本部腧穴用于治疗局部或邻近部位病证,主要为四肢肘、膝关节以下肌肉筋骨的酸软、疼痛、麻木、瘫痪等,而标结部腧穴则主要用于治疗头面、胸腹、腰背等局部病证。例如:"通天去鼻内无闻之苦""承浆泻牙疼而即移"(《百症赋》);"风伤项急,始求于风府;头晕目眩,要觅于风池""肾俞把腰疼而泻尽"(《通玄指要赋》)。

(二) 标结部腧穴与前后配穴

选用胸腹或腰背部的标结部腧穴的前后配穴法,主要用于治疗脏腑或组织器官病变。这种配穴方法在古代文献中记载颇多,如"咳嗽连声,肺俞须迎天突穴"(《百症赋》),"哮喘之症最难当,夜间不睡气遑遑,天突妙穴宜寻得,膻中着艾便安康"(《玉龙歌》)。俞募配穴法如中脘配胃俞治疗胃病,期门配肝俞治疗肝病等,则是这种前后配穴法的特例。

(三) 根本部腧穴与远端取穴

根本部腧穴均有治疗远端病证的作用。例如:"太冲泻唇㖞以速愈"(《百症赋》);"头面纵有诸样症,一针合谷效通神"(《玉龙歌》);"头项痛,拟后溪以安然"(《通玄指要赋》)。这种从"根、本"取穴治疗上部和脏腑病,犹如浇灌大树之根,营养树之枝叶,取穴少而收效良。

八脉交会配穴和同名经上下配穴为根本部腧穴与远端取穴的典型代表。针灸临床习用的肢末配穴法(如四关——合谷配太冲,四弯——曲泽配委中,四心——劳宫配涌泉,手足井穴互配,十宣配气端)也均属此类。

(四) 根结、标本首尾配穴法

当病变很明确只局限于某一脏腑、经脉时,即在本经配穴施治,《灵枢·官针》称之为"经刺"。《灵枢·经脉》所云"不盛不虚,以经取之",《灵枢·终始》所谓"阴阳不相移,虚实不相倾,取之其经",就是说明在一经经气失调,尚未波及他经的情况下,应以本经自取的循经配穴法作为基本治则。正如《医学入门》所说:"因各经之病,而取各经之穴者,最为要诀。"古代文献常以经脉的名称代替本经腧穴的名称(多指该经"本"部的原穴或根结部的起始穴)。将本经手足"根"部穴与头身"结"部穴相配,称之为"首尾配穴法",有很好的疏通经脉、行气活血作用。《哈尔滨中医》1964 年第 2 期报道:以本经首尾配穴法治疗循经疼痛 62 例(如沿手太阴肺经疼痛取中府配少商;手阳明经手三里穴处疼痛取同侧商阳、对侧迎香等),施治 1~3 次后痊愈 60 例,且大多数 1 次即愈。

若将远道取穴与局部取穴相结合,如中渚配听宫治耳鸣耳聋,厉兑配头维治头痛,中脘、

丰隆化痰和胃等,则更加符合根结、标本通经接气、上下呼应的联络关系。

三、治疗各类疾病

五输穴理论是根、结理论在针灸临床治疗上的具体应用。四肢肘、膝关节以下根、本部的腧穴(尤其是以"五输穴"为代表的特定穴)除主治局部(肘、膝关节以下部位)病证外,几乎都可以治疗头面、胸腹(包括内脏)、腰背等远端病证。其中,上肢根、本部腧穴主治头面、上半身疾病;下肢根、本部腧穴主治头面、下半身疾病。标、结部位的腧穴以治疗头面、胸腹(包括内脏)、腰背疾病和邻近组织病变为主,较少用于四肢疾患的治疗,仅为数很少的标、结部腧穴可用于治疗远道病变,如古代《肘后歌》中取风府穴医治腿脚疾患,《备急千金要方》中用神庭穴治疗四肢瘫痪等;现代针灸临床取大椎治疗落枕或颈椎病引起的上肢痛麻,用夹脊穴治疗下肢瘫痪等。

(一)用于急症的救治

针刺急救,应用最多的是井穴。俗话说:"十指连心。"中医所说的心,既指胸中有血有肉的心脏,还包括主情志、思维、记忆的大脑。井穴位于四肢末端的"根"部,为阴阳之气交接汇合之处,交通三阴、三阳经气。泻之可泻热启闭、开窍醒神,补之可振奋阳气、温通经脉,使阴阳迅速归于平衡。对于高热、中暑、昏厥、抽搐等急性病证,常用四肢"根"部的十宣或十二井穴点刺出血,以泻热启闭、镇惊宁神。气火冲逆、血郁于上、肝风内动、痰浊壅盛的中风闭证,急取水沟、素髎、百会或中冲点刺出血,以泻火苏厥、醒脑开窍;咽喉暴肿、喑不能语,可刺手太阴肺经井穴少商,配曲池、列缺、廉泉。

中医学认为,人病皆因气血失调,人死皆为阴阳离决。从现代解剖结构上来看,井穴处多分布有动静脉网,且为多条神经的集合处。当针刺井穴时,患者往往有强烈的刺痛感,对其机体起到较强的振动,从而起到醒神开窍、调理气机的作用。

现代有的针灸学者对手六经井穴的临床及实验研究表明:手六经井穴刺血能立即改善脑血流的供应,效果显著、持久、稳定。因而,从现代医学角度证实了《针灸大成》所论述的"凡初中风跌倒,卒暴昏沉……急以三棱针,刺手十指十二井穴,当去恶血……乃起死回生妙诀"。在临床上,若遇邪实内闭、阴阳逆乱、蒙蔽清窍而神昏者,先以三棱针点刺十二经井穴出血,以接通十二经气,协调阴阳、泻热决壅、开窍启闭,常可缩短疗程,加强疗效。

其他如心绞痛、胃肠痉挛、胆绞痛、泌尿系绞痛等皆可用根本、标结部的腧穴救治:心绞痛取阴郄、郄门配巨阙、膻中;胃肠痉挛取梁丘、足三里配中脘、至阳;胆绞痛取侠溪、阳陵泉配日月、胆俞;泌尿系绞痛取水泉、三阴交配中极、肾俞等。

(二)治疗头面部疾患

在针灸临床实践中,根结、标本理论广泛用于治疗头部病证,既用于治疗各种疼痛性疾病如头痛、三叉神经痛、目赤肿痛、牙痛、咽喉疼痛等,又用于治疗眩晕、近视、鼻炎、耳鸣、耳聋、面瘫、面肌痉挛等。

1. 头痛 《针灸临床杂志》1995 年第 11 期报道:以井穴为主针刺治疗各种头痛 38 例(血管神经性头痛 20 例,高血压 5 例,五官疾病 4 例,颅内占位性病变 2 例,其他 4 例)。按头痛部位分经取穴,前头痛取商阳;偏头痛取关冲;后头痛取少泽;巅顶痛取大敦。可酌情加用合谷、外关、后溪、太冲、风池或局部压痛最明显处。病情轻、病程短者取患侧,病程长、病情重者取双侧。动留针 30~40 分钟。每日 1 次,6 次为 1 个疗程。结果:经 3 次至 2 个疗程治疗,痊愈(头痛消失且半年内无复发)24 例(63.16%),好转(头痛减轻或头痛消失但半年内时有复发)13 例(34.21%),无效(颅内转移癌患者)1 例(2.63%),有效率 97.4%。

《湖北中医杂志》2003 年第 3 期报道:以根结、标本理论指导,针刺治疗偏头痛 43 例(均经头部 CT 或脑血管造影明确诊断,并排除颅内炎症及占位性病变以及脑外伤所致各种头痛)。取穴:丝竹空、率谷、颅息、中渚、足临泣、足窍阴。留针 15~20 分钟。每日 1 次。随机选择 20 例口服西药(麦角胺,每日 3 次,每次 1mg)进行对照观察。两组均 10 天为 1 个疗程。结果:经 4 个疗程治疗,针刺组痊愈(头痛完全消失,其他兼症消失,3 个月不复发)26 例,好转(头痛明显减轻,其他兼症改善)14 例,无效 3 例,有效率 93%;对照组痊愈 4 例,好转 11 例,无效 5 例,有效率 75%。经统计学分析($P<0.005$),两组间差别有显著性意义。

2. 面瘫 《甘肃中医》1996 年第 1 期报道:以标、结部腧穴加根、本部腧穴治疗顽固性面瘫 15 例(病程均在 1 个月以上,最长 10 年),患侧面部常规取穴,再根据面部病位在相关经脉的远端根、本部配穴,如眼部加刺至阴穴,口角加刺太冲或大敦。针后用梅花针在患部轻轻叩刺,并嘱患者自己用煮熟的鸡蛋趁热在患侧面部来回滚动。经过 7~40 次治疗,结果:痊愈 10 例,显效 2 例,好转 3 例,全部有效。

3. 眼病

(1)急性结膜炎:《中华临床新医学》2002 年第 9 期报道,取至阴、大敦、足窍阴(均双),用三棱针点刺出血 10~20 滴,再用梅花针叩刺眼眶周围及太阳穴,全部有效。

《黑龙江中医药》2001 年第 5 期报道:先用三棱针点刺少商穴使出血少许,后针刺太阳、大椎等穴,全部有效。

《上海针灸杂志》1990 年第 2 期报道:取少泽、耳尖出血,大椎刺血拔罐,治疗 524 例,全部治愈。

(2)睑腺炎:《中国针灸》1992 年第 3 期报道,用三棱针刺手无名指端和足次趾端、无名趾端、小趾端出血治疗 150 例 160 只患眼。治愈 138 只,显效 22 只,全部有效。

《中国针灸》1999 年第 1 期报道:用三棱针点刺少泽穴出血治疗 30 例。痊愈 27 例(90%),好转 3 例,全部有效。

(3)斜视:《中国中西医结合杂志》1998 年第 12 期报道,运用根结、标本理论,上病下取,刺根、本部腧穴治疗标、结部病证,治疗麻痹性斜视 58 例共 61 只眼。主穴:至阴、养老、中渚、合谷、再创(手背拇指食指歧骨上)、眼点(拇指指间关节尺侧赤白肉际)、目穴(足跟下赤白肉际中点前 2 寸旁开约 0.5 寸)、腕踝针上 1;配穴:风池、解溪、侠溪、太冲、内临泣、肝点(掌面无名指第 1、2 指骨间横纹中点)等。另根据受累眼肌的不同,内直肌麻痹加睛明,外直肌麻痹加瞳子髎,上直肌麻痹加上明或阳白,下直肌麻痹加承泣或四白,上斜肌麻痹加健明$_4$,下斜肌麻痹加健明。主穴每天 3~4 个,配穴每天 2~3 个。按手针和足针操作法,留针 5~15 分钟。每天 1 次,7 天 1 个疗程。结果:经(3.0±2.1)个月的治疗,痊愈 20 只眼,显效 24 只眼,好转 10 只眼,无效 7 只眼,有效率 88.5%。经 7 个月至 2 年随访,远期疗效均较巩固。

4. 耳鸣、耳聋 耳鸣、耳聋若兼有头晕、口苦、咽干、舌边红苔黄、脉弦等,证属三焦或肝胆火旺,可取三焦、肝、胆三经的根、结之穴关冲、大敦、足窍阴、耳门、听会穴治之,针刺用泻法;若伴见头晕、目眩、腰膝酸软、失眠或多梦、舌微红少苔、脉细无力者,证属肾精不足,可取肾经的根、本部腧穴太溪、复溜、涌泉,配以耳周局部腧穴治之,针刺用补法。

5. 鼻出血 《中国针灸》1993 年第 6 期报道:一例习惯性鼻出血多年的患者,经刺、灸双侧涌泉,配少商点刺出血,连续 10 次而获痊愈。

6. 口腔、咽喉病证 口腔与咽喉为阳明经、少阴经的"结"部,乃肺、胃之门户,选手太阴、手足阳明井穴刺之,有良好的清热解毒消肿之功;选足少阴之井刺之,可滋阴降火、引火归原,使肾水上济于心,心火下归于肾。大凡喉痹之症,均系肺胃积热、风火上扰所致,治宜清利咽喉、消肿止痛。穴取少商、商阳、涌泉、金津玉液等,针刺出血最为上策。

(1) 口腔溃疡:《中国针灸》1998 年第 11 期报道,用火针点刺疮面,外加吴茱萸研末以醋调和后敷于足心涌泉穴治疗复发性口腔溃疡 58 例。治愈 42 例,显效 15 例,无效 1 例。

(2) 急性扁桃体炎:《上海针灸杂志》1994 年第 6 期报道,少商、商阳点刺出血治疗急性扁桃体炎 81 例。刺血 5~15 分钟后咽喉疼痛即可消失,6~12 小时体温可恢复正常,一般 1~3 次可愈,白细胞于 24~72 小时降至正常。

(三) 治疗内脏和全身疾病

在针灸临床中,运用四肢的五输穴来治疗脏腑疾病和全身性疾病能取得较好疗效。五输穴的临床应用,是根结、标本理论的具体体现。《难经·六十八难》对根、本部五输穴的主治病证进行了归纳:"井主心下满,荥主身热,俞主体重节痛,经主喘咳寒热,合主逆气而泄。"由此可以看出,五输穴在治疗上具有横向的一致性。同时也为五输穴区域全息诊疗理论及其脏腑定位提供了一定的原始依据。由这些五输穴在临床诊治中的应用,不难得出五输穴确实可以反映和控制机体的病理状态,是五输穴全息理论的有力佐证。

在治疗由于经脉痹阻、阳气不能通达四末的手足厥冷或痰瘀流窜经络的肢体不遂、麻木等病证方面,刺激根、结部位的腧穴最易激发经气,调节脏腑、经络功能而获良效。

有人根据根结、标本理论,应用"下病上取"方法,针刺患侧小海穴为主治疗坐骨神经痛取得较好疗效。《中国康复》1995 年第 2 期报道 88 例,除了具备坐骨神经痛的典型症状外,腰椎间盘突出及腰椎肥大引起者均经腰椎 X 线片和 CT 证实。观察组取患侧小海穴,针刺泻法,配液门透中渚(泻法),腿酸胀者加曲池,个别患者局部针刺或艾灸环跳穴,留针 30 分钟。另以 76 例按常规针刺治疗,取环跳、气海俞为主,配阳陵泉、承山穴,针刺泻法,留针 30 分钟。两组治疗均每日 1 次,6 次 1 个疗程。经过 1~4 个疗程的治疗,小海组痊愈 50 例 (56.8%),好转 27 例,无效 11 例,有效率 87.5%;常规组痊愈 26 例(34.2%),好转 28 例,无效 22 例,有效率 71.1%。两组比较有显著差异($P < 0.01$),说明针刺小海穴为主治疗坐骨神经痛疗效较传统的循经取穴方法为好。

《中国针灸》1994 年第 5 期报道:用"根结"取穴法对 100 例骨折患者疼痛进行治疗观察,按骨折部位取患肢的根、结穴(如胫腓骨骨折疼痛部位在足阳明胃经循行处,就取头维、厉兑),进针 1 分许,不用任何手法,如效不佳,再行针催气,使气至病所,即效。结果:止痛效果优者 64 例,良者 24 例,佳者 10 例,无效 2 例(均为术后麻醉药性过后患肢疼痛),有效率 98%。

正由于根结、标本理论能有效地指导针灸临床实践,所以窦汉卿在其《标幽赋》中才说:"更穷四根三结,依标本而刺无不痊。"

四、头针疗法

头针疗法是在头皮特定的穴位连线上进行浮刺来治疗疾病的一种方法。起源于 20 世纪 70 年代初,由山西省运城地区焦顺发首创。当时是以大脑皮质在头皮表面的反射区来定位,治疗以脑血栓形成为主的脑源性疾病。

为了适应头针疗法在国际间的推广和交流,促进其进一步发展,20 世纪 80 年代初,中国针灸学会受世界卫生组织(WHO)的委托,在天津、黑龙江按分区定经的基础上,结合古代透刺穴位的方法制定了以经络、腧穴理论为体系的《头皮针穴名国际标准化方案》,1984 年 5 月在日本召开的世界卫生组织亚太地区会议上获得通过,1984 年 11 月在世界卫生组织主持召开的针灸穴名国际标准化科学组会议上正式通过。本书对头穴线的名称和定位的编写,以《头皮针穴名国际标准化方案》为准。

(一) 标准头穴线的定位及主治

标准头穴线位于头皮表面,按颅骨解剖名称分额区、顶区、颞区和枕区 4 个区以及 14 条标准线。

1. 额区

(1)额中线

[部位]头前部正中,从督脉神庭穴向前引一长 1 寸的直线(图 7-17)。

[主治]鼻病、癫痫、神志病等。

(2)额旁 1 线

[部位]头前部,从足太阳膀胱经眉冲穴向前引一长 1 寸的直线(图 7-17)。

[主治]失眠、冠心病(心绞痛)、支气管炎、支气管哮喘等。

(3)额旁 2 线

[部位]头前部,从足少阳胆经头临泣穴向前引一长 1 寸的直线(图 7-17)。

[主治]急慢性胃炎、胃及十二指肠溃疡、肝胆疾病等。

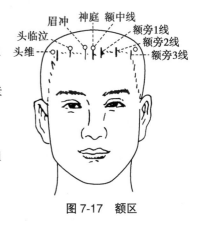

图 7-17　额区

(4)额旁 3 线

[部位]头前部,从足阳明胃经头维穴内侧 0.75 寸起向下引一长 1 寸的直线(图 7-17)。

[主治]尿频、尿急、遗精、阳痿、功能失调性子宫出血、子宫脱垂等。

2. 顶区

(1)顶中线

[部位]头顶部,从督脉百会穴至前顶穴(图 7-18)。

[主治]腰痛、下肢疼痛、麻木、瘫痪、皮质性多尿、脱肛、遗尿、高血压、头顶痛等。

(2)顶旁 1 线

[部位]头顶部,督脉顶中线旁开 1.5 寸,即足太阳膀胱经通天穴向后引一长 1.5 寸的直线至络却穴(图 7-19)。

[主治]腰痛、下肢疼痛、麻木、瘫痪等。

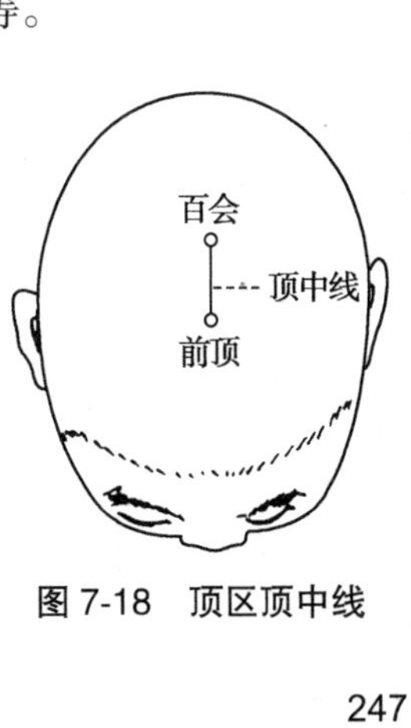

图 7-18　顶区顶中线

（3）顶旁 2 线

［部位］头顶部，督脉顶中线旁开 2.25 寸，即足少阳胆经正营穴向后引一长 1.5 寸的直线至承灵穴（图 7-19）。

［主治］上肢疼痛、麻木、瘫痪等。

3. 颞区

（1）颞前线

［部位］颞部，即足少阳胆经颔厌穴至悬厘穴连一直线（图 7-19）。

［主治］偏头痛、运动性失语、面瘫和口腔疾病。

（2）颞后线

［部位］颞部，即足少阳胆经率谷穴向下至曲鬓穴连一直线（图 7-19）。

［主治］偏头痛、耳鸣、耳聋、眩晕等。

（3）顶颞前斜线

［部位］头顶侧部，从前神聪（百会前 1 寸）至足少阳胆经悬厘穴引一直线（图 7-20）。

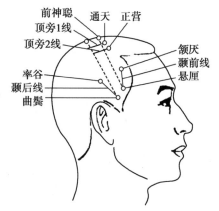

图 7-19 顶旁 1 线、顶旁 2 线

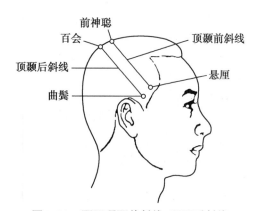

图 7-20 颞区顶颞前斜线、顶颞后斜线

［主治］上 1/5 治疗对侧下肢和躯干的瘫痪；中 2/5 治疗对侧上肢瘫痪；下 2/5 治疗对侧中枢性面瘫、运动性失语、流涎、脑动脉粥样硬化等。

（4）顶颞后斜线

［部位］头顶侧部，顶颞前斜线向后平移 1 寸，从百会至足少阳胆经曲鬓穴引一直线（图 7-20）。

［主治］上 1/5 治疗对侧下肢和躯干的感觉异常；中 2/5 治疗对侧上肢感觉异常；下 2/5 治疗对侧头面部感觉异常。

4. 枕区

（1）枕上正中线

［部位］后头部，督脉强间穴至脑户穴（图 7-21）。

［主治］眼病、足癣等。

（2）枕上旁线

［部位］后头部，由枕外隆凸督脉旁开 0.5 寸起，向上引一长 1.5 寸的直线（图 7-21）。

［主治］近视、白内障、皮质性视力障碍等。

（3）枕下旁线

［部位］位于后枕部，从足太阳膀胱经玉枕穴起向下引出一条长约2寸的直线，约至天柱穴（图7-21）。

［主治］后头痛、小脑疾病引起的平衡障碍等。

附录：焦氏头针穴区定位及主治

焦氏头针是山西省运城市头针研究所焦顺发根据大脑功能定位原理，拟定的头针刺激区作为头针治疗部位，是《头皮针穴名国际标准化方案》的前身，目前仍旧还是针灸临床常用的头针治疗分区。在此仅就焦氏头针的常用头针刺激区的定位和主治作一介绍。

1. 常用头针的标准定位线 为了便于刺激区的定位，应首先确定3个标准点（两眉中点即印堂穴处，眉毛上缘中点，枕外隆凸高点、）和2条标准线（前后正中线：从眉心至枕外隆凸下缘的头部正中连线；眉枕线：从眉毛上缘中点至枕外隆凸尖端的头侧面的水平连线。图7-22）。

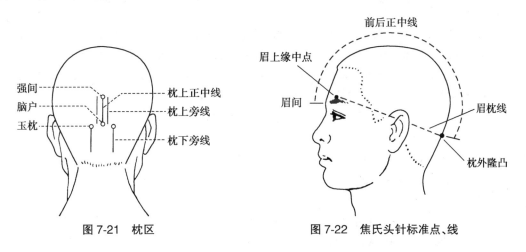

图 7-21 枕区　　　　图 7-22 焦氏头针标准点、线

2. 常用头针刺激区的定位及主治

（1）运动区

［部位］上点在前后正中线的中点向后移0.5cm处，下点在眉枕线和鬓角发际前缘相交处（若鬓角不明显，可从颧弓中点向上引一垂直线，将此线与眉枕线交点前0.5cm处作为下点），上下两点之间的连线即为运动区。相当于大脑皮质中央前回在头皮上的投影。将运动区划分为5等分，上1/5为对侧下肢、躯干运动区，中2/5是对侧上肢运动区，下2/5是对侧面部运动区，也称言语1区（图7-23）。

［主治］运动区上1/5，主治对侧下肢瘫痪；运动区中2/5，主治对侧上肢瘫痪；运动区下2/5，主治对侧中枢性面瘫、运动性失语（失去讲话能力，但理解语言的能力存在）、流涎、发音障碍。

（2）感觉区

［部位］自运动区后移1.5cm的平行线即为感觉区，相当于大脑皮质中央后回在头皮上的投影。上1/5是对侧下肢、躯干感觉区；中2/5是对侧上肢感觉区；下2/5是对侧面部感觉

区（图 7-24）。

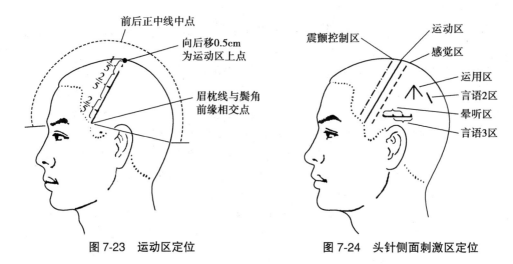

图 7-23　运动区定位　　　　图 7-24　头针侧面刺激区定位

［主治］感觉区上 1/5，主治对侧腰腿痛、麻木、感觉异常（在没有外界任何刺激下出现的各种异常感觉，如冷热感、蚁行感、敏感点、刺痛感、麻木感、迟钝感、瘙痒感等）；感觉区中 2/5，主治对侧上肢疼痛、麻木、感觉异常；感觉区下 2/5，主治对侧面部麻木、偏头痛、三叉神经痛、青光眼头痛、牙痛、颞下颌关节炎等。

感觉区配合相应的内脏区（胸腔区、胃区、生殖区）可用于有关部位手术的头针麻醉。

（3）舞蹈震颤控制区

［部位］自运动区向前移 1.5cm 的平行线（图 7-24）。

［主治］舞蹈病、帕金森病。

（4）晕听区

［部位］从耳尖直上 1.5cm 处，向前及向后各引 2cm 的水平线，共 4cm 长（图 7-24）。

［主治］眩晕（梅尼埃病）、耳鸣、听力减退等。

（5）言语 2 区

［部位］相当于顶叶角回部。以顶骨结节后下方 2cm 处为起点，向后引平行于前后正中线的 3cm 长的直线（图 7-24）。

［主治］命名性失语（也称"健忘性失语""失读症"，可以讲话，但不能说出物体的名字，自知有错，但不会纠正，经他人提示可以纠正；可有幻听、幻嗅现象存在，为颞后枕下部受损）。

（6）言语 3 区

［部位］晕听区中点向后引 4cm 长的水平线（图 7-24）。

［主治］感觉性失语（也称"错语症"，可以讲话，但由于听觉分析器的功能障碍，失去对语言的正确理解能力，而"答非所问"，为颞叶受损）。

（7）运用区

［部位］从顶骨结节起向下引一垂直线，同时引与该线夹角为 40° 的前后两线，3 条线的长度均为 3cm（图 7-24）。

［主治］失用症（又称"运用不能症"，患者的肌力、肌张力及基本运动均正常，但存在对

细小动作的技巧能力障碍,系缘上回受损)。

（8）足运感区

［部位］在前后正中线的中点旁开左右各1cm,向后引平行于正中线的3cm长的直线（图7-25）。

［主治］下肢酸软无力、瘫痪失用和感觉异常。

（9）视区

［部位］从枕外隆凸顶端旁开1cm处,向上引平行于前后正中线的4cm长的直线（图7-26）。

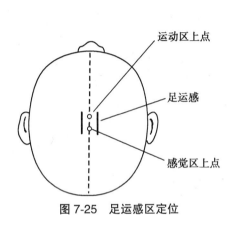

图7-25　足运感区定位

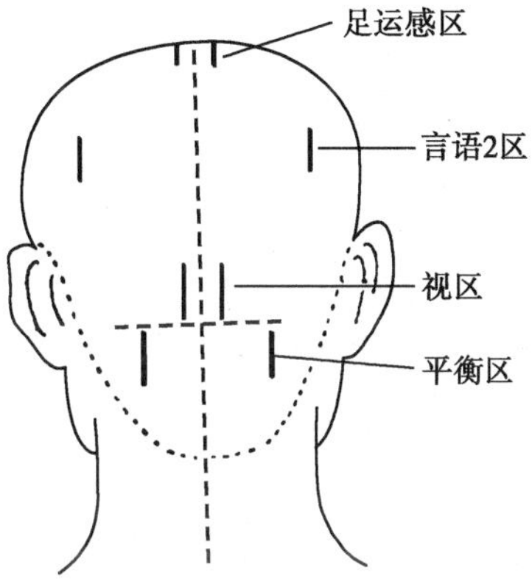

图7-26　头针后面刺激区定位

［主治］皮质性视力障碍。

（10）平衡区

［部位］相当于小脑半球在头皮上的投影。从枕外隆凸顶端旁开3.5cm处,向后引平行于前后正中线的4cm长的直线（图7-26）。

［主治］小脑疾病导致的平衡障碍。

（11）胃区

［部位］以瞳孔直上的发际处为起点,向上引平行于前后正中线的2cm长的直线（图7-27）。

［主治］胃痛及上腹部不适等。

（12）胸腔区

［部位］在胃区与前后正中线之间,从发际向上、下各引2cm长的平行于前后正中线的直线（图7-27）。

［主治］胸痛、胸闷、心悸、冠状动脉供血不足、哮喘、呃逆等。

（13）生殖区

［部位］从额角处向上引平行于前后正中线的2cm长的直线（图7-27）。

［主治］功能失调性子宫出血、盆腔炎、白带多;配足运感区治疗子宫脱垂等。

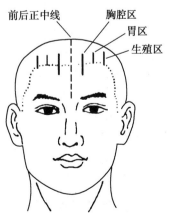

图7-27　头针前面刺激区定位

（二）头针疗法的适用范围

头针疗法主要适用于脑源性疾病引起的瘫痪、麻木、失语等。此外，还可治疗一部分常见病和多发病，如眩晕、腰腿痛、夜尿多、支气管哮喘、冠状动脉供血不足等。目前，在头针治疗的基础上又创造了头针麻醉，已经应用于外科多种手术。

（三）头针疗法的操作方法

1. 体位　采用卧位或坐位均可，但必须保证取穴准确，操作方便。

2. 选穴（区）　根据病情需要，本着"左右交叉、上下颠倒"的原则，选取相应头穴区。单侧肢体病变选对侧，双侧肢体病变选双侧，内脏病变选双侧。

3. 选针　针具以选用 26~28 号、长 1.5~2.5 寸的毫针为宜。

4. 进针　根据不同疾病正确选好刺激区的部位，局部常规消毒，针与头皮呈小于 30° 左右夹角，用套管针将针打入（或以夹持进针法将针刺入）帽状腱膜下。此时指下感到阻力减小，然后将针与头皮平行，继续捻进针，达到该区的长度。最后进行运针。

5. 运针　头针疗法的运针只捻转不提插，捻针时用拇指掌面与食指桡侧面夹持针柄，以食指指掌关节连续伸屈，使针身左右旋转（图 7-28）。每分钟要求捻转 200 次左右（可以用电针快频率代替手捻），一般捻转 3~5 分钟，间歇 5~10 分钟，反复操作 2~3 遍即可起针。

6. 出针　出针时要用消毒干棉球轻轻压迫针孔，以防出血。如万一出血或见皮下血肿，应轻度压迫、按摩，令血肿自行吸收，无须特殊处理。

7. 疗程　一般每日或隔日治疗 1 次，10 次为 1 个疗程，休息 2~3 天，再做下一疗程的治疗。

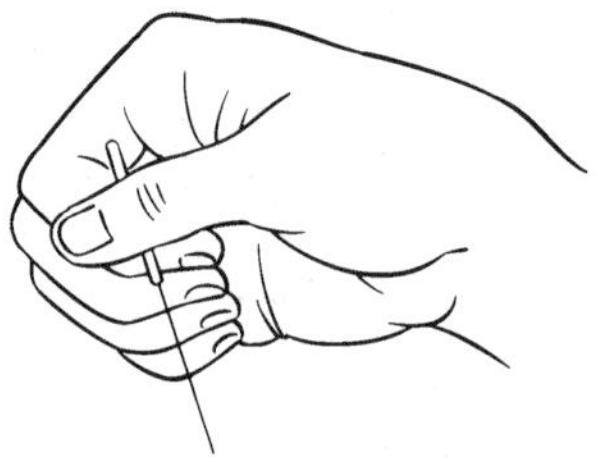

图 7-28　头针持针、运针方法

（四）提高头针疗效的几个环节

1. 明确诊断，把握时机。头针疗法的适应证以"脑血栓"最为首选，治疗越早越好。"脑出血"患者要待出血停止、血压稳定、病情好转后开始施治。

2. 选区正确，配区恰当。

3. 注重操作手法，进针时针入头皮要快，进入皮下后则缓缓而深入，达到应有的深度，针体要稳，捻针要快（手力和手技不足时可用电针取代）。否则，患者会感到头皮疼痛，不愿配合，影响疗效。

4. 把握刺激强度。刺激强度系指多次捻针刺激量的总和，刺激量大的针感就相对强一些，能使患者对侧肢体产生发热的感觉。

5. 间歇运针，间歇运动。头针操作注重捻针，每捻转 3~5 分钟，间歇 5~10 分钟。其间，应嘱瘫痪患者活动肢体，不能活动者应由家属或医护人员帮助其做肢体被动运动。加强肢体功能锻炼，有助于提高疗效。反复操作 2~3 遍。住院患者可增加留针时间，带针进行肢体功能锻炼。

6. 充分调动患者、家属和医护人员三方面积极性，尤其是患者的内在因素。积极、主动配合治疗，在家属精心协助下加强肢体功能锻炼（大动作靠针、小动作靠练），促进康复。

（五）头针疗法的注意事项

1. 对于缺血性脑中风者，宜尽早采用头针疗法。而对脑出血患者，要待病情及血压稳定、出血停止后方可进行头针治疗，以防再次出血。

2. 凡并发高热、心力衰竭者,不宜采用头针疗法。

3. 头皮血管丰富,容易出血,出针时应多加注意。

4. 头针刺激较强,捻针时要注意观察患者表情,以防出现晕针。

五、耳穴疗法

耳针疗法是用毫针或其他刺激手段刺激耳郭上的穴区以防治疾病的一种方法。其适应证广泛,操作方便、安全,疗效快捷、显著。

耳郭位于头面部,属于人体经络的标结部位,与人体各部分存在着一定的生理联系。通过望耳的形态、色泽的变化可以辅助诊断疾病,刺激耳郭的穴位可以防治疾病,在我国已有悠久的历史。《黄帝内经》中已经有了利用耳郭上的一定部位诊治疾病的记载。《灵枢·师传》说:"肾者主为外,使之远听,视耳好恶,以知其性。"《素问·缪刺论》说:"尸厥……不已,以竹管吹其两耳。"后世《备急千金要方》和《针灸大成》中也有所沿用。《东医宝鉴》也把摸耳、揪耳作为防病保健的方法之一。

20世纪50年代,法国医学博士Nogier对一位患者耳上的瘢痕感到新奇,经问询,原来是民间用烧灼术治疗坐骨神经痛所致(笔者20世纪70年代在北非阿尔及利亚参加援外医疗时也看到类似治病方法),于是加以潜心研究,并于1956年在法国针灸学术大会上宣读了自己"关于耳针疗法"的论文。1957年在德国《针砭》杂志上正式发表,引起世界医学界的注重,1958年引进我国(《上海中医药杂志》1958年第12期报道)。

近几十年来,耳针疗法已经逐渐成为一门自成体系、别具一格的医学新疗法。我国古典文献散在记录耳穴10多个,Nogier增加到40多个,20世纪60年代末我国增加到100多个,70年代中发展到200多个。操作方法也在古代针刺、热熨、艾灸、按摩、吹药、塞药的基础上发展为埋针、埋药、电针、耳穴注射等方法,并成功地运用于外科手术麻醉。我国在耳针疗法的应用和研究方面取得的成就最为显著,使耳针有了更大更快的发展,诊治方法增多,适用范围扩大,并形成了耳穴诊疗理论体系。

(一) 耳与脏腑、经络的关系

1. 耳与脏腑的关系　耳与脏腑的生理、病理有着密切联系。中医学认为,心"开窍于耳"(《素问·金匮真言论》),"肾气通于耳,肾和则耳能闻五音矣"(《灵枢·脉度》)。《备急千金要方》说:"心气通于舌,舌非窍也,其通于窍者,寄见于耳……荣华于耳。"清代《杂病源流犀烛》说:"肺主气,一身之气贯于耳。"《厘正按摩要术》进一步提出了耳与五脏的关系:"耳珠属肾,耳叶属脾,耳上轮属心,耳皮肉属肺,耳背玉楼属肝。"以上这些论述,体现了耳与脏腑在生理方面是息息相关的。

耳与病理相关的论述记载于历代医著中颇多。如《素问·脏气法时论》说:"肝病者……虚则……耳无所闻……气逆则头痛耳聋不聪。"《证治准绳》说:"耳聋,少气嗌干者,为肺虚。"《素问·玉机真脏论》指出:"(脾)不及,则令人九窍不通。"至于我国古代医家通过观察耳郭的形态和色泽,来判断脏腑病理变化的论述,也都说明了耳与脏腑在病理、诊断上有着不可分割的内在联系。耳与脏腑的这些密切联系都是靠经络的联系而实现的。

2. 耳与经络的关系　据《灵枢·经脉》记载,手、足六阳经均与耳存在着密切联系。有的直接入耳中(如手太阳小肠经、手少阳三焦经、足少阳胆经、手阳明大肠经经别、足阳明之络),有的则分布在耳郭周围(足阳明胃经走耳前,足太阳膀胱经至耳上角)。6条阴经虽不直接入耳,但却通过经别与阳经相合,间接与之联系。所以《灵枢·口问》说:"耳者,宗脉之所聚也。"《灵枢·邪气脏腑病形》也说:"十二经脉,三百六十五络,其血气皆上于面而走空窍,其精阳气上走于目而为睛,其别气走于耳而为听。"由此可见,耳与经络的关系在《黄帝内经》时期已奠定了基础。后世医家又多有阐述,如张介宾说:"手足三阴三阳之脉皆入耳中。"《奇经八脉考》一书还从奇经八脉角度,阐述了耳和经络的关系。

(二)耳郭的表面解剖

耳郭是外耳的组成部分,主要由弹性纤维软骨、软骨膜、韧带、退化了的耳肌及覆盖在最外层的皮下组织和皮肤所构成。耳郭的皮下肌肉甚少,却有着极为丰富的神经、血管、淋巴管分布。耳郭分前面和背面,凹面为耳郭前面,凸面为耳郭背面,是结构科学的听觉器官(图 7-29)。

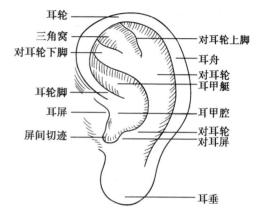

图 7-29　耳郭正面解剖

1. 耳垂　耳郭下部无软骨的部分。

2. 耳轮　耳郭外缘向前卷曲的部分。

3. 耳轮结节　耳轮后上方的一个不甚明显的小结节。

4. 耳轮尾　在耳轮末端,与耳垂交界处。

5. 耳轮脚　指耳轮深入到耳甲内的横行突起。

6. 对耳轮　与耳轮相对呈"Y"字形的隆起部,由对耳轮体、对耳轮上脚和对耳轮下脚三部分组成。

7. 对耳轮上脚　对耳轮向上分支的部分。

8. 对耳轮下脚　对耳轮向前分支的部分。

9. 轮屏切迹　对耳轮与对耳屏之间的凹陷处。

10. 耳舟　耳轮与对耳轮之间的凹沟。

11. 三角窝　对耳轮上、下脚与相应耳轮之间的三角形凹窝。

12. 耳甲腔　耳轮甲以下的耳甲部。

13. 耳甲艇　耳轮脚以上的耳甲部。

14. 耳屏　耳郭前方呈瓣状的隆起。

15. 屏上切迹　耳屏与耳轮之间的凹陷处。

16. 对耳屏　耳垂上方,与耳屏相对的瓣状隆起。

17. 屏间切迹　耳屏与对耳屏之间的凹陷处。

18. 耳轮背面　耳轮背部的平坦部分。

19. 耳垂背面　耳垂背部的平坦部分。

20. 三角窝隆起　三角窝在耳背呈现的隆起。

(三)耳穴分布规律

机体在病理情况下会在耳郭相应部位出现各种不同的反应点,诸如压痛、变形、变色、水疱、皮疹、脱皮、结节等。这些反应点就称为"耳穴"或"耳区"。它们在生理、病理、诊断、治疗上的意义与经穴是一致的,在针灸临床常常作为诊治疾病的刺激点。

耳穴在耳郭上的分布有一定规律,与身体各部相应的穴位在耳郭的分布大致像一个倒置的胎儿,头部朝下,臀部及下肢朝上,胸腹部和主躯干在中间。具体地说,与头面部相应的穴位在耳垂和对耳屏;与上肢相应的穴位在耳舟;与躯干和下肢相应的穴位在对耳轮体部和对耳轮上、下脚;与内脏相应的穴位多集中在耳甲艇和耳甲腔;与消化道相应的穴位在耳轮脚周围;与耳鼻咽喉相应的穴位在耳屏四周(图 7-30)。

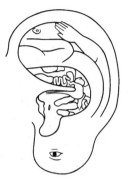

图 7-30　耳穴分布的规律

(四) 常用耳穴的定位与主治

目前,耳穴已达 200 多个。耳穴的命名不但有西医生理、解剖名称所赋予的固有功能,而且也有中医理论的丰富内容。例如,按组织部位(即有关脏腑、肢体)命名的心、肺、肩、膝;按耳郭本身解剖名称命名的耳尖、耳中、屏尖、耳轮;按神经系统命名的交感、皮质下、坐骨神经;按功能作用命名的神门、平喘、降压沟等(图 7-31)。

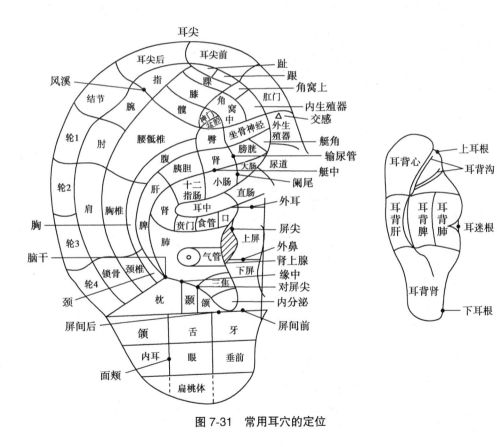

图 7-31　常用耳穴的定位

1. 耳轮部(HX)穴位

(1)膈(耳中)(HX_1)

[部位] 在耳轮脚处,即耳轮 1 区。

[主治] 呃逆、荨麻疹、皮肤瘙痒、小儿遗尿症、咯血。

(2)直肠(HX_2)

［部位］在耳轮脚棘前上方的耳轮处,即耳轮 2 区。

［主治］便秘、腹泻、脱肛、痔疮。

(3)尿道(HX$_3$)

［部位］在直肠上方的耳轮处,即耳轮 3 区。

［主治］尿频、尿急、尿痛、尿潴留。

(4)外生殖器(HX$_4$)

［部位］在对耳轮下脚前方的耳轮处,即耳轮 4 区。

［主治］睾丸炎、附睾炎、外阴瘙痒。

(5)肛门(HX$_5$)

［部位］在三角窝前方的耳轮处,即耳轮 5 区。

［主治］痔疮、肛裂。

(6)耳尖(HX$_{6,7}$i)

［部位］在耳郭向前对折的上部尖端处,即耳轮 6、7 区交界处。

［主治］有泻热降压、消肿止痛的功效,用于发热、高血压、急性结膜炎、睑腺炎(麦粒肿)。

(7)耳轮结节(HX$_8$)

［部位］在耳轮结节处,即耳轮 8 区。

［主治］头晕、头痛、高血压。

(8)轮 1(HX$_9$)

［部位］在耳轮结节下方的耳轮处,即耳轮 9 区。

［主治］扁桃体炎、上呼吸道感染、发热。

(9)轮 2(HX$_{10}$)

［部位］在轮 1 区下方的耳轮处,即耳轮 10 区。

［主治］扁桃体炎、上呼吸道感染、发热。

(10)轮 3(HX$_{11}$)

［部位］在轮 2 区下方的耳轮处,即耳轮 11 区。

［主治］扁桃体炎、上呼吸道感染、发热。

(11)轮 4(HX$_{12}$)

［部位］在轮 3 区下方的耳轮处,即耳轮 12 区。

［主治］扁桃体炎、上呼吸道感染、发热。

2. 耳舟部(SF)穴位

(1)指(SF$_1$)

［部位］在耳舟上方处,即耳舟 1 区。

［主治］甲沟炎、手指疼痛和麻木。

(2)腕(SF$_2$)

［部位］在指区的下方处,即耳舟 2 区。

［主治］腕部疼痛。

(3)风溪(SF$_{1,2}$i)

［部位］在耳轮结节前方,指区与腕区之间,即耳舟 1、2 区交界处。

［主治］荨麻疹、皮肤瘙痒、过敏性鼻炎。

(4)肘（SF_3）

［部位］在腕区的下方处，即耳舟 3 区。

［主治］肱骨外上髁炎、肘部疼痛。

(5)肩（$SF_{4,5}$）

［部位］在肘区的下方处，即耳舟 4、5 区。

［主治］肩周炎、落枕。

(6)锁骨（SF_6）

［部位］在肩区的下方处，即耳舟 6 区。

［主治］肩周炎、相应部位的疼痛。

3. 对耳轮部（AH）穴位

(1)跟（AH_1）

［部位］在对耳轮上脚前上部，即对耳轮 1 区。

［主治］足跟痛。

(2)趾（AH_2）

［部位］在耳尖下方的对耳轮上脚后上部，即对耳轮 2 区。

［主治］甲沟炎、趾部疼痛。

(3)踝（AH_3）

［部位］在趾、跟区下方处，即对耳轮 3 区。

［主治］踝关节扭伤。

(4)膝（AH_4）

［部位］在对耳轮上脚中 1/3 处，即对耳轮 4 区。

［主治］膝关节肿痛。

(5)髋（AH_5）

［部位］在对耳轮上脚的下 1/3 处，即对耳轮 5 区。

［主治］髋关节疼痛、坐骨神经痛。

(6)坐骨神经（AH_6）

［部位］在对耳轮下脚的前 2/3 处，即对耳轮 6 区。

［主治］坐骨神经痛。

(7)交感（下脚端）（AH_6a）

［部位］在对耳轮下脚末端与耳轮内缘相交处，即对耳轮 6 区前端。

［主治］消化、循环系统功能失调，急惊风、哮喘、痛经等。

(8)臀（AH_7）

［部位］在对耳轮下脚的后 1/3 处，即对耳轮 7 区。

［主治］坐骨神经痛。

(9)腹（AH_8）

［部位］在对耳轮体前部上 2/5 处，即对耳轮 8 区。

［主治］腹腔疾病、消化及妇科系统疾病。

(10)腰骶椎（AH_9）

［部位］在腹区后方，即对耳轮 9 区。

〔主治〕腰骶部疼痛。

(11)胸（AH$_{10}$）

〔部位〕在对耳轮体前部中 2/5 处,即对耳轮 10 区。

〔主治〕胸胁痛。

(12)胸椎（AH$_{11}$）

〔部位〕在胸区后方,即对耳轮 11 区。

〔主治〕胸胁疼痛、乳腺疾病。

(13)颈（AH$_{12}$）

〔部位〕在对耳轮体前部下 1/5 处,即耳轮 12 区。

〔主治〕颈项肿痛、落枕。

(14)颈椎（AH$_{13}$）

〔部位〕在颈区后方,即对耳轮 13 区。

〔主治〕颈椎疾病、落枕。

4. 三角窝部（TF）穴位

(1)角窝上（TF$_1$）

〔部位〕在三角窝前 1/3 的上部,即三角窝 1 区,也称“降压点”。

〔主治〕高血压。

(2)内生殖器（TF$_2$）

〔部位〕在三角窝前 1/3 的下部,即三角窝 2 区。

〔主治〕痛经、月经不调、遗精、早泄等。

(3)角窝中（TF$_3$）

〔部位〕在三角窝中 1/3 处,即三角窝 3 区。

〔主治〕哮喘。

(4)神门（TF$_4$）

〔部位〕在三角窝后 1/3 的上部,即三角窝 4 区。

〔主治〕有镇静宁神、消炎止痛的功效,用于失眠、多梦、痛证、戒断综合征,也是针刺麻醉要穴。

(5)盆腔（TF$_5$）

〔部位〕在三角窝后 1/3 的下部,即三角窝 5 区。

〔主治〕盆腔炎。

5. 耳屏部（TG）穴位

(1)上屏（TG$_1$）

〔部位〕在耳屏外侧面上 1/2 处,即耳屏 1 区。

〔主治〕咽炎、鼻炎。

(2)下屏（TG$_2$）

〔部位〕在耳屏外侧面下 1/2 处,即耳屏 2 区。

〔主治〕鼻炎、鼻塞。

(3)外耳（TG$_1$u）

〔部位〕在屏上切迹前方近耳轮部,即耳屏 1 区上缘处。

［主治］外耳道炎、中耳炎、耳鸣。

(4)屏尖(TG$_1$p)

［部位］在耳屏游离缘上部尖端,即耳屏 1 区后缘处。

［主治］发热、牙痛。

(5)外鼻(TG$_{1,2}$i)

［部位］在耳屏外侧面中部,即耳屏 1、2 区之间。

［主治］鼻前庭炎、鼻炎。

(6)肾上腺(下屏尖)(TG$_2$p)

［部位］在耳屏游离缘下部尖端,即耳屏 2 区后缘处。

［主治］有调理血脉、升压平喘之功,用于低血压、无脉症、咳嗽、哮喘、中暑、疟疾等。

(7)咽喉(TG$_3$)

［部位］在耳屏内侧面上 1/2 处,即耳屏 3 区。

［主治］声音嘶哑、咽喉炎、扁桃体炎。

(8)内鼻(TG$_4$)

［部位］在耳屏内侧面下 1/2 处,即耳屏 4 区。

［主治］鼻炎、副鼻窦炎、鼻衄。

(9)屏间前(TG$_{2l}$)

［部位］在屏间切迹前方耳屏最下部,即耳屏 2 区下缘处。

［主治］口腔炎、上颌炎、鼻咽炎。

6. 对耳屏部(AT)穴位

(1)额(AT$_1$)

［部位］在对耳屏外侧面的前部,即对耳屏 1 区。

［主治］头痛、头晕、失眠、多梦。

(2)屏间后(AT$_1$i)

［部位］在屏间切迹后方对耳屏前下部,即对耳屏 1 区下缘处。

［主治］额窦炎。

(3)颞(AT$_2$)

［部位］在对耳屏外侧面的中部,即对耳屏 2 区。

［主治］偏头痛。

(4)枕(AT$_3$)

［部位］在对耳屏外侧面的后部,即对耳屏 3 区。

［主治］头痛、头晕、哮喘、癫痫、神经衰弱。

(5)脑(皮质下)(AT$_4$)

［部位］在对耳屏内侧面,即对耳屏 4 区。

［主治］镇静止痛,用于神经衰弱、痛症、间日疟、假性近视。

(6)对屏尖(AT$_{1,2,4}$i)

［部位］在对耳屏游离缘尖端,即对耳屏 1、2、4 区交点处。

［主治］哮喘、腮腺炎、皮肤瘙痒、睾丸炎。

(7)缘中(AT$_{2,3,4}$i)

［部位］在对耳屏游离缘上，对屏尖与轮屏切迹之中点处，即对耳屏 2、3、4 区交点处。

［主治］遗尿、内耳眩晕症。

(8)脑干($AT_{3、4}i$)

［部位］在轮屏切迹处，即对耳屏 3、4 区之间。

［主治］头痛、眩晕、假性近视。

7. 耳甲部(CO)穴位

(1)口(CO_1)

［部位］在耳轮脚下方前 1/3 处，即耳甲 1 区。

［主治］面瘫、口腔炎、胆石症。

(2)食管(CO_2)

［部位］在耳轮脚下方中 1/3 处，即耳甲 2 区。

［主治］食管炎、食管痉挛。

(3)贲门(CO_3)

［部位］在耳轮脚下方后 1/3 处，即耳甲 3 区。

［主治］贲门痉挛、神经性呕吐。

(4)胃(CO_4)

［部位］在耳轮脚消失处，即耳甲 4 区。

［主治］胃痛、胃溃疡、消化不良、失眠。

(5)十二指肠(CO_5)

［部位］在耳轮脚及部分耳轮与 AB 线之间的后 1/3 处，即耳甲 5 区。

［主治］十二指肠溃疡、胆石症、幽门痉挛。

(6)小肠(CO_6)

［部位］在耳轮脚及部分耳轮与 AB 线之间的中 1/3 处，即耳甲 6 区。

［主治］消化不良、心悸。

(7)大肠(CO_7)

［部位］在耳轮脚及部分耳轮与 AB 线之间的前 1/3 处，即耳甲 7 区。

［主治］腹泻、便秘、咳嗽。

(8)阑尾($CO_{6、7}i$)

［部位］在小肠区与大肠区之间，即耳甲 6、7 区交界处。

［主治］阑尾炎、腹泻。

(9)艇角(CO_8)

［部位］在对耳轮脚下脚下方前部，即耳甲 8 区。

［主治］前列腺炎、尿道炎。

(10)膀胱(CO_9)

［部位］在对耳轮脚下脚下方中部，即耳甲 9 区。

［主治］膀胱炎、尿闭、遗尿。

(11)肾(CO_{10})

［部位］在对耳轮脚下脚下方后部，即耳甲 10 区。

［主治］泌尿、生殖、妇科疾病，腰痛、耳鸣、失眠。

（12）输尿管（$CO_{9、10}i$）

［部位］在肾区与膀胱之间,即耳甲 9、10 区交界处。

［主治］输尿管结石绞痛。

（13）胰、胆（CO_{11}）

［部位］在耳甲艇的后上部,即耳甲 11 区。

［主治］胰、胆道疾病,糖尿病、偏头痛。

（14）肝（CO_{12}）

［部位］在耳甲艇的后下部,即耳甲 12 区。

［主治］肝气郁滞、眼病、月经不调、痛经等。

（15）艇中（$CO_{6、10}i$）

［部位］在小肠区与肾区之间,即耳甲 6、10 区交界处。

［主治］腹痛、腹胀、腮腺炎。

（16）脾（CO_{13}）

［部位］在肝区下方,耳甲腔的后上部,即耳甲 13 区。

［主治］消化不良、腹胀、腹泻、崩漏、血液病。

（17）肺（CO_{14}）

［部位］在心、气管区周围处,即耳甲 14 区。

［主治］呼吸系统疾病、皮肤病。

（18）心（CO_{15}）

［部位］在耳甲腔正中凹陷处,即耳甲 15 区。

［主治］心血管系统疾病、中暑、急惊风。

（19）气管（CO_{16}）

［部位］在心穴与外耳门之间,即耳甲 16 区。

［主治］咳嗽、哮喘。

（20）三焦（CO_{17}）

［部位］在外耳门后下,肺与内分泌之间,即耳甲 17 区。

［主治］便秘、腹胀、浮肿。

（21）屏间（内分泌）（CO_{18}）

［部位］在屏间切迹内,耳甲腔的前下部,即耳甲 18 区。

［主治］新陈代谢病、内分泌失调、痛经、月经不调、围绝经期综合征。

8. 耳垂部（LO）穴位

（1）牙（LO_1）

［部位］在耳垂正面前上部,即耳垂 1 区。

［主治］牙痛、牙周炎、低血压。

（2）舌（LO_2）

［部位］在耳垂正面中上部,即耳垂 2 区。

［主治］舌炎、口腔炎。

（3）颌（LO_3）

［部位］在耳垂正面后上部,即耳垂 3 区。

［主治］牙痛、颞下颌关节紊乱综合征。

(4)垂前(LO_4)

［部位］在耳垂正面前中部,即耳垂 4 区。

［主治］牙痛、神经衰弱。

(5)眼(LO_5)

［部位］在耳垂正面中央部,即耳垂 5 区。

［主治］结膜炎、近视等眼病。

(6)内耳(LO_6)

［部位］在耳垂正面后中部,即耳垂 6 区。

［主治］内耳眩晕症、耳鸣、听力减退。

(7)面颊($LO_{5,6}i$)

［部位］在耳垂正面眼区与内耳区之间,即耳垂 5、6 区交界处。

［主治］三叉神经痛、口眼㖞斜、痤疮等面部病证。

(8)扁桃体($LO_{7,8,9}$)

［部位］在耳垂正面下部,即耳垂 7、8、9 区。

［主治］扁桃体炎、咽炎。

9. 耳背部(P)穴位

(1)耳背心(P_1)

［部位］在耳背上部,即耳背 1 区。

［主治］心悸、失眠、多梦。

(2)耳背肺(P_2)

［部位］在耳背中内部,即耳背 2 区。

［主治］咳喘、皮肤瘙痒。

(3)耳背脾(P_3)

［部位］在耳背中央部,即耳背 3 区。

［主治］胃痛、消化不良、食欲不振。

(4)耳背肝(P_4)

［部位］在耳背中外部,即耳背 4 区。

［主治］胆囊炎、胆石症、胁痛。

(5)耳背肾(P_5)

［部位］在耳背下部,即耳背 5 区。

［主治］头痛、头晕、神经衰弱。

(6)耳背沟(PS)

［部位］在对耳轮沟和对耳轮上、下脚沟处。

［主治］高血压、皮肤瘙痒。

10.耳根部(R)穴位

(1)上耳根(R_1)

［部位］在耳根最上处。

［主治］鼻衄。

(2)耳迷根（R_2）

［部位］在耳轮脚后沟的耳根处。

［主治］胆道疾病、胃痛、腹泻、气喘等。

(3)下耳根（R_3）

［部位］在耳根最下处。

［主治］低血压、牙痛、咽喉痛、哮喘。

（五）耳穴的探查方法

耳穴是一个小小的区域，探查耳穴的意义就在于把阳性反应点找得更准确。一般按"一看、二压、三测定"的程序进行操作。

1. 一看　通过肉眼或借助放大镜在自然光线充足的环境下，对耳郭由上而下、由内而外，分区观察，查找与疾病有关的变色、变形、丘疹、充血、脱屑等阳性反应。

(1)辨色：耳穴部位的颜色不同于周围耳郭的颜色，常见的有点状、片状或环状红晕，暗红、暗灰、苍白、褐色、中央白色边缘红晕等。多见于炎症性疾病，如胃炎、肠炎、肝炎、肺炎、肾炎及高血压、妇科病等。

(2)变形：常见的有点状凹陷、条索状或结节状隆起。多见于器质性病变，如肝脾肿大、心脏病、肿瘤、骨质增生等。

(3)丘疹：有水疱样、白色、红色丘疹。多见于妇科病、肠道病、慢性胃炎、心肌炎、膀胱炎等。

(4)充血：耳穴部位的血管过于充盈或扩张。多见于冠心病、心肌梗死、高血压等。

(5)脱屑：呈白色片状糠皮样皮屑，不易擦去。多见于皮肤病、内分泌紊乱、肺病等。

2. 二压　即通过按压查找压痛点的方法。用弹簧探棒或火柴头、针柄等在与疾病相应部位由周围向中心，以均匀压力仔细探查。当患者出现皱眉、眨眼、呼痛、躲闪等反应，且与周围有明显差异者，则为耳穴刺激点。一般来说，压痛程度与病变轻重成正比。但是，有几个穴点如肾、肾上腺、子宫、内分泌等往往容易出现"生理压痛点"，必须排除。此法不适用于小儿和神志不清者。

3. 三测定　用耳穴电子探测仪器，测定皮肤电阻、电位、电容等变化，如电阻值降低，导电量增加，形成良导点者，则为耳穴刺激点。小儿和神志不清者均可应用。

（六）耳穴的适用范围

耳针在临床上应用很广，不仅用于治疗许多功能性疾病，而且对部分器质性疾病也有一定疗效。

1. 各种疼痛性疾病　对头痛、偏头痛、三叉神经痛、肋间神经痛、坐骨神经痛、带状疱疹后遗疼痛等神经性疼痛，扭伤、挫伤、落枕等外伤性疼痛，五官、颅脑、胸腹、四肢各种外科手术后所产生的伤口痛，麻醉后的头痛、腰痛等手术后遗症，均有较好疗效。

2. 各种炎症性病证　对急性结膜炎、中耳炎、牙周炎、咽喉炎、扁桃体炎、腮腺炎、气管炎、肠炎、盆腔炎、风湿性关节炎、面神经炎、末梢神经炎等，有一定消炎止痛功效。

3. 功能紊乱性疾病　对眩晕、心律不齐、多汗症、肠功能紊乱、神经衰弱、癔症、遗尿、月经不调等，具有良好调整作用，促进病证的缓解和痊愈。

4. 过敏和变态反应性病证　对过敏性鼻炎、哮喘、过敏性结肠炎、荨麻疹等，能消炎、脱敏、改善免疫功能。

5. **内分泌代谢性疾病**　对单纯性甲状腺肿、甲状腺功能亢进症、绝经期综合征等,有改善症状、减少药量等辅助治疗作用。

6. **传染性病证**　对细菌性痢疾(简称菌痢)、疟疾、青年扁平疣等,有恢复和提高机体免疫功能的作用,以加速疾病的治愈。

7. **慢性病证**　对腰腿痛、肩周炎、消化不良、肢体麻木等,有改善症状、减轻痛苦的作用。

8. **其他**　耳穴除治疗上述病证外,还可用于针刺麻醉(耳针麻醉),妇产科催产、催乳等,预防感冒、晕车、晕船、输血反应、输液反应,以及戒烟、减肥、戒毒等。

(七) 选穴处方原则

选穴时要掌握耳穴的共性和特性,用穴要少而精。

1. **按病变部位选穴**　如心悸取心,咳喘取肺,胃病取胃穴,眼病取眼穴,肩痛取肩等。

2. **辨证选穴**　根据中医的脏腑、经络学说辨证选穴。如骨痹、耳鸣耳聋、脱发等取肾,因肾主骨,开窍于耳,其华在发;皮肤病,按"肺主皮毛"的理论,选用肺;又如偏头痛,属足少阳胆经的循行部位,可取胆穴。

3. **对症选穴**　如咳喘取平喘,高血压取降压沟。

4. **根据现代医学知识选穴**　如胃肠病取交感,月经病取内分泌,神经衰弱取皮质下。

5. **经验选穴**　如神门穴有明显的止痛、镇静作用,耳尖穴对外感发热、血压偏高等有较好的退热、降压作用,耳中穴用于治疗膈肌痉挛等。

6. **综合选穴**　如眼病取眼、肝、耳尖,月经病取肾、子宫、内分泌等。

(八) 常见病证耳穴处方举例

1. **头痛**　额、枕、皮质下、缘中、耳尖。

2. **落枕**　额、颈椎。

3. **急性扭挫伤**　神门、皮质下、扭伤部位相应压痛点。

4. **坐骨神经痛**　坐骨神经(先针患侧,如效果不佳时加刺健侧)。

5. **急性支气管炎**　肺、气管、神门,配枕、肾上腺、耳迷根。

6. **支气管哮喘**　肺、气管、神门、肾上腺、对屏尖,配肾、三焦、大肠、耳迷根。

7. **阵发性心动过速**　心、交感、神门、皮质下。

8. **风湿性心肌炎**　心、脾、小肠、交感、内分泌、皮质下。

9. **高血压**　心、肾上腺、耳背沟、神门,配颞、额、肝、肾、内分泌。

10. **无脉症**　心、肝、肾、交感、肾上腺、皮质下。

11. **肝炎**　肝、胆、脾、交感、内分泌。

12. **十二指肠溃疡**　十二指肠、胃、肺、神门、交感、皮质下。

13. **呃逆**　膈(耳中)、神门、皮质下、耳迷根。

14. **胆囊炎、胆石症**　肝、胆、脾、胃、大肠、小肠、十二指肠、交感、神门透腹。

15. **癔症**　心、枕、缘中、神门、皮质下,配肝、内分泌。

16. **膀胱炎**　肾、膀胱、枕、交感、肾上腺。

17. **输尿管结石绞痛**　肾、腹、交感、皮质下。

18. **毛囊炎**　肺、枕、内分泌、肾上腺、相应部位。

19. **腮腺炎**　腮腺、面颊、内分泌、皮质下。

20. 乳腺炎 胸、乳腺、肾上腺、内分泌。

21. 皮肤瘙痒 肺、神门、风溪、皮质下、肾上腺,配肝、脾、心、内分泌、胰(胆)。

22. 荨麻疹 肺、枕、肝、风溪、神门、对屏尖、肾上腺、内分泌、相应部位。

23. 带状疱疹 肺(一穴 3 针)、皮质下、内分泌、病变相应部位。

24. 扁平疣 神门、肺、皮质下、大肠、枕、内分泌。

25. 痛经 子宫、内分泌、耳迷根、内生殖器。

26. 产后宫缩痛 子宫、脾、交感、神门、皮质下。

27. 急性结膜炎 眼、神门、耳尖(毫针强刺激);或耳尖、耳背静脉(放血)。

28. 睑腺炎 眼、肝、脾。

29. 中耳炎 肾、内耳、枕、内分泌。

30. 内耳性眩晕 内耳、肾、枕、神门、皮质下

31. 晕车、晕船 枕、胃、脑干、皮质下。

32. 鼻炎 肺、内鼻、肾上腺。

33. 急性扁桃体炎 咽喉、轮 4(毫针刺,强刺激);或耳尖、轮 3、轮 4、耳背静脉(放血)。

34. 戒烟 口、鼻、肺、气管、胃、神门。

35. 减肥 肺、胃、肝、脾、三焦、饥点(外鼻内下方约 5 分处)、内分泌。

36. 输液(血)反应 神门、皮质下、肾上腺。

37. 手术后腹胀 胃、脾、大肠、小肠、交感。

38. 膀胱镜检术 膀胱、尿道。

39. 癌肿疼痛 心、耳尖、皮质下、病变相应部位穴位,配肝、神门、交感。

40. 预防疾病 肝、脾、肾上腺、内分泌、皮质下。

(九) 操作方法

耳针法的刺激方法很多,目前常用的有下列几种:

1. 按摩法 最简单的方法,指在耳郭不同部位用手进行按摩、提拉、点压以防治疾病的方法。常用的有自身耳郭按摩法和耳郭穴位按摩法,前者包括全耳按摩、手摩耳轮和提捏耳垂。全耳按摩是用两手掌心依次按摩耳郭腹背两侧至耳郭充血发热为止;手摩耳轮是两手握空拳,以拇食两指沿着外耳轮上下来回按摩至耳郭充血发热为止;提捏耳垂是用两手由轻到重提捏耳垂 3~5 分钟。以上方法可用于多种疾病的辅助治疗和养生保健。耳郭穴位按摩法是用压力棒点压或揉按耳穴,也可将拇指对准耳穴,食指对准与耳穴相对应的耳背侧,拇食两指同时掐按。此法可用于耳针疗法的各种适应证。

2. 压籽法 指选用质硬而光滑的小粒药物种子或药丸等贴压耳穴以防治疾病的方法。适用于耳针治疗的各种病证。压籽法所用材料常用的为王不留行、菜籽、白芥子、六神丸、小绿豆等,也可因地制宜,用其他植物种子和小药丸。

操作方法:先在耳郭局部消毒,将材料黏附在 0.5cm × 0.5cm 大小的胶布中央,然后贴敷于耳穴上,并适当按压。

一般每次贴压一侧耳穴,两耳轮流,3 天 1 换,也可两耳同时贴压。在耳穴贴压期间,嘱患者每日自行按压数次,每次每穴 1~2 分钟。使用此法时,应防止胶布潮湿或污染;耳郭局部有炎症、冻疮时不宜贴压;对胶布过敏者,可缩短贴压时间并加压肾上腺、风溪穴,或改用毫针法;按压时,切勿揉搓,以免搓破皮肤。

3. 磁疗法　是用磁场作用于耳穴治疗疾病的方法。具有镇痛、止痒、催眠、止喘和调整自主神经功能等作用。适用于各类痛证、哮喘、皮肤病、神经衰弱、高血压等。方法：用磁珠放置在胶布中央直接贴于耳穴上；或用磁珠或磁片在耳部前后相对贴。

4. 温灸法　用温热作用刺激耳郭以治疗疾病的方法。有温经散寒、疏通经络的功效。多用于虚证、寒证、痹证等。温灸材料可用艾条、艾绒、灯心草、线香等。温灸耳穴时，应注意不要烧到头发和烫伤皮肤。

5. 光针法　是用对人体组织有刺激作用和热作用的激光照射耳穴治疗疾病的方法。此法无痛无创，适应证广，特别适用于治疗哮喘、痛经、心律不齐、高血压、过敏性鼻炎、复发性口疮等。目前，常用的是氦 - 氖激光治疗仪。使用时，每次照 1~3 穴，每穴照 3~5 分钟，10次为 1 个疗程。切忌用眼直视激光束，以免损伤。

6. 毫针刺法

(1)定穴、消毒：首先要定准耳穴，根据处方所列耳穴，用探棒或耳穴探测仪测得耳穴敏感点作为针刺点，并在此点以探棒轻压一下，使之成为一个充血的压痕，便于准确针刺；要严格消毒。耳郭组织结构特殊，使用耳针法时必须实施 2 次消毒，即除了针具与医者手指消毒外，耳穴皮肤应先用 2% 碘酒消毒，再用 75% 酒精消毒并脱碘，待干后进针。

(2)手法、留针：进针时，医者用押手拇、食两指固定耳部，中指托着针刺部位的耳背，既可掌握针刺深度，又可减轻针刺疼痛。然后用刺手拇、食两指持针，在有压痕的敏感点处针刺即可。

进针方法用快速插入或慢慢捻入均可。刺入深度视耳郭局部厚薄、穴位的位置而定，一般刺入 2~3 分即可达软骨，其深度以毫针能稳定而不摇晃为准，但不可刺透耳郭背面皮肤。刺激强度应根据患者的病情、体质、耐痛度而灵活掌握。针刺手法以小幅度捻转为主，若局部感应强烈，可不行针。

留针时间一般是 20~30 分钟，慢性病、疼痛性疾病可适当延长，小儿、老人不宜多留。起针时，左手托住耳背，右手起针，并用消毒干棉球压迫针孔，以防出血，必要时再用 2% 碘酒棉球涂擦 1 次。

(3)疗程：一般来说，7~10 次为 1 个疗程，疗程间歇 2~3 天。

急性病证，两侧耳穴同用；慢性病证，每次用一侧耳郭，两耳交替针刺。

7. 电针法　在针刺的基础上接电针仪，将电针仪的 1 对输出导线之正负极分别连接在 2 根已刺入耳穴的毫针柄上，选择好所需波形和频率，利用不同波形的脉冲电刺激，强化针刺耳穴的刺激作用，从而达到增强疗效的目的。凡适合耳针治疗的疾病均可采用。一般每次通电时间以 15~20 分钟为宜，疗程与毫针法相同。

8. 埋针法　指将皮内针埋于耳穴内，作为持久的刺激，以达到治疗目的。适用于一些疼痛性疾病、慢性病，或因故不能每天接受治疗的患者，也可用于巩固某些疾病治疗后的疗效。

操作方法：严格消毒局部皮肤后，用镊子夹住消毒的皮内针柄，刺入所选耳穴内，一般刺入针体的 2/3，用胶布固定。也可用环形揿针，使用时因针环不易拿取，可将针环贴在小块胶布上，再按揿在耳穴内。一般仅埋患侧单耳，每次埋针 3~5 穴，每日自行按压 3~5 次，留针3~5 天。必要时也可埋两耳。

9. 刺血法　是用短而粗的毫针、圆利针，或小号三棱针、采血针、注射器针头等在耳郭皮肤上刺出血的治疗方法。有镇静开窍、泄热解毒、消肿止痛、祛瘀生新等作用。用于实热、阳闭、瘀血、热毒等多种病证。

操作方法：先按摩耳郭使其充血，常规消毒后，手持针具用点刺法在耳穴处放血 3~5 滴，然后用消毒干棉球擦拭、按压止血。一般隔日 1 次，急性病可 1 天 2 次。孕妇、出血性疾病和凝血功能障碍者忌用，体质差者慎用。

10. 穴位注射　即用微量药物注入耳穴，通过注射针对耳穴的刺激和药物的药理作用达到治疗作用。根据病情选用相应药液，注入耳穴皮下，每次 1~3 穴，每穴注入 0.1~0.3ml，隔日 1 次，7~10 次为 1 个疗程。

（十）注意事项

1. 严格消毒，防止感染。采用先碘酒、后酒精的两步消毒法（出针后再加强 1 次）。针刺后若发现针眼发红，并觉耳郭胀痛，可能有轻度感染时，应及时用 2% 碘酒涂擦，并口服消炎药。耳郭有外伤、冻伤和炎症的部位禁针，以免炎症扩散。

2. 如用埋针、埋药法，强调每日自行按压 3~5 次，以提高疗效。

3. 有习惯性流产史的孕妇，不宜耳针治疗；对年老、体弱、饥饿、过于疲劳、紧张、高血压、有严重器质性疾病者，治疗前应适当休息，针刺手法要轻柔，刺激量不宜过大（尤其是心、肾、交感、内分泌、肾上腺等穴），以防晕针。万一发生应按晕针及时处理。

4. 有些耳穴如肾、枕、神门、内分泌等针刺容易出血，针后应多加按压，然而出血性疾病不宜使用。

5. 对胶布过敏者，可加肾上腺、风溪，或口服抗过敏药。

6、对肢体活动障碍及挫伤的患者，在耳针留针期间，应配合适量的肢体活动和功能锻炼，有助于提高疗效。

附录：耳穴歌

耳穴分布有规律，倒置胎儿在宫腔；
头面五官挂耳垂，眼穴恰在正中央；
上肢穴位坐耳舟，躯干下肢对轮上；
腹部膈上耳甲艇，胸部膈下耳甲腔；
心脏正中四陷处，肺与气管居两旁；
消化围绕耳轮脚，从口一直到大肠；
胃穴耳轮脚尽处，脾肝肾膀外包装；
五大要穴应牢记，神门三角窝外方；
下屏尖处肾上腺，交感耳轮下脚旁；
脑穴翻开对耳屏，内分泌穴屏间藏；
一看二压三测定，选准耳穴痛感强；
相应部位加经验，中西结合成处方；
严格消毒防感染，勤按耳穴保健康。

附：耳穴透皮刺法

耳穴透皮刺法是河北中医学院贾春生在"耳针疗法"基础上发展、首创的，是用毫针从耳穴穴区的一端刺入，沿着皮下与皮下软骨之间通贯 1 个或多个穴区的耳穴针刺方法。

应用耳穴治病，一般多采用耳针直刺法、耳穴贴豆按压法或耳穴刺血法，很少有人应用沿皮透穴刺法(仅仅在耳穴针刺麻醉中有"神门"透刺"肾"做开颅手术的先例)。

由于耳穴是一个区域,不是一个点,要采用直刺法必须找到反应点,如压痛点、可见的阳性反应物或低电阻点。而要找这些点需要花费一些时间,且有的患者症状很重,但却找不到反应点,因此无从下手。贾春生在加拿大教学医疗期间,每天需要利用耳针疗法接治一二百位患者,为了争取时间,当时就想到利用毫针将有类似治疗作用的穴区整个沿皮贯穿起来行不行,结果发现治病效果很好,尤其是对一些疼痛性疾病能够快速止痛。这种针刺方法比起耳针直刺更加方便快捷,不需要在针刺前探测耳穴上的痛点,而是直接找到疼痛部位在耳郭上的相应代表区,选择这个耳穴的区域,用沿皮透穴刺法即可获得快速止痛与恢复肢体部分功能的疗效。

1. 耳穴的选择　该法较多用于耳郭的耳舟、对耳轮及对耳轮上脚、对耳轮下脚等部位。耳舟部是上肢的代表区,对耳轮是躯干代表区,对耳轮上脚、对耳轮下脚是下肢代表区,对耳屏后下方是枕、颞、额的代表区(图7-32)。

2. 针具选择　采用 0.25mm × (15~25) mm (32#、0.5~1寸)、0.30mm × (15~25) mm (30#、0.5~1寸) 的毫针。

3. 操作方法

(1)进针方法:先将皮肤按常规消毒,用押手固定耳郭,拇指在前,食指和中指从后方将所刺穴区的耳郭局部顶起,刺手拇、食、中三指持针,从选定的某一穴点呈小于 5° 的角度刺入,然后沿着皮下与皮下软骨之间通达另一穴点的皮下。

对于对耳轮部的较大穴区,如果一针难以通贯全程,可采用 2~3 支毫针接力连续刺入,以通贯该穴区全程。

(2)手法应用:进针后,若已经有了较强的针感就无须再用什么手法了。若没有针感或针感很小,就可以用小幅度捻转手法 5~7 下(留针期间也可以行此法 2~3 次),以加强针感。

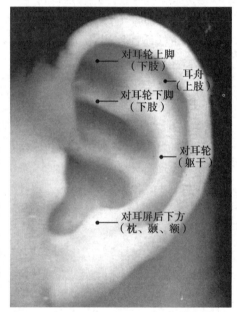

图 7-32　耳穴的选择

(3)配合动刺:行针过程中或留针期间,要求患者活动患部,如颈椎病患者做极度的前俯后仰(前俯要求下颌尽量接近前胸,后仰要求眼睛能看到天花板)、左顾右盼(要求眼睛能看到与肩膀延长线平齐的左右方向)、左右歪头(要求耳能尽量贴向肩膀)以及转头动作(缓慢四八拍)。越是活动困难的动作,越要多加活动。

若肢体瘫痪不能主动活动,则在医护人员或家属的帮助下做被动活动,持续 10 余分钟后,让患者再试。

(4)留针时间:一般留针 30~60 分钟,病痛严重者可留针 2~3 小时。

4. 临床应用举例　在多年临床实践和研究中,应用耳穴透皮刺法,系统观察了其对偏头痛、颈椎病、肩周炎、急性腰扭伤、坐骨神经痛等多种外周神经痛,以及软组织损伤、脑中风后遗症等病证的快速镇痛效应及疗效,发现本法与临床常用的耳针直刺法相比,操作更加简便,疗效更加显著。

(1)颈椎病、落枕(颈项部肌肉僵硬)。

1)主穴区：颈椎区(双侧)、颈部(双侧)。

2)配穴区：兼有肩部疼痛者,加肩 - 锁骨(患侧);兼有肘以下至手指疼痛、麻木者,加肘 - 腕 - 指(患侧);兼有头顶部及后头部疼痛、麻木和 / 或伴有眩晕者,加枕 - 颞 - 额(选双侧)。

3)操作

a.从胸椎与颈椎交界处进针,向下沿皮透刺,贯穿颈椎穴区全程。多数颈椎病患者,在颈椎穴区处有明显压痛,针刺时患者也往往感到有较强的刺痛,并放射至耳根部(图 7-33)。

b.肩 - 锁骨：一针从肩穴区向下沿皮透刺至肩与锁骨连线的中点处(即《耳穴国际标准化方案》的"肩关节"穴区),再用一针从此中点向下沿皮透刺至锁骨穴区(图 7-34~ 图 7-36)。

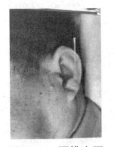 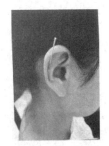 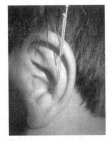 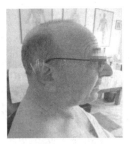

图 7-33 颈椎穴区　　图 7-34 肩 - 锁骨 1　　图 7-35 肩 - 锁骨 2　　图 7-36 肩 - 锁骨 3

c.肘 - 腕 - 指：一针从肘穴区向上沿皮透刺至腕穴区,再用一针从腕穴区向上沿皮透刺至指穴区处(图 7-37)。

d.枕 - 颞 - 额：从枕穴区向前下方沿皮透刺经颞穴区至额穴区(图 7-38)。

4)典型病例：李某,女,50 岁,某大学副教授。颈项疼痛 3 年。初诊时,患者颈项部发僵,低头及颈部向左右旋转时伴有疼痛,颈部向右侧旋转时,右侧肩部及上肢有放射痛,伴见右手拇、食、中指麻木。

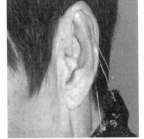 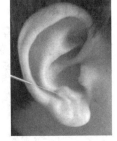

图 7-37 肘 - 腕 - 指　　图 7-38 枕 - 颞 - 额

查体：颈部肌肉僵硬,颈部无红肿,右侧第 4~6 颈椎棘突旁压痛(+),右侧颈肌紧张,可触及条索状物,右侧肩胛肌、斜方肌有明显压痛,头颈左右旋转受限,击顶试验(+)。X 线片提示生理曲度消失,第 3~5 椎体双突征,第 4~6 椎体前缘下角前韧带钙化,第 4~7 椎体后缘骨质增生。诊断：颈椎病(神经根型)。

治疗：选用耳穴颈椎区(双侧)、肩→锁骨、肘→腕→指(右侧),采用 30 号 1 寸毫针按上述沿皮透刺法操作。针毕,嘱患者马上活动颈部、肩部及手指。3 分钟后,患者即感颈部肌肉松弛,疼痛消失,颈部向左右旋转的角度增大,颈部向右侧旋转时向右侧肩部及上肢的放射痛消失。嘱患者留针 3 小时后自行起针。1 周后再诊,患者自述自第 1 次针治后,除仍有右手指麻木外,其余症状均基本消失。再选用颈椎区(双侧)、腕→指(右侧),用沿皮透刺法,留针 3 小时。以后每周按此法治疗 1 次,共治疗 5 次,至右手指麻木消失。半年后随访,未见复发。

（2）肩周炎

1）主穴：肩 - 锁骨（患侧）。

2）配穴：肩痛牵及肘部者，加肘 - 肩（患侧）；颈项部肌肉僵硬者，加颈椎区及颈部。

3）操作：肩 - 锁骨、颈椎区及颈部刺法参照"颈椎病"。

肘 - 肩疼痛者，从肘穴向下沿皮下刺至肩穴，如一针难以贯穿者，也可用两针接力刺入。

4）体会：本法对于肩周炎后期无疼痛仅有功能活动障碍，也有很好的即时效应，这是很难理解同时也是很值得深入研究的内容。众多临床病例发现，针后患肩周围僵硬的肌肉多数能很快松弛下来，因此猜想本法能快速松弛紧张的患部肌肉是快速恢复肩关节功能活动的重要因素之一。

5）典型病例：王某，男，53 岁，工人。患右肩部疼痛 4 个月，夜间痛甚，逐渐引起肩关节活动障碍。曾采用按摩、理疗等方法，夜间冷痛有所减轻，但活动肩关节时仍有较严重的疼痛，穿脱上衣困难。

检查：肩部肌肉僵硬，肩端周围有明显压痛，肩上举达 120° 时有明显疼痛，外展 110°，向后屈仅触及腰椎部位。活动时疼痛强度评分为 4 分（可怕的疼痛）。

耳穴透皮刺治疗：取肩→锁骨、肘→肩，针后立即让患者活动肩关节，当即上举可达 160°，外展可达 170°，后背时手指可触及对侧肩胛下角。继续让患者活动，20 分钟后，患肩活动度与左侧正常肩部活动度相差很小，并仅留有轻微不适（评为 2 分）。按上述即时效应的评定标准，肩部疼痛和肩部活动障碍的疗效均为显效。继续治疗，每日 1 次。连续 5 次后，患者已无任何不适而停止治疗。2 个月后随访，无复发。

（3）急性腰扭伤

1）选穴：腰骶椎区（双侧）。

2）操作：先针患侧，后针健侧。从胸椎区与腰骶椎区交界处进针向上沿皮下透刺至腰骶椎区末端。此穴若一针难以贯通全区时，可用两针接力刺入，或从该穴区上、下两端针尖相对刺入，并沿皮下刺至该穴区中点处（图 7-39，图 7-40）。

3）典型病例：祈某，女，56 岁，中国台湾居民。从美国探亲后准备经多伦多市返回中国台湾，住进多伦多的假日饭店。发病当日的清晨 4 时许，因收拾行李将腰扭伤，随即躺在床上不能动，几次想起床解小便而未成，随行的儿子劝其到某大医院挂急诊，但患者坚持要找一名针灸医师前来做针灸治疗。当笔者接到求治电话

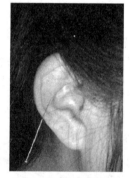
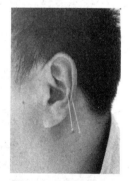

图 7-39　腰骶椎区 1　　图 7-40　腰骶椎区 2

并赶到饭店时，已是上午 11 时左右。看到患者呈痛苦面容且直挺挺地躺在床上，本想让其坐起来以方便扎耳穴，但其起坐时引起腰部剧烈疼痛，并放射到右下肢，于是让其不要再动，就原仰卧位进行针刺。观其耳郭较大，用一次性 0.5 寸毫针管针在双耳整个腰骶椎穴区从下至上呈 10° 角左右，依次接力弹入 3 针，每针行小幅度快速捻转手法 5~7 下，患者随即感到腰部的紧痛、发僵感明显减轻。于是嘱患者起床活动腰部。患者慢慢起身坐在床边，没有出现剧烈疼痛，仅有较能忍受的酸痛，于是赶紧入厕小便，并拒绝了儿媳的搀扶。随后嘱患者活动腰部并在房间内行走。30 分钟后，腰部基本消失，仅有腰部沉紧感。继续留针，并加

刺体穴水沟、双侧后溪，继续活动腰部，至腰部沉紧感基本消失后起针，共留针90分钟左右。次日，患者电话告知完全恢复正常。

（4）坐骨神经痛

1）主穴：臀 - 坐骨神经或臀 - 坐骨神经 - 交感（患侧）。

2）配穴：腰痛者，加腰骶椎区（患侧）；疼痛向下肢膝以下放射者，加膝 - 踝 - 趾（患侧）。

3）操作：先针刺主穴，针毕后让患者做弯腰及患肢的向前抬腿（膝部勿弯）、后伸动作，反复做数分钟，一般即有明显好转，再根据遗留相对较重的症状随症配穴（图7-41，图7-42）。

腰骶椎区：从胸椎区与腰骶椎区交界处进针，向上沿皮下透刺至腰骶椎区末端（图7-39）。

膝 - 踝 - 趾：用一针或两针接力刺入，先用一针从膝穴区后缘沿下皮刺至踝穴区中点处，另一针从踝穴区接力沿皮刺至趾穴（图7-43）。

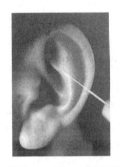
图 7-41　臀 - 坐骨神经

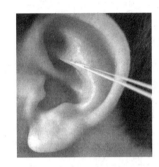
图 7-42　臀 - 坐骨神经 - 交感

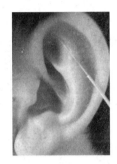
图 7-43　膝 - 踝 - 趾

4）典型病例：患者，男，32岁，加拿大人。患腰骶部、左侧臀部疼痛并向左下肢放射痛3天。患者10天前去野外旅游，在山上住卧自设帐篷1周，回家后即感左侧腰腿疼痛，行走时痛甚。经当地医院做腰骶椎X线和CT检查，未见异常发现。神经专科医师诊断为坐骨神经痛（干性）。经整脊、按摩医师治疗3次后，未见明显改善，于是求治于针灸。

患者痛苦面容，额部有汗出，行走困难，行走、站立及坐位时均将重心侧重在右侧，患肢直腿抬高试验显著阳性（＜30°）。取患侧臀→坐骨神经→交感透刺穴组，用2支30号1寸毫针按前述操作方法进针，每针做快速小幅度捻转7下，随即让患者行走，并做弯腰、抬腿动作。数分钟后，患者自述疼痛已明显减轻，观其站立姿势、行走步态也已改善。留针1小时，起针前再做直腿抬高试验，抬高角度已＞60°。后按此法又续治6次，症状全部消失。

（5）中风或脑外伤性偏瘫

1）主穴：枕 - 颞 - 额（患侧）。

2）配穴：根据患者肢体功能障碍的具体情况，分别选用以下穴位。

a.上肢瘫痪：肩 - 锁骨、肘 - 腕 - 指。

b.下肢瘫痪：臀 - 坐骨神经或臀 - 坐骨神经 - 交感（患侧）、髋 - 膝、膝 - 踝 - 趾。

3）操作：枕 - 颞 - 额、肩 - 锁骨和肘 - 腕 - 指参照"颈椎病"；臀 - 坐骨神经或臀 - 坐骨神经 - 交感（患侧）、膝 - 踝 - 趾参照"坐骨神经痛"。

髋 - 膝：从髋穴区后缘透刺至膝穴区中部（图7-44）。

4）典型病例：张某，男，36岁，建筑技师。1个月前从10m高的建筑吊塔上坠下，导致右侧脑外伤。当时昏迷不醒、生命垂危,经某大医院行开颅急救手术而挽救了生命,但仍遗留右侧肢体偏瘫,遂求治于针灸康复。查患者右上肢外展、上举困难,右下肢行走时无力,跛行,有"拖腿"现象,不能自行上下楼梯。

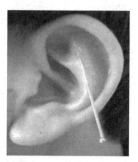

图 7-44　髋 - 膝

遂取耳穴:肩→锁骨、肘→腕→指、臀→坐骨神经、髋→膝、膝→踝→趾,按上述"中风或脑外伤性偏瘫"的方法进行操作。针毕,即让患者活动上下肢,在走廊内行走,患者当即感到患肢活动有力,活动范围加大,观其行走时,跛行及拖腿现象好转。留针 1 小时,每隔20 分钟行小幅度快速捻转耳针 5~7 次,每日 1 次。按此法治疗 10 次后,患者即能如正常人一样上下楼梯,跛行及拖腿现象已不明显,仅当其行走 2~3km 后,才会感到右下肢无力,又有些跛行。因耳郭皮肤较薄,不宜长期连续做耳穴透皮刺法,以后改为每 2~3 日 1 次,并配合体穴肩髃、曲池、外关、合谷、环跳、伏兔、足三里、阳陵泉、太冲等穴,按常规法针刺。45 天后,患者基本恢复正常出院。

(注:以上典型病例均由河北中医学院贾春生提供)

5. 体会　耳穴透皮刺法既是微针疗法在经络系统皮部理论中的应用,也是在经络系统经筋理论的应用,还是在经络系统根结标本理论中的应用。具体应用中有如下几点心得体会:

(1)耳穴透皮刺法即时效应快,无论病程长短、病情轻重,多数患者在针毕后,即可得到疼痛缓解和 / 或运动功能恢复,而且其效果随着患部的活动逐渐加大,一旦见效后,很少有反弹现象。

(2)治疗次数少,许多轻症或初期的颈椎病、原发性坐骨神经痛、急性腰扭伤、肩周炎等,仅 1~3 次即可消除症状。

(3)除准确地选穴和正确的操作方法外,针毕后立即活动患部是快速取效的另一关键。

(4)部分较重病证,当见效一定程度后,再按原法治疗,会有停止不前的现象,此时可配合体针等疗法,以尽快解除患者痛苦。

六、预防保健作用

因为人体的手足都通过经络与大脑密切联系,所以,从古到今,中医学有很多预防保健方法都是从头、面标结部和手、足根本部进行的。如针对脑供血不足导致的头痛、头昏、失眠、记忆力下降、健忘、痴呆等实施的叩头或干梳头(延伸至后发际的健脑、供血穴),针对面部疾病如面神经麻痹、面肌痉挛、三叉神经痛、颞下颌关节炎、腮腺炎、面部不适、张口困难等病证实施的张口抹面,挤眉弄眼,针对中耳炎、耳鸣、突发性耳聋等病证实施的搓耳、揪耳、鸣天鼓、按摩耳前三穴(耳门、听宫、听会)等。

现将针灸临床能体现标本、根结部位简易保健特色的种种做法简述如下:

1. 叩头或干梳头(延伸至后发际的健脑、供血穴)　失眠、脑萎缩、记忆力下降者,在远端神门、内关、悬钟、大钟、三阴交等镇静宁神、健脑益智穴位行针时,可以配合运用,以增强疗效。

2. 张口抹面　面部疾病如面神经麻痹、面肌痉挛、三叉神经痛、颞下颌关节炎、腮腺炎等,均会不同程度出现面部不适、张口困难。在远端穴位合谷、内庭、太冲行针时,嘱患者反复张口、闭口,并用一只手反复抹擦患侧面部,可促使面部气血流通,开口度扩大。

3. 挤眉弄眼　周围性面神经麻痹有不能蹙额、皱眉,眼闭合不全的体征,在远端合谷、太冲、申脉、照海行针时,不妨令患者反复做上述难以做到的动作,刚开始可能不会有什么成效,但坚持几次后就会见到起色。

4. 搓耳前三穴(耳门、听宫、听会)　治疗中耳炎、耳鸣、突发性耳聋时,耳局部穴位先针先取,远端外关、足临泣行针时运用。搓擦用力要重、速度要快,使耳内外发热、发麻。

5. 鸣天鼓　"鸣天鼓"本是八段锦中的一节,在针灸治疗耳鸣、耳聋时,可以为我所用。在耳周局部腧穴取针之后,于远端穴(如中渚、外关、足临泣等)处行针,让患者双手掌心捂住耳,指尖向后,反复放开、按紧(或掌心捂耳不放开,用拇指以外的四指拍打后枕部,或只用食指、中指弹击后枕部),使耳中发出震响。有疏调耳部经络之气、补肾填精的作用。

6. 耸鼻、呼气、吸气　伤风感冒鼻塞不通气、面瘫鼻唇沟变浅或消失的状态下配合运用(邻近穴风池、通天,远端穴肺俞、合谷)。

7. 闭气或深呼吸　行针中配合闭气或深呼吸,但不同于呼吸补泻法。呼吸补泻法仅限于进针或出针时的呼吸状态,而动刺中的闭气或深呼吸是在行针过程中实施。适用于与气有关的病证,如嗳气、呃逆、反酸、恶心欲呕等针刺膻中、膈俞、气冲、内关、公孙时。

8. 令其咳嗽　针刺过程中令患者咳嗽,本来是古人进针时为了分散患者的注意力以减少进针疼痛的配合动作,现在用于针治咳嗽、哮喘兼痰多,或有痰不易咳出者,可嘱患者在中脘、丰隆穴行针时轻轻咳嗽。其效应是痰多者可促使其排净,不易咳出之痰变得易于咳出。本法也适用于慢性咽炎、梅核气。

9. 鼓腮、弄舌(舌操)、叩齿　3种动作都在口腔中进行。鼓腮适用于面神经麻痹者,一边鼓腮,一边还要用一只手的拇指和其余四指按压面颊。弄舌适用于舌强不语或中风失语者。方法是:将舌伸出口外又及时收回;舌向口角两边不停地摆动、搅海;或用舌尖抵上腭、一侧面颊,左右交替,反复进行。叩齿适用于牙痛,尤其是对伴有牙根松动的肾虚牙痛效果更佳。

10. 吞咽动作　针刺局部的天突和远端的列缺、照海穴,行针中配合吞咽动作,主要适用于针灸治疗各种咽喉部位病变,如咽喉肿痛(急性扁桃体炎)、慢性咽喉炎、咽干喉燥、声带麻痹、声音嘶哑、梅核气等,以及食管癌。动刺的结果,患者常常会感到咽喉湿润、疼痛减轻、吞咽动作较针前顺利。

11. 颈部活动(操)　针灸治疗落枕、颈椎病过程中运用。医者一边在远离病变部位处的腧穴上(如膝关节外下方腓骨头前下方凹陷中的阳陵泉、第5指掌关节后的后溪穴、外踝高点上3寸的悬钟穴)行针,一面嘱咐患者活动相应关节(越是不敢做的动作越要做),可大大提高疗效,缩短疗程(注意病理性体位下的阿是穴以及远近结合动刺法)。

12. 肩部活动　肩周炎治疗过程中运用。医者一边在远离病变部位处的腧穴上(如膝关节外下方腓骨头前下方凹陷中的阳陵泉、外膝眼直下4寸即足三里穴下1寸的中平穴)行针,一面嘱咐患者活动相应肩关节(越是不敢做的动作越要做),可大大提高疗效,缩短疗程。

13. 胸胁侧转身、捶打或深呼吸(咳嗽)　对于胸胁满闷和扭挫伤,在四肢远端内关(掌面腕横纹中点上2寸)、支沟(背面腕横纹中点上3寸)、阳陵泉(膝关节外下方腓骨头前下方凹陷中)针刺过程中,配合实施。

14. 捏按乳房 针灸治疗产后乳少、急性乳腺炎,疗效肯定。如果能在针刺膻中、乳根、内关、肩井、梁丘、足三里等穴的行针过程中,令患者双手有规律地捏按双乳,对疏通乳部经络气血、促进乳汁分泌并顺利排出,大有裨益。用光明、足临泣退乳时也应如此。

15. 揉摩脘腹 针治消化系统病证,如胃脘痛、急性胃肠炎、大便秘结等,若能在支沟、梁丘、足三里、三阴交行针时配合揉摩脘腹,将会促进胃肠蠕动,通调腑气,变"不通则痛"为"通则不痛"。上腹部以中脘穴为中心,中腹部以脐为中心,下腹部以关元穴为中心。当然,揉摩脘腹绝大多数情况下应按顺时针方向操作,切不可倒行逆施("肠易激综合征"例外)。

16. 腰部各种活动或深呼吸(咳嗽) 治疗急性腰扭伤、慢性腰肌劳损时运用。医者一边在远离病变部位处的腧穴上(如人中、后溪、阳陵泉、委中)行针,一面嘱咐患者活动腰部(越是不敢做的动作越要做),也可以配合深呼吸或咳嗽,叮大大提高疗效,缩短疗程。

17. 收提肛门(撮谷道) 针刺承山穴行针中要求患者配合做收提肛门的动作,显然是治疗肛门病证如脱肛、痔疮的需要。这一动作不仅要在针刺中做,在艾灸百会穴时也应该做。不但有较好的即时效果,也有较好的远期疗效。

18. 下肢活动 瘫痪患者头针治疗中被动活动或带针行走,先行针几分钟,再行走几分钟,直至出针(中间可适当休息)。

19. 跺脚或叩击足跟、足底 足底痛、跟骨骨刺、扁平足等在针刺健侧太溪、照海、复溜穴行针过程中,可嘱患者不断地跺脚;或前足掌着地不动,足跟快速、反复地叩击地面。由于针灸治疗这些病以取足少阴肾经经穴为主(肾主骨、足少阴肾经分支别入跟中),在患足针刺留针中不便进行活动,故可以根据生物全息论的理论,按左右对应选穴法和上下对应选穴法,在健侧足部取穴针刺或同侧腕关节取大陵穴针刺,而后按常规进行跺脚或叩击足跟、足底动刺。

此外,源于古代的裸足行走鹅卵石小道健身法,还有艾灸小腿及足部腧穴,沿着四肢肘膝关节以下的经络线按摩、捶打、搓揉、刮痧、艾灸、皮肤针叩刺等等,均是刺激经络(尤其是隶属于脾肝肾的足三阴经)根、本部腧穴,起到疏通经络、调和气血、平衡阴阳、健身长寿的作用。

七、易法针灸

易法针灸基于《易经》的简易、不易、变易和交易四大规律及先天八卦、卦意、卦德、卦象,结合现代中医的六脏六腑、十四经脉(人体上肢根本部的手掌全息或腹部标结部的肚脐全息),对应后天八卦来定位治疗疾病,达到内外兼调的目的。由于本针法来自易经八卦道家针法,故取名为"易法针灸"。

(一) 易法针灸的基本知识

1. 用针少、针具小、无痛苦、便于操作 易法针灸主要是在手掌或脐部取点布针(手针为主,脐针为辅),用针少、针具小(0.18mm×13mm 或 0.25mm×25mm 的普通毫针)、无痛苦,克服了人们对针刺的恐惧心理,患者很容易接受。

2. 安全、无副作用 易法针灸的手针是在手上的外侧黑白肉际处针刺,不涉及人体重要的脏腑组织、神经、血管,非常安全。脐针是按肚脐的八卦部位由脐壁向外平行进针刺入脂肪层,也非常安全。二者的配卦思路相同,既可以单独使用,也可以同时配合使用。

3. 调病广、见效快　易法针灸调理的范围,涵盖了疼痛性病证、脏腑疾病,以及男科、妇科、泌尿科、皮肤科等病证。针对各种急性发作性病证或慢性疑难杂症,见效也很快。5 分钟内症状减轻或消失(可酌情留针 30~60 分钟),而且远期疗效好,不容易复发。

4. 操作简便、容易学习和实施　易法针灸操作简便、容易学习实施,且不受条件、环境的限制,坐位操作,不占用床位,随时随地都可以按卦布针。

5. 调理思路简单灵活　易法针灸的调理思路简单灵活,同一个病证可以用不同的思路布卦调理(同病异治),不同的病证也可以用相同的思路布卦调理(异病同治),都能达到良好调治效果。尤其是异病同治的疗效更为突出,用一组卦位一次可以调理从头到脚以及脏腑疾病方面的 5~8 种不同的病证。

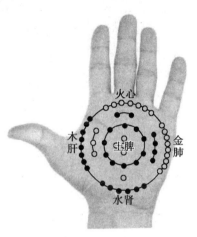

图 7-45　河图定人体五脏、五行

(二)易法针灸的定位原理和基本方法

易法针灸的定位原理是以手掌定八卦,按八卦而布针。人体 6 条经络末端都在手掌上,所以可以利用针刺手掌的快速传导力来传导大脑神经对人体脏腑气血的支配调节,从而调节人体的阴阳平衡和气血盛衰。

1. 用河图来定人体的五脏、五行(左右手相同,图 7-45)

2. 用洛书来定人体的肢体(图 7-46,图 7-47)

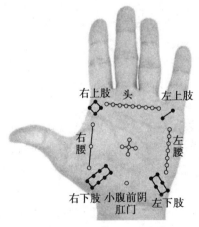

图 7-46　洛书定人体肢体 1

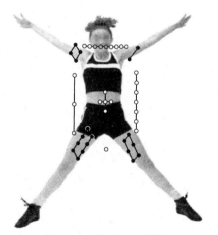

图 7-47　洛书定人体肢体 2

3. 用八卦定人体的脏腑、经络及阴阳五行(图 7-48,图 7-49)

八卦的每一个卦位都对应一个脏腑和经络,也都有其对应调治的相关病证。结合中医八纲辨证和经络辨证来布卦,就能达到天人合一的相对平衡。

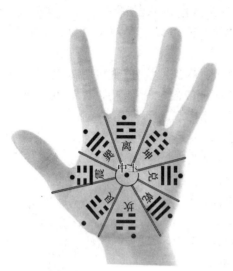

图7-48　手掌八卦卦位

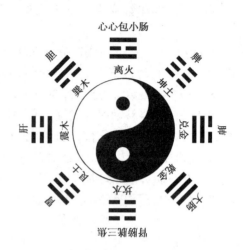

图7-49　八卦定脏腑、经络及阴阳五行

（1）乾卦：位于手掌小鱼际（相当于手太阳小肠经处），五行属金。对应脏腑组织有大肠、脊椎、脑、关节、胸部，洛书位左下腹、左下肢、男性生殖器官、精液等；对应经络为督脉、手阳明大肠经。乾卦为阳脉之海，主治督脉、脊椎、头脑和大肠病证。

（2）坎卦：位于掌根腕横纹（相当于手厥阴心包经大陵穴处），五行属水。对应脏腑组织有肾、膀胱、三焦、脑、耳、脊椎、背、腰、血液及血液循环系统，下腹、生殖系统、会阴、性器官、精液。对应经络为任脉、足少阴肾经、足太阳膀胱经、手少阳三焦经。调治病证以肾和膀胱相关的泌尿、生殖系统为主。

（3）艮卦：位于掌面大鱼际（相当于手太阴肺经处），五行属土（阳土），对应脏腑组织有胃、鼻、手、手背、手指、右下肢、足背、足趾、脊背、关节、乳房等凸起之处。对应经络为足阳明胃经。艮卦能治疗脾胃、肠道等消化系统病证。

（4）震卦：位于手掌靠拇指与食指之间的虎口处（相当于手阳明大肠经处），五行属木（阳木）。对应脏腑组织有肝，双足、筋脉和神经系统，头发、洛书对应右肋骨、右肘、右腰等。对应经络为足厥阴肝经。震卦主治各种肝胆疾病。

（5）巽卦：位于掌面食指根部（相当于手阳明大肠经处），五行属木（阴木）。对应脏腑组织有胆（消化）系统、头发、右肩臂、股腿，血管、气管、食管、肠道、中空器官、神经系统、淋巴系统等。对应经络为足少阳胆经。巽卦主治各种肝胆及消化系统病证和过敏性疾病、管道不通疾病。

（6）离卦：位于手掌中指根下方（相当于手厥阴心包经处），五行属火。对应脏腑组织有心、心包、小肠，头面部、眼睛、颈项、胸部、上中腹部（洛书也为头部之应）。对应经络为手厥阴心包经。离卦具有温阳散瘀之功，能活化脑部气血，故能治头面部、心、肺、胸、膈肌以及小肠病证。

（7）坤卦：位于手掌无名指与小指之间略下方（相当于手少阴心经处），五行属土（阴土）。对应脏腑组织有脾、肠等消化系统，腹部、肌肉、四肢、左肩臂等。对应经络为任脉、足太阴脾经。坤卦应脾，乃后天之本、气血生化之源，具有宣通三焦气机、清泄三焦郁热、调理脾胃肠道等作用，主治消化系统和水液代谢病证。

（8）兑卦：位于手掌小指下方第 5 掌骨侧小鱼际上至后溪穴处（相当于手太阳小肠经处），五行属金（阴金）。对应脏腑组织有肺、气管、支气管、鼻、咽喉等整个呼吸系统，口腔、口角、舌、牙齿、下颌骨、皮肤、左胁肋、左腰、左肘以及尿道、肛门等。对应经络为手太阴肺经。兑卦应肺、主气，能养阴润肺、旺金生水、益肺补肾、滋水潜阳，而泻肺火、清虚热，加强肺的肃降宣散功能，主治肺实证、阴虚火旺证和皮肤病。

（9）中土："中土"即手掌的中心点（相当于手厥阴心包经处），五行属土。对应脏腑是脾胃，对应经络为足太阴脾经、足阳明胃经。"中土"位于掌心，属于手厥阴心包经范畴，同八卦九宫的中宫一样，既应脾胃，还主心脏，按照全息相合的理论，还合任、冲二脉。此卦位是手掌太极的中心点，为掌气出入之门户，太极八卦之总枢，具有宁心安神、调理脾胃、帮助消化、温阳暖腑、散寒止痛、通腑导滞等多种功效，可用于调治胸痛胸闷、心慌气短、心律不齐、心动过速或心动过缓、食欲不振、消化不良、脘腹冷痛、恶心呕吐、腹胀或肠鸣、泄泻或便秘等病证。

八卦对应自然界（图 7-50）。

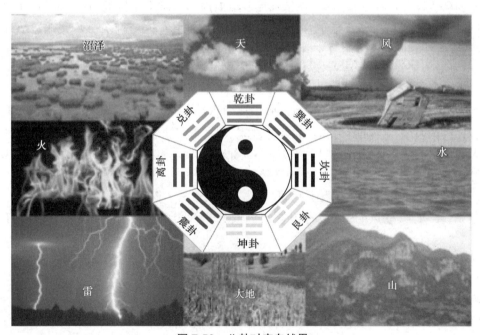

图 7-50　八卦对应自然界

八卦的卦象、卦德、卦意对应人体组织（图 7-51，图 7-52）

易法针灸利用八卦对应自然事物的规律、对应人体五脏六腑的规律，以八卦的卦象、卦德、卦意对应人体疾病的象意形，结合中医八纲辨证、经络辨证来布卦。针刺可以在八卦的基础上结合手掌上相应经络、穴位以及特定穴位的功能作用选择最佳进针点，也可以结合手掌人体全息和取类比象一同运用。根据人体阴阳症状来决定针尖的方向，通过多重效应，快速达到天人合一、调整阴阳平衡的目的。

先天八卦卦德与人体对应

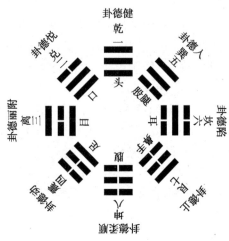

图 7-51　八卦对应人体

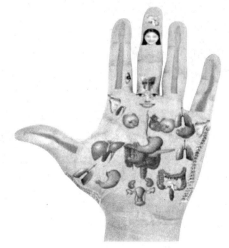

图 7-52　手掌全息图

比如易法针灸治疗子宫肌瘤,就是利用卦象对应加落脏来用针的:肌瘤是凸起的东西,对应艮卦;长在子宫里,子宫是孕育胎儿的,正好对应坤卦(坤卦对应大地,大地是孕育万物的,故二者卦性相同);子宫归肾主管,落脏为肾,对应坎卦,也是主卦。这 3 个卦——艮、坤、坎,就可以调治子宫肌瘤。中医认为,子宫肌瘤多由肾虚寒湿导致,脾胃五行为土,肾五行为水,这样治疗就可以起到健脾利湿、培土固水、温补肾阳的作用。

再如湿困脾胃之证,可以用巽、离、坤三卦。巽对应自然界的风,离对应自然界的火和太阳,坤对应自然界的湿、脏腑为脾。就好比洗完衣服,若想让衣服干得快,就要利用日晒或风刮。人和自然界是一体的,自然界的规律与人体的规律是相通的,如果用中医五行来解释,虚则补其母,用木生火,火生土,来补脾土等。

（三）易法针灸的注意事项和禁忌证

孕妇、婴幼儿、危重病患者、害怕针灸以及有晕针史的患者不能针刺,其他没有什么禁忌。

（四）易法针灸病案举例

1. 干眼症、面肌痉挛　患者女性,58 岁。眼睛干涩伴眼肌抽搐 3 年,伴有头脑不清醒,脾胃不适,食欲低下,腰部酸痛,四肢无力。先后在石家庄、唐山、北京的眼科医院诊治,诊断为"干眼症""面肌痉挛",治疗效果不佳。

2017 年 12 月 12 日接受易法针灸治疗,望诊属于脾胃虚弱、肝血不足、阴虚内热,治以调和脾胃、补其气血、滋阴养血。用易法八卦手针,取坤、兑、坎、巽、离、中土(图 7-53,图 7-54),加内关、太冲、水泉、阳陵泉穴。针刺 1 分钟左右,眼睛干涩和痉挛都有所缓解。第 2 天脐针坤、兑、坎、巽、离(图 7-55),加中脘、下脘、关元、气海、天枢、日月、太溪穴。前后共调治 10 次,眼干、眼肌痉挛及其他伴随症状均消失。后又巩固治疗 5

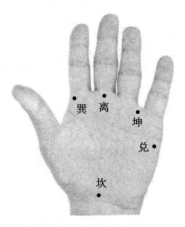

图 7-53　八卦手针点

次,随访1年多未复发。

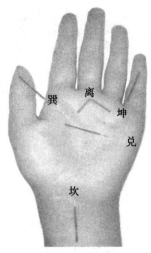

图 7-54　八卦手针刺法

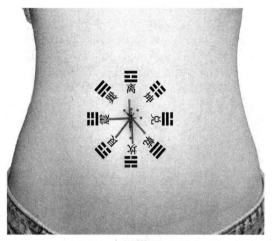

图 7-55　脐针卦位及针法

2. 面肌僵硬　2017年间,下乡义诊时遇一女性患者,33岁,农民,河北辛集市人。诉说7年前一次车祸把她的脸撞了,当时颧骨骨裂,经医院骨伤科治疗愈合。但是愈后留下一后遗症:当初被车撞的一侧脸上的肌肉变僵硬了,说话和笑时感觉很不舒服,尤其是发笑的时候。也去医院治疗过,却没有什么效果。问有没有什么好的治疗方法? 当时我也没有把握,就对她说时间太长了,试试看吧!

当时考虑:脾主肌肉,肉得热则软,筋得热则柔;坤卦对应脾,面部肌肉僵硬,那就针"坤"卦(图7-56,图7-57)。当针进到5分深时,患者就说面部感觉有变化。继续进针到8分深,患者说好了,感觉两侧一样了,而且半边脸发热。留针1小时,取针后,嘱咐她多说话、多活动面部。

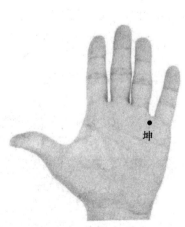

图 7-56　八卦手针点(面肌僵硬)

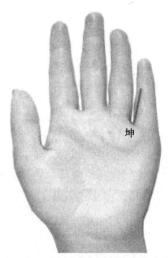

图 7-57　八卦手针刺法(面肌僵硬)

第 2 个月患者又来到义诊现场。她告诉我说:脸也没事了,彻底恢复感觉到两侧一致了。

3. 颈椎病　患者男性,52 岁。头痛和颈椎两侧大筋牵拉痛有几年了,经医院检查为"颈椎病",也在医院诊治过多次,疗效不显。半个月前,经友人介绍前来尝试易法针灸治疗。

查体发现颈椎不适,伴有一侧上肢及手指疼痛、麻木,诊为"颈椎病"(脊神经根型)。用易法针灸刺手针的乾、坎、艮、巽、离(图 7-58,图 7-59),针后 10 多分钟,感觉以上症状减轻很多,连续针灸 3 天后有关症状基本缓解。

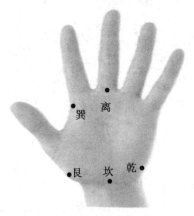
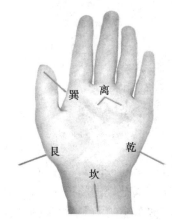

图 7-58　八卦手针点(颈椎病)　　　　图 7-59　八卦手针刺法(颈椎病)

4. 胸痹　患者男性,52 岁。2 年前因胸闷、气短、心慌、心动过速,在天津市胸科医院急诊治疗,诊断为"心肌梗死",做了搭桥手术。但术后患者症状并没有得到改变,走不了 100 步就仰头喘气,每天必须服用"倍他乐克"才行,半个月前经友人介绍前来接受易法针灸治疗。主观感觉左胸部有东西粘连着,检查脊柱第 3~5 胸椎有点错位,经复位后施行一次易法针灸,选点:乾、坎、艮、巽、离卦,外加内关穴(图 7-60,图 7-61),留针片刻,患者即反映有关症状完全消失。

布卦思路:乾、坎二卦调理脊柱督脉和膀胱经,同时补益肾气、培元固本;艮卦调理脾胃、补肺益气,肺经和膀胱经又是别通关系,所以也能同时调理膀胱经脉;巽卦可以舒筋活血、调理神经,离卦可以调理心脏血液到颈椎,且离五行属火,有舒缓筋脉、温暖筋肉的功效;内关通其气血、调理心脏。前后共计调治 7 次而愈。

5. 哮喘　患者女性,74 岁。从小因患重感冒,落下哮喘病根,60 多年反复发作,秋冬为重,逐渐转成慢性哮喘。先后在河北、陕西两地经过几十位医师治疗,口服中药、西药,或注射、输液,几十年一直没停过药。针灸也试过,但由于晕针就再也没敢针灸了。每年立秋过后就卧床不起,一直到第 2 年清明后才能下地干活。

患者是肥胖体质,常年有胸闷、气急、咳嗽、咳痰,肺部听诊可闻及哮鸣音,尤其是呼气时哮鸣音更加明显(喉中痰鸣,但痰黏稠又不容易咳出),大腹便便,大便黏稠。长时期痰瘀,导致痰瘀化火引起内热,经常出现口腔溃疡、牙痛。因为患者以往有晕针史,害怕针灸,做其工作勉强同意试试。考虑怕针,先选择脐针,针后没有任何不适现象,才放心继续针刺。

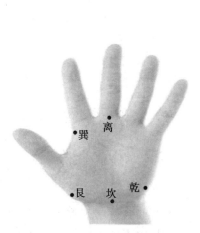

图 7-60 八卦手针点（胸痹）

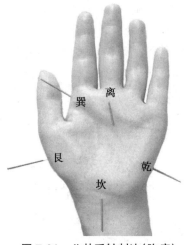

图 7-61 八卦手针刺法（胸痹）

考虑 60 多年来其他医师一直都在治肺，但却没有什么效果，长时期肺气虚弱也无法补上去，那就从源头调起，虚则补其母，先补脾：用震、离、坤三针（图 7-62，图 7-63）健脾利湿、化痰行水，使其不再生痰。内服药改成健脾益肠丸，治疗后吐出黄痰和黑痰。

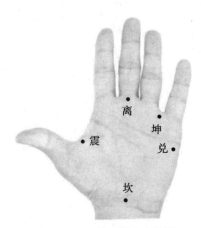

图 7-62 八卦手针点（哮喘）

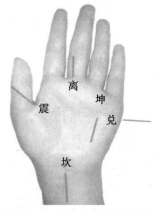

图 7-63 八卦手针刺法（哮喘）

第 4 天改针坤、兑、坎 3 针，滋补肾阴，因子能令母实，补肾不能使子盗母气拖累肺，又能化解长时间痰壅化火出现的燥热之症，虽然没有调肺但却能让肺快速恢复。同时配合服用六味地黄丸补益肾气、滋阴降火。这样调理 3 天，针后几分钟就开始不断吐痰，每天吐痰量将近一痰盂，连续 3 天都一样，同时胸闷气短现象明显好转，大小便增多。

最后再继续健脾，针刺改为每日手针、脐针（图 7-64，图 7-65）交替进行，卦位相同。如此这般，共治疗 30 天，所有症状均消失，肺和气管功能恢复正常，上两三层楼也不喘息。更奇怪的是，老花眼也好了（过去看书读报要用放大镜，现在不用眼镜也可以看书读报了），腹围也减少了 20cm 左右。现在基本没再吃过药，冬天也没有再像以前那样卧床不起。

6. 胃痛 患者女性，35 岁，2019 年 4 月 5 日来诊。主诉：胃胀痛不适 2 天。病史：有胃病史多年，经常会疼痛不适，食欲不振，平时不吃也不感觉饿，没有胃口、吃什么都不香，伴有头前额有时胀痛。去医院也查不出毛病,吃药只是舒服一点,不吃药就照样不舒服,后来就不再治了。只是这2大感觉胀痛加重了,才来尝试易法针灸。查其舌质胖大,苔白腻,证属脾虚胃寒、脾胃不和,导致脾不升清、胃不降浊、胃寒食不化的现象。

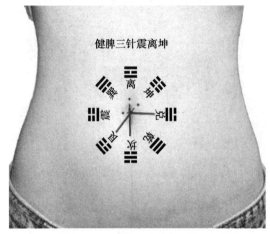

图7-64　脐针八卦定位及针法(健脾三针震离坤)

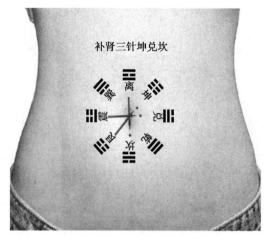

图7-65　脐针八卦定位及针法(补肾三针坤兑坎)

易法针灸方案:坤卦、艮卦、中土3针(图7-66,图7-67)。针入之后,患者反映腹部有气下行,疼痛明显减轻。几分钟后矢气数次,肚子也不胀了。留针30分钟,起针时已经没有任何不适。患者感慨地说:多少年肚子也没这么轻松舒服过。回去就有了饥饿感,吃了一大碗饭和一个馒头(2年来从来没有吃过这么多),感觉饭菜特别香。共调理3次,随访至今未犯。

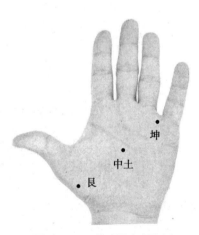

图7-66　八卦手针点(胃痛)

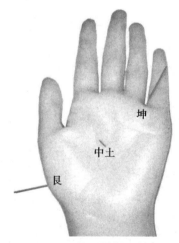

图7-67　八卦手针刺法(胃痛)

用针思路:本病在胃,部位明确,前额胀痛也是胃的经脉病(足阳明胃经布于前额)。中土对应脾胃,可以调理后天之本的问题;艮卦对应胃,也是此病主卦;坤卦对应腹部和脾,脾虚则胃弱,失去动力,所以健胃就必须加强脾的运化功能。脾胃互为表里,同时调理,协同作战,如虎添翼,事半功倍,则疗效更佳。

7. 消化不良、呕吐、腹痛 一位11岁小男孩,2019年6月11日上午就诊。来时肚子痛、呕吐,妈妈说孩子跟叔叔出去玩,吃了很多油炸食品,撑坏了肚子,回来后就这样了。

检查患儿腹胀如鼓,拒按,苔腻,脉弦。考虑位于手心的"中土"对应脾胃,又在心包经上,心包经别通胃经,就用5分针在手掌中土扎了一针(图7-68,图7-69),孩子就说肚子不痛了,且有些咕噜咕噜地响。10分钟后肚子既不痛也不胀了,按肚子也软了,不压痛了。留针30分钟,一次治愈。起针时问孩子扎针痛吗? 孩子回答说不痛,太好了! 以后如果再生病就来扎针。

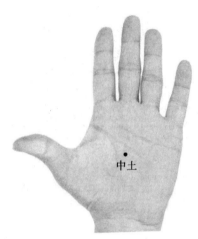

图 7-68　八卦手针点(中土)

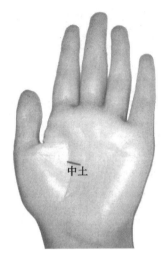

图 7-69　八卦手针刺法(中土)

8. 慢性腹泻 患者女性,37岁,2019年3月26日来诊。主诉:慢性腹泻3年多。病史:3年多以来,每天大便次数多达5~6次,黏滞不成形,出门就得先上厕所。食欲不好,胃寒,不能吃凉的东西,一吃就不舒服,且更容易上厕所,所以好多年就不敢吃凉的和油腻食品了。特别怕冷,腿脚经常冰凉;还很爱生气,动不动就发脾气;睡眠不好,常年失眠。中药、西药吃得不计其数,普通针灸也做过,就是不见效果。

本患者虽然病在肠道,但《黄帝内经》关于消化系统的解剖中有"大肠、小肠皆属于胃"的记载。此患者属于脾胃虚寒、脾肾阳虚体质,再加上脾气大、爱生气,导致肝气犯及脾胃。治宜疏肝健脾理气、温补脾肾之阳为主,间接调理大肠为辅。用易法针灸,取中土、艮、乾、震、离、坤卦(图7-70,图7-71),配合合谷、内关、太冲、阳陵泉穴。考虑病情时间长久,留针1小时以上。第2天复诊时说大便次数少了(一日4次),也没有以前那么急了。

该患者先后共调治15次,一切恢复正常。大便每天1次,吃东西也多了,体重还增加了1kg,腿脚也不凉了,失眠也不治而愈。同时也不大发脾气了。她家先生还特意来感谢说:没想到针灸还能治疗爱生气、发脾气,我可算是解放了! 太感谢了!

用卦思路:中土是八卦的太极中心点,对应脾胃,补其中气,能让人体整个气血运转起来,只有中气动起来才能升阳;坤卦属脾,是本病主卦,有提升脾阳的作用,卦位在心经上,又有火生土的作用;艮卦对应胃,五行为阳,有升阳止泻的作用;乾卦为大肠,五行为阳金,卦位又在手太阳小肠经上,小肠与脾别通,有健胃温脾的作用,同时也能提升小肠的热、温补大肠的寒;艮、乾两卦是阳土,升阳金来补肾阳,虚则补其母;震卦对应肝,有疏肝理气的作用,卦位在大肠经上,同时调理大肠;离卦为心属火,有生土健脾作用。

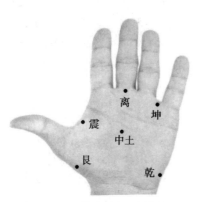

图 7-70　八卦手针点(慢性腹泻)

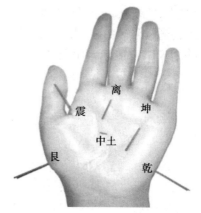

图 7-71　八卦手针刺法(慢性腹泻)

合谷是大肠经原穴,与肺经相表里,主气,有升清降浊、宣通气血之功效;内关是心包经络穴,八脉交会穴之一,通阴维脉,主治胃、心(包)、胸的疾患以及情志病;太冲、阳陵泉分别归属于肝胆经,有疏肝利胆、调和气血、畅达情志的作用。此针法把八卦卦性同中医脏腑、经络完美结合在一起,用针少,力宏大,故能起到疏肝理气、温补脾肾、调理大肠的多重效应。

9. 腰腿痛　还是前文"2.面肌僵硬"那位 33 岁女性患者,腰椎正中及两膝盖疼痛伴手脚冰凉 2 年(夏天也是凉的)。平时疼痛的时候要么强忍着,疼痛厉害了就吃点止痛药、贴止痛药膏什么的。医院 X 线片提示腰椎间盘膨出。医师让先吃止痛药维持,等严重了再做手术。于是,患者就想试试针灸的效果。

检查发现,患者肾阳虚问题严重,就针刺手八卦的艮、乾、坎、震、离卦(图 7-72,图 7-73)和内关穴。针后,嘱咐患者站起身来,反复做下蹲、起立的活动,反映说膝关节一点也不痛了,而且两腿发热,腰不痛了且也有热感,并说她的腰和两条腿这么多年来从没有感觉到热过。

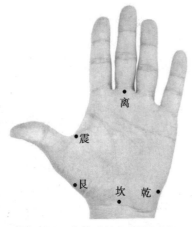

图 7-72　八卦手针点(腰腿痛)

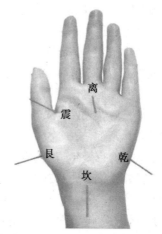

图 7-73　八卦手针刺法(腰腿痛)

用针思路:患者肾阳虚引起腿脚凉和腰椎问题,加之血遇寒则凝,就会导致血不养筋、脉络不通、筋骨失养而出现腰椎和膝盖问题。先补其肾阳、温筋活血,离、艮、乾、坎卦均有补肾阳的作用;离卦五行为火,对应心,有温经散寒、温补心肾之阳的功效;震卦应肝,五行为木,有生火助阳、温筋软筋的功效;艮、乾两卦对应左右腿,同时艮还对应足阳明胃经,可以疏调胃经分布区域的疼痛。

第2个月再去义诊,患者又来针灸。问其腰腿情况,她高兴地说:腰和膝盖已经好了70%左右,也没有再到医院去了,今后自己的病就指望用您的针灸治疗和调理了。

10. 下肢冷痛 患者女性,26岁。主诉:后项部正中疼痛、左下肢冷痛(冰凉)2天。自述可能是前一天下雨,着凉了。伴见胃寒、怕吃凉东西。2017年8月14日前来诊治调理。经诊查,辨证为痹证(正气不足,寒气外侵入络,气血受阻,导致下肢疼痛);寒气上犯督脉,阳气不通,导致后项部冷痛。

先在乾卦上施针,患者反映左腿感觉排凉风,左腿和颈椎马上就不痛了。为了加强和巩固疗效,又加了一针离卦(图7-74,图7-75),患者说左腿从上向下有热的感觉,脚排风感觉厉害,颈椎后面也发热了,感觉很舒服。留针30分钟,结果1次而愈。过了一段时间再来调治胃寒,增加脾胃阳气,增强抗病能力。随访3年多,一直没有复发。

用针思路:这是一个典型的乾卦病例。乾卦对应脊柱和左腿,是纯阳之卦,有疏通督脉气血、升发阳气的作用,可以调理脊柱和左腿的问题。离卦属火,全息对应颈椎和心,可理筋调血。正好患者又是感受寒邪引起的颈椎不适和腿痛,故取火来升阳,以活血、祛寒、止痛。

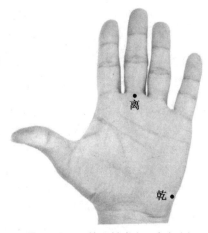

图 7-74 八卦手针点(下肢冷痛)

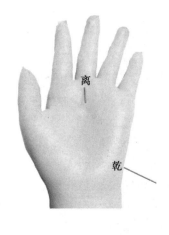

图 7-75 八卦手针刺法(下肢冷痛)

11. 肾结石 患者男性,49岁,天津某医院中医师。有肾结石病史多年,双肾和输尿管积水,让其自己针刺与肾结石相关的手针脐针卦位艮、兑、坎、震(图7-76~图7-78)。

针后感觉肚脐排寒风,左腿发凉,脚心也排凉风,脚冰凉,右腿无不明显排风现象。3天后做彩超,示双肾和输尿管积水消失,结石还存在。效不更方,连续调治15天,肾结石在第15天下午排出(下午3点多小便时感觉痛、没出来,感觉堵在阴茎头处。嘱其喝3瓶水不断活动、跳跃,结石随小便就排出了)。

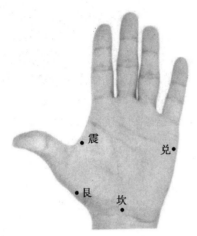

图 7-76　八卦手针点（肾结石）

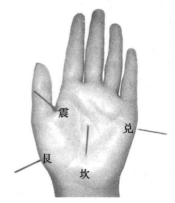

图 7-77　八卦手针刺法（肾结石）

选卦思路：艮、兑两卦利用卦意山泽通气，令其瘀阻的管道畅通，且艮为山为石，正好对应本病。用五行相生补其肾气（土生金、金生水），中医讲阴成形、阳化气，再运用震卦的卦意动，让石头动起来、好掉下来（因患者当时是脾肾阳虚的现象，所以用此卦位）。

12. 癃闭、血尿　患者女性，48 岁。主诉：小便不通，伴脚面麻木，有严重高血压和糖尿病。2019 年 3 月 14 日来诊时，我同患者商量，先去医院做检查，以排除结石或肿瘤。到了医院就让办住院手续，各项检查结果出来说没问题，考虑是高血糖、高血压并发症。医师

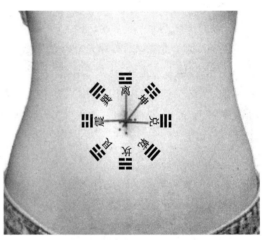

图 7-78　脐针卦位及针法（肾结石）

说没什么好办法，上导尿管观察 1 周。上了导尿管后，可见肉眼血尿，症情反而越来越严重。1 周后医师又建议膀胱造瘘、终身带尿袋，患者不愿意，要求出院用中医调理，于是来我处要求针灸治疗。

按肺气不降、肾不纳气思路布针，取一侧手针艮卦、兑卦、坎卦和脐针，卦位相同（图 7-79～图 7-81），留针 2 小时。下午患者打电话说小便已经能顺利排出了，脚面麻木也消失了。以后即按此法继续巩固治疗 2 个疗程（20 次），病情稳定，没有复发。

13. 前列腺增生、尿血　患者男性，51 岁，工地农民工。主诉：每天晚上小便六七次之多，白天 10 余次，只要活动小便就多。伴尿频、尿急、尿无力、尿等待、尿血现象。医院诊断为"血尿""前列腺增生"。2018 年 9 月尿频、血尿加重，几分钟就要小便 1 次。在医院观察期间，晚上采用易法针灸，针刺艮（加强三针）、坎、震、离、坤、中土（图 7-82，图 7-83）。针后尿血减轻，小便间隔时间有所延长。针刺 3 天后血尿停止，小便能 30~60 分钟 1 次。此时医院诊断结果"膀胱癌"，建议手术切除膀胱。患者因考虑要终生带尿袋不予接受，选择了出院用中医保守治疗调理。

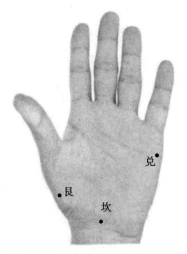 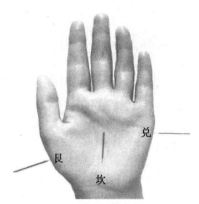

图 7-79　八卦手针点(癃闭、血尿)　　　　图 7-80　八卦手针刺法(癃闭、血尿)

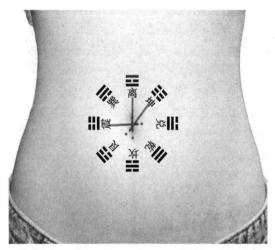

图 7-81　脐针卦位及针法(癃闭、血尿)

　　出院后情况分析:夜尿多、两腿脚冰凉怕冷,缘于肾阳虚,心火不能下移,无法温补肾阳,致阳不化气,水气不能蒸腾,就只能从膀胱排出。考虑患者长期从事体力劳动,过度劳累,营养跟不上,脾胃虚弱。加之长期失血,导致气血不足,肝虚不能固血。应培土生金固水,健运脾胃、补益肝肾。因血尿已无,就改为艮、兑、巽、乾、坎、离、中土交替调治。艮、兑二卦为易经山泽互通之卦,巽卦也对应管道不通,对应瘀阻不通的现象,符合前列腺增生的压迫症状;艮卦、中土对应脾胃,五行属土,又属后天之本,有生化气血、培土固水作用;乾卦属金,金生水,补益肾阴;坎、离二卦能交通心肾,引火下行。

　　本病例先后经过易法针灸 2 个月的调治(一般每日 1 次,有时隔日 1 次),治疗前的所有原始症状全部消失了。晚上小便 1~2 次,一天 5~7 次;排尿时也有力了,没有尿等待现象了。去医院检查,结果一切正常,也没有发现任何癌细胞。还有一个意外收获,就是十几年油亮的光头还新生了少许细细绒毛。

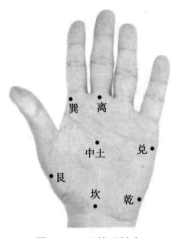

图 7-82 八卦手针点
（前列腺增生、尿血）

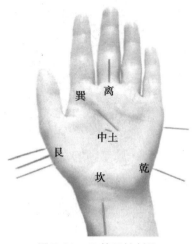

图 7-83 八卦手针刺法
（前列腺增生、尿血）

14. 高血压、糖尿病 还是前文"12.癃闭、血尿"那位 48 岁女性患者,有严重高血压和糖尿病多年。血压在不服药情况下经常在 180/110mmHg 上下浮动,服药则 150/94mmHg 左右,餐后血糖经常 15mmol/L 左右。伴眩晕、头昏、头痛、脾气急躁、口干苦、尿频、偶有血尿,舌红少津、苔微黄。中医辨证为"眩晕""消渴证"(肾阴不足、肝阳上亢)。

考虑肝阳升发太过,用坤、兑两卦既能泻心火,又能加强肺的肃降功能;坎、离能使心肾相交,用肾水来抑制肝火,平肝潜阳,糖尿病用此配卦滋阴降火、润肺清热;坤、兑、坎三针强脾润肺,增加肾水,以灭火除热;离卦引火下行,温补肾之寒水,加快人体下焦水分的蒸腾气化,让三焦得以正常吸收转化。降压点和降糖点都是对症治疗,有的放矢,相得益彰。治疗 3 个疗程(30 次)后,血压、血糖指标恢复正常(图 7-84,图 7-85)。

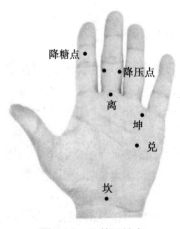

图 7-84 八卦手针点
（高血压、糖尿病）

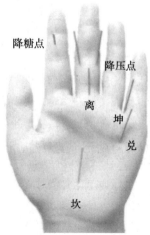

图 7-85 八卦手针刺法
（高血压、糖尿病）

15. 糖尿病(脾肾阳虚型) 患者男性,49 岁,天津中医药大学中医师。有糖尿病病史多年,平时空腹血糖 10.9mmol/L,餐后血糖 24mmol/L。患者当时呈现脾肾阳虚证候,采用易法手针降糖:卦位取乾、坎、离、坤,外加手上食指的降糖点(远心端第 1 节横纹中点稍下一点,图 7-86,图 7-87),每日 1 次。3 天后空腹血糖 8.5mmol/L,餐后 2 小时血糖 10.9mmol/L。又经过一段时间的调理巩固,血糖一直能维持在正常范围,且很稳定。

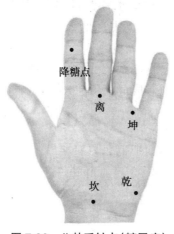

图 7-86　八卦手针点(糖尿病)

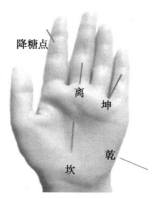

图 7-87　八卦手针刺法(糖尿病)

16. 皮疹瘙痒、湿疹　患者男性,41 岁,农民。全身皮疹瘙痒 2 个多月,曾去石家庄河北医科大学第二医院诊治,按过敏性皮炎治疗,涂抹外用药、肌内注射药物、输液均无效应。每天上午 10 点开始出现皮疹,晚上 10 点消失。

后经人介绍前来针灸,笔者要求患者停服抗过敏药物。先是按过敏性皮炎布针,用艮、兑、巽、离、坤卦调治 3 天,症情有所减轻,但还是不理想。后来按湿疹时间发作规律调理,易法手针取中土和十二地支的上午 10 点和晚 10 点,共 3 针(图 7-88,图 7-89)。第 2 天就有很大改观,皮疹出得已经不多了;第 5 次治疗后湿疹更少了,只是干活时身子发热了才会出疹,就零散几个;调治 8 次后,所有症状消失。后又巩固治疗 2 次,随访至今未犯。

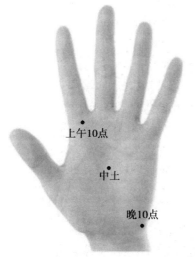

图 7-88　八卦手针点(皮疹瘙痒、湿疹)

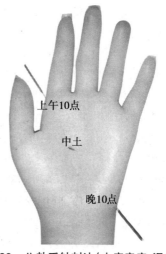

图 7-89　八卦手针刺法(皮疹瘙痒、湿疹)

(注:"易法针灸"典型病例,均由周月谦医师提供)

八、无针经穴喷注疗法

无针经穴喷注疗法以中医、针灸、穴位注射基本理论为指导,利用无针震穴喷注仪将具有补气升阳、卫外固表作用的黄芪精华提取液和具有补血行气、活血化瘀、调经止痛作用的当归、川芎、藏红花精华提取液,通过喷注仪弹簧的强大压力震动,小剂量、多频次地喷注在人体腧穴部位(以背部正中督脉穴、双侧足太阳膀胱经背俞穴为主),可快速被人体吸收、利用,从而有效调理脏腑、经络的平衡和气血、津液的调和。

无针经穴喷注疗法已有可用于调治男女性功能减退及性冷淡、女性月经不调和不孕症、单纯性肥胖、男性不育、肩周炎、头痛、高血压、低血压、便秘、抑郁症、焦虑、神经衰弱、失眠等病证。

无针经穴喷注疗法的几点说明和注意事项:

(1)喷注部位皮肤先用生理盐水清洁,再用 75% 酒精棉球消毒。

(2)喷注营养液中的"黄芪精华提取液",即 1 号营养液;"当归、川芎、藏红花精华提取液",即 2 号营养液。

(3)每次正式操作时,首先予以常规开背:在手太阳小肠经背部天宗穴(双侧)喷注 1 号营养液。

(4)除了胸腹正中的任脉穴和背腰部的督脉穴以外,以背部足太阳膀胱经穴为主的其他穴都取用左右双侧穴位。

(5)督脉大椎穴的梅花点阵,是以大椎穴为中心,从内向外画 2 圈阿是穴各 5~6 点,形似梅花。

(6)常规喷注基础上的加强穴,即通过辨证后随证加减的穴。

(7)每次操作结束,4 小时内不得洗澡,3 天内不得蒸桑拿。

(8)调理治疗期间,忌辛辣刺激性食物,如葱、姜、蒜、胡椒、芥末、酒类(低度、微量尚可)、辣椒(甜味菜椒除外)等;脾虚忌油荤,肺热忌油炸或烧烤食品。

(9)关于疗程:根据患者身体情况,症状明显者 7 天调治 1 次;一般 10 天 1 次;症情好转后改 15 天 1 次;到了后期,扶阳固肾 1 个月 1 次。3 次 1 个小疗程,6~9 次 1 个大疗程。

(一)偏头痛

张某,女,37 岁,上海人,公司高管,2020 年 10 月 13 日就诊。

主诉:右侧经常性头胀痛不适 2 年余。

病史:由于工作繁忙,经常熬夜,导致右侧经常性头胀痛不适 2 年余。吃止痛药只能暂时缓解,看手机或电脑太久或稍微受风和熬夜就会加重。严重影响工作效率和睡眠质量。晚上经常无法睡觉,夫妻感情一度受到影响。

查体:皮肤显晦暗,无光泽,面色隐现青紫。舌中有明显裂痕、两侧有肝瘀血象,舌下络脉颜色暗紫,舌苔厚腻,脉涩、沉迟不畅。

诊断:头痛(少阳头痛,肝郁气滞)。

【调理治法】

1 号营养液:小肠经天宗穴开背 0.075ml,足太阳膀胱经大杼→膈俞各 0.1ml。

2 号营养液:督脉长强→命门、阿是穴,膀胱经肾俞→膀胱俞各 0.1ml。

1 号营养液、2 号营养液:督脉大椎穴(梅花点阵),2 种营养液交替使用,各 0.1ml;肩部肩髃、肩髎、巨骨、秉风、肩中俞,交替使用,各0.1ml。

第1~3次加强穴:百会、风池、鱼腰、合谷、桥弓(颈部胸锁乳突肌)、太冲穴,均用2号营养液,各0.075ml。

第4~6次加强穴:百会、风池、鱼腰、合谷、桥弓、太冲穴,均用2号营养液,各0.1ml。

经过6次调治后,右侧头胀痛明显减轻,基本不需吃药了,整个人一天状态都很好。晚上睡觉香了,面色也红润了,夫妻感情好了很多。

(二)高血压

崔某,男,44岁,哈尔滨人,公司老总,2021年4月6日就诊。

主诉:有高血压病史5年余。

病史:平时工作忙,压力大,应酬也多,经常熬夜工作、喝酒,5年前体检发现高血压,后来又曾中风。血压经常高达160/100mmHg,一直靠服用降压药维持。脾气急躁,伴经常头晕、脑胀不适。

查体:肥胖体型,舌体胖大、舌边红、有齿痕,中间有明显裂痕,苔厚腻,脉濡滑。

诊断:高血压(痰湿闭阻,肝阳上亢)。

【调理治法】

1号营养液:天宗穴开背0.1ml;大杼→膈俞各1ml。

2号营养液:长强→悬枢、阿是穴,肝俞→三焦俞各0.075ml;肾俞→膀胱俞各0.1ml。

1号营养液、2号营养液:大椎穴(梅花点阵),交替使用,每穴0.1ml;肩髃、肩髎、巨骨、秉风、肩中俞,交替使用,各0.075ml。

第1~6次加强穴:大椎、人迎、太冲、涌泉、足三里、三阴交,均用2号营养液,各0.1ml。

经过6次调治后,血压降为120/75mmHg,脾气变好了,白天没有头晕、脑胀不适感,基本不需要吃降压药。

(三)低血压

陈某,女,56岁,中国台湾人,某集团总监,2021年5月20日就诊。

主诉:头晕、头昏几十年,血压偏低。

病史:从小就有头晕、头昏病史(有家族遗传史),以后发展成习惯性,容易疲劳,记忆力明显减退。血压偏低至70/36mmHg,一年四季都感手脚冰凉,怕冷。

查体:形寒肢冷,手足冰凉。舌中有浅裂痕,舌苔淡白滑腻,脉细数、尺脉弱。

诊断:低血压(气血不足,脾肾阳虚)。

【调理治法】

1号营养液:天宗穴开背0.075ml;大杼→膈俞各0.075ml;大椎穴(梅花点阵),肩髃、肩髎、巨骨、秉风、肩中俞各0.1ml。

2号营养液:长强→悬枢、阿是穴各0.1ml;肝俞→三焦俞各0.075ml;肾俞→膀胱俞各0.1ml。

第1~3次加强穴:百会、曲池、合谷、涌泉,均用2号营养液各0.1ml。

第4~6次加强穴:曲池、百会、合谷、涌泉,均用1号和2号营养液,交替使用各0.1ml。

第7~8次加强穴:曲池、百会、合谷、涌泉,均用1号营养液各0.1ml。

第9次加强穴:百会、曲池、合谷、涌泉,均用2号营养液各0.1ml。

经过9次调治之后,血压明显回升到110/63mmHg。整个人精神状态很饱满,工作一天也不会感觉劳累,头脑清醒,双脚变得很温暖。

(四) 便秘

叶某,女,60岁,哈尔滨人,医院院长,2021年4月23日就诊。

主诉:腹部胀气不适数十年,经常便秘。

病史:有经常性便秘史几十年,基本上每5~7天排1次大便,每次排便都需要至少半小时以上才能排出很干又硬的大便。下腹部隆起越来越明显,感觉像怀孕五六个月一样,非常影响美观。

查体:形体瘦弱,舌体稍胖大、有齿痕,舌尖及舌边红,舌苔厚腻,脉弦、尺脉沉弱。

诊断:便秘(痰湿困脾,阴虚火旺)。

【调理治法】

1号营养液:天宗穴开背0.075ml;大椎穴(梅花点阵)各0.1ml;大杼→膈俞各0.075ml;肩髃、肩髎、巨骨、秉风、肩中俞各0.1ml。

2号营养液:肝俞→膀胱俞各0.1ml。

1号营养液、2号营养液:长强→命门、阿是穴,交替使用各0.1ml。

第1~3次加强穴:天枢、关元、大肠俞、支沟、足三里、照海,均用1号营养液各0.075ml。

第4~5次加强穴:天枢、关元、大肠俞、支沟、足三里、照海,均用1号营养液0.1ml。

经过5次调治,调治后就能排很多大便。做完3次后,明显感觉胃肠胀气改善,小腹部变平很多。调理之后的2~3天,早上都可以排1次大便,量多。感觉身体很轻松。

(五) 肩周炎

案1:王某,女,59岁,哈尔滨人,医师,2020年2月1日就诊。

主诉:右侧肩背疼痛伴活动受限10余年。

病史:十几年前,右侧肩背开始疼痛,白天上班还能坚持工作,夜晚疼痛感重一些,有时候影响睡眠。后来开始出现抬举受限、向后伸展疼痛,劳累后手指还会有发麻感觉,难以忍受。因为是外科医师,大量时间都会用到右手工作,严重影响日常工作和生活。

查体:舌中有明显裂痕、两侧有瘀血,舌下络脉颜色暗紫,舌苔厚黄,脉象涩沉、尺脉偏弱。

诊断:肩周炎(肩痹,肝胆火旺、气滞血瘀)。

【调理治法】

1号营养液:天宗穴开背0.1ml;大椎(梅花点阵)0.1ml;大杼→膈俞,肩髃、肩髎、巨骨、秉风、肩中俞各0.1ml。

2号营养液:长强→命门、阿是穴,肝俞→膀胱俞各0.1ml。

1号营养液、2号营养液:大椎(梅花点阵),肩髃、肩髎、巨骨、秉风、肩中俞交替使用,各0.1ml。

第1~12次加强穴:风池、天柱、肩井、肩髃、肩贞、肩髎、外关、合谷、后溪,均用2号营养液,各0.1ml。

经过12次调治之后,右侧肩臂基本不痛了,功能活动恢复正常了,可以很自如地做抬举和后旋等动作,拿手术刀也非常稳定、顺手,工作也没有烦恼了。白天精神状态饱满,工作一天也不觉得累,对调理效果非常满意。

案2:孙某,男,60岁,司机,上海人,2021年2月7日就诊。

主诉:右肩关节疼痛难忍,活动受限。

病史:由于职业原因,导致10余年来右侧肩关节疼痛难忍,转动肩部就会出现疼痛并活动受限,平时开车或做事情用左臂比较多,严重影响正常工作和生活。之前进行治疗,虽然疼痛有所减轻,但效果不那么明显。平时脾气暴躁,容易生气,情绪无法自控。

查体:右侧肩关节无法正常举高,用右手搭对肩有困难。右侧肩背部有2个明显的囊肿,轻压痛,触诊边界清晰。舌中有较深裂痕,舌下络脉颜色较深,舌苔厚黄,脉涩滞。

诊断:肩周炎(肩痹,肝胆火旺、气滞血瘀)。

【调理治法】

1号营养液:天宗穴开背0.1ml;大椎穴(梅花点阵)各0.1ml;肩髃、肩髎、巨骨、秉风、肩中俞,大杼→膈俞各0.1ml。

2号营养液:长强→命门,阿是穴,肝俞→膀胱俞各0.1ml。

1号营养液、2号营养液:肝俞→三焦俞,肩髃、肩髎、巨骨、秉风、肩中俞,交替使用,每穴0.1ml。

第1~3次加强穴:风池、天柱、肩髃、肩髎、肩贞、膏肓,均用1号营养液各0.075ml;合谷、后溪、外关、条口,均用2号营养液各0.075ml;肝俞、胆俞、太冲、中封,均用2号营养液各0.15ml;右侧心肺区囊肿阿是穴(梅花点阵、穴外2圈6点)用1号营养液、2号营养液交替各0.075ml。

第4~6次加强穴:风池、天柱、肩髃、肩髎、肩贞、膏肓,均用1号营养液各0.1ml;合谷、后溪、外关、条口,均用2号营养液各0.1ml。

经过6次调治后,右侧肩关节疼痛及功能障碍明显改善,能正常抬高,用右手搭左肩背也可以做到了。可以很自如地完成工作和生活中的一些体力劳动,开车双手都可以很自如地旋转方向盘了。后背囊肿明显变小,压痛消失。脾气不再那么易怒暴躁了,心态变得平和很多,整个人感觉精神和心情都好很多。

(六)痛经

周某,女,28岁,四川人,医护人员。2021年6月28日就诊。

主诉:从月经初潮就有痛经,长达14年之久。

病史:从月经初潮就有痛经,每个月来月经前两三天都会有明显痛经症状,特别是第1天痛经最严重,到第3、第4天缓解很多,严重影响工作和生活。寒性体质,经常伴有腹部发凉、手脚冰冷。

查体:舌两侧暗红甚至青紫、有小瘀点,舌苔薄黄,脉弦滑、尺脉弱。

诊断:痛经(寒湿阻滞)。

【调理治疗】

1号营养液:天宗穴开背、大杼→膈俞各0.075ml;大椎(梅花点阵)、肩髃、肩髎、巨骨、秉风、肩中俞各0.1ml。

2号营养液:肝俞→膀胱俞各0.1ml。

1号营养液、2号营养液:长强→命门,阿是穴各0.1ml。

第1~4次加强穴:关元、八髎、合谷、血海、足三里、三阴交,均用2号营养液各0.1ml。

第5次加强穴:命门、膀胱经背俞穴、腰部压痛点、八髎、环跳、委中、承山、昆仑,均用2号营养液各0.075ml。

第 6~8 次加强穴:命门、膀胱经背俞穴、腰部压痛点、八髎、环跳、委中、承山、足三里,均用 1 号营养液各 0.1ml。

经过 8 次调治,目前基本每次月经来潮没有了痛经现象,偶尔会在月经前一天下腹部有轻微隐隐不适,且很快就过去了。月经量明显增多,手脚也变得温暖起来,整个人感觉很舒服、轻松愉快。

(七)闭经

常某,女,41 岁,辽宁省人,公司领导,2021 年 4 月 24 日就诊。

主诉:月经不规律 4 年余,近半年闭经。

病史:月经不规律已有 4 年多,刚开始总是月经滞后,近半年内干脆就没有月经了。总会感觉莫名其妙的情绪改变,很容易兴奋、激动,明显腰酸背痛,影响日常生活和工作。

查体:舌体胖大、有齿痕,舌苔白厚,脉涩、尺脉弱。

诊断:闭经(痰湿闭阻)。

【调理治法】

1 号营养液:天宗穴开背 0.075ml;大椎穴(梅花点阵)各 0.1ml;大杼→膈俞各 0.075ml。

2 号营养液:长强→命门、阿是穴各 0.1ml;肝俞→三焦俞各 0.075ml;肾俞→膀胱俞各 0.1ml。

1 号营养液、2 号营养液:肩髃、肩髎、巨骨、秉风、肩中俞交替使用,各 0.1ml。

第 1~3 次加强穴:气海、关元、命门、肾俞、八髎、血海、足三里、三阴交,均交替使用 1 号营养液、2 号营养液,各 0.1ml。

第 4~6 次加强穴:气海、关元、命门、肾俞、八髎、血海、足三里、三阴交,均用 2 号营养液,各 0.1ml。

第 7~8 次加强穴:气海、关元、命门、肾俞、八髎、血海、足三里、三阴交,均用 2 号营养液,各 0.075ml。

经过 8 次调治,月经恢复如初,周期也明显改善。不容易激动了,腰酸背痛也没有那么明显了。整个人感觉精神状态好,心情也越变越好。

(八)围绝经期综合征

朴某,女,46 岁,辽宁人,朝鲜族,跨国服装公司老总,2021 年 1 月 20 日就诊。

主诉:头痛、胸闷、心慌、月经不调、失眠、焦虑 3 年多。

病史:患者接近围绝经期,近 3 年来,先是出现月经不调,不规律,2 个月 1 行,颜色暗红有血块。经常头痛,感觉胸闷、乳胀、心慌、胃胀不适、焦虑。还有 5 年高血压病史,长期服用降压药、抗焦虑药。

查体:舌体稍胖大、中间有明显裂痕,舌边有明显齿痕,舌尖红,舌苔黄厚,脉沉细而涩、尺脉弱。

诊断:围绝经期综合征(阴虚火旺,气滞血瘀)。

【调理治法】

1 号营养液:天宗穴开背 0.075ml;大杼→膈俞各 0.075ml。

2 号营养液:长强→命门、阿是穴,肝俞→三焦俞各 0.075ml;肾俞→膀胱俞各 0.1ml。

1 号营养液、2 号营养液:大椎穴(梅花点阵)交替使用各 0.1ml;肩髃、肩髎、巨骨、秉风、肩中俞交替使用各 0.075ml。

第 1~3 次加强穴:①调理失眠:风池、安眠、神门、内关,均用 2 号营养液,各 0.075ml;②调理焦虑:百会、劳宫、足三里、太冲、涌泉,均用 1 号营养液,各 0.075ml;③调理月经:神阙、关元、气海、子宫、命门、肾俞、八髎、血海、三阴交,均用 2 号营养液,各 0.1ml。

第 4~13 加强穴:①调理失眠:风池、安眠、神门、内关,均用 2 号营养液,各 0.1ml;②调理焦虑:百会、劳宫、足三里、太冲、涌泉,均用 1 号营养液,各 0.1ml;③调理月经:神阙、气海、关元、子宫、肾俞、命门、八髎、血海、三阴交,均用 2 号营养液,各 0.1ml。

经过 13 次调治,月经很规律,恢复到每月 1 次,颜色正常,经量增多,没有明显的胸闷、乳房胀感和胃胀不适。面色红润有光泽,精神状态好。目前血压已稳定正常(降压药已停口服),抗焦虑药也已停用,对调理效果非常满意。

(九) 性功能减退及性冷淡

案 1:岳某,男,41 岁,山东威海市人,上市集团高管,2021 年 3 月 21 日就诊。

主诉:性欲望淡漠、性功能减退 2 年多。

病史:平时管理工作繁忙,熬夜多,心理压力很大,经常焦虑、失眠、容易疲劳。近 2 年感觉性功能逐渐减退,想过性生活的欲望很低。

查体:舌边、舌尖偏红,舌苔白厚,脉虚、迟缓无力(尤其是脾、肝、肾脉)。

诊断:性功能减退(肾阳不足)。

【调理治法】

1 号营养液:天宗穴开背 0.1ml;大椎穴(梅花点阵),大杼→三焦俞各 0.075ml;肩髃、肩髎、巨骨、秉风、肩中俞各 0.1ml。

2 号营养液:长强→腰阳关、命门、阿是穴,肝俞、胆俞、肾俞→膀胱俞各 0.075ml。

第 1~2 次加强穴:关元、肾俞、八髎、三阴交、筑宾、太冲、涌泉,均用 2 号营养液 0.1ml。

第 3~4 次加强穴:关元、肾俞、八髎、三阴交、筑宾、太冲、涌泉,均用 1 号营养液 0.1ml。

调理 4 次后,明显感觉全身很轻松。睡眠质量好了,白天精神状态很好,工作忙一些也没有什么疲劳感。每天的晨勃恢复了,性需求高了,每个月可以过 4 次夫妻生活。

案 2:朱某,男,55 岁,上海人,房地产老总。2020 年 8 月 13 日就诊。

主诉:性功能减退 3 年。

病史:近 3 年来,夫妻生活时阴茎勃起硬度下降,性生活后劳累感加重。在平时生活中容易出现腰痛、腰困、身体乏力等虚弱症状,性欲下降,性生活舒适度、愉悦感明显下降。

查体:舌中有浅裂痕,舌尖红,苔薄白,脉沉细、尺脉弱。

诊断:性功能减退(命门火衰)。

【调理治法】

1 号营养液:天宗穴开背 0.075ml,大杼→膈俞各 0.1ml。

2 号营养液:长强→悬枢、阿是穴,肝俞→膀胱俞各 0.1ml。

1 号营养液、2 号营养液:大椎穴(梅花点阵)交替使用各 0.1ml;肩髃、肩髎、巨骨、秉风、肩中俞穴交替使用各 0.1ml。

第 1~4 次加强穴:天柱穴 1 号营养液 0.075ml,关元、膈俞、肾俞、委中、足三里、三阴交、涌泉穴均用 2 号营养液 0.075ml。

经过 4 次调治,每天都有晨勃现象,性欲明显增强,夫妻生活时阴茎勃起硬度明显增强。白天工作和生活状态也很好,精神好,不疲劳。

案3：刘某，男，58岁，上海人，律师。就诊日期：2020年12月20日。

主诉：性功能减退3~5年。

病史：近几年来，性功能能力不从心，大不如以前，性生活时间短。睡眠质量差，白天精神状态不好，打不起精神，经常腰膝酸软。

查体：舌中有明显裂痕、边缘有齿痕，舌下脉络变粗变暗、有血瘀，舌苔黄厚，脉沉涩。

诊断：性功能减退（湿热闭阻，气滞血瘀，命门火衰）。

【调理治法】

1号营养液：天宗穴开背，大椎穴（梅花点阵），大杼→三焦俞各0.075ml。

2号营养液：长强→命门，阿是穴，肝俞→膀胱俞各0.1ml。

1号营养液、2号营养液：肩髃、肩髎、巨骨、秉风、肩中俞穴交替使用，各0.1ml。

第1~7次加强穴：风池、天柱、安眠、神门，均用1号营养液0.075ml；关元、气海、肾俞、八髎、命门、委中、三阴交、太冲、涌泉，均用2号营养液各0.1ml。

经过7次调治，每天都有晨勃，夫妻生活质量明显提升。

案4：姚某，男，39岁，演员、导演，2021年1月26日就诊。

主诉：性功能减退半年余。

病史：近几年由于工作忙碌，工作压力大，经常熬夜，导致夫妻生活明显减少。刚开始是晨勃次数减少，有时甚至没有晨勃现象。整个人感觉没精打采，以至于对性生活没有了兴趣。

查体：精神萎靡。舌中有浅裂痕，舌下络脉颜色稍暗紫，脉沉紧。

诊断：性功能减退（肾阳不足，命门火衰）。

【调理治法】

1号营养液：天宗穴开背0.075ml；大椎（梅花点阵），大杼→膈俞各0.075ml；肩髃、肩髎、巨骨、秉风、肩中俞各0.1ml。

2号营养液：长强→悬枢，阿是穴，肾俞→膀胱俞，肩髃、肩髎、巨骨、秉风、肩中俞各0.1ml；肝俞→三焦俞各0.075ml。

第1~3次加强穴：关元、肾俞、八髎、神门、三阴交、太溪，均用1号营养液各0.1ml。

第1次调治完后，当天晚上回家后的精气神就明显感觉不一样，第2天清晨就有1~2次晨勃现象出现。连续做完3次后，晨勃现象更加明显，性欲望次数明显增多，且白天精神状态也很不错。

（十）阳痿

陈某，男，51岁，上海人，公司高管，2021年1月27日就诊。

主诉：性功能障碍5年余。

病史：由于工作繁忙，心理压力很大，经常焦虑、失眠。5年前开始出现勃起功能障碍，性欲也明显减退，有时服用西地那非也不能解决问题。

查体：舌中有裂痕、舌边有齿痕，舌苔厚、黄腻，脉沉涩而紧。

【调理治法】

1号营养液：天宗穴开背0.075ml；肩髃、肩髎、巨骨、秉风、肩中俞，大杼→膈俞各0.075ml。

2号营养液：长强→悬枢、阿是穴各0.1ml；肝俞、胆俞、肾俞→膀胱俞各0.075ml。

1号营养液、2号营养液：大椎穴(梅花点阵)，肩髃、肩髎、巨骨、秉风、肩中俞交替使用各0.1ml；肝俞→三焦俞，交替使用0.075ml。

第1~3次加强穴：安眠穴用1号营养液，每穴0.075ml；膻中、气海、关元、膈俞、肾俞，神门、内关、曲泽、仙骨(尾骨尖端上3寸)、三阴交、涌泉，均用2号营养液各0.1ml。

第4~6次加强穴：气海、关元、膈俞、肾俞、仙骨、三阴交、涌泉穴，均用1号营养液，每穴0.1ml。

经过6次调治，整个人感觉精力很充沛，每个月都会有1~2次满意的夫妻生活，感觉勃起硬度明显增强。

(十一) 早泄

李某，男，43岁，中国台湾人，公司高管，2020年9月10日就诊。

主诉：性生活中过快射精年余。

病史：近1年多以来，每次夫妻生活时间很短，往往1~2分钟就射精了。伴腰酸腿软、怕冷。

查体：舌质苍白无光泽、中间有裂痕，舌苔薄白苍老，脉深沉无力。

诊断：早泄(命门火衰)。

【调理治法】

1号营养液：天宗穴开背0.1ml；大椎(梅花点阵)，大杼→膈俞各0.1ml。

2号营养液：长强→命门、阿是穴，肾俞→膀胱俞各0.1ml。

1号营养液、2号营养液：肝俞→三焦俞，肩髃、肩髎、巨骨、秉风、肩中俞，交替使用各0.1ml。

第1~7次加强穴：气海→中极、会阴、肾俞、三阴交，均交替使用1号和2号营养液，每穴0.1ml。

第8~12次加强穴：气海→中极、会阴、肾俞、三阴交，均用1号营养液，每穴0.1ml。

第13~15次加强穴：气海→中极、会阴、肾俞、三阴交，均用2号营养液，每穴0.1ml。

经过15次调治，基本没有早泄现象发生了，每次夫妻生活都可以坚持10~15分钟，阴茎勃起硬度也明显增强。白天一天工作状态都很好，也不感觉腰酸腿软很累了。

(十二) 男性不育

梁某，男，48岁，中国台湾人，企业家、演说家、导演，2021年3月21日就诊。

主诉：婚后性功能减退，2年多不育。

病史：患者由于工作繁忙，心理压力大，长期睡眠不佳，每晚服安眠药也经常只能睡2~3小时。性生活能力低下，经常力不从心。性生活时间短，精液量少。

查体：患者湿气重，常年下肢和足底大量出汗，靠穿超吸水棉袜控制，严重影响生活和工作。舌中有深裂痕，舌下络脉颜色深暗、明显变粗，舌苔灰暗厚腻，舌根苔黄，脉涩滞。

诊断：男性不育(痰湿闭阻，气滞血瘀，命门火衰)。

【调理治法】

1号营养液：天宗穴开背0.05ml；大椎(梅花点阵)，肩髃、肩髎、巨骨、秉风、肩中俞各0.1ml；大杼→膈俞各0.075ml。

2号营养液：长强→命门，肝俞→膀胱俞各0.1ml。

第1~3次加强穴：天柱、安眠、神门，均用1号营养液各0.1ml；关元、膈俞、肾俞、委中、足三里、三阴交、太冲、涌泉，均用2号营养液各0.075ml。

第4~5次加强穴：风池、天柱、关元、肾俞，均用1号营养液各0.1ml，神门、足三里、委中、三阴交、太冲、涌泉，均用2号营养液各0.1ml。

第6~7次加强穴：足三里、三阴交、太冲、涌泉，均用2号营养液各0.1ml。

第8次加强穴：丰隆、足三里、阳陵泉，均用2号营养液各0.1ml。

经过8次调治，患者睡眠状况明显改善，停服安眠药后睡眠也可长达6~7小时。睡眠好了，精力也充沛了，清晨会有明显晨勃。同自己的妻子一起调理后，夫妻生活更加和谐，妻子也成功怀孕。

（十三）不孕症

沈某，女，24岁，江苏人。2021年4月3日就诊。

主诉：月经周期不规律、经迟数年。

病史：月经周期不规律，每次月经都会推迟1周左右，而且量少。经常感绝腹部以及四肢怕冷，手脚甚至有冰冷之感。婚后2年多没有怀孕，还准备去国外做试管婴儿。

查体：舌中有浅裂痕，舌下络脉颜色稍暗紫，舌苔薄白，脉沉紧。

诊断：不孕（宫寒，肾阳虚弱、命门火衰）。

【调理治法】

1号营养液：天宗穴开背0.05ml，大椎穴（梅花点阵）各0.075ml，大杼→膈俞各0.05ml，肩髃、肩髎、巨骨、秉风、肩中俞各0.1ml。

2号营养液：长强→命门、阿是穴，脾俞→膀胱俞各0.1ml；肝俞、胆俞各0.05ml。

第1~3次加强穴：膻中、关元、子宫（脐下4寸中极穴旁开3寸）、内关，均用1号营养液各0.075ml；八髎、足三里、三阴交、涌泉，均用2号营养液各0.1ml。

调治3次后，月经开始规律，经量明显增多。腹部和四肢怕冷明显好转，脚心都暖暖的，也成功怀孕。

（十四）富贵包

案1：冬某，女，57岁，江苏人，公司老总。2020年11月25日就诊。

主诉：肩背部出现"富贵包"、背厚6年。

病史：2016年开始经营企业，工作压力大，逐渐形成并加重。经常头痛、头晕，成天无精打采。背厚，穿衣影响形象和气质。

查体：肩背部正中重度富贵包、背厚，舌有黑点、边有齿痕，舌苔白厚腻，脉细、尺脉弱。

诊断：富贵包（痰湿瘀阻型）。

【调理治疗】

1号营养液：天宗穴开背0.075ml，大杼→膈俞各0.075ml，

2号营养液：长强→命门、阿是穴各0.1ml，肝俞→三焦俞各0.075ml，肾俞→膀胱俞各0.1ml。

1号营养液、2号营养液：大椎穴（梅花点阵）交替使用各0.1ml，肩髃、肩髎、巨骨、秉风、肩中俞交替使用各0.1ml。

第1~3次加强穴：风池、风门、肩井、肩贞、夹脊穴，均交替使用1号和2号营养液各0.1ml。

第4~6次加强穴：风池、风门、肩井、肩贞、夹脊穴，均用1号营养液各0.1ml。

第7~9次加强穴：风池、风门、肩井、肩贞、夹脊穴，均用2号营养液各0.1ml。

经过9次调理，富贵包明显小了很多，背也变得薄而紧致，腰形也出来了，穿衣也更显漂亮和气质了。走路又快又轻松，患者非常认可。

案2：吴某，女，33岁，陕西人，公司老总。2020年2月3日就诊。

主诉：中度"富贵包"3年许。

病史：长期伏案工作，低头多，少活动，逐渐形成中度富贵包。自己夏天游泳喜欢穿比基尼，自认为影响健康和美观，穿衣也影响形象和气质。

查体：舌尖及两侧稍红，舌苔正常，脉偏弱、尺脉为甚。

【调理治疗】

1号营养液：天宗穴开背0.075ml，大杼→膈俞各0.075ml，肩髃、肩髎、巨骨、秉风、肩中俞各0.1ml。

2号营养液：肝俞→膀胱俞各0.75ml，长强→命门、阿是穴各0.075ml。

1号营养液、2号营养液：大椎穴（梅花点阵）交替使用各0.1ml。

第1~3次加强穴：风池、风门、肩井、肩贞、天宗、夹脊穴，均交替使用1号和2号营养液各0.1ml。

第4次加强穴：风池、风门、肩井、肩贞、天宗、夹脊穴，均用1号营养液各0.1ml。

第5次加强穴：风池、风门、肩井、肩贞、天宗、夹脊穴，均用2号营养液0.1ml。

第6次加强穴：风池、风门、肩井、肩贞、天宗、夹脊穴，均用1号营养液0.1ml。

经过6次调治，富贵包基本看不到了，感觉白天上班的精气神一天比一天好，不感觉到累。

［注：以上病例均系张燕（心羽）医师提供］

第八节　病 例 分 析

一、头痛

1. 阳明头痛　刘某，女，35岁。头痛10余年，加重1天。10年前因感冒迁延未愈而致头痛、鼻塞、流涕，每因感冒而诱发，多在春季加重。经医院耳鼻喉科诊为"鼻窦炎"，虽经多方医治，却未见效果。现前额部闷痛，连及鼻根，嗅觉障碍。

查体：额窦压痛阳性，舌质红、苔薄黄，脉浮数；经络检查：头维穴处压痛（++），厉兑穴处压痛（+++）。诊为"阳明头痛"（风热上犯），治宜疏风清热、通络止痛。取足阳明经根、结穴头维、厉兑刺之，平补平泻，留针15分钟。隔日1次。共治5次而愈，随访年余未复发（《中国针灸》1996年第8期）。

2. 少阳头痛　刘某，男，30岁。左侧头痛2周。2周前骑车吹风，随之左侧头痛，连及眼眶内侧，局部有抽掣感，不欲睁眼视物，朝重暮轻。无恶心呕吐。在医院诊为"神经性头痛"，予维生素、抗炎止痛剂治疗，病情未缓解，反而逐渐加重，改针灸治疗。

刻下：患者头痛难耐，呻吟不止，舌苔薄白，脉弦紧。诊为"少阳头痛"（风寒外袭）。治宜祛风散寒、通络止痛。针左侧睛明、至阴、风池、足窍阴，留针30分钟。针入痛止，午后、夜间未发头痛。翌晨头微痛，巩固治疗3次，遂即痊愈。2年后随访，未再发作（《中国针灸》1996年第8期）。

3. 厥阴头痛　黄某，女，24岁。间歇性头（顶）痛2年，近日加重。头痛连及右眼发胀，伴头晕、胸闷、胁胀、心烦易怒、口苦、失眠，小便黄，大便干，舌边红、苔微黄，脉弦滑。诊断："厥阴头痛"（肝郁气滞，血瘀阻络）。

针灸治宜疏肝理气、活血通络，用根、结上下取穴法，上取本神、率谷、风池，下取外关、太冲、足窍阴，针刺泻法，留针30分钟。次日复诊，头痛有所减轻。再加太阳、关冲点刺出血，以泄热通络。三诊后头痛大减，余症渐消。共治疗8次而愈，随访1年未见复发（张少珍，《新中医》1996年第11期）。

按：3例头痛，病因不同，病位各异。在明确辨位归经的前提下，按根结、标本选穴论治。例1病在阳明，故只取阳明经根、结穴；例2痛在侧头，病及足少阳、太阳（《灵枢·经脉》记载："膀胱足太阳之脉……其支者，从巅至耳上角。"），故同取二阳经根、结穴治之；例3则涉及肝、胆两经，故合而取之。如此上下根结相应，经络疏通，气血畅达，头痛自止。

二、三叉神经痛

孙某，女，70岁。左侧面部疼痛1周。以往经常有左侧面部疼痛病史，曾先后到多家医院诊治，均诊为"原发性三叉神经痛"（二、三支痛）。经药物治疗，效果不佳，遂要求针灸治疗。刻下：患者左侧面颊部闪电样剧痛，因洗脸、进食诱发，1日发作数次，每次持续10秒。小便黄，大便干，舌质红、苔黄厚，脉弦滑。诊断：三叉神经痛（湿热蕴结）。治宜清热化湿，通络止痛。急取头维、厉兑二穴，针刺泻法，动留针40分钟。起针后痛减，以后每日治疗1次，5次后疼痛全消（王瑛，《北京中医》2000年第1期）。

按：三叉神经痛系顽固性难治之症，针刺有一定止痛效果。根据针灸经络辨证，病变部位在阳明经分部区。故按经络学说的根结理论，急取足阳明经根、结腧穴头维、厉兑，实则泻之。辨证明确，选穴精当，手法正确，方见功效。正如《百症赋》所云："先究其病源，后攻其穴道，随手见功，应针取效。"

三、面神经麻痹

俞某，女，38岁。右侧面部瘫痪近3个月。3个月前因感受寒凉而导致右侧面瘫，经中西医及针灸常规治疗效果不显。刻下：右眼不能闭合，眼裂增大，伴结膜发红、流泪，不能皱眉，左眼外眦时有痉挛，鼻唇沟变浅，口角下垂，口唇歪向左侧，不能鼓腮、吹气，咽喉部干涩，影响发声，舌胖淡、有齿痕，脉浮紧。诊断："面神经麻痹"（风痰阻络）。治宜祛风散寒、化痰通络。

先针刺健侧面部常规穴及风池、合谷、曲池，并在患侧面部以梅花针轻轻叩刺。治疗5次后，再针患侧常规穴和合谷、养老、曲池、太冲（均双），并嘱在家中将蒸熟的鸡蛋趁热在患侧面部滚动。经10次治疗，口㖞明显改善，但眼睛变化不大。续治加针跗阳，点刺至阴穴，每次针后还在眼部行梅花针叩刺。经过20次治疗，右眼已可闭合，已不再发红、流泪，左眼也停止抽动，鼻唇沟恢复正常，口部恢复正常，可鼓腮、吹气。因咽喉部干涩，声音不畅依旧，故又针刺地仓、承浆、合谷、曲池、涌泉、照海、廉泉,点刺至阴(后二穴均不留针)。前后共治28次而痊愈(《甘肃中医》1996年第1期)。

按:此例面瘫,病程已有3个月之久,当属后期,使治疗难度加大。治疗中涉及手、足六阳经"标"部穴和"本"部穴,还有足少阴肾经的"根"部穴和"结"部穴。上下贯通,标本兼治,方能力克顽疾,化腐朽为神奇。

四、中风后遗症

1. 失语　孙某,男,60岁。有高血压病史20年,半月前因情绪不畅而突发中风。脑CT提示左侧大脑半球深部(内囊、外囊、尾状核)巨大血肿,出血量约76ml。在急诊室留观17天后转针灸科治疗偏瘫、失语。诊断:中风后遗症、失语,为瘀血阻络、舌窍不通所致。

针灸治疗:针以行气活血、通络开窍,取廉泉穴用"合谷刺"法,治疗3次后即能发音并讲简单字和词,但发音不清,且不能成句;续治2个疗程(20天)后,已能讲述简单事情,然吐字仍欠清晰;3个疗程后,语言基本恢复正常。住院96天,偏瘫肢体功能恢复,脑CT复查提示血肿大部吸收,基本痊愈出院(南京中医药大学李忠仁医案)。

2. 延髓麻痹　孙某,男,58岁,中风后遗症患者。脑出血后合并延髓麻痹,进食和饮水即呛咳不已。诊断:中风后遗症、延髓麻痹。以通络开窍为治法,经针刺廉泉穴20次痊愈(黑龙江省林业总医院针灸科白振琴医师医案)。

3. 中经络　彦某,男,62岁。左侧肢体偏瘫半个月。患者半月前因过度疲劳及复感风寒,于晨起后自觉左侧肢体沉重、软弱无力、活动不利,6小时后,肢体完全不能活动。医院检查确诊为"脑血栓形成",经中西医结合治疗,病情逐渐好转,遂用针灸治其后遗症。

查体:患者神清,语言流畅,左上下肢肌力均为3级,舌暗红、苔薄黄、脉沉弦。诊断:中风(中经络)。因患者惧怕针灸,故只用点穴治疗。当用拇指点按患侧隐白、大敦穴时,患者在呼痛的同时左下肢回缩,足部呈内翻状;点按厉兑、足窍阴、至阴穴时,左下肢亦回缩,呈足外翻状;用同法点按上肢井穴,也产生类似结果。以后每天顺序点按患侧肢体井穴,并配合一般按摩疗法,嘱加强肢体训练。经点穴治疗,患肢肌力明显增强,1个月后肢体活动基本恢复正常,2个月后痊愈(单永华,《针灸临床杂志》2001年第8期)。

按:前2例中风后遗症患者症情略有差异,例1以失语为主症,例2则以进食和饮水呛咳为主症。因病都缘于口舌、咽喉,乃肾经所系,故取肾经"结"部穴廉泉治之。既疏调口舌、咽喉局部的经络气血,又滋养肾阴以固舌本。例3因患者惧怕针灸,故只用点穴治疗。点按之穴均系瘫痪一侧肢体十二经井穴,起交通阴阳、疏调气血作用。在治疗中发现,井穴敏感者,预后较好,且随着患者病情好转,井穴的疼痛反应也逐渐减轻。

五、痹证

1. 颈椎病　李某,女,38岁,缝纫工。头昏,头痛,颈部僵硬不适伴手臂麻木半年余,加重半月。半月前,因症状加重,无法上班,在当地市人民医院就诊。TCD示左侧椎动脉供血不足,脑动脉痉挛。X线片示生理曲度变直,颈4-5、颈5-6椎间隙变窄,椎体增生。诊断:颈椎病(神经根型)。服用盐酸倍他司汀片、盐酸氟桂利嗪胶囊、颈康胶囊10天,症状略有缓解。刻下:头昏痛,做低头、仰头、左右扭转时头晕症状加重,恶心欲呕,手臂麻木有时放射至指尖。纳食不香,夜寐不安,二便调,余无不适。

先颈部柔性正骨 5 分钟。按小腿全息疗法,跟腱对应头和颈部。在内外踝向后连线与跟腱的交点下针,再向上 2 寸一针,再向上 2 寸一针,共 3 针。手掌全息疗法的颈椎对应点即拇指掌骨桡侧,从掌指关节进针,贴骨滑行,刺向腕关节,针具用 0.35mm × (40~50) mm。同时活动颈部,由慢到快。5 分钟后,症状逐渐减轻。留针 30 分钟后,症状全无,颈部活动正常,手臂麻木也减轻百分之七八十。每天 1 次,共 3 天,痊愈。嘱防寒保暖,不能做长期低头的动作或工作,睡时枕头不宜过高。半年后随访未再复发(江苏南京田波医师医案)。

2. 弹响指(扳机指)　王某,女,48 岁,假发工。因长期用手指挽绕假发,右手拇指关节疼痛、弹响 3 个月余,疼痛加重 2 天来诊。刻下:右手拇指不能自由伸屈,活动时疼痛,伸屈出现弹响,拇指掌指关节掌侧处有压痛,可触及结节。

针灸运用疼痛三针治疗法则:先针刺右手的太渊穴和拇指的掌指关节处,再针刺左手的拇指掌指关节掌侧处反应不适处,这两针留针 30 分钟后起针;最后在肘部以下的肺经结节或痛点点刺松解即出针,不留针。每日治疗 1 次,连续治疗 7 次后疼痛消失,拇指伸屈再无弹响(江苏南京田波医师医案)。

3. 雷诺病　夏某,女,32 岁。双手紫暗,遇冷疼痛麻木 2 年,加重 1 周。2 年前双手发红,遇冷疼痛且有麻木感,时轻时重,遇热缓解。近 1 周来,由于天气寒冷病情加重。在医院诊为"雷诺病",体检时发现心电图异常,频发室性期前收缩,尤其在睡眠时加重。刻下:患者双手冷痛麻木,腕部至指端均呈紫色,伴有胸闷,舌质暗,脉结代而缓。诊断:痹证,寒湿痹阻,阳气不能通达四末。治宜祛寒除湿,温通经络。针刺至阳、胸 4~5 夹脊、命门、内关、合谷,至阳、命门二穴加灸。治疗 2 次后,胸闷、期前收缩现象略有好转,余症如前。受《灵枢·终始》"阳受气于四末"的启发,加用手部井穴,左手针少商、关冲、少冲,右手针商阳、中冲、少泽,得气后,动留针 40 分钟。次日复诊,胸闷、手部麻痛感及色泽均显著好转。继用上法治疗 4 次而愈,1 个月后随访未复发(《针灸临床杂志》2001 年第 8 期)。

4. 腰腿痛　患者男性,43 岁。突发腰腿痛 6 天。既往有腰椎间盘突出症病史 4~5 年,6 天前因受寒突发腰腿痛,不能弯腰,步履艰难,活动尤甚,疼痛沿腰腿后侧和外侧扩散,并伴下肢麻木(活动尚可)。检查:腰前屈仅 20° 即疼痛不已,舌苔厚腻,脉弦滑。诊断:腰腿痛(风寒痹阻)。治宜祛风散寒,疏经通络。先针刺环跳、委中、水沟 3 次,疼痛缓解,但下肢麻木感未除。改针环跳、至阴、足窍阴、厉兑、睛明、听会、头维等穴。针后肢体有发热及有暖水流感,全身轻松。续治 2 次,疼痛和麻木感基本消失,弯腰 90° 无痛,已能正常工作(《上海针灸杂志》2003 年第 12 期)。

5. 股内侧肌痛　付某,男,60 岁,左侧大腿内侧疼痛 4 天。4 天前因受凉而致左大腿内侧疼痛,连及前阴,下肢内旋和下蹲时疼痛明显加重,喜暖畏凉,小便清长,舌苔正常,脉弦缓。诊为股内侧肌痛(寒滞肝脉),治宜温通肝脉、散寒止痛。艾灸玉堂、大敦二穴,以觉烫痛为度。灸后自觉有暖流由下肢传及阴部,全身舒畅,下肢运动自如。仅此 1 次即愈,未再复发(《中国针灸》1996 年第 8 期)。

按:痹证大多与感受风、寒、湿邪有关,虽属针灸科常见病证,但一般病程长,疗程也长,需经常做针灸治疗。从上述 4 例痹证的治疗情况分析,例 1 是先以标、本部穴取效,后加根部穴治愈;例 2 是先以标、本部穴取效,后加根、结部穴治愈;例 3 直接用局部穴加根、结部穴治愈;例 4 仅灸 2 个根、结部穴而愈。取穴虽异,但理法则一,即结合疼痛部位和有关体征,突出标本、根结选穴。取穴精炼,如矢中的,事半功倍,缩短疗程。

六、坐骨神经痛

王某,男,31岁,左侧腰痛连及左下肢疼痛半年。半年前在活动中突然出现左侧腰痛,继而连及左下肢外侧,以胀痛为主,活动受限,抬腿、下蹲均感困难。X线片诊为"增生性脊椎炎",住院给予中西药、按摩、针灸常规治疗,效果不佳。检查:直腿抬高试验(+),经络检查发现瞳子髎穴处压痛(+++),第4腰椎压痛(+),舌苔正常,脉弦缓。诊断:腰痛、坐骨神经痛(足少阳经型)。治宜疏通少阳,通络止痛。针刺瞳子髎、足窍阴、第4腰椎夹脊,动留针20分钟。治疗1次,半月未痛;共治3次,腰腿痛完全消失(张和平,《中国针灸》1996年第8期)。

七、抑郁症

高某,女,38岁,教师。咽喉梗阻、情绪低落2年。2年前因于午饭时得知父亲病危消息,当时即觉喉中哽咽,饮食不下。从此便一直有喉中如有物梗阻之感,胸腹痞闷,嗳气不舒,多食即觉脘腹撑胀,甚至呕吐,身体日渐消瘦。消化道钡餐造影显示有"胃黏膜脱垂"现象。曾服中、西药物治疗,效果不明显。近月来,因工作不顺心,情绪低落,又致病情加重。舌暗、有齿痕,脉沉细弱。中医诊断:郁证、梅核气(痰气闭阻型)。治宜疏肝解郁,理气健脾。

针灸治疗:取中脘、膻中、膈俞、肝俞、脾俞、内关、足三里、太冲等穴,治疗3次,效果不显。第4次复诊时,根据根结理论选用大敦、隐白两个"根"部穴为主,毫针浅刺,并加红外线照射足部;然后配以天突、膻中、中脘、内关、足三里等标、结部穴,动留针40分钟。次日复诊诉针后心情舒畅,胸腹部无堵塞、撑胀感,食量增加,但咽喉部气团仍未散尽。除复用原方治疗外,颈部再加刺人迎穴。起针后患者即述咽喉部气团消失。以后每日治疗1次,共治疗12次,诸症消失(《针灸临床杂志》2001年第8期)。

按:本例患者在常规治疗效果不显的情况下,结合"井主心下满"的主治规律,加用根、结腧穴:足厥阴经根于大敦,结于玉英,络于膻中;足太阴经根于隐白,结于太仓(中脘);人迎穴也为胸气街"气海"所通之穴。证治更加吻合,故见转机。

八、昏厥

1. 中暑昏厥 张某,女,60岁。因盛夏炎热而中暑昏厥,不省人事,烦躁不安,面赤唇红,喉中痰鸣,牙关紧闭,四肢抽搐,脉象弦数。诊为"中暑"(暑风厥证),治宜清泻暑热、醒神开窍。速点刺双侧中冲出血,患者即刻苏醒(吕景山、何树槐、耿恩广,《单穴治病选萃》,人民卫生出版社,1993年第1版)。

2. 癔症昏厥 田某,女,24岁。系双侧输卵管瘤术后肠粘连住院患者,因与人生气争吵,情绪激动而突然昏倒,不省人事,面色灰白,肢冷,气粗,口张,苔薄白,脉沉细。诊为"癔症昏厥"(肾气不足,肝气上逆),治宜滋阴潜阳、醒神开窍。当即针补廉泉、涌泉,针泻大敦、玉堂。行针2~3分钟后,患者发出呼叫声,眼睛睁开,5分钟后完全恢复正常(《辽宁中医杂志》1989年第6期)。

按:2例昏厥之症,一因暑热所伤,故取心包经之"根"穴中冲清心降火、醒脑开窍;一因情志不遂,故取肝、肾二经之"根"穴大敦、涌泉,"结"穴玉堂、廉泉,共奏滋阴潜阳、醒脑开窍之力。结果均1次而愈,体现了根部井穴强有力的泻热开窍作用,又与标、结部腧穴相配,交通阴阳,故能救危急于顷刻,解险情于片时。

九、胃痛

李某,女,27岁,左上腹胃脘部疼痛 1 天。1 天前因暴饮暴食致左上腹疼痛,伴呕吐、纳呆,进食后加重,大便干燥。服药未效,要求针治。查:患者痛苦面容,口有臭味,胃脘部痛而拒按,舌苔黄腻,脉弦滑。诊断:胃脘痛(饮食积滞)。治宜健脾、和胃、止痛。针刺中脘、隐白,泻法,留针 30 分钟。针后胃脘痛即缓解,仅治 2 次而愈(《中国针灸》1996 年第 8 期)。

按:此例胃痛系饮食所伤而致,脉症所见,当属实证。取脾经根穴隐白健脾和胃止痛,结穴中脘,既是胃的募穴,又是腑之会穴,通调胃肠腑气而止痛。根结合用,标本同治。

十、遗尿

郑某,女,15岁。遗尿 5 年余,经中、西药和针灸常规治疗未效。诊为“遗尿”(肾气不足),治以补益肾气、振奋膀胱。经针刺涌泉(补法)、廉泉(平补平泻),至足心发热,留针 20 分钟。共治 5 次而愈,1 年后随访未发(《浙江中医杂志》1989 年第 5 期)。

按:本例顽症,病程日久,经中、西药和针灸常规治疗未收疗效而另辟蹊径。选穴精妙之处在于,肾经根部和结部穴同用,针刺手法以补法为主,可知辨证当属肾虚证无疑。

十一、疝气

李某,女,6岁。阵发性腹痛 7 小时,伴呕吐、大便不通。查:腹部膨隆,右侧腹股沟处有一球形肿物,轻度压痛。诊为“右侧腹股沟疝”。先以手法复位无效,改针刺治疗,治宜疏肝理气、散寒止痛。取患侧大敦穴,得气后加灸。15 分钟后肿物还纳腹中,疼痛消失(应浩,《中国针灸》1982 年第 4 期)。

按:疝气为前阴病变,多由寒滞肝脉而发。前阴乃宗筋之所聚,肝主筋,故取肝经根部穴大敦针灸并用,以疏肝理气、散寒止痛。之所以能取穴少而见效速,实因突出经络辨证,辨位归经。再以根部穴治疗结部病,上下疏通,根结相应。实则泻之,寒则温之,肝脉温通则疝痛立愈。

十二、崩漏

案 1:许某,女,30岁,已婚。曾因子宫大出血住院治疗好转,出院后 2 个月又一次复发,下血如注,卧床不起。查:患者面色苍白,言语低微,舌淡、无苔,脉细欲绝。诊为“崩漏”(脾不统血),治宜补益气血。取隐白、大敦 2 穴各灸 7 壮,灸后下血渐少,随即停止。但觉气短乏力,再灸气海、关元、足三里各 10 壮而愈。1 年后随访,月经一直正常(曹清华,《陕西中医》1988 年第 4 期)。

案 2:齐某,女,27岁,未婚,经血淋漓不断 10 余天。患者有经期延长现象 4 个月经周期,伴经前及经期少腹胀痛、胸闷胁胀、烦躁易怒、咽部紧塞感等症状。来诊时,正值经期第 3 天,胸胁闷胀,经行不畅,经色紫暗,舌暗红、苔薄白,脉弦细。诊断:“崩漏”(肝经气滞)。治宜疏肝理气调经。

选大敦穴用小艾炷做直接灸,每炷均灸至灼烫时取下,每穴灸 5 壮。灸治 1 次后,患者即觉胸闷消除,经行畅快。连灸 3 日,诸症消除,经血在经期第 9 天止。以后每次来经时,即开始施灸如上法。连灸 4 个月,经期维持在 7~9 天,且伴随症状均显著好转(《针灸临床杂志》2001年第8期)。

案3：杨某，女，41岁，个体工商，徐州人。月经来而不止3个月余，色淡，量一般。2017年10月上旬，来月经7天后，一直淋漓不净，色淡、质稀。患者面色萎黄，畏寒肢冷，头晕心悸、小便清长、舌淡、苔薄，脉沉细无力，纳呆便溏，食则腹胀等。2018年1月27日诊治。中医诊断：崩漏（脾肾阳虚型）；西医诊断：功能失调性子宫出血。

针灸治则：温肾健脾、补气摄血，针灸、中药并用，补法。选取关元、足三里、三阴交、血海、隐白，均针刺加灸各10分钟。配用黄芪20g，白术、地榆炭各15g，党参、仙鹤草各10g，甘草6g。

医嘱：避免受凉，风扇最好吹微风或者不吹；禁食寒凉生冷，尤其是雪糕、冷饮；需食细软易消化之物；最好用红豆、红枣、黑米、桂圆、莲子、山药等，每天早晨煮粥吃；近周每晚坚持用生姜、艾叶煮水泡脚20~30分钟。

治疗3次后，月经量反而见多，于是改血海和隐白穴只灸不针。第4次治疗后，月经量减少很多；6次后，月经量减少更多。同时饮食胃口大开，吃饭比以前香多了，食量也增加了。10天痊愈，随访半年无复发（江苏徐州孟凡华医师医案）。

按：崩漏为女子常见病证，病在血，故与肝、脾二脏功能失调有关（肝不藏血、脾不统血）。例1为"脾不统血"，故取脾经根部穴隐白，虚则补之，故用温灸法；再灸气海、关元、足三里，以固后天之本。例2为"肝经气滞"，故取肝经根部穴大敦，疏肝理气调经。

根据编著者经验，根据症情，例1因属脾不统血，大敦穴可弃之不用，疗效不会受到影响；例2因于肝经气滞，若改用针刺法，则疗效会更好，并能缩短疗程；例3如一开始就只灸不针，则不会出现前3次治疗后月经量反而见多。

十三、不孕症

罗某，女，26岁。因人工流产导致宫寒不孕6年，经中、西药治疗无效。诊为"继发性不孕"（冲任失调，宫寒不孕），治以调理冲任、暖宫助孕。经针刺涌泉（补法）、廉泉、命门（平补平泻）。每日1次，10次1个疗程。共治8个疗程后怀孕（《浙江中医杂志》1989年第5期）。

按：本例宫寒不孕病程日久，经中、西药治疗未收疗效而另辟针疗蹊径。选穴精妙之处在于，肾经根部和结部穴同用，再增加温补肾阳命门真火要穴命门，针刺手法又以补法为主，故能奏效。编著者体会：对于命门真火不足导致的宫寒不孕，命门最好用艾灸法（尤其是隔姜灸或隔附子灸），更能温补肾阳、暖宫助孕。

十四、围绝经期综合征

白某，女，50岁。心慌、烦躁、悲伤喜哭半年，加重3个月。患者已绝经1年，近半年来因工作环境改变，精神紧张抑郁，心慌，烦躁不安，善太息，喜悲哭（每日清晨悲伤哭泣），不能自制，并感胸闷，全身烘热，脉沉弦。曾服用地西泮类药物，效果不显，近3个月来症情还日渐加重。诊为"围绝经期综合征"（虚火上炎，扰动心神），治宜滋阴降火、宁心安神。取太溪、神门，平补平泻；大敦、大椎针刺泻法并出血数滴；配合指压涌泉穴。每日1次。治疗3次后，除早晨仍旧烦躁不宁（但不哭泣）外，其余症状均明显减轻。继用上法治疗，隔日1次，15次痊愈（《针灸临床杂志》2001年第8期）。

按：围绝经期综合征主要因于心、肝、肾等脏腑的功能失调，致肾水不足、心肝火旺而发。

故分别选用心、肝、肾相应经脉的根部腧穴治之。取太溪、涌泉旨在滋补肾水,大敦、大椎针刺泻法并出血意在平降肝火,配神门交通心肾、宁心安神。标本同治,故收良效。

十五、耳鸣

刘某,男,35 岁,突发性耳鸣 2 天。患者 2 天前因大怒后出现左侧耳鸣,伴头晕、口苦咽干。自行服用"清火"药未效。查:舌边红、苔黄,脉弦数。证属肝胆火旺,治宜清肝泻火、通调耳窍。取大敦、听会二穴,针刺用泻法,动留针 20 分钟,1 次即愈(《北京中医》2000 年第 1 期)。

大凡耳鸣虚证病因在肾,实证病因在肝胆、三焦。本例系暴怒伤肝而引发的耳鸣,结合舌苔、脉象当属实证。大敦是肝经的根穴,听会是胆经的结穴,表里相配,根结合用,如矢中的,相得益彰。

十六、鼻炎

案 1:焦某,男,18 岁,鼻塞不闻香臭 5 年。5 年前开始出现嗅觉下降,伴流黄色浊涕,头昏,眉额胀痛,记忆力减退。反复发作,久治不愈。查:舌苔薄黄,脉微数。诊断:"鼻渊"(风热犯肺,壅塞鼻窍)。治宜祛风清热,宣肺通窍。先按常规取迎香、印堂、上星、风池治之,五诊疗效欠佳。后依据经络标本理论,加取手、足阳明经本部穴曲池、内庭,续治 15 次,诸症悉除。半年后随访未复发(《中国医刊》2000 年第 1 期)。

案 2:魏某,男,11 岁,学生,徐州人。鼻子不通,晨起流鼻涕、打喷嚏 3 年余。患儿冬天平时不愿意多穿衣服,三四年前经常感冒,持续性鼻塞,晚上用嘴巴呼吸,早晨流鼻涕、打喷嚏等。

2018 年 3 月 19 日就诊,否认鼻炎有家族史。查:鼻甲处红肿肥大,舌淡、苔薄、脉弦细。中医诊断:鼻窒(肺气不固,气虚邪滞);西医诊断:慢性鼻炎。

针灸治则:补肺固表,温通鼻窍。取印堂(艾灸)、迎香(艾灸)、鱼际、列缺、合谷、足三里、丰隆、三阴交(四肢穴均针加灸)。肺开窍于鼻,列缺为肺经络穴及八脉交会穴通任脉,可调胸、肺、膈及咽喉疾病;鱼际为肺的荥穴,在急性发作期可清肺泄热,减轻症状;肺与大肠相表里,迎香乃手、足阳明经之会,合谷为大肠经原穴;足三里为胃经下合穴,丰隆为胃经络穴,三阴交为脾经交会穴,从五行相生相克来调理,五行中,肺属于金,其母为脾,属于土,培土生金,所以为了强化肺经必须要来调理脾胃经。鼻炎患者多喜暖、惧风怕寒,所以针灸并用,以培元升阳、温通经络。

治疗 1 次后,患者当晚休息即可用鼻子呼吸了,连续治疗 1 个疗程(10 次)后,患者早晨打喷嚏、流鼻涕等症状消失了,原来红肿肥大的鼻甲消肿大半,呼吸也顺畅了。孩子记忆力也提高了,学习也进步了。建议巩固治疗 1 个疗程,4 个月后回访无复发(江苏徐州孟凡华医师医案)。

十七、鼻出血

案 1:李某,女,17 岁。乘车时左鼻孔突然流血不止,血鲜红,口干渴。证属肺热火盛,迫血妄行。以清泻肺热为治法,当即点刺双侧少商穴,出血 3 滴,鼻出血即刻停止,后未再发(广西中医药大学肖继芳医案)。

案2：傅某,男,28岁。自幼经常鼻出血,近1个月来几乎每天发作,伴头晕、心慌、失眠。查:鼻黏膜充血。治以疏调鼻窍,凉血止血。针刺双侧迎香穴,动留针15分钟。针1次后出血明显减少,针2次后出血完全停止,再针1次巩固疗效,后随访一直未发(《四川中医》1985年第2期)。

按:迎香、印堂、上星、风池诸穴为治疗各种鼻病之常规用穴,但当疗效欠佳时,例1加取手、足阳明经本部穴曲池和内庭,加大清热力度,且与手、足阳明经交接穴(也即手阳明经结部穴)迎香上下呼应。以标本、根结理论指导顽固性疾病的针灸治疗,是本病收效的一大特色。

又,鼻乃肺窍,鼻出血常由肺热引起。2例鼻出血,一取肺经根部穴少商清泻肺热,一取与肺经互为表里的大肠经结部穴迎香疏调鼻部经络气血,清泻鼻部热邪。表里互用,疗效显著。

十八、咽喉肿痛

案1：陈某,女,16岁。自幼常发咽喉疼痛,本次又发,咽痛于吞咽时更加明显。检查:咽部及扁桃体充血肿大,发热,白细胞计数升高。舌红、苔黄,脉数。诊为"慢性咽炎急性发作"(风热壅肺)。口服消炎药无效,对青霉素G过敏,以红霉素输液刺激脉管疼痛难忍,且胃肠反应也大,故改用针刺治疗。以泻热开窍、清利咽喉为治法,经用三棱针在手太阴肺经根穴少商穴点刺出血数滴,1次而愈(华中科技大学同济医学院附属同济医院沈华莉医师医案)。

案2：宋某,女,25岁,咽痛、吞咽困难1天。检查:咽部及扁桃体充血红肿,舌红、苔黄,脉数。诊为"急性咽炎"(风热壅肺)。治以泻热开窍、清利咽喉,经用三棱针在手阳明大肠经根穴商阳穴点刺出血数滴,咽痛1次而愈(北京石景山区八角门诊部邢克利医师医案)。

案3：刘某,女,22岁。咽喉肿胀疼痛、吞咽不利,饮水或进食则呛咳不已。查:舌红、少苔,脉弦紧。诊为"急性咽喉炎"(风热壅肺),治以泻热开窍、清利咽喉。经用三棱针在手少阳三焦经根穴关冲穴点刺出血数滴,呛咳现象好转,次日再针1次而愈(河南省西华县公疗医院李欣欣医师医案)。

按:咽喉属于肺系,位于上焦,为大肠经和三焦经经脉循行所过之处。咽喉肿痛多因上焦郁热(尤其是肺热)引起,故3例咽喉肿痛均以清肺热、利咽喉为治法。一取手太阴肺经根部穴少商,一取与手太阴肺经互为表里的手阳明大肠经根部穴商阳,一取手少阳三焦经根部穴关冲。三穴均行三棱针点刺出血术,增强了清泻肺热、疏调咽喉局部经络气血的功能。

十九、口腔溃疡

王某,男,53岁,农民,慢性口腔溃疡急性发作5天。有口腔溃疡反复发作史5年余,一般每月发作1~2次,使用锡类散、西瓜霜、复方一枝黄花喷雾剂,或者口服六神丸、黄连上清丸、维生素B_2等,一般3~5天可愈。但近段时间发作次数明显增加,甚至此起彼伏,疼痛难忍。在当地医院诊治用药5天未效,来我处咨询有无别的治疗方法。告知由于长期口腔溃疡,现在不是喷点药、吃点去火的药就能解决问题的。但可以用中药汤剂调理或者针灸治疗而愈。患者觉得中药汤剂煎药麻烦,服药太苦,不愿意接受,同意针灸治疗。

检查:硬腭、左右两侧颊部可见直径3mm、多个不规则溃疡,表面有黄白色假膜,周围黏膜充血水肿,唾液明显增多,进食疼痛加剧。睡眠差,脾气大,苔微黄,脉弦数。

针灸治疗采用"合入井出""升肝降胆"之法,针刺双侧足少阳胆经根部井穴足窍阴和丘墟、曲泉。同时,嘱咐患者用舌头轻舔患处溃疡面。开始有点痛,几分钟后疼痛渐渐消失。再留针1小时,多个溃疡面明显萎缩,完全不再疼痛,即起针。3次痊愈,2个月后一日偶遇患者,告知这2个月未再复发(江苏南京田波医师医案)。

按:口腔溃疡属中医学"口疮""口糜"范畴,以反复发作、疼痛、久治难愈为特征,是口腔黏膜疾病中发病率最高的一种疾病。

中医学认为,该病虽生于口,但因脾开窍于口,肾脉连咽系舌本,故与脾、肾密切相关。《素问·至真要大论》云:"诸痛痒疮,皆属于心。"《素问·气交变大论》云:"岁金不及,炎火乃行……民病口疮,甚则心痛。"首次指出心火为口腔溃疡的基本发病因素。现代名医蒲辅周在《蒲辅周医案·口疮》中说:"口腔溃疡为病,一由胃火,一由脾热。"明确指出脾胃伏火是口腔溃疡的重要病因病机。心属火。平时忧思恼怒,嗜好烟酒,过食肥甘厚味,均可致心脾积热,脾胃蕴热,肝胆缊热,阴虚火旺,发为口疮。由此可见,口腔溃疡与心、肝、脾、胃、肝、肾多个脏腑有关。

西医多采用抗菌药、镇痛药、免疫调节剂等来减轻症状,但至今尚无治疗该病的特效药。中医临床多将口腔溃疡辨证为心火或胃火上扰口舌,治则可以从清降心胃之火入手。

笔者抛弃普遍认知,另辟蹊径,用"阴升阳降,升肝降胆"之法,针灸治疗口腔溃疡疗效确切。通过脉象舌苔来区分其是实证(火)和虚证(火),不能一味使用苦寒清热药物,否则对于虚证(火)引起的虚热患者不仅不能祛除病因,反倒还会伤及脾胃,耗伤正气,导致疾病迁延不愈。一般认为"阳气升、阴气降",如果单纯阳升阴降,岂不是阴阳离决?尽显否卦之象?阴中抱阳魂,阳中含阴魄,此乃阴阳互根之正道。阴者,成形,与阳化气则升;阳者,为气,与阴成形,则降。如地上水(阴)遇热生为气(阳),空中气(阳)遇寒下降为水(阳),阴阳之交融,为太极之象。肝脾为脏为阴为升,胆胃为腑为阳为降。阴阳互抱,心火向下、肾水向上才能水火相交,肝随脾升、胆随胃降也是规律。

由此为据,结合上述胆随胃降、肝随脾升,纯用肝胆代替脾胃之病机,取双侧足窍阴、丘墟、曲泉。在留针期间,用舌头舔溃疡处,直至不痛,最后看到溃疡面有萎缩时才起针,一般时间在30~120分钟。曲泉是足厥阴肝经合穴,足窍阴是足少阳胆经井穴,丘墟是足少阳胆经原穴。"所入为合""所出为井",即为"合入井出",即合入为肝经从人体左面载阳上升供给心经能量,能量消耗后转化成浊阴;井出为载阳入阴,由胆经下降入肾,再由肾经和膀胱经转化成清阳升入肝经,周而复始。肝经不升,阳虚表现,胆经不降,就是西医的炎症表现,与"升肝降胆"一拍即合。再取以降为顺的胆随胃降中的胆经原穴,有祛邪和扶正补虚的功能。此处方组合并没有过多考虑单个穴位的主治范围,只考虑了人体根本部位的五输穴和原穴的整体作用。

二十、面色通红潮热症

患者女性,墨西哥人,49岁。两颧部及颊部通红、发亮、烧灼感好几个月,同时伴有潮热、双手烧灼感,局部有热感(但未测体温)。患者焦虑紧张,睡觉欠佳,饮食尚可,口渴,大便时常干燥,腰痛,月经不规则(29~60d/次),舌红、苔白、脉弦滑。数月来,一直在英国用冷水外敷治疗无效。

2017 年 7 月 12 日针灸治疗方案：首先开四关（合谷、太冲），再本着《黄帝内经》"病变于色者取之荥"以及《难经》"荥主身热"的治疗原则，以肘膝关节以下五输穴的荥穴为主穴，针刺曲池、二间、前谷、内庭，泻法，可点刺出血。每周 2~3 次；加服龙胆泻肝汤（承气汤最适宜），每日 1 剂。

2017 年 7 月 24 日随访，患者颜面部色泽基本恢复正常，继而进入巩固治疗中（南京中医药大学王启才教授网诊医案）。

二十一、面、手通红潮热症

患者女性，19 岁，德国人。从 9 岁起颜面和双手就通红通红的，有热感，尤以手掌为甚，其中双手特别容易出汗，经常湿漉漉的。10 年来，断断续续找本地西医治疗，但均无从下手，均告知用冷敷或冰敷，却不见丝毫好转。一直拖到 2018 年 4 月笔者到德国讲学期间用针灸治疗。

用上例同样的思路和方法治疗，同时增加任脉脐上下、大椎上下夹脊穴。第 1 次治疗过程中和治疗后，手和面部颜色就明显淡化；第 2 次治疗后，又有明显好转；第 3 次治疗后，基本恢复正常肤色。女孩非常满意，表示以后如果有反复，就还来找针灸医师治疗（南京中医药大学王启才教授、德国医师孙曦繁医案）。

按：本案和"面色通红潮热症"案，都有着一个共同的症状表现——面部肤色通红，并有热感。《黄帝内经》所云"病变于色者取之荥"以及《难经》所说"荥主身热"，都是指"五输穴"之"荥"穴的主治作用。"病变于色"就是指肤色的改变，"荥主身热"就是说"五输穴"之"荥"穴能主治身体有热感的病证。那"荥"穴在哪儿呢？就在四肢肘、膝关节以下的根部、本部，具体地说就是位于手、足指趾关节末端十二经脉向心行走的第 2 个穴位。如手太阴肺经的鱼际、手阳明大肠经的二间、手少阴心经的少府、手太阳小肠经的前谷、手厥阴心包经的劳宫、足阳明胃经的内庭、足厥阴肝经的行间、足少阳胆经的侠溪等。《内》《难》所论，为针灸治疗"病变于色"这类疑难病证提供了极好的宝贵经验。

二十二、"植物人"复苏

张某，男，14 岁，江苏徐州市中学生。2003 年春，骑自行车上学时被出租车撞翻，当时头破血流，司机逃逸。后经路人呼救 120 救治，送往市医院抢救，手术后保住性命，但意识丧失，形同"植物人"。其母就是市医院护士，住院按西医办法复苏治疗，1 周罔效。后通过笔者徐州的学生请我前往徐州实施针灸治疗。

首次针刺"开四关"（合谷、太冲）、人中、百会及四神聪、中冲穴，手法强刺激，当时患者无任何反应。第 2 次如法针刺，再加"五心穴"（手心劳宫穴、足心涌泉穴、百会俗称"顶门心"），并用电针治疗仪取代手法，强电流连续波持续刺激中发现患者有极其微弱的电刺激反应出现（让孩子家长亲眼看到），随即告知家人"不必担心，孩子有救"，并要求我学生按此方法继续治疗观察。

为了防止肢体出现失用性瘫痪和肌肉萎缩，同时加用上肢曲池和下肢足三里、阳陵泉、三阴交，并配合肢体功能锻炼。

经过 40 多天的针刺治疗，西医输液维持，在被车撞伤 56 天之后，患者终于睁开眼睛苏醒了。当时右上肢肌力 2 级，左下肢肌力 3 级。后期治疗，不再用"五心穴"，只针刺四肢穴恢复肢体功能。继续住院治疗 2 个月后出院,上下肢功能基本恢复,仅留下右侧肢体轻度残疾。10 年后结婚,2 年后喜得双胞胎(南京中医药大学王启才教授医案)。

按:本例"植物人",西药仅仅只是维持生命,最后唤醒靠的是针刺人体根本、标结部穴位以及强刺激手法。合谷、劳宫、中冲、太冲、涌泉等穴都是根本部穴位,百会及四神聪、人中穴都是标结部穴位,有醒脑开窍、清醒神志作用。后期用于恢复肢体功能活动的曲池、足三里、三阴交、阳陵泉等穴都是根本部穴位,曲池、足三里分属于手、足阳明经,多气多血,为肢体补益气血;阳陵泉乃筋之会穴,舒筋活络;三阴交属于脾、肝、肾三阴经的交会穴,脾主肢体肌肉,肝主四肢筋腱,肾主骨、生髓、通脑,能丰肌、强筋、壮骨,共奏通经活络、振奋肌肉、强筋壮骨、恢复肢体活动之功。

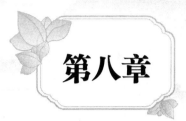

第八章

气街、四海

第一节　命　名　含　义

　　"气街、四海"理论始见于《灵枢》的《卫气》《动输》《海论》等篇。《卫气》说:"胸气有街,腹气有街,头气有街,胫气有街。"《动输》说:"四街者,气之径路也。"《针灸甲乙经》将"四街"称为"四冲"。"街"与"冲(衝)"在《说文解字》中均释为"通道"。

一、气街

　　由《灵枢》等篇和《针灸甲乙经》以及《说文解字》的共同认识可见,"气街"主要是指机体头、胸、腹、胫4个部位经络之气聚集通行的共同道路,位于标结所在地。这与足阳明经的"气街"(即"气冲"穴)是不一样的两个概念。可以说,"气街"有广义、狭义之分:广义泛指头、胸、腹、胫气血会聚及运行的通道;狭义即指"气冲"穴。

　　"气街"是脏腑、气血、筋脉、骨髓精气转输的通路。脑为精髓之气汇聚之处,"头气街"是全身气血灌注脑髓的主要通路;"胸气街"是指心、心包络、肺3个脏器气血输注的通道;"腹气街"是以消化系统为主体的脏腑气血输注的通道;"胫气街"则是下肢气血灌注的部位所在。

二、四海

　　"四海"的含义与"气街"类似。《灵枢·海论》说:"人有髓海,有血海,有气海,有水谷之海。凡此四者,以应四海也。"髓海指脑部,为神气之本源,脏腑、经络功能活动的主宰;血海指冲脉(即十二经之海);气海指胸部膻中区宗气聚会之处;水谷之海指胃(脘腹部)。由此可见,"四海"主要指机体髓、血、气、水谷之精气所汇集之处。

第二节　所在部位

《灵枢·卫气》说:"气在头者,止之于脑;气在胸者,止之膺与背腧;气在腹者,止之背腧与冲脉于脐左右之动脉者;气在胫者,止之于气街与承山踝上以下。"可见,人身"气街"的分布有 4 个区域,与十二经脉的根结、标本所在部位基本一致。

脑为精髓之气汇聚处,头部的"气街"是全身气血灌注脑髓的主要通路。头为诸阳之会,乃手足六阳经标、结所在,属于"头气街"和"髓海"所辖。全身的阳经包括手足三阳、阳跷脉、阳维脉、督脉和阴经中的足厥阴肝经到巅顶,手少阴心经系目系,足少阴肾经挟舌本,脾经散舌下,任脉、冲脉至目下,阴维、阴跷至头顶。更有十二正经的经别基本上均位于头项部以上,浅出联系于相表里的正经。这些众多经脉形成了头气街的主干。

胸之"气街"分布在心、心包络、肺与前胸、后背之间。明代张介宾在《类经》中说:"胸之两旁为膺,气在胸之前者止之膺,谓阳明少阴经分也。胸之后者在背俞,谓自十一椎膈膜之上,足太阳经诸脏之俞,皆为胸之气街也。"说明足太阳经统帅一身之"气街":头部之气聚集于脑,足太阳经与脑相通;胸部之气聚集于胸中和诸脏之背俞穴,属足太阳经脉;腹部之气聚集于脐周和诸脏之背俞穴,也属足太阳经脉;胫部之气,聚集于气冲(足阳明经)和承山穴(足太阳经)等处。头、胸、腹、胫四大"气街"均为足太阳经所统,也体现出足太阳经在十二经脉中的核心地位。

腹部"气街"是肝、胆、脾、胃、肾、膀胱、大肠、小肠、胞宫等诸脏腑气血汇聚、转输之通道。诸脏腑在腹部有各自的募穴,在背部有其背俞穴。可见,腹之"气街"分布于腹部与腰背之间。

"气在胸者,止之膺与背腧;气在腹者,止之背腧与冲脉于脐左右之动脉者",明确指出身体前后的经络之气存在着横向联系。"膺"指胸部两侧,"背腧"分布在腰背部足太阳经脉上,冲脉前布腹胸,并足阳明、足少阴经脉而行;后贯脊髓,与督脉重合,共同成为经络系统前后联系的"气街"。尤其是足太阳经上的背俞穴,更是脏腑、经脉之气聚集的主要部位。正如《类经》所说:"五脏居于腹中,其脉气俱出于背之足太阳经,是为'五脏之俞'。"

"胫"的本义指膝以下小腿部,此处当泛指下肢。胫之"气街"上达足阳明经之气冲穴处与腹之"气街"相通,下在足踝上下与足六经的原穴相接。

《灵枢·海论》云:"胃者,'水谷之海',其输上在气街,下至三里;冲脉者,为'十二经之海',其输上在于大杼,下出于巨虚之上下廉;膻中者,为'气之海',其输上在于柱骨之上下,前在于人迎;脑为'髓之海',其输上在于其盖,下风府。"结合有关经脉和部位看,"水谷之海"其输上在足阳明经腹股沟部气冲,下在足阳明经小腿部足三里;"冲脉(血海)"之输上在足太阳经背部大杼,下在足阳明经小腿部上巨虚、下巨虚;"气海"之输上在督脉项部哑门、大椎,前在足阳明颈部人迎;"髓海"之输上在督脉头顶百会,下在督脉头项部风府。

第三节　表现特点

"气街、四海"的表现特点与标本、根结中的"标"和"结"十分相似,都聚集在头面、胸腹的一定部位。但是,"标"所指的范围笼统而抽象,"结"所指的范围局限而具体。而"气街、四海"所指的范围都是局限而具体的。所以说"气街、四海"的表现特点与"结"更为接近。

"气街"具有以下结构特征:

(一) 联系"四海",相对独立的节段结构

人体是一个有机的整体,在整体活动之下各节段又有相对独立的功能,使"四街"与人身"四海"有机地联系在一起。具体言之,"头气街"与"髓海"相联系;"胸气街"与"气海"相联系;"腹气街"与"水谷之海"相联系;"胫气街"与"冲脉(血海)"相联系。

(二) 前后相贯,上下相连的纵横结构

人体气街是一个多层面、多通道、多功能的复杂系统,是一个纵横交错、以横向为主的网络结构。十二正经及奇经的多数经脉通过纵向结构将人体各部分有机地加以联络,"气街"则将人体的脏腑、经络进行横向分节段联系。"气街"网络的密集程度是以下肢(胫气街)、躯干(胸气街及腹气街)、头部(头气街)依次增大,其中,胸、腹气街呈横向结构,头、胫气街为纵向结构。

六脏六腑分别藏居于胸、腹腔内,胸、腹气街则将藏居于胸腹部腔内的脏腑通前连后,使内脏在诸经脉上下连通的基础上,凭借"气街"加强前后的横向节段联系。其中,"胸气街"加强心、心包、肺及气海于胸背段的前后联系;"腹气街"加强横膈以下腹腔中所有内脏的腹骶段联系;可见,胸、腹气街是以前后相贯的横向结构的方式出现的。由于头、胫分别在躯干之两端,因而,头、胫气街必然是以上下相连的纵向结构为特点的。

(三) 以脏腑为中心,向全身呈辐射状结构

在头、胸、腹、胫四气街中,以胸、腹气街为基点,上连"头气街",下通"胫气街"。而胸、腹气街又以居藏其内的六脏六腑为核心,向全身辐射。

可见,人身"四街"有纵有横,使经络系统表现为多层面、全方位的立体网络状结构,将人体各部分组织有机地联系在一起。

第四节　生理功能

"气街、四海"是经络系统的组成部分,因而除了具有经络系统的基本功能外,还具有其特殊生理作用。

结构决定功能。"气街、四海"在横的方向上调节着人体气血、脑髓、水谷精微及十二经经气的盛衰。人之饮食水谷皆入于胃,故胃为"水谷之海"。水谷为气血化生之源,营气和卫气皆来源于此,六脏六腑皆赖气血的滋养。因而,水谷之海实质上突出了脾胃运化水谷、化生气血、成为人体"后天之本"的功能。十二经脉气血汇聚之所在冲脉,因为冲脉起于肾下、胞中,动而上下行,主渗灌气血于全身,故冲脉为"血海",又称"十二经之海"。宗气积于胸中,是谓"气海",能助肺司呼吸,以助心行血。因而,"气海"实际上反映的是心、肺的功能。"髓海"在脑,脑为"元神之府",神气的本源在于脑髓,故脑为髓海的意义不仅仅是贮藏精髓,更重要的是它关系着人体神的功能活动,从理论上突出了脑神在人体中的重要地位。

一、沟通、联络作用

"气街"是十二正经、奇经八脉联系的通道,其所在的头、胸、腹、下肢,每一部位都有十二正经、奇经八脉分布,因而加强了十二正经、奇经八脉在这些部位的横向多层面的联系。"气街"又是沟通"四海"与六脏六腑的通道,加强了"四海"与六脏六腑、十二经脉、奇经八脉的整体联系;"气街"还是经脉根结、标本间联系的通道,十二经脉之"根"与"本",皆在本经脉肘、膝关节的远端,而其"标"与"结"均在头、胸、背部,正是"气街"的横向联系,才使这些经脉与统摄营卫的足太阳经连为一体。《难经·六十七难》说:"募皆在阴,而俞皆在阳。"六脏六腑的募穴都在属阴的胸腹部,俞穴都在属阳的腰背部。各脏腑的募穴和俞穴是各脏腑精气聚积和转输的关键部位,既是气血横向节段性运行的枢纽,也是治疗相关内脏疾病的重要腧穴。因此,胸、腹气街实现了募穴、俞穴与脏腑之间特殊的节段性横向联系,也是临床俞、募配穴治疗内脏疾病的理论基础。

二、蓄积、调配作用

气血是人赖以生存的基本物质,经脉是气血运行的主要通道。但人体在不同的生理状态下机体各部分所需气血的多少是有差异的,人身头、胸、腹、胫四气街就是能蓄积、调节气血需要量的组织结构,辅助十二正经、奇经八脉完成其"行血气而营阴阳,濡筋骨,利关节"的重要作用(《灵枢·本脏》)。其中,"头气街"蓄积气血,营养脑髓以应元神进行思维活动时对气血之所需;"胸气街"蓄积心、心包络、肺三脏所需气血,以应三脏生理活动对气血之需要,同时也将心、肺化生的气血转输到全身;"腹气街"蓄积脾胃、肝胆、大肠、小肠、肾、膀胱及子宫、二阴所需气血,以满足饮食消化吸收、水液代谢、生殖及排泄活动过程中对气血的需求,并将中焦化生的水谷精气转输到全身;"胫气街"蓄积下肢负重、行走时所需气血,以保障人在行走奔跑、负重时对气血之所需。经脉运行的气血在相对富余时便会在"四街"中蓄积贮存,当人体对气血的需求量增加时,"气街"便会进行合理调配。

因胸、腹部"气街"是以居藏其内的六脏六腑为核心向全身辐射的,从而使脏腑所化生的气血既可凭借经脉如环无端地环流于全身,又能依赖"气街"弥散于各组织器官。六脏六腑的精气既要上通于脑,又要下达于胫。通于脑则充养脑髓,为元神的活动提供必需营养物质;下达于胫则营养下肢,使下肢能胜任并承担全身负荷以及行走功能。

三、调节、控制作用

"气街"对人体的调节、控制作用可从四街与十二正经、奇经八脉、"四海"的关系中得到体现。首先是对十二正经的调控。《灵枢·邪气脏腑病形》说:"十二经脉,三百六十五络,其血气皆上于面而走空窍。"但是,十二经脉中,手足六阳经均上头面,而阴经主干都不上头面,这就需要凭借"头气街"来调节,保障十二经脉(包括相应脏腑)与头部脑髓、官窍之间的经气运行,故临床刺灸阴经经脉腧穴能治疗脑髓病、元神病、五官病;胸、腹气街则调节、控制内脏与胸腹及腰背之间的经气运行,故刺灸俞、募穴能治疗内脏疾病;"胫气街"调节、控制内脏与下肢的经气运行,故针刺下肢腧穴也能治疗内脏病。

调节、控制奇经八脉和"四海"。奇经犹如人身气血蓄溢之"湖海","气街"则如同控制的闸门。故"气街"对奇经的蓄溢有调节作用。如果阳经气血亢盛时,"气街"便开放通往"阳脉之海"(督脉)的通道,使督脉充盈并蓄贮之;若阳经气血衰减时,"气街"则又打开"阳脉之海"的通道,使阳经气血得到应有的补充。同理,阴经经脉与"阴脉之海"(任脉)间的气血调节也依赖"气街"的调控。头、胸、腹、胫四气街还分别蓄溢、调控着髓海、气海、血海和水谷之海的气血平衡。

四、代偿、替补作用

"气街"是经络系统的重要组成部分,是十二正经、奇经、经别、别络、经筋、皮部以外气血运行的侧支旁路。尤其是在经脉为邪闭阻而不通的病理状态下,经气无法沿经络的常规之道运行时,"气街"就可发挥"络绝径通"、侧支旁路的代偿替补作用。正如《灵枢·动输》所载:"夫四末阴阳之会者,此气之大络也。四街者,气之径路也。故络绝则径通,四末解则气从合,相输如环。"十分明确地指出"气街"在经络阻滞不通的病理状态下有代偿、替补作用。当人体被外邪所犯时,某一局部的经络阻隔不通,营卫气血无法循环运行,此时"气街"可以通过经脉之外的旁路,调节开放通向病变部位的通道,关闭对人体不利的通路,有利于经气的回还运行,以保障生命活动的正常进行。明代医家张介宾对此有较深刻的理解:"大络虽会于四肢,复有气行之径路,谓之'四街'……凡邪之中人,多在大络,故络绝则径通、及邪已行而四末解,彼绝此通,气从而合,回还转输,何能相失?"(《类经》)"气街"的关闭与开放是根据人体生理或病理的具体情况进行的,这一功能是维护机体活动不可缺少的重要环节。

另外,现代针灸实验研究资料表明:"气街"的分布结构还影响着经络感传的速度和经穴皮肤导电量。由于"气街"结构的密集程度按下肢、躯干、头面的次序依次增大,所以经络感传偏经率和经穴皮肤导电量与之呈正相关,而经络感传速度却与之呈负相关。正因为胸、腹气街呈横向结构,所以经络感传在躯干部就发生偏经、分支、合经等特殊感传现象。因此可以认为,躯干部之所以发生经络感传的偏经、分支、合经现象,是由胸、腹气街的横向结构所决定的。

"气街、四海"理论是对经气活动从横向联系及其功能方面的进一步阐发,为认识经气活动的多样性、复杂性提供了理论依据。

第五节 病 理 反 应

《灵枢·海论》记载了"四海"之气有余或不足引起的一系列病证,即:"气海有余者,气满胸中,悗息面赤;气海不足,则气少不足以言。血海有余,则常想其身大,怫然不知其所病;血海不足,亦常想其身小,狭然不知其所病。水谷之海有余,则腹满;水谷之海不足,则饥不受谷食。髓海有余,则轻劲多力,自过其度;髓海不足,则脑转耳鸣,胫酸眩冒,目无所见,懈怠安卧。"上述诸症,均为经络之气逆而不顺所致。

一、"气海"的有余或不足

"气海"有余或不足之证,实际上是肺气上逆或心、肺气虚之证。"气海"有余则发热面赤、胸中满闷、喘促不安;"气海"不足则少气懒言。这与外感风邪等致病因素使"胸气街"气血逆乱而见咳嗽、气喘、哮鸣、心悸、胸痛等心、肺疾患同出一辙。

二、"血海"的有余或不足

"血海"有余则见血瘀之证;"血海"不足即见血虚之证。无论是有余还是不足,都会有神经、精神障碍症状出现。有余则常想其身大,这是精神幻觉症状,多为瘀血所致;不足则常想其身小(经脉短缩、身体紧小之感)。这是由于冲脉不能"渗诸阳、灌诸精",气血不能养神所致。表现在"胫气街"上,其病理表现当以下肢痿痹等疾患为主。

三、"水谷之海"的有余或不足

"水谷之海"有余即脾胃气滞,可见脘腹胀满而痛,伴恶心、呕吐、腹泻或便秘;"水谷之海"不足即脾胃虚弱,不能运化水谷精微,则纳差、食少、消瘦乏力。凡饮食不节,食积停滞;外受寒邪,侵入腹中;情志抑郁,肝气乘脾等,均可导致"腹气街"气血逆乱,肝脾受损,水湿内停。因而,"腹气街"的病理表现也当包括在西医学消化、内分泌等系统疾病之中。

四、"髓海"的有余或不足

"髓海"有余或不足的病证,包括了神经、精神、心理、言语、感官、肢体活动等障碍性疾病。"髓海"有余则头重而痛,易发狂躁;"髓海"不足则头晕目眩、视物昏花、耳鸣、肢软乏力。头为诸阳之会、清静之府,又为"头气街"和"髓海"所在,凡五脏精华之血,六腑清阳之气,皆上注于脑。六淫之邪外袭,上犯颠顶,邪气稽留,阻抑清阳,或内伤诸疾,导致"头气街"气血逆乱,阻滞经络,脑失所养,脑窍闭塞,心神昏冒,故可见头痛、眩晕、昏仆等。邪气实为有余,"轻劲多力,自过其度"并非人的精力正常、旺盛的状态,而是那种力逾寻常、登高而歌、弃衣而走的狂证行为,实质上是脑神功能活动异常的表现。

第六节　相 关 腧 穴

一、中脘(Zhongwan　CV12)

任脉腧穴。已在第二章"奇经八脉"第六节"相关腧穴·任脉经穴"中叙及,此不赘述。

二、膻中(Danzhong　CV17)

任脉腧穴。已在第二章"奇经八脉"第六节"相关腧穴·任脉经穴"中叙及,此不赘述。

三、大椎（Dazhui GV14）

督脉腧穴。已在第二章"奇经八脉"第六节"相关腧穴·督脉经穴"中叙及，此不赘述。

四、哑门（Yamen GV15）

督脉腧穴。已在第二章"奇经八脉"第六节"相关腧穴·督脉经穴"中叙及，此不赘述。

五、风府（Fengfu GV16）

督脉腧穴。已在第二章"奇经八脉"第六节"相关腧穴·督脉经穴"中叙及，此不赘述。

六、百会（Baihui GV20）

督脉腧穴。已在第二章"奇经八脉"第六节"相关腧穴·督脉经穴"中叙及，此不赘述。

七、人迎（Renying ST9）

【释名】穴在结喉两旁人迎脉搏动处，故名。

【归经】足阳明胃经。

【定位】颈部结喉旁 1.5 寸，胸锁乳突肌前缘，颈总动脉搏动处，相当于膈神经刺激点（图 8-1）。

【穴性】降压平喘，消肿止痛。

【主治】

1. 头面病证　头痛、眩晕。

2. 呼吸系统病证　胸满喘息、咽喉肿痛。

3. 其他病证　心脑血管病、高血压、癔症、瘰疬、瘿气、饮食难下。

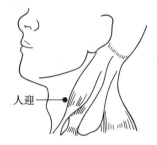

图 8-1　人迎

【配伍】配曲池、足三里、太冲，治头昏、高血压；配天突，治喘逆；配少商、合谷，治咽喉肿痛；配内关，治心悸；配太渊，治无脉症；配天突、合谷、中封、内庭，治单纯性甲状腺肿。

【刺灸法】针刺时，用左手拇指或食指将颈总动脉轻轻推压至胸锁乳突肌，以避开动脉，直刺或向外下方刺入 0.3~0.8 寸，抵达横突后略退针少许，不宜大幅度提插。若刺中臂丛神经，可致上肢抽动。禁灸。

【参考】

1. 声带疾病　《中国针灸》1987 年第 1 期报道：针刺人迎穴治疗声带疾病 60 例，配水突穴。避开颈动脉，用 1 寸毫针从外向内斜刺，进针约 0.5~0.8 寸，针刺得气后（患者咽喉内似有鱼刺卡喉的胀感和异物感）动留针 30 分钟。结果：痊愈 54 例（90%），显效 4 例，好转 1 例，无效 1 例。

《中国针灸》1987 年第 3 期报道：针刺人迎穴治疗声带肥厚 50 例，配水突穴。针刺得气后动留针 15~30 分钟。每日 1 次，6 次 1 个疗程。结果：痊愈 14 例，显效 24 例，好转 12 例，全部有效。

《中国针灸》1989 年第 5 期报道：针刺患侧人迎穴治疗声带麻痹 10 例，配合谷、廉泉。人迎刺入 1.2~1.5 寸，待患者咽喉内有发憋、酸麻和异物感时停止进针，动留针 30 分钟。每日 1 次,10 次 1 个疗程。结果:痊愈 9 例,无效 1 例。

2. 头面病证　《浙江中医学院学报》1988 年第 3 期报道:人迎穴位注射治疗偏头痛 32 例,于患侧人迎穴注入维生素 B$_{12}$ 0.5ml。轻者隔日 1 次,重者每日 1 次,5 次 1 个疗程。结果:痊愈 22 例,好转 10 例(3 个月内复发 8 例,再治仍效)。《针灸临床杂志》1996 年第 4 期以同法治疗 42 例,可配合加针太阳穴,结果:治愈 29 例,显效 11 例,好转 2 例。

《陕西中医》1985 年第 2 期报道:针刺人迎穴治疗原发性三叉神经痛 22 例,进针 1 寸左右,泻法,留针 3~5 分钟。每日 1 次,10 次为 1 个疗程。结果:痊愈 8 例,好转 11 例,无效 3 例。

3. 心脑血管病　《吉林中医药》1981 年第 4 期报道:针刺人迎穴治疗原发性高血压 102 例,针刺前后测量血压,每次能下降 2.7kPa(20mmHg)左右,长期坚持可稳定在正常范围内。

《中国针灸》1982 年第 2 期报道:针刺人迎穴治疗脑血管病 197 例,以左手食、中指触摸颈动脉,避开颈浅静脉,右手进针 2~4cm,得气后小幅度捻转 1~2 分钟即出针。结果:基本治愈 54 例,显效 61 例,好转 75 例,无效 7 例,有效率 96.4%。

《湖南中医杂志》1982 年第 4 期报道:针刺人迎穴治疗中风偏瘫 20 例,上肢加合谷、神门,下肢加冲阳、涌泉。人迎直刺,进针 1~1.5 寸,得气后小幅度捻转 1~3 分钟即出针。每日 1 次,10 次 1 个疗程。结果:痊愈 14 例,显效 6 例。

《山东中医杂志》1991 年第 3 期报道:针刺人迎穴治疗中风偏瘫 234 例,直刺约 4~5cm,得气后小幅度捻转 1 分钟即出针。每日 1 次。结果:痊愈 99 例,基本治愈 102 例,显效 25 例,好转 6 例,无效 2 例,有效率 99.1%。

4. 其他病证　《浙江中医杂志》1979 年第 4 期报道:针刺人迎穴治疗癔症 148 例,深刺约 3~5cm,待出现针感并见针柄搏动后留针 15~20 分钟。结果均 1 次而愈。

《广西中医药》1981 年第 6 期报道:1 例胃溃疡患者行胃大部切除术,采用乙醚全身麻醉,在 2.5% 硫喷妥纳 0.3g 和氯化琥珀胆碱 50ml 静脉注射诱导中自主呼吸停止。即行气管插管,并以麻醉机维持人工呼吸。手术结束,自主呼吸没有恢复,经可拉明(尼可刹米)、洛贝林、回苏灵(二甲弗林)等药物肌内和静脉注射,未效。遂取双侧人迎、合谷,分两侧接电针治疗仪,频率 20 次 /min,每次刺激 30 秒。经刺激 2 次后,自主呼吸恢复,由弱到强,直至正常。

《新中医》1987 年第 8 期报道:指压双侧人迎穴治疗呃逆 23 例,压迫 30~60 秒。一般 1 次而愈。

《针灸学报》1992 年第 1 期报道:针刺人迎穴治疗呃逆 33 例,配内关、中脘、足三里、三阴交。以左手食、中指触摸颈动脉,将其向外推开,而后进针。结果:全部治愈。

《吉林中医药》1981 年第 4 期报道:针刺人迎穴治疗风湿性关节炎 100 例,治疗后疼痛消失 64 例,疼痛减轻 36 例。对急性且疼痛较重者效果好。

《吉林中医药》1981 年第 4 期报道:针刺人迎穴为主、辅以中药治疗妊娠中毒症 10 例,结果显示人迎对妊娠中毒反应有明显镇静作用。

八、气冲(Qichong　ST30)

胫之气街。已在第二章“奇经八脉”第六节“相关腧穴·其他汇通穴”中叙及,此不赘述。

【参考】“胫气街”上达于多气多血的足阳明胃经气冲穴,对下肢痿证患者,在针灸常规取穴的基础上加用气冲穴,能够明显提高疗效。

《上海针灸杂志》2000 年第 5 期报道:针刺治疗脑血管病后遗症 55 例,中枢神经系统感染后遗症 25 例,观察组在患肢常规取 5~7 穴,另加气冲穴,并配合头针疗法,动留针 30 分钟;对照组不选用气冲穴,其他取穴及方法均同观察组。结果:观察组 40 例中治愈 10 例,显效 16 例,好转 6 例,无效 8 例,有效率为 80.0%;对照组 40 例中治愈 9 例,显效 13 例,好转 5 例,无效 13 例,有效率为 67.5%。观察组疗效优于对照组,经检验有显著性差异($P<0.05$)。

九、足三里（Zusanli ST36）

足阳明胃经腧穴。已在第五章第六节"相关腧穴"中叙及,此不赘述。

十、上巨虚（Shangjuxu ST37）

【释名】胫、腓骨之间有大的空隙,因称"巨虚",与下巨虚相对,故冠以"上"字。

【归经】足阳明胃经。

【定位】小腿前外侧,外膝眼直下 6 寸,胫骨前嵴外旁开一横指(图 8-2)。

【类属】大肠的下合穴。

【穴性】疏经通络,调理大肠。

【主治】

1. 本经所过肢体病证 下肢不遂、痿痹疼痛、麻木不仁。

2. 消化系统病证 腹胀、腹痛、肠鸣、泄泻、痢疾、便秘、阑尾炎。

【配伍】常配天枢,治腹泻(再加中脘、四缝,治伤食泻;加阴陵泉,治湿热泻;加肝俞,治气滞泻;加神阙、大肠俞,治寒泻、水泻;加关元、肾俞、脾俞,治肾泻);配支沟,治便秘;配天枢、阑尾穴、三阴交,治阑尾炎。

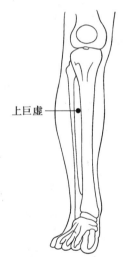

图 8-2 上巨虚

【刺灸法】直刺 1~1.5 寸,可灸。

【参考】《内蒙古中医药》1989 年第 4 期报道:上巨虚穴位注射治疗过敏性肠炎,每穴注入 654-2 注射液 1ml。隔日 1 次,5 次 1 个疗程。一般 2 次见效,2 个疗程治愈。

有报道:针刺上巨虚治疗腹泻 90 例(实热性 59 例、虚寒性 31 例),痊愈 81 例(90%),好转 7 例,无效 2 例(吕景山、何树槐、耿恩广,《单穴治病选萃》,人民卫生出版社,1993 年第 1 版)。

有报道:以经络电冲击疗法刺激上巨虚穴治疗细菌性痢疾 19 例,每次以疏密波中强刺激 20 分钟。每日 1 次,10 次为 1 个疗程。结果:痊愈 15 例,好转 3 例,无效 1 例(吕景山、何树槐、耿恩广,《单穴治病选萃》,人民卫生出版社,1993 年第 1 版)。

本穴治疗便秘 148 例(热秘 65 例、气秘 37 例、虚秘 46 例),治愈 136 例(91.9%),好转 8 例,无效 4 例(吕景山、何树槐、耿恩广,《单穴治病选萃》,人民卫生出版社,1993 年第 1 版)。

本穴治疗急性阑尾炎有独特疗效,如本穴出现压痛点则疗效尤佳,针 1 次即有显著效果,1 周内可获痊愈。

《陕西中医函授》1988 年第 5 期报道:针刺上巨虚治疗 1 例蛔虫性肠梗阻小儿,已 3 天未大便,腹痛,呕吐。拟手术治疗,请针灸治疗暂缓疼痛。经针刺上巨虚,强刺激,动留针 2 小时,起针后患者出现便意,随即大便排出蛔虫 20 余条,诸症缓解,免于手术。

十一、下巨虚(Xiajuxu　ST39)

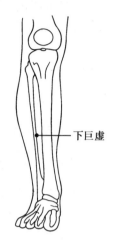

【释名】位于上巨虚之下,故名。

【归经】足阳明胃经。

【定位】小腿前外侧,外膝眼直下 9 寸,胫骨前嵴外旁开一横指(图 8-3)。

【类属】小肠的下合穴。

【穴性】疏经通络,调理小肠。

【主治】

1. 本经所过肢体病证　下肢痿痹、浮肿,足内翻、足下垂。

2. 消化系统病证　小腹痛、泄泻、痢疾、大便脓血。

3. 其他病证　腰脊痛引睾丸、疝气、乳腺炎。

【配伍】配天枢,治泄泻;配幽门、太白,治泻痢脓血。

【刺灸法】直刺 1~1.5 寸,可灸。

图 8-3　下巨虚

【参考】《上海针灸杂志》1995 年第 6 期报道:针刺下巨虚治疗落枕 941 例。取患侧穴,针刺得气后留针 10 分钟,并令患者深呼吸、活动颈部。每日 1 次。经 1~5 次治疗,痊愈 721 例(76.6%),显效 178 例(18.9%),好转 42 例(4.5%),全部有效。

《中国针灸》1986 年第 4 期报道:针刺下巨虚治疗肩关节疼痛 92 例,取双侧穴,针刺得气后留针 10~15 分钟,并令患者活动肩部。每日或隔日 1 次,5 次 1 个疗程。结果:痊愈 73 例(79.3%),好转 16 例,无效 3 例,有效率 96.7%。

十二、大杼(Dazhu　BL11)

【释名】"杼"指轴言,"杼骨"指大椎骨。穴居杼骨之端,故名。

【归经】足太阳膀胱经。

【定位】背部,第 1 胸椎棘突下,后正中线旁开 1.5 寸(图 8-4)。

针灸学中通常讲的 21 椎,为上从第 1 胸椎,下至第 4 骶椎。当两手自然下垂时,肩峰平第 7 颈椎棘突下;肩胛冈内侧端平第 3 胸椎棘突下;肩胛下角平第 7 胸椎棘突下;髂嵴高点平第 4 腰椎棘突下;髂后上棘内侧上缘平第 1 骶后孔;髂后上棘内侧下缘平第 2 骶后孔;骶管裂孔平第 4 骶后孔;骶骨正中线的纵行突起是由棘突愈合形成的骶正中嵴,骶正中嵴的最高点相当于第 2 骶骨棘突下,平第 2 骶后孔。

【类属】①八会穴之"骨会"(注:"骨会大

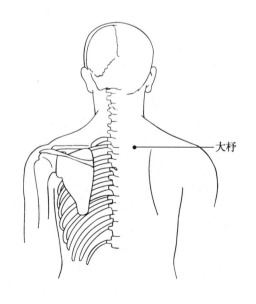

图 8-4　大杼

杼"从医理和针灸临床的实际情况来看,应为"骨会大椎"。详见第二章第六节"相关腧穴·督脉经穴·大椎"中);②足太阳与手太阳的交会穴。

【穴性】祛风清热,舒筋止痛。

【主治】

1. 本经所过肢体病证　肩胛酸痛、颈项强痛、脊强骨痛。

2. 呼吸系统病证　咳嗽、发热、鼻塞、头痛、咽痛。

【配伍】配华佗夹脊穴、委中,治项背筋急、腰痛;配大椎、身柱、筋缩,治风湿脊柱痛;配悬钟、太溪、曲泉、复溜,治下肢痿软;配天柱、肩髃、曲池、合谷,治上肢不遂、痿软;配肝俞、肾俞、足三里、三阴交、夹脊穴,治软骨病;配天柱,治外感发热咳嗽;配间使,治疟疾;配膻中、丰隆,治哮喘。

【刺灸法】斜刺 0.5~0.8 寸,可灸。

【参考】《中国针灸》1989 年第 4 期报道:针刺大杼等穴治疗颈椎病 144 例,配天柱、风池、后溪、肩外俞、颈夹脊。捻转泻法,配合颈部牵引。每日或隔日 1 次,10 次 1 个疗程。结果:临床治愈 61 例,显效 50 例,好转 24 例,无效 9 例,有效率 93.75%。

《广西中医药》1988 年第 2 期报道:大杼穴埋针治疗慢性支气管炎 48 例,可与风门、肺俞穴交替选用。埋针后留针 2~3 天,每日揉针 2 次,每次 30 秒。7 次 1 个疗程。结果:临床治愈 12 例,显效 10 例,好转 22 例,无效 4 例,有效率 91.7%。

《北京中医》1988 年第 3 期报道:针刺大杼并点刺出血治疗睑腺炎 98 例(其中反复发病者 68 例),不留针,每日 1 次。结果:全部治愈(其中 1 次而愈 48 例,2 次治愈 40 例,3 次以上 10 例)。

《针灸临床杂志》1993 年第 4 期报道:针刺大杼治疗牙痛 50 例,1 次止痛 35 例,2~3 次止痛 13 例,无效 2 例。

十三、承山(Chengshan　BL57)

【释名】"承"指承接,"山"指山路。穴在腓肠肌两肌腹分开的下端凹陷处,形若山谷,故名。

【归经】足太阳膀胱经。

【定位】小腿后面正中,腓肠肌两肌腹(人字纹)之间凹陷的顶端。腘窝正中与外踝高点相平的足后跟连线的中点,约当委中下 8 寸(图 8-5)。

【穴性】舒筋通络,调理肠道。

【主治】

1. 本经所过肢体病证　腰脊疼痛、腿痛转筋、足跟痛、脚气。

2. 消化系统病证　痔疮、便秘、腹泻。

3. 神志病证　癫疾、小儿惊厥。

4. 其他病证　疝气、脱肛。

【配伍】配二白、长强,治痔疮;配百会、二白,治脱肛、痔痛;配脾俞、长强,治肠风下血;配肾俞、委中,治腰背疼痛;配承筋、中封,治霍乱转筋;配太溪,治便秘。

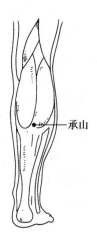

图 8-5　承山

【刺灸法】直刺 1~2 寸,可灸。

【参考】

1. 经脉所过部位病证　《中国针灸》1983 年第 6 期报道:承山穴埋针治疗腓肠肌痉挛 9 例,痊愈 8 例,显效 1 例。

《中国针灸》1983 年第 6 期报道:于患侧承山穴位注射 25%~50% 葡萄糖溶液 10~20ml 治疗腓肠肌痉挛,疗效也很满意。

《新中医》1984 年第 6 期报道:指压承山穴治疗落枕 96 例,持续按压 3~5 分钟,同时令患者活动颈部。1 日按压 2~3 次。结果均获满意疗效。

《福建中医药》1983 年第 3 期报道:承山穴位注射治疗急性腰扭伤 52 例,每穴注入当归药液 1~2ml。每日或隔日 1 次。结果:痊愈 37 例,显效 13 例,好转 12 例。《陕西中医》1982 年第 6 期报道,双手重力点压也效。

2. 肠道、肛门病证　《中医杂志》1980 年第 10 期报道:针刺承山穴治疗习惯性便秘 8 例,得气后连续行针,不留针。每日 1 次。经 10 次治疗,痊愈 7 例,无效 1 例。

《中国针灸》1986 年第 2 期报道:针刺承山穴治疗痔疮 100 例(内痔 15 例,外痔 25 例,混合痔 60 例),强刺激,泻法,动留针 30 分钟。结果:显效 70 例,好转 27 例,无效 3 例。

3. 其他病证　《四川中医》1988 年第 8 期报道:针刺承山穴治疗胃痉挛,一般针后疼痛即止。

《河北中医》1985 年第 6 期报道:针刺承山穴治疗痛经 13 例,针后疼痛即止 11 例,疼痛缓解 2 例。

第七节　临床应用

"气街、四海"理论,是经络学说的重要内容,在针灸临床上有着重要的指导意义。

一、用于辅助诊断

元代滑寿说:"脏腑腹背,气相通应。"当某脏腑发生病变时,其气血的变化,能通过经络的纵向和横向的"气街、四海"反应于体表相应的原穴、俞穴、募穴或下合穴,对诊断具有一定参考价值。

背俞穴诊断的特异性是很强的。笔者在临床就经常通过检查心俞、肝俞、胆俞、脾俞、胃俞部的局部是否有陷下、条索或压痛进行疾病诊断。有人发现:肺俞穴及大椎旁开 3.5 寸的结核穴有变化时,可作为确诊肺结核的参考,而肺俞和结核穴之间是通过"气街、四海"而联络、沟通的(盖国才《穴位压痛辨病诊断法》,科学技术文献出版社 1978 年第 1 版)。

有人对确诊为慢性胃病的 110 例患者,采用推、压经络的方法,发现患者背部第 9~12 胸椎旁均有异常病理变化(洪圣达等《从经络诊检查看胃病与背俞的关系》,《中国针灸》1982 年第 2 期)。

有人报道 33 例胃及十二指肠溃疡手术者,术前背部压痛点有 89.4% 集中在脾俞、胃俞之间,其中 53% 在局部出现条索状反应物(原存信等《脾、胃俞的临床疗效和作用机理的研究》,《中国针灸》1985 年第 4 期)。

上述都是"气街"前后联系的外在表现。"气街、四海"犹如横跨脏腑、经络、腧穴的桥梁，使由外知内成为现实。

二、指导选穴配方

(一) 上下配穴

上下配穴法在针灸临床上应用最广。上指上肢或腰部以上，有头气街(髓海)和胸气街(气海)；下指下肢或腰部以下，有腹气街(水谷之海)和胫气街(血海)。将《灵枢·终始》所说"病在上者下取之，病在下者高取之，病在头者取之足，病在足者取之腘"结合在一起综合应用，就成为上下配穴。例如，风火牙痛和阳明头痛，上取头维、颊车，下配内庭；胸闷、咳嗽、多痰，上取天突、膻中，下取足三里、丰隆；太阳头痛、落枕，上取天柱、压痛点，下配昆仑、申脉；脘腹疼痛，局部取中脘、梁门，下配足三里、公孙；脱肛、子宫脱垂，上取百会，下配气海等。

(二) 前后配穴

前后配穴法又称"腹背阴阳配穴法"，即在人体前(胸腹)后(腰背)同时取穴(即"阴病治阳，阳病治阴")，其原理就是基于"气街"的横向联系作用。《黄帝内经》中称"偶刺"。例如，迎风流泪，前取睛明、承泣，后配风池、翳明(翳风穴后1寸)；胃脘疼痛，前取中脘、梁门，后配胃俞、至阳；咳嗽、气喘，前取天突、膻中，后配肺俞、定喘；中风失语，前取廉泉、承浆，后配风府、哑门；脊柱强痛，前取水沟、龈交，后配脊中、身柱；遗精、阳痿，前取气海、关元，后配命门、肾俞。凡此种种，均属于前后配穴法。

具体运用有前后随意配穴、前后对应配穴(取对应的阿是穴，方法是：先在胸腹或腰背部探明阳性反应点，然后向腰背或胸腹部画一水平弧线，在与阳性反应点相对应处定穴，前后各斜刺1针)和俞募配穴3种形式。有人将前后配穴分为头部、胸部、腹部、四肢等4种，其理论基础即根源于此(肖少卿《中国针灸处方学》，宁夏人民出版社1986年第1版)。

三、治疗各科疾病

"头气街、髓海"位于脑，刺灸头部腧穴即能疏调头部"气街"而治疗头晕、目眩、头痛、头重、失眠、失语等；"胸气街、气海"联系肺和心(包)，刺灸胸部腧穴即能疏调胸部"气街"而治疗胸痛、胸闷、心悸、咳喘等；"腹气街、水谷之海"连贯胃和冲脉，刺灸腹部腧穴即能疏调腹部"气街"而治疗胃痛、恶心、呕吐、腹胀、腹痛、腹泻、奔豚气等；"胫气街、血海(十二经之海)"位于下肢，刺灸下肢腧穴即能疏调胫部"气街"而治疗下肢痉挛、疼痛、麻木、酸软无力、瘫痪、肌肉萎缩等。

对于"四海"之气有余或不足引起的一系列病证，临床即应取"四海"部位的腧穴予以调治。如胃肠病取中脘穴调治，气病以膻中、气海穴调治，百会、风府穴治疗脑髓病，以多气多血的阳明经穴治疗血液病等等。

(一)"髓海"有余或不足之症

"髓海"有余则头重而痛，易发狂躁，针泻百会、风府、风池、大椎、水沟等醒脑开窍、镇静宁神；髓海不足则头晕目眩、视物昏花、耳鸣、肢软乏力，针补百会、风池、太溪、绝骨、肝俞、肾俞等滋养精血、壮骨填髓。对于窍闭神匿、神不导气、脑神异常之精神心理、言语应答、感官、肢体活动等障碍疾患，均可取"髓海"气机转输部位之风府、百会穴醒脑开窍、益髓调神。如《肘后歌》取风府医治腿脚疾患；现代用风府治疗狂走多言、暴喑、中风偏瘫等。

（二）"气海"有余或不足之症

"气海"有余则发热面赤、胸中满闷、喘促不安,针泻大椎、中府、膻中、内关、尺泽等宽胸理气、清泄肺热;"气海"不足则少气懒言,针补膻中、气海、太渊、足三里等补益肺气。肺气虚、肺气上逆或心气虚不能主血脉的病证,皆可取"气海"(胸气街)气机转输部位的柱骨之上下(项部)穴和人迎穴进行调治。如《灵枢·寒热病》记载:"胸满不得息,取之人迎。"现代针灸临床治疗"无脉症"(古之"臂厥")取人迎;胸满气喘取项部百劳、定喘等即是依此而选穴。

（三）"水谷之海"有余或不足之症

"水谷之海"有余则脘腹胀满而痛,伴恶心、呕吐、腹泻或便秘,针泻中脘、天枢、内关、公孙、气冲、足三里等和胃降逆、通调腑气;水谷之海不足则纳差、食少、消瘦乏力,针补中脘、脾俞、胃俞、足三里等增进食欲、强身健体。另外,因气血不足不能滋养六脏六腑而致虚损者,也应取"水谷之海"气机转输部位的气冲、足三里。《通玄指要赋》所云"三里却五劳之羸瘦",其意即在于此。

（四）"血海"有余或不足之症

"血海"有余则常想其身大,这是精神幻觉症状,多为瘀血所致,针泻大椎、膈俞、膻中、合谷、太冲等行气活血化瘀;"血海"不足则常想其身小(经脉短缩、身体紧小之感),针补膈俞、肝俞、脾俞、血海、三阴交、足三里、上下巨虚等滋养气血、舒展经脉。另外,可取"血海"气机转输部位的大杼和上巨虚、下巨虚进行调治。《针灸甲乙经》记载:"狂,妄走善欠,巨虚上廉主之。""胸胁支满,恶闻人声与木音,巨虚上廉主之。"又说:"暴惊,狂言非常,巨虚下廉主之。"说明以大杼、上巨虚、下巨虚调治"血海"之病,古代医家已早有心得。

"胫气街"上达于多气多血的足阳明经气冲穴,对下肢痿证患者,在针灸常规取穴的基础上加用气冲穴,能够明显提高疗效。《上海针灸杂志》2000年第5期报道:针刺治疗脑血管病后遗症55例,中枢神经系统感染后遗症25例(多发性神经炎12例,小儿麻痹5例,周期性瘫痪5例,急性脊髓炎2例,进行性肌萎缩1例)。观察组取患肢的髀关、伏兔、血海、梁丘、足三里、阳陵泉、三阴交、解溪、丰隆、昆仑、承山,每次选用5~7穴,另加气冲穴,并配合头针疗法,动留针30分钟。对照组不选用气冲穴,其他取穴及方法均同观察组。经过8周治疗,结果:观察组40例中治愈(下肢肌力恢复正常,可以自由行动)10例,显效(下肢肌力恢复至4级,神经功能缺损评分减少80%,可以扶拐行走)16例,好转(下肢肌力提高1~2级,肌力在4级以下,神经功能缺损评分减少不足50%,还不能行走)6例,无效8例,有效率80%;对照组40例中治愈9例,显效13例,好转5例,无效13例,有效率为67.5%。经检验有显著性差异($P<0.05$),观察组疗效优于对照组。观察组选用"气冲"穴是根据中医学"气街"理论而设计的。

《灵枢·卫气》说:"气在胫者,止之于气街与承山踝上以下。"此处的"气街"即足阳明胃经"气冲"穴。"胫气街"主要在于少腹与下肢之间的经气联系,"气冲"是足阳明胃经腧穴,位于少腹,处于足阳明胃经体表支与内脏分支汇合处。阳明经为多气多血之经,气冲又集内脏与体表经气于一体,故气血尤旺。同时又通过"胫气街"与下肢经气连为一体,当有邪气阻塞小络脉,则"胫气街"就会开通,使经气运行如常。故对气血不通的下肢萎缩、瘫痪有独特疗效。

第八节　病 例 分 析

一、抽搐

林某,男,1岁4个月。患儿平时每遇高热必发抽搐,3天前因患"中毒性痢疾"发热40℃,在输液过程中时发抽搐。以泻热开窍、镇痉宁神为治法,速刺百会穴,行针30秒后抽搐即止。留针12小时后取针。随访1年,发热时未再出现抽风(贵州省黔西县中医院文本超医师医案)。

按:百会位于巅顶髓海部位,属于督脉。督脉入络脑,刺百会有醒脑开窍、镇肝息风之功,尤其对急惊风效果更为快捷。止抽后应针对病因进行治疗。

二、高血压

郝某,女,36岁。有高血压病史7年,血压常年维持在180/110mmHg(24/14.7kPa)左右,头昏痛,以两颞部为甚,眩晕,面红目赤,心烦易怒,少寐多梦,伴恶心欲呕,舌质暗、苔薄黄,脉弦。诊为"原发性高血压"(肝阳上亢型)。服用中西药治疗,效果不显。以针刺清泻肝火为治法,取大椎穴点刺出血并加拔火罐,30分钟后血压降至150/100mmHg(20/13.3kPa),头痛减轻,全身轻快。二诊血压170/100mmHg,又按同法治疗,血压下降为148/90mmHg。以后每周刺血1次,血压稳定在130/90mmHg(17.3/12kPa)左右(河南省人民医院李玉彦医师医案)。

按:原发性高血压多因肾阴不足、水不涵木、肝火上炎、肝阳上亢而致。大椎乃"诸阳之会",在此点刺出血,能清泻亢盛之阳气,加拔火罐,令出血量多,更增清热泻火、平降肝阳之力,故能收到理想的降压效果。

三、眩晕

刘某,女,35岁。头晕、目眩2天,伴见视物旋转欲倒,恶心呕吐,耳鸣,脉细弱。诊为"内耳性眩晕"(痰湿上扰,闭阻清窍)。经服用镇静止吐剂未效。改用针灸疗法,温化痰湿、通络开窍。遂灸百会穴,当灸至10壮时,患者即感胸中如释重负,眼可睁开视物而不眩晕,能自行下地行走。共灸50壮,全身微汗出,耳鸣减轻,余症消失,次日可正常上班。20天后随访,未见复发(新疆医科大学附属中医医院针灸科申旭德医案)。

按:百会穴位于头顶髓海部位,归属督脉,为诸阳之会,是治疗头痛眩晕的主穴。以艾灸之,能温化痰湿、通络开窍、宽胸理气、降逆止呕。

四、癫痫

邢某,男,2岁6个月。半年来患儿常发抽搐,发作时神志不清,两眼上翻,喉中痰鸣,口吐白沫,每日发作1~3次不等。诊为"癫痫"(痰蒙清窍,肝风内动)。经神经科用西药治疗,效不显,改针灸治疗。以醒脑开窍、镇痉宁神为治法,针刺哑门穴,每日1次。治疗7次后发作明显减少。1 个月后已 10 天未发。共治疗 69 次而愈。随访 1 年未发(吉林大学第二医院针灸科盛广域医师医案)。

按：哑门穴位于项后枕外隆凸下入发际 0.5 寸处，深部为延髓(髓海)所在；有很强的醒脑开窍、镇痉宁神作用，对于癫痫急性发作者用之即效。但一定要注意把握好针刺的方向、角度和深浅，以防伤及延髓，发生意外(轻者可致肢体瘫痪，重者导致死亡)。

五、眼睑重症肌无力

杨某，女，54 岁。双目上眼睑无力、目闭不开 10 余日。饮食、二便及睡眠均正常，脉沉迟濡缓。诊为"眼睑重症肌无力"，治宜疏调眼络、振奋眼肌。先针刺太阳、攒竹、阳白透鱼腰、风池、头临泣、大椎、合谷、太冲等穴，留针良久未见效果。后加针风府一穴，进针寸许，捻针数下，即刻睁眼而愈(四川成都市西城区中医医院李绰成医师医案)。

按：风府穴位于项后枕外隆凸下入发际 1 寸处，深部为延髓(髓海)所在，12 对脑神经均发于此，出风府、布头面五官，与眼睑关系密切，故刺之立效。但也要注意把握好针刺的方向、角度和深浅，以防伤及延髓，发生意外。

六、胃病

1. 急性胃炎　胡某，女，23 岁。旅途中因吃不洁食物，导致腹痛、剧烈呕吐。查：胃脘部明显压痛，体温 38.5℃，舌干、苔薄，脉细数。诊断：急性胃炎(饮食所伤、胃肠受损)。治宜和胃降逆，通调腑气。以三棱针点刺中脘穴，出血并加拔火罐，出血约 10ml。20 分钟后呕吐、腹痛渐止而入睡，醒来病愈(安徽中医药大学第二附属医院喻喜春教授医案)。

2. 胃下垂　王某，女，32 岁。人工流产后食欲不振，脘腹胀痛，时有便溏，经常头晕，肢软乏力，日渐消瘦。钡餐显示胃下垂Ⅱ度。诊为"胃下垂"(中气不足)，治宜补中益气、升阳固脱。以 10% 人参注射液行足三里穴位注射，每侧 2ml。每周 2 次，10 次为 1 个疗程。治疗 3 次后，脘腹胀痛明显减轻，食欲增加；5 次后诸症消失；10 次后面色红润，体重增加。半年后钡餐复查，胃下垂已愈(湖北中医药大学附属医院针灸科吴旭初医师医案)。

按：中脘属任脉，在胃脘(腹气街、水谷之海)部，是胃的募穴、腑的会穴，可用于治疗各种急性和慢性胃肠病证，有双向调节作用，虚可补，实可泻。例 1 乃饮食所伤，系胃肠急性实证，故用点刺出血法通调腑气。

足三里位于小腿(胫气街部位)，乃胃之(下)合穴，"合治内腑"，有补中益气作用。人参温补中气、升阳固脱，故脾胃虚寒、气虚下陷之胃下垂运用本法治疗，效果显著。

七、痢疾

由某，女，24 岁，武汉市人。1992 年 10 月上旬，本人在贵阳市开完"中医经典著作思路方法研究国际学术讨论会"后，准备返回武汉。但车票十分难买，会议主办方虽竭尽全力，但只买到了一张站票。上车后几经周折，总算找到了乘务员值班室门口一个可收可放的活动座位。不久即发现，值班室中的女乘务员频频上厕所，每次入厕后许久方出来，估计是在拉肚子。经主动询问得知，当天吃早餐后不久即腹部不适，继之发胀，或呃逆，再继之腹痛、肛门后重，然后才是腹部剧烈疼痛。每次腹痛后必须马上上厕所，但量极少，不畅快，肛门坠胀难忍，每次 20 分钟左右，便后乏力，十分困倦。约 20 分钟又要快速入厕，如此反反复复拉了七八次,没完没了,痛苦万分。好在年轻,平时身体健康,有股子韧劲。不欲饮食,口干欲饮,四肢乏力而稍沉重,小便少而黄,轻微头昏。脉细数,舌红,苔黄而腻。经采用天枢、足三里、内关3穴,重力按压(泻法)。在连续按压近1小时过程中,患者居然没有入厕。直至车到武昌站,患者未再大便,且腹痛、腹胀、里急、后重等主要症状逐渐消失,食欲也就开始出现了,精神随之好转(湖北中医药大学陈国权教授医案)。

八、便秘

患者男性,40岁左右,腹部剧痛约1小时。1989年9月10日前后,本人应邀去河南省安阳市脉管炎医院出专家门诊。当时乘坐武昌至北京的火车,刚过郑州不久,列车播音室就传来广播找医师,说有位旅客朋友,突发腹部剧烈疼痛,如果哪位是医师,请马上赶到某车厢。听完广播后,陈教授感到左右为难:他虽然是医师,但不是西医,也不是针灸医师,只是一位赤手空拳、没任何医疗工具的中医,赶去何用?况千余旅客中,难道就没有别的医师吗?因为没有办法接招,所以也就没有响应号召。但出于医师的责任心,仍然放心不下。大约半小时后,突然看见列车长与乘警架着一个人缓缓而艰难地走过。陈教授本能地问了一句:"这就是刚才播音所提到的患者吗?"他们3个人几乎异口同声、迫不及待地回答:是的,请问你是医师吗?不由我答复,迅即放患者于座席上。我只好硬着头皮接招。

患者呈痛苦面容,用自己的手在其腹部来回轻轻地抚摸。待我进行腹部切诊时,发现腹痛拒按,但腰不弯,这说明是实证。脉呈数象、略弦,舌红、苔黄厚,与之相呼应。经询问,得知患者数日未大便,在见到我之前约5分钟时,放了个轻微的小屁,且极不顺畅。综合观之,属于中医学的腹满病(以腹痛、腹胀为主症)。相当于西医学的不完全性肠梗阻。

怎么办?连银针都没有,无奈,只好以手指代银针了。用双手拇指、食指反复交替、高强度地按压脐左右各旁开2寸处的天枢穴(能治腹痛、腹胀、泄泻、便秘等,其中就包括了西医的肠梗阻)。同时按压双侧膝盖外下方的足三里穴(足阳明胃经第一要穴,主治一切消化系统病证,尤其是胃痛、腹痛、泄泻等)。还按压双手内关穴,也能治胃脘痛、胸胁痛等疾病。经过大约半小时不间断地按压,患者居然有便意了,立马入厕,大便一通,腹痛、腹胀渐减、渐消,原计划在汤阴站下车看急诊的计划只好高兴地放弃(湖北中医药大学陈国权教授医案)。

九、乳房病证

1. 产后乳少 赵某,女,26岁。产后乳少5天。产妇分娩后即发现乳汁不畅,经中西药治疗未效。查:两乳房胀硬而痛,舌红、苔薄黄,脉弦。诊为"产后乳少"(肝郁气滞,乳络不通),治宜疏肝理气、通络下乳。取膻中穴,朝乳房方向刺入,得气后留针15分钟。针后2小时乳汁即下,3次后乳汁逐渐增多,哺乳时如涌泉之状(吕景山、何树槐、耿恩广,《单穴治病选萃》,人民卫生出版社,1993年第1版)。

2. 乳腺炎 文某,女,23岁。左侧乳房相当于12点处红肿疼痛1天。伴有发热,体温38.5℃,左侧乳房相当于12点处红肿,有硬块,压痛。诊为"急性乳腺炎"(乳络瘀阻),治宜化瘀通络、消炎止痛。用三棱针点刺膻中穴出血并加拔火罐,出血约10ml。当夜痛止,体温降至正常。连治3次而愈(安徽中医药大学第二附属医院喻喜春教授医案)。

按:膻中穴属任脉,位于两乳之间(胸气街、气海所在),为"气之会",有调理冲任、宽胸理气、通络下乳、消肿止痛之功。2例均属肝郁气滞、乳络不通,故用膻中穴疏调胸部气机,针到病除。笔者之见：2 例若加用期门穴，则疗效会更快、更好。

十、疝气

张某，男，20 岁，小腹坠胀疼痛 3 小时。患者于清早练声时突发左小腹坠胀疼痛，并向同侧腹股沟放射。检查：左腹股沟处有一拇指大小突起物，可移动，右胫骨前外侧下巨虚穴处明显压痛。诊为"小肠气"(疝气)，治宜调和胃肠、理气止痛。遂针刺下巨虚(右)，加梁丘(双)、足三里(双)，平补平泻。2 分钟疼痛减轻，5 分钟突起物收回腹中。3 日后因用力上症复发，又以同法针治 2 次而愈，且未再复发(何应全，《四川中医》1988 年第 6 期)。

按：本例疝气因练声时用力过猛，耗伤中气，致小肠坠入腹股沟管。下巨虚属足阳明胃经，又是小肠的下合穴，"合治内腑"；加胃经郄穴梁丘调理胃肠平滑肌，足三里补中益气。3 穴均位于胫气街部位，合而用之，立意巧妙，配穴精当，故收桴鼓之效。

第九章

从新浮刺疗法的兴起看皮部和十二经筋理论的临床新用

新浮刺疗法是运用偏粗的新型浮刺针具,刺激皮部及皮下肌筋膜组织,以治疗疼痛性病证为主的一种新的针刺疗法;是皮部和十二经筋理论在针灸临床上的具体应用。

新浮刺疗法是在《黄帝内经》的浮刺法和直针刺法的基础上发展起来的,源于传统而不拘泥于传统。不完全依赖传统针灸理论"皮部""经筋"以外的经络理论,"阿是穴"以外的腧穴理论,"浮刺""沿皮刺""摇针法""青龙摆尾""苍龟探穴"以外的针刺方法和补泻手法的支撑和指导。包括现行的皮内针疗法、腕踝针疗法、浮针疗法、套针浮刺疗法等,从理论基础到临床实践,都离不开中医针灸学的"皮部""经筋"经络理论,"阿是穴"的腧穴理论,"浮刺""沿皮刺""摇针法""青龙摆尾""苍龟探穴"等针刺方法的支撑和指导。无论是皮内针疗法、腕踝针疗法、浮针疗法、套针浮刺疗法的理论基础,还是临床实践,都不可能脱离传统针刺疗法的理论体系和实践。

其实,《黄帝内经》的"浮刺"命名远比"浮针"的命名要科学得多,因为"浮刺"是一种针刺方法,而"浮针"仅仅只是一种针刺工具。

新浮刺疗法、浮针疗法和套针浮刺疗法都归属于《黄帝内经》的浮刺疗法,这是从浮针疗法的总体操作形式和方法"傍入而浮之"和"引皮乃刺之"说的,包括"浮刺"和"直针刺"等6种浅刺法在内,这在《灵枢·官针》26种刺法中说得清清楚楚,明明白白。那我们为什么只说浮刺疗法,而不说"直针刺"法呢?因为"直针刺"的名称很容易让读者引起误会,误认为是"直刺法"。所以,我们就只提《黄帝内经》的"浮刺"疗法作为代表。

第一节　新浮刺疗法的基本特点

新浮刺疗法的特点主要体现在操作方法上:①可以不在疼痛点进针而是远离痛点在痛点周围进针;②皮下浅刺;③不要求得气;④施行"摇针"("青龙摆尾")手法;⑤留针置软

套管时间长等。

一、可以不在疼痛点进针

新浮刺疗法可以不在疼痛点进针,而是远离痛点、在痛点周围进针。几乎所有的外治法,都是作用在病灶局部,如局部封闭、外敷膏药、拔罐疗法以及针刺阿是穴等等。新浮刺疗法的进针点并非在病灶局部,而是远离痛点在压痛点周围进针(针尖也不刺达病所),仅仅将痛点作为一个靶向目标(靶点,图9-1)。这是新浮刺疗法与传统针刺"以痛为输"理论的不同之处,也是新浮刺疗法机制研究的重点所在。

国外治疗痛症的"肌筋膜松解术"也不碰及痛点,而是用双手拇指深压痛点周围或扳机点两侧,并沿着肌纤维的分布走向,向外朝肌肉两侧末端加压按摩(图9-2)。

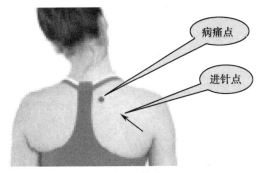

图9-1　靶点

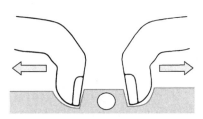

图9-2　肌筋膜松解术

二、进针点少、减轻患者皮肉之苦

新浮刺疗法进针点少,能减轻患者皮肉之苦。传统针刺一般病证总得针刺少则3~5个穴位,多则一二十个穴位。然而,有的多达几十、几百甚至上千个刺激点,针后如同"刺猬"(图9-3),这样是不可取的。

而新浮刺疗法一个病灶一般只需要选取1~2个进针点,最多也只有3~5个针刺点(符合明代《医学入门》"百病一针为率,多则四针,满身针者可恶"的宗旨和规范要求),减少了针刺的穴位数量,减小了患者的皮肉之苦,患者乐于接受。当然,现在也出现一些荒唐不可取的浮针治法,应当摒弃(图9-4)。

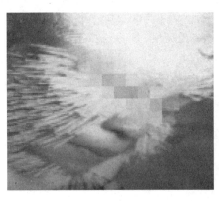

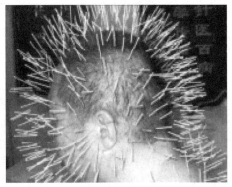

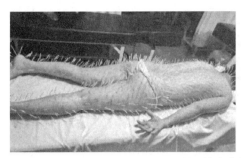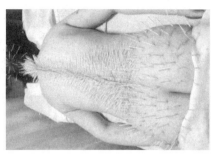

图 9-3　毫无技术含量的"刺猬"针法

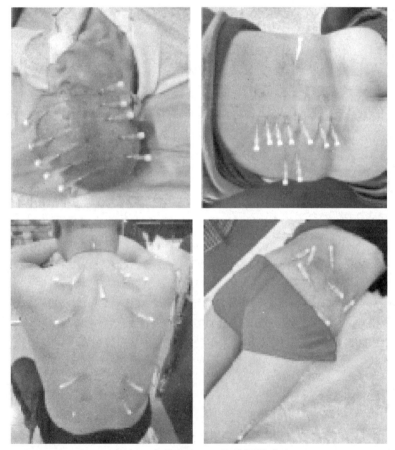

图 9-4　各种荒唐不可取的浮针治法

三、皮下浅刺

传统针刺疗法大多要求直刺深达肌肉层,而新浮刺疗法遵循《灵枢·官针》"引皮乃刺之"的针法,所涉及的组织仅仅在皮下(主要是皮下疏松结缔组织)。

有人认为,《灵枢·官针》的浮刺法实际上是斜刺,只是刺得较为表浅而已。这是对《黄帝内经》浮刺"傍入而浮之"的错误理解。

首先,《黄帝内经》所说的"傍"字,主要指进针部位"紧挨着"病变部位针刺,并不是指进针深浅。"浮刺"本身就是漂浮而刺、沿皮而刺的浅刺法,更没有斜刺的含义。

其次,在传统针灸学的刺法中,斜刺是与皮肤呈45°角刺入,而卧刺是与皮肤呈10°~15°角刺入的,又称平刺、沿皮刺。可见,《黄帝内经》的浮刺是沿皮刺,而不是斜刺。

四、不要求得气

传统针刺治疗,得气是临床取效的一个重要标志(《黄帝内经》:"刺之要,气至而有效")。所以,在临床上大多数针灸医师强调并追求"得气"即酸、麻、胀、重、痛、走的感觉。而浮刺疗法并不要求患者有"得气"感,有得气感反而不好。两者大相径庭,这将是新浮刺疗法机制研究的重点和难点。

五、特殊的行针手法——"摇针"

"摇针"动作是新浮刺疗法的特色和重要环节,也是新浮刺疗法效果所以很好的重要因素。有别于传统针刺疗法的提插、捻转以及诸多单式和复式补泻手法,但与古代针刺术中的"青(苍)龙摆尾"手法基本一致。

摇法分"直摇"和"卧摇"两种,直摇法是针身直刺,左右摇摆针柄,可以加强针感;"卧摇"法是沿皮下刺针,手持针柄,将针左右摇摆,如摇橹之状,可以行气,促使针的作用向一定方向传导。浮刺疗法运用的是"卧摇"法。

六、配合"动刺"

在摇针过程中,应配合患者相应部位的活动,即医者用押手在痛点处配合按揉,或者让患者自己主动按揉。

七、软套管留针时间长

传统针刺法一般只能留针20~30分钟,除了急性剧烈疼痛留针时间较长以外,其他很少有超过60分钟的。而新浮刺疗法中的"套针浮刺"法,由于启用了无毒的软套管,能够较长时间留针。留管过程中患者没有不适感觉,甚至不会注意到针具的存在,因而也就没有什么心理压力和障碍。

如果病情较轻或病程较短,也可以不留针。为了节约成本,那就可以不选用新浮刺针具,而用稍微粗一点的毫针或注射器针头代替。

八、安全无副作用

新浮刺疗法没有药物治疗的毒副作用,而且因为针体仅在皮下疏松结缔组织,不会伤及任何脏腑组织器官及大的神经、血管,留在体内的软管也无毒性,故而非常安全。医师容易操作,患者乐于接受。传统针刺引起的滞针、弯针、断针现象也不复存在,晕针现象也较少发生。

九、简便易学,容易掌握

新浮刺疗法操作简便,一学就会,非常容易掌握。真可谓:浮刺疗法,简便易行;救死扶伤,防治疾病;没有基础,也能学会;非常安全,尽管放心!

第二节　新浮刺疗法针具的演变

《黄帝内经》时代的浮刺疗法，所采用的针具是稍微粗一点的毫针或圆利针（图9-5）。

现行浮针疗法和套针浮刺疗法所使用的是特制的、专用的针刺工具，也就是参照了西医几十年前就有了的"静脉输液留置针"——注射针头外加一层软管而成。

一、沿袭静脉输液留置针

"静脉输液留置针"是德国的科学技术人员在20世纪60年代研制的，70年代末、80年代初引进我国，率先在急诊室和外科、儿科使用（图9-6）。

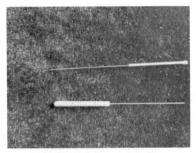

图9-5　粗毫针、圆利针

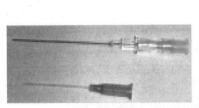
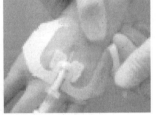
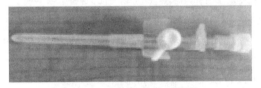

图9-6　简易开放式留置针

鉴于最初的浮针针尖过于锐利，在摇针过程中锐利的针尖会刺激周围的末梢神经、毛细血管和软组织，使部分敏感体质的患者会产生疼痛，后来有人又把浮针的实心还原成空心，并在空心中又增加了一支很细的钢针，并按照国际针灸针制作标准，将针尖加工成"松针形"，称之为"新型浮针"或"套针"（图9-7）。粗钢针便于进针，"松针形"针芯便于"摇针"（青龙摆尾），软套管便于留置皮下。这一改进，克服了第一代浮针针具在摇针中的疼痛，而且还新增了埋线和穴位注射功能，很有临床意义。

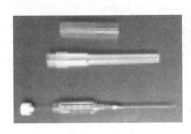
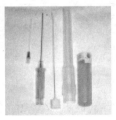

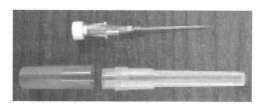

图 9-7　套针浮刺疗法针具

附：静脉输液留置针

长期以来，静脉输液成了医疗急救以及内科、儿科的主要医疗手段。很多体弱、脱水的患者尤其是少年儿童和婴幼儿需要每日连续静脉输液。然而，由于脱水，静脉穿刺特别难操作，因而不得不承受反复静脉穿刺造成的痛苦，致使患者对打针输液产生强烈的恐惧感，家属也产生极大的焦躁情绪。

为了最大限度减少这类群体尤其是儿童患者的心身痛苦，消除他们对打针的恐惧感，减轻家长的焦躁情绪，便于临床用药以及对急症和危重患者的抢救用药，也减轻护士的工作量，20 世纪 60 年代初（1962 年），德国发明了世界上第一支能够相对长时间留在血管内的静脉输液留置针——注射针头外面套上一层软管。在极其严格的无菌操作情况下将软套管和针芯一起穿刺入血管内，当套管全部进入血管后，抽出针芯，仅将柔软的套管留置在血管内，从而反复进行输液治疗。

静脉输液留置针分为开放式和密闭式（图 9-8）两种，每一种都又分为普通型和安全型（防止被针刺伤）。

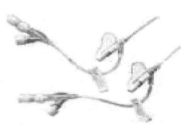

留置针核心组成部件包括可以留置在血管内的柔软的软套管、不锈钢穿刺引导针芯。在严密消毒环境下，软套管留置在血管内进行输液治疗，可以反复使用 10~15 次之久。

这一技术，20 年后即被应用到亚洲发达国家和地区，其开放式留置针率先进入中国手术室。相对于普通钢针，留置

图 9-8　密闭式静脉输液留置针

针能够减少多次穿刺的痛苦，在儿科得到广泛应用，并逐渐影响到住院病房的其他科室。

二、新型浮刺针具（套针）的结构和规格

（一）新型浮刺针具（套针）的结构

新型浮刺针具是复式结构，有与注射针头一模一样的斜坡形钢针、软套管及针座、保护套管三部分；后来又有了在空心注射器针中加入松针形针芯的套针问世（图 9-9）。

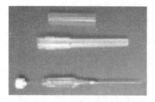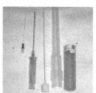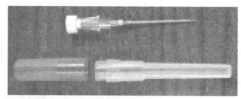

图 9-9　新型浮针（空心套针）

1. 形同注射针头的硬钢针　硬钢针针头呈尖锐的斜坡形（实心或空心），外面包有软套

管。该部分使新浮刺针具达到足够硬度,能快速进入皮下,使针向前推进,并引动摇针手法。

2. 软套管及针座　软套管是新浮刺针具的主要结构,针芯包裹其中,紧套在穿刺样硬钢针外层,比空心针管短 1~2mm。该部分使新浮刺同时具有足够的柔软度,以利于长时间留针,在新浮刺针具结构中起关键作用。

针座是新浮刺针具的附属结构,借此固定留置于体内的软套管,防止软套管滑脱进入皮下。

3. 松针形针芯　是新浮刺针具最里面的核心部分,针尖按毫针的国际标准呈松针形,既有一定的硬度,又有一定的柔性,用于摇针手法时患者基本不会感觉到疼痛。但在进针时需要退出 3~5mm,避免同硬套管形成 2 个针尖,卡住肌纤维,影响进针。

4. 保护套管　为保持针芯和软套管不与其他物品接触产生磨损,同时也为了保持无菌状态。

（二）新型浮刺针具的规格

新型浮刺针具的规格主要指针芯、针芯套管、软套管的长短（或粗细）,见表 9-1、表 9-2。

表 9-1　新型浮刺针具的长短规格

型号	长号	中号	短号
毫米	40mm	32mm	24mm

表 9-2　新型浮刺针具的粗细规格

型号	粗号	中号	细号
毫米	0.9mm	0.6mm	0.3mm

新浮刺针具因留置体内的时间长,所以都是一次性使用,不得反复使用,以防感染。不用时存放于干燥、通风、无热源的地方。如果发现针具包装破损,切勿使用。

（三）新型浮刺针具（套针）的多种功能

1. 用于新浮刺疗法。

2. 腕踝针疗法浮刺法　用新型多功能浮刺针具取代旧式腕踝针疗法中使用的毫针,增加摇针术和久留针,可提高腕踝针治疗效果。

3. 点刺出血。

4. 电浮刺法　用电针治疗仪导电线夹子夹持多功能新型浮刺针具的针芯,通电后可施行电动摇针术（图 9-10）,以及大功率疏经通络、行气活血、化瘀止痛的电动套针通（图 9-11）。

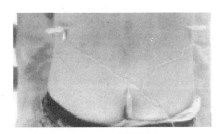

图 9-10　电浮刺法

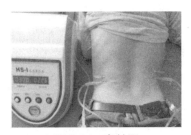

图 9-11　套针通

5. 药物注射疗法　在摇针手法后、留针前根据病情需要,利用多功能新型浮刺针具的空心钢针或软管,注入适量所需药物(北京,2016 年 5 月新浮刺疗法新技术临床应用培训班江苏学员杨龙医师 5 月 30 日微信反馈应用很好)。

6. 埋线法　先将多功能新型浮刺针具的内芯从空心针管中慢慢退后 2cm 左右,再将一段 1.5cm 长的 0000 号极细消毒羊肠线从空心钢针前缘完全导入针管内,然后将内芯从空心针管的后面轻轻向前推进,直至能触及羊肠线的线体。皮肤严格消毒,按浮刺法完成进针、调针、摇针、动刺等系列程序。再退针至皮下,按调针方法将钢针斜刺入浅肌肉层,使产生得气感觉。然后一边退出钢针,一边用内芯将钢针内的羊肠线向前推进,直至羊肠线全部被植入到肌肉层。最后将钢针连同软管全部退出体外,针孔处用碘伏加强消毒 1 次,用消毒纱布或埋线贴覆盖,十天半月内羊肠线可自行吸收。

第三节　新浮刺疗法作用机制

浮刺疗法源于《黄帝内经》,传统针灸学也多有应用,探究浮刺疗法机制,也就不能离开《黄帝内经》和传统针灸的理论体系及其临床实践。

一、皮部理论的支撑

新浮刺疗法刺在皮下,作用于皮下组织,因此讨论新浮刺疗法作用机制就一定不能脱离中医针灸学的皮部理论。

皮部是经络系统七大组织结构之一。所谓“皮部”,即皮肤的分部,是十二经脉功能活动反应于体表的部位,也是络脉之气散布所在。十二经脉和从经脉分出来的大小络脉在体表都有一定的分布区域,这些区域最浅表的部位就是皮肤。由于正经有 12 条,故皮肤也相应分为 12 个部分。

《素问·皮部论》说:“皮有分部……凡十二经络脉者,皮之部也。”《类经》注云:“浮络见于皮,故曰‘皮之部’。”可见,十二皮部与络脉(特别是孙络、浮络)关系最为密切。

《素问·皮部论》说:“欲知皮部,以经脉为纪。”十二皮部的分区与十二经脉在体表的循行部位及络脉在体表的散布范围是一致的。换句话说,十二皮部区域的划分,是以各经脉以及该经所属络脉在体表的分布范围为依据的。但在分布形式上,皮部与经脉、络脉有所不同。经脉呈线状循行,络脉呈网状散布,而皮部则着重于“面”的划分,完全分布在体表浅层,覆盖周身。范围比经脉更广大,结构比络脉更致密,故而成为机体与外界接触的天然屏障。这些就是皮部的基本特点。

在针灸疗法中,内病外治或外病外治,刺激皮部是一种行之有效的治疗手段。与《灵枢·官针》“五刺”中的半刺(“浅内而疾发针,无针伤肉,如拔毛状,以取皮气”)、“九刺”中的毛刺(“刺浮痹皮肤也”),以及“十二刺”中的浮刺(“傍入而浮之,以治肌急而寒者也”)、扬刺(“正内一,傍内四而浮之,以治寒气之博大者也”、赞刺(“直入直出,数发针而浅之出血,是谓治痈肿也”、直针刺(“引皮乃刺之,以治寒气之浅者也”)等浅刺皮部的针刺方法同出一辙。仅就名称而言,“浮针”与“浮刺”又何其相似尔尔。表明浮针疗法源于《黄帝内经》的浮刺针法,只不过针具有所不同而已(当然,针具也是借鉴"静脉输液留置针")。

其实,传统针刺方法是否一定要刺入肌肉层才能产生疗效是有争议的。有人主张,针刺只需在浅层即可(肖友山、程莘农、杨甲三等就是典型的浅刺学派代表人物,他们的针刺往往只进入皮下3~5分甚至2~3分,有时候针体干脆就"躺"在皮肤上),这使新浮刺疗法的皮下浅刺疗效得到了针刺临床实践方面的支持。如皮内针法和皮肤针法都只作用在皮肤(表皮和真皮),并没有深入到浅筋膜和肌肉层却照样有效,更何况传统针刺方法中本身也有"浮刺"(《灵枢·官针》)、"沿皮(透)刺法"。

传统的艾灸、热熨、药物敷贴、药物熏洗、拔罐等疗法也是通过对皮部的温热刺激发挥治疗作用的。后世的皮肤针疗法、皮内针疗法、挑刺疗法、割治疗法,以及现代的磁穴疗法、腕踝针疗法、浮刺疗法、激光穴位照射、紫外线照射等,都是建立在皮部治病的机制上。

二、十二经脉的主导

十二经脉是经络系统的主体结构,通过内属脏腑、外络肢节的途径,左右对称地分布于人体头面、躯干和四肢,纵贯全身,成为人体主要的联系系统。

十二经脉在生理、病理、诊断、治疗和预防等各方面,在整个经络系统对机体的作用中,占有最主要的地位。在生理方面,十二经脉通过属、络、贯、注的方式沟通内外,联系上下;运行气血,营养周身;参与气化,维持生命;抗御外邪,护卫机体;调节平衡,适应自然。在病理方面,有传导病邪、反应病候的作用。在诊断方面,有助于弄清疾病的部位和性质,为治疗提供临床依据。在治疗方面,可以引药归经、传递药性,接受针灸刺激,调节疾病的虚实,恢复脏腑功能,促进阴阳平衡。在预防疾病方面,也能发挥强身健体、益寿延年的作用。

诚如《素问·皮部论》所说:"欲知皮部,以经脉为纪。"纪者,纲领之意也。既然皮部是以经脉为纲领的,浮刺疗法又刺在皮部,那么,浮针疗法和新浮刺疗法无论是定点还是进针,也都不可能回避十二经脉。例如,治疗偏头痛或颈椎病,除了在疼痛局部刺激以外,远端常常要配合选用上肢外侧前缘或正中部位的刺激点,其实就是刺激手阳明大肠经或手少阳三焦经;治疗胁肋痛,除了在疼痛局部刺激以外,远端常常要配合选用上肢或下肢外侧正中部位的刺激点,其实也就是刺激手少阳三焦经或足少阳胆经;治疗腰背疼痛伴发坐骨神经痛,除了在疼痛局部刺激以外,远端常常要配合选用下肢后缘或下肢外侧正中部位的刺激点,其实就是刺激足太阳膀胱经或足少阳胆经。

浮针疗法脱离了经络吗?没有!浮针治疗头痛,除了在头部治疗外,还要在上臂外侧前缘中段进针;治疗颈椎病,除了在局部治疗外,还要在上臂外侧前缘下段进针。这里的"上臂外侧前缘"不就是手阳明大肠经吗?

三、十二经筋的联系

十二经筋即十二经脉之气聚结于筋肉、骨骼、关节的体系,其名称首见于《灵枢·经筋》。"筋"的含义,《说文解字》释为"肉之力也",意指能产生力量的筋肉。经筋就是机体筋肉系统的总称,隶属于正经,为十二经脉在肢体外周的连属部分,故按十二经脉的循行部位予以分类。每一条经筋主要联系同名经脉循行部位上的若干肌肉群,而与脏腑没有属络关系(并非不入脏腑),故仅以十二经脉之意按手足、阴阳命名,而不冠以脏腑名称。

现今公认的看法,我国的各种字典、词典(包括《辞源》《辞海》等)对"筋"的认识,都离不开《说文解字》的基调,认为经筋相当于现代解剖学中的肌肉、肌腱、韧带等组织结构。如《辞海》释为"大筋、小筋、筋膜"(包括韧带、肌腱等)。《说文解字》对"腱"的解释为"筋之本也"。笔者认为,经筋所包含的组织结构远不止这些,还应包括诸如肌肉、骨骼、皮下脂肪、内脏系膜、内脏平滑肌甚至部分神经组织。

如《灵枢·经筋》说:"手太阳之筋……弹之应小指之上。""足阳明之筋……其病……卒口僻。""足少阳之筋……左络于右,故伤左角,右足不用,命曰'维筋相交'。"前者与尺神经的分布和弹拨尺神经的反应一致;后二者则与周围神经、中枢神经对机体的运动、感觉呈左右交叉、上下颠倒的支配形式完全吻合。只不过《黄帝内经》将这种交叉现象称之为"维筋相交"而已。而经筋的系列病证如筋脉瘈疭抽搐、角弓反张或弛缓不收、瘫痪失用、面肌麻痹、口眼㖞斜等均属于西医学的神经系统疾病。

在《灵枢·经筋》中,每一条经筋都有具体的病候记载。综合而论,十二经筋的病候多表现为肌肉、肌腱、关节、韧带及内脏系膜等组织在感觉、运动方面的功能失常。例如,手阳明筋病"肩不举,颈不可左右视",足太阳筋病"脊反折,项筋急,肩不举",足少阳筋病"伤左角,右足不用",足少阴筋病"腰反折不能俯",足厥阴筋病"阴器不用"等,均与现今临床中的肌肉风湿、关节炎症、软组织损伤,以及运动系统、神经系统疾病引起的肌肉、筋脉的拘挛、强直、抽搐或弛缓、麻痹、瘫痪等极为相似。

《灵枢·经筋》还说:"经筋之病,寒则反折筋急,热则筋弛纵不收,阴痿不用。阳急则反折,阴急则俯不伸。"《素问·生气通天论》说:"湿热不攘,大筋缦短,小筋弛长,缦短为拘,弛长为痿。"就是十二经筋病候的主要特点。而其中绝大部分都是新浮刺疗法的适应证。

《灵枢·经筋》对经筋为病提出了"以痛为输"的治疗原则和选穴方法。所谓"以痛为输",既泛指病变之所在,包含局部取穴之义;还寓意借助痛点为依据取穴的意思,比如与痛点左右对称取穴、上下前后对应取穴等等。与痛点左右对称取穴应回归到《黄帝内经》的"缪刺"法、"巨刺"法;而上下、前后对应取穴则离不开传统针灸学"病在上取之下、病在下取之上"以及诞生于20世纪70年代的生物全息论。

凡此种种,都是浮刺疗法在痛点上下选取进针点的依据。《灵枢·官针》中的浮刺(刺皮下脂肪或筋膜)、分刺(刺分肉之间)、恢刺(刺肌腱、韧带)、关刺(刺关节)、合谷刺(在肌肉深层多向透刺)等都是针对经筋为病提出的一些针刺方法。从经筋的组织结构、病理反应和治疗原则、选穴方法来看,皆同浮针疗法和新浮刺疗法查找压痛点(即所谓"摸患肌")、确定进针点、浅刺皮下筋膜息息相关。

浮针疗法和新浮刺疗法查找的压痛点、触发点、扳机点,又称"肌筋膜激痛点"(MTrP),属于皮下软组织中的一种有形的、可以用手指触及的、在压迫时患者会感觉到疼痛的病理反应点,与中医针灸所说的会导致患者局部或全身诸多的疼痛和不适的"筋经病灶"(在肌筋膜、结缔组织等存在的病理反应点)很类似。

上海市虹口区中心医院盛善本主任医师在评论浮针疗法的前身腕踝针疗法时说:"腕踝针如能在中西医结合的指导方针下同经络理论进一步结合起来,还会得到更大的发展。"(张心曙等《实用腕踝针疗法》,人民卫生出版社2002年第1版;原载《自然辩证法杂志》1976年第2期)。

四、阿是穴的作用

阿是穴是针灸学腧穴分类的一种。所谓"阿是穴",实际上也就是一些没有固定部位、没有既定穴名、没有纳入十四经的病理反应点(以压痛点为主要目标)。阿是穴在大部分情况下是以压痛点或其他病理反应形式(如敏感、麻木、迟钝、欣快、凹陷、结节、条索状反应物等)出现的,这同中医学的"筋经病灶"很类似,也是浮针疗法和新浮刺疗法临床诊断追逐的目标。浮针疗法的所谓"摸患肌",其实就是传统针灸学中的查找阿是穴,即原始的"以痛为输"。浮针疗法和新浮刺疗法在病痛局部或远端的进针点如果并不是经络循行线上的某一个穴位,那其实也是应用了针灸学的"阿是穴"理论。

五、部分腧穴的参与

用新浮刺疗法治疗各种病证,都要在体表的一定部位进针,没准进针点就是人体十四经脉和经外奇穴的什么穴位。比如浮针和新浮刺疗法治疗颈椎病、肩周炎以及颈肩综合征,常常会用到手阳明大肠经的巨骨穴(肩峰内上方,锁骨与肩胛冈结合部的凹陷中)、足少阳胆经的肩井穴(第7颈椎下的大椎穴与肩峰连线的中点);治疗胁肋疼痛,除了在疼痛局部刺激以外,远端常常要配合选用上肢外侧正中部位的刺激点(如手少阳三焦经腕背横纹中点上2寸的外关、上3寸的支沟穴),下肢外侧正中部位的刺激点(如足少阳胆经腘窝水平线上7寸的风市穴、腓骨头前下方凹陷中的阳陵泉)等。何况,有不少压痛点和扳机点还与传统针灸穴位高度吻合、完全一致(其中与特定穴的关系最为密切)。

六、"摇针手法"的推动

"摇法"源于《灵枢·官能》"遥大其穴"。金元窦汉卿《针经指南》将其列为行针十四法:"摇者,凡泻时,欲出针,必须动摇而出者是也。"明确指出,摇针是为了开大针孔,泻其邪气,属于泻法针术,治疗实证、痛症和热证(虚寒证和久病气虚者不宜)。明代杨继洲在《针灸大成》中将"摇法"列为下针八法之一;汪机《针灸问对》说:"摇,凡退针出穴之时,必须摆撼而出之。'青龙摆尾'亦用摇法,故曰'摇以行气'。"

《金针赋》记载:"青龙摆尾,如扶船舵,不进不退,一左一右,慢慢拨动。"其方法是:将针斜刺或浅刺入皮下,针尖刺向病所,而后手扶针柄,将针缓缓左右摆动,如摇橹之状,或左或右,以正航向,且推动气行。此即"动而进之,推气之法"。可见,青龙摆尾针法的主要作用是行气止痛,有很好的疏通经络、行气活血、化瘀止痛作用,乃古代"飞经走气"第一法。正如明代高武《针灸聚英》所云:"苍龙摆尾气交流,血气奋飞遍体周,任君疼痛诸般疾,一插须臾万病休。"说明青龙摆尾针法用于治疗筋骨疼痛能收到桴鼓之效。

北京中医药大学何树槐教授认为,现今的浮针疗法在进针的方向、深浅,行针的手法(扫散及再灌注)、针刺的功效等方面同传统的浮刺法基本都是一致的。所以,浮针的所谓"扫散"手法理应回归到"青龙摆尾"比较规范,也符合中医针灸学的传统。这是大凡持科学态度、实事求是的专家、学者的共识!

浮刺疗法的"摇法"具有行气作用,这种气的作用力正如鱼尾摆动能让鱼在水中向前游动,摇橹能使水中的小船前进一样,能作用到针尖指向的疼痛部位(压痛点、扳机点),充分发挥疏经通络、行气活血、化瘀止痛的良好治疗作用。

七、松解剥离作用

新浮刺疗法除了有传统中医针灸学术的理论和实践支撑外,也还与其他领域的理论和实践有着一定关联。

新浮刺疗法的主要适应证是身体的各种疼痛。大凡痛症,中医学都认为是"经络不通,不通则痛"。中医处理这种因为经脉不通、气滞血瘀导致的疼痛,最好的方法就是"以微针通其经脉,调其血气"(《灵枢·九针十二原》)。正如孙思邈在《千金翼方》中所说的那样:"凡病皆由血气拥滞,不得宣通,针以开道之,灸以温暖之。"有人因为浮针并不在痛点针刺,因而就否认浮刺疗法治疗效果的产生与对病痛部位的组织粘连松解剥离作用相关。须知,炎症产生的粘连状态并非只表现在痛点局部,在痛点周围依然存在(肩周炎就是很好的例子)。新浮刺疗法在距离痛点 5~6cm 的地方选穴进针,照样是在进行对组织粘连部位的疏通剥离,并能将相应作用引向痛点,从而起到"通则不痛"的治疗效果。这与国外治疗痛症的"肌筋膜松解术"殊途同归,不谋而合。用双手拇指深压痛点周围或扳机点两侧,并沿着肌纤维的分布走向,向外朝肌肉两侧末端加压按摩(也不碰及痛点),是减轻痛点和扳机点的有效方法。

八、"动刺"疗法的配合

青龙摆尾针法在左右摇摆时,还需要配合"循而摄之"的行气手法,即用手循按针刺部位或病变部位的皮肉、筋腱,远刺近动,以加强行气止痛的治疗作用。这是一种早在 20 世纪 60 年代初期就被针灸界医务工作者所习用的"动刺法"技术。

新浮刺疗法在进针后向左右摇针的同时,嘱咐患者本人配合肢体活动,患者活动不便或接触不到的部位,可以由术者协助做一些肢体活动。这种方法在传统针灸临床上被称之为"动刺法",简称"动刺"。虽然不是自古有之的做法,但是在 20 世纪五六十年代就已经创立了。

何树槐撰文写道:我第一次接触针刺加运动法还是在 1964 年,北京中医学院(现北京中医药大学)东直门医院针灸科知名老针灸医师肖友山,擅长运用"阻力针法"治疗肌肉、肌腱、筋膜疼痛性病证。其具体方法是:令患者用不同方式活动患处,当活动到一定姿势时,损伤的肌肉、肌腱产生保护性阻力发生疼痛(病理性体位),此时即在疼痛部位或疼痛点进行针刺,行雀啄术,解除肌肉肌腱产生的阻力,之后再令患者活动,通常疼痛顷刻缓解。

这既是以运动的方式寻找阿是穴进针点的一种方法,也是针刺巧妙地配合运动、增强治疗效果的重要环节。这种方法有别于针灸临床常用的选取穴位的三大规律(局部取穴、邻近取穴、远端取穴),且效果迅速显著。以后这种治疗方法就通过北京中医学院的一些全国性针灸疗法培训班在全国范围内广泛传播开来,而我在几十年的针灸临床应用中,也一直坚持这种行之有效的"动刺法",确有良好的止痛效果。

2013 年,旅居意大利的何树槐和夫人王淑兰、儿子何斌编著《筋骨疼痛的针灸治疗》,根据他 50 余年临床经验总结出针灸治疗筋骨痛的 10 种方法,其中把针刺加患肢运动的阻力针法和动刺疗法都纳入书中,充实了针刺镇痛内容。

九、生物电现象及能量转换原理

皮下疏松结缔组织具有良好的导电性能,能高效率地传导生物电,在接受机械刺激后又能产生较强的生物电。新浮刺疗法在皮下摇摆过程中,通过机械能转换为电能、热能,通过对皮下丰富的末梢神经的刺激,解除病变局部组织的微循环痉挛状态,使血管扩张并恢复血液供给,加速对炎症病理产物的吸收,起到类似艾灸温通经络、行气活血、消肿止痛的医疗作用。

十、"多米诺骨牌"效应

在我国的北宋宣和二年(1120),民间出现了一种名叫"骨牌"的游戏。这种骨牌游戏在宋高宗时传入宫中,随后迅速在全国盛行。当时的骨牌多由畜牧动物的牙骨制成,所以又有"牙牌"之称,民间则称之为"牌九"(寓意"牌救"之意)。

据史料记载:19世纪40年代,一位名叫"多米诺"的意大利传教士把这种骨牌带回国,作为最珍贵的生日礼物,送给了他的小女儿。后来,多米诺为了让更多的人玩上骨牌,就制作了大量木制牌,并发明了各种玩法。不久,木制牌就迅速在意大利及整个欧洲风行起来,骨牌游戏成了欧洲人的一项高雅运动。人们为了感谢多米诺给他们带来这么好的一项运动,就把这种游戏命名为"多米诺骨牌"。到20世纪,"多米诺骨牌"游戏已经发展为世界性运动,并成为非奥运项目中知名度最高、参加人数最多、扩展地域最广的体育运动。

"多米诺骨牌"既是一种物理力学游戏,也是一种运动,还是一种文化。这种游戏的方法非常简单,将骨牌按一定间距排成单行或分行排成一片,然后推倒第一张骨牌,其余骨牌就会因为惯性的冲击波作用产生连锁反应而导致一个比一个更加快速地依次倒下。人们把这种现象称为"多米诺(骨牌)效应"(图9-12)。

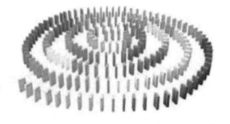

图9-12　"多米诺骨牌"效应

这个源于我国宋代的有趣游戏提示人们:世界万事万物都是相连贯的,产生的任何力都是连贯循环的。在一个相互联系的系统中,一个很小的初始能量可以因为冲击波产生一系列连锁反应。

综上所述,本来就属于中医学领域、与传统针灸学密不可分的浮刺疗法也好,浮针疗法也好,套针浮刺疗法也好,要是用现代医学的理论和实践来说明其原理,是注定说不清、道不明的,那样只能把本来很简单的事理搞得更复杂。而只有回归到中医针灸学的传统上来,密切联系中医学的整体观和经络、腧穴理论来阐述其原理,才说得清、道得明,也才有出路和前途。所谓"智者化繁为简,愚者化简为繁""越是接近本质的东西越简单"就是这个道理。

浮刺法在临床镇痛方面有一定优势。当前,我们的责任和任务是要将浮刺疗法发扬光大,深入研究一些有关机制问题,比如不"以痛为输"的问题,不要求"得气"的问题,扩大适用范围、提高适应证的疗效问题,禁忌证问题等。

现在,海外中医针灸界对浮刺疗法也引起了高度注重。在欧洲,以荷兰康力升教授和意大利何树槐教授为首的浮刺学派,牵头正式成立的世界浮刺针灸学会已在荷兰注册。这不仅是他们对针灸医学发展的重大贡献,也将是我们在浮刺领域相互学习、交流经验、理论探讨、广泛实践、充实发展的一个平台,必将进一步促进浮刺疗法的更大发展和提高!

第四节　新浮刺疗法的适用范围

《灵枢·官针》"十二刺"中的浮刺("傍入而浮之,以治肌急而寒者也")、直针刺("引皮乃刺之,以治寒气之浅者也")都表明浮刺法主要适用于治疗日常生活中最为常见的寒气入侵体表导致的筋肉拘急疼痛之症,即肢体软组织或骨关节风湿、类风湿、粘连、损伤引起的痉挛、疼痛,诸如落枕、颈椎病、颈肩综合征、肩周炎、冈上肌腱炎、肩峰下滑囊炎、肱骨外上髁炎或肱骨内上髁炎(网球肘、高尔夫球肘)、类风湿关节炎、腱鞘炎、弹响指、各种急性扭挫伤、慢性腰肌劳损,以及腰椎退行性病变、强直性脊柱炎、坐骨神经痛、慢性膝骨关节炎、髌骨下滑囊炎、痛风性关节炎、足跟痛、肢体麻木等。以上可以说是浮刺疗法的优势病种。

其次是部分神经功能病变、内脏病变以及五官疾病,诸如头痛、面神经麻痹、面肌痉挛、三叉神经痛、颞下颌关节炎、腮腺炎、眼痛、耳痛、鼻窦炎、牙痛、急性胃肠炎、急性或慢性阑尾炎、急性胆囊炎或胆结石绞痛、泌尿系结石绞痛、乳腺炎、痛经、妇科炎症、带状疱疹等,乃至癌肿等引起的疼痛(副肿瘤综合征)。对恶性肿瘤引起的疼痛,虽然远期疗效不是很理想,但也不失为一种较好的止痛方法。

还有一些没有列入的非疼痛性病证(诸如各种眼病、耳疾、鼻病、口腔咽喉病、胃胀、心律不齐、心悸、咳喘、抑郁症、单纯性肥胖、打鼾等),我们可以视为开拓性病种,也可以试行新浮刺疗法,摸索、总结出自己的经验(可配合毫针和其他疗法)。

第五节　针刺前的准备

一、选择针具

在选择针具时,应根据患者的形体肥瘦、疼痛部位和进针部位肌肉组织的厚薄,以及性别、年龄、体质的强弱、病证的新久虚实等不同情况,选择长短、粗细适宜的针具。正如《灵枢·官针》所说:"九针之宜,各有所为,长短大小,各有所施也。"

如体格壮实、形体肥胖、疼痛部位和进针部位肌肉丰厚、男性患者,可选用稍长、稍粗的新浮刺针具;反之,身体虚弱、形体瘦小、疼痛部位和进针部位肌肉浅薄(如头项、面部、手足)、女性患者或儿童,就应选用较短、较细的新浮刺针具。至于根据疾病性质、病证的新久虚实选针,一般病变较为轻浅的阳性病证如肌纤维组织炎,选用较短、较细的新浮刺针具;病变较为深重,复杂难治,如椎间盘突出症等,宜选用较长、较粗的新浮刺针具。

如果病情较轻、病程较短,不打算留针;抑或在海外行医,浮针和套针针具不合乎国外医学法律,为了节约成本、合法行医,那就不选用新浮刺针具,而用稍微粗一点的毫针或注射器针头代替。目前,欧洲多采用直径 3.6~5.2mm 的毫针(圆利针),而美国多采用直径 4.8mm 左右的圆利针。

二、选择体位

新浮刺疗法在操作前要注意选择体位,以使患者在治疗过程中舒适,不至于出现晕针,同时也便于医师操作。

同传统针刺疗法一样,新浮刺疗法也有正面坐位、俯伏坐位、背向坐位、仰卧位、侧卧位、俯卧位等(图9-13~图9-18)。正面坐位适宜于头面、五官、颈项、上肢等部位;俯伏坐位适宜于头项、背部、耳区、上臂外侧等部位;背向坐位适宜于头项、背部、五官、上肢等部位;仰卧位适宜于面部、五官、胸部、腹部、四肢等部位;侧卧位适宜于身体一侧从头到脚的不同部位;俯卧位适宜于头项部、背部、腰部、下肢后部等。

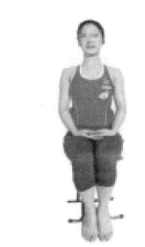 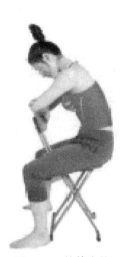 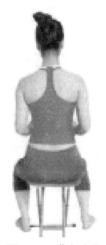

图9-13　正面坐位　　　　图9-14　俯伏坐位　　　　图9-15　背向坐位

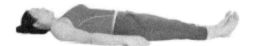 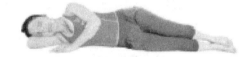

图9-16　仰卧位　　　　　　　　图9-17　侧卧位

如体位选择不当,在施术过程中,医师进针、行针不便,患者会感到不舒适乃至晕针。因此,治疗前必须根据所选进针点的具体部位,选择适当的体位,使患者放松、舒适,避免晕针,同时便于施术者操作。一般情况下,针刺头面部、胸背部以及上肢可以采取坐位,针刺腹部、腰部、下肢最好采取卧位。

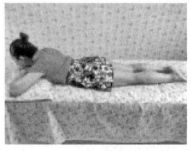

图9-18　俯卧位

三、明确压痛点(靶点)

明确病痛所在和病痛程度是新浮刺疗法最为重要的前提。在多数情况下,压痛点、扳机点(MTrP,也即"肌筋膜激痛点")很容易确定。在查找痛点、扳机点的过程中,用力要由轻而重,搜寻范围由大而小。

有的病理反应点可能会以结节或条索状物的形式表现出来,有人为了标新立异,改头换面称之为"摸患肌"(图9-19)。

当病痛范围在关节周围或关节里面,病痛点不容易出现,或只有在某种动态体位下才能出现时,要让患者反复多次仔细体会,或者改变成某种体位,以使痛点明确(病理性体位)。找准痛点后用笔做一个记号,并在保持该体位状态下做浮刺治疗及摇针、动刺(阻力针法,图9-20)。

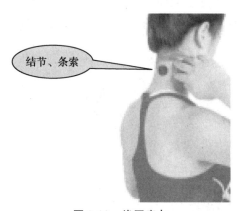

图9-19　找压痛点

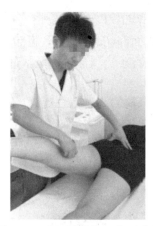

图9-20　病理性体位下找压痛点

贵阳新浮刺疗法培训班学员朱正2016年7月4日微信分享:患者,男,急性腰扭伤,坐位和卧位时压痛点不容易查找,站立时压痛点明显,也就在站立状态下进针(好难进),针进痛止,边摇针边活动,2分钟后疼痛完全消失。

四、确定进针点

进针点的选择,关系到进针顺利与否、疗效的好坏。在选择进针点的过程中,要明确以下几点:

1. 根据病痛部位在压痛点的上、下、左、右四周确定进针点(图9-21),不能距离病灶太远,一般在距痛点6~10cm处。个别病证可以相隔较远,如梨状肌损伤综合征可以在膝关节上方进针,甚至踝关节上方进针。

其实,在有些情况下,比如疼痛范围大、痛点多而杂或痛点不明显的情况下,用浮刺工具直接针对疼痛区甚至痛点进针、摇针,也能起到很好的治疗作用。正如2016年8月北京新浮刺疗法培训班内蒙古学员赵健微信反映:1位肩周炎患者,肩部疼痛范围很大,痛点却不怎么清楚,上肢活动受限,用手托也抬不起来,说明肩周组织粘连了。无奈就找了个相对比较痛的阳性点作靶点,浮刺后疼痛减轻

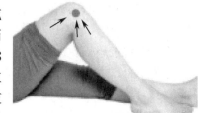

图9-21　确定进针点

了,但胳膊还是抬不起来。第2天就靠上扎了一些,接近肱骨大结节与锁骨肩峰端之间的肩髃穴附近,针尖对准肩髃穴,进针有点偏深,感觉到有阻力。用力突破了进针难点,然后摇针,这时候胳膊就能抬起来了。浮刺针是不是松解了结节?针进结节散,透刺见效果。

2. 痛点多的尽量找最明显的为靶向目标(图9-22),痛点散在的尽量找集中的,疼痛范围

大或患者表达不清时选择疼痛部位的中央点。找准痛点后用笔做一记号。

3. 确定进针点,必须避开皮下的肌腱、韧带、浅表血管、结节,以及皮肤表面的溃疡面、破损处和陈旧性瘢痕。

4. 进针部位一般应同病灶在关节的同一侧,尽量不要隔着关节(图9-23)。如果病痛在胸背肋间,则沿着肋间隙横向进针。

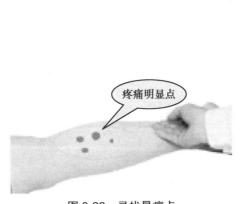

图 9-22　寻找最痛点

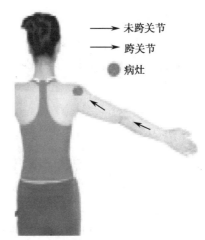

图 9-23　进针部位应同病灶在关节同一侧

所谓"一般""尽量",这只是总体规律。特殊情况下,如果进针点不可能同病痛点在同一侧,也还是能收到治疗效果的。2000年,笔者在南京曾经给一位72岁的日本男性痛风患者做了浮刺治疗。他足背肿痛,足背靠足弓处压痛明显。由于老人很瘦,足背除了骨头,就是布满的青筋和静脉血管,实在无从下手,最后决定从踝关节以上的胫骨内外两侧进针,针尖向下浮刺。摇针3~5分钟并配合病痛部位抹揉,结果疼痛当即消失。

五、消毒

针刺前必须做好消毒工作,其中包括医者手指的消毒和进针部位的消毒。

1. 医者手指消毒　施术前,医者应先将双手洗刷干净,待干后再用75%酒精棉球擦拭即可。

2. 进针部位消毒　在准备针刺的部位,先用2.5%碘酒棉球擦拭,然后再用75%酒精棉球脱碘(或只用碘伏、75%酒精棉球擦拭也可)。在擦拭时,应由进针点中心向四周擦拭。当进针点消毒之后,切忌接触污物,以免重新污染。

第六节　针刺方法

一、持针

在针刺疗法中,拿针操作的手称"刺手"(一般是右手),辅助进针的手称"押手"。持针应以拇指、食指、中指三指夹持针柄,如斜持毛笔之状(图9-24)。

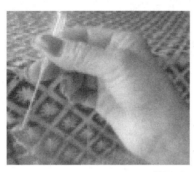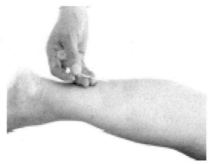

图9-24　持针姿势

二、进针

操作时必须聚精会神,心无旁骛,这与传统针灸学强调针刺过程中"专一其神"是一致的。《素问·宝命全形论》说:"凡刺之真,必先治神……深浅在志,远近若一,如临深渊,手如握虎,神无营于众物。"

在新浮刺疗法操作过程中,也要讲究"治神",持针时手如握虎,精神意志高度集中,不可左顾右盼,分散精力,甚至要达到"毋闻人声"之入静状态。因为新浮刺疗法仅仅刺在皮下,深浅掌握得要好,方向要求准确无误。所以,更要强调"治神"这个环节。

关于进针问题,古代医籍是这样记载的:"右主推之,左持而御之"(《灵枢·九针十二原》),"知为针者信其左,不知为针者信其右"(《难经·七十八难》)。《标幽赋》更进一步阐述:"左手重而多按,欲令气散;右手轻而徐入,不痛之因"。

这几段话虽然都是针对毫针刺法而言,但在强调左右手相互配合这一点上,新浮刺疗法也应如此。用押手(一般是左手)的拇指、食指夹持和提捏皮肤,辅助进针,类似毫针刺法中的提捏进针法。

有松针形内芯的针具(套针),进针前需要将针芯退出少许(5mm左右),以免在进针过程中肌纤维卡在两个针尖之间,造成患者疼痛,同时也影响进针。等进针完全到位、准备摇针时,再将针芯完全推入(图9-25)。

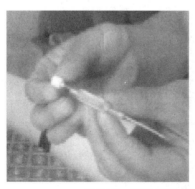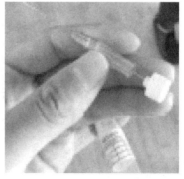

图9-25　套针进针前需要将针芯退出少许

进针时,押手的拇指和食指捏起进针点部位的皮肤,刺手持针,针体与皮肤呈 10°~15°
角刺入,透皮速度要快,用力要适中,一开始不要刺入太深(图 9-26)。

提捏皮肤进针有三大好处:①能充分暴露进针点;②可以减少进针时的疼痛;③能够确保针身进入皮下。

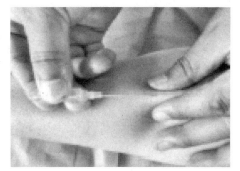

图 9-26　提捏进针

三、针刺方向

新浮刺疗法对针刺方向要求较为严格,针尖必须由远而近地直对病痛部位(刺向病所),不能偏斜
(图 9-27),否则就达不到预期目标,影响治疗效果。更不能背道而驰朝反方向针刺。

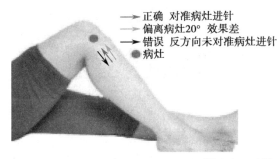

→　正确　对准病灶进针
→　偏离病灶20°　效果差
→　错误　反方向未对准病灶进针
●　病灶

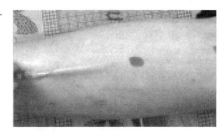

图 9-27　刺向病所

关于这个问题,日本针灸学者赤羽幸兵卫关于皮内针的研究工作可作为参考,因为皮内针和新浮刺疗法都是与皮肤紧密相关的针刺方法。他在皮内针的远隔治疗问题上做了这样的临床实验:为避免将实验用的针尖刺深,改用 2mm 长的环形皮内针,针尖刺入皮内达表皮与真皮之间。结果观察到,在同一经脉上用皮内针治疗有效,且顺向患病部位刺入比逆向患病部位刺入效果更显著。避开经脉的问题不谈,就顺向还是逆向患病部位的问题,赤羽幸兵卫的结论与新浮刺疗法的结果是一致的。

四、皮下浅刺

针进入皮下之后,就要倾倒针身,沿着皮下向前推进(图 9-28)。推进时针体要稍稍提起,使针尖勿深入到肌层,随时将针体上提时皮肤下应呈现牙签状隆起(图 9-29)。

在整个过程中,刺手感觉松软易进无阻力,患者没有疼痛或酸胀麻等感觉,不然就是针刺太浅(皮内)或太深(肌肉层)。针刺太浅,针尖会紧滞在皮内,进针困难不说,患者会感到非常疼痛;进针太深,就不可能出现牙签状的现象,患者针下会有酸麻胀的感觉(图 9-30)。

皮下浅刺在针灸学中又称"横刺""卧刺""沿皮刺",即针身与皮肤表面呈 10° 左右沿皮刺入。此即《灵枢·官针》所说"引皮乃刺之"。适用于皮肉特别浅薄之处(如头面、手足等部位)的针刺。

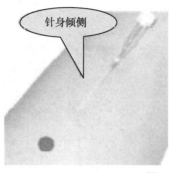
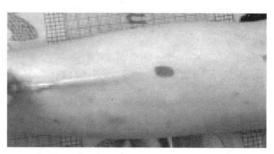

针身倾侧

图 9-28　倾倒针身,皮下浅刺

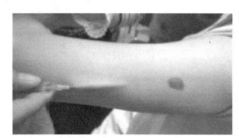
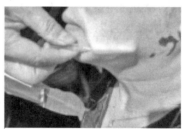

图 9-29　皮肤下呈现牙签状隆起

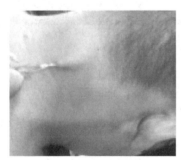
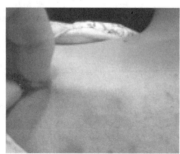
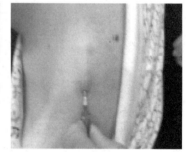

图 9-30　针刺深了

五、不要求得气

至于新浮刺疗法不要求得气,其实也属于一种"隐性循经感应现象",因为针刺本身是会有感觉的,只不过由于刺得浅,针尖透皮后感觉不明显或无明显感传线罢了。这种刺激信息仍能沿着经脉循行趋向病变部位,从而起到治疗作用,甚至下针即效。正如上海市虹口区中心医院(现上海市中西医结合医院)盛善本主任医师在评论浮针疗法的前身腕踝针疗法时所说:"所谓无针感,无非是刺激十分轻微……皮下平刺虽然基本上没有感觉,但不等于说没有刺激。刺在皮下,进针一寸半(又要摇摆针身),还要留针,这就给予人体一种持久的轻刺激。这种刺激可以推动人体内部的生理活动。无感觉,并不等于说不得气,只是得气不通过针感表现出来。"(张心曙等《实用腕踝针疗法》,人民卫生出版社 2002 年第 1 版 349 页;原载《自然辩证法杂志》1976 年第 2 期 119~123 页)。

当进针程序结束,可以在暂停 10 秒左右之后科学地、策略地询问患者的针下感觉,切忌问患者"痛不痛",以避免大脑皮质在条件反射的作用下使患者产生痛感。可以模糊地问患者"有什么感觉",或者引导地问"没有什么感觉吧"。如果能学习名医华佗在为患者针刺之前擅用的语言暗示,将精湛的医疗技术同精妙的治病艺术巧妙地结合起来,那就更加高明了。

六、调针

当发现针刺太浅或太深、患者感觉疼痛或酸麻胀重、针尖与痛点方向有偏差时,就需要调针:将针慢慢退到皮下,再按正确的角度、深度和方向推进,直至疼痛或得气感消失、针尖正对痛点为止。这个过程又与传统针灸操作中的"苍龟探穴"术类似。

调针深度(针尖距痛点的距离)一般掌握在 2~3cm。对范围大、病程长的病痛,运针深度可长;反之则短(1~2cm)。

七、特殊的行针手法——"摇针"

"摇针"又称"青龙摆尾"术。摇针手法与疗效有直接关系。摇针频率越快、时间越长,疗效越好。没有摇针动作,无法保证疗效。新浮刺疗法的摇摆动作可使没有疗效的产生疗效,疗效较差的效果提高。

哈尔滨邵继宝,曾经反复多次学习、钻研新浮刺疗法,将新浮刺技术应用于中西医各科疾病,颇有建树。他深有体会地说:"新浮刺疗法治病,就是疏通瘀阻的气血,摇针就好比鱼在水里游,尾巴摆动的频率越快、时间也长,游的速度就越快,游得也就越远。"

手法操作:针尖在离痛点 2cm 左右停止后,以进针点为支点,手握针座,拇指在一侧,食指、中指、无名指在另一侧,利用拇指和食指、无名指将针左右摇摆(套针则需要将进针前退出的松针形针芯完全推入针芯套管内后再行操作),连续施术 2 分钟左右(图 9-31)。如果在摇针中患者感觉局部有轻微疼痛,可将针芯退出 3~5mm,使针尖退入软套管内,再摇针就不会有痛感了。

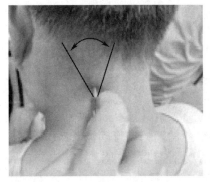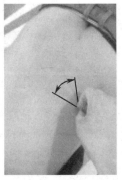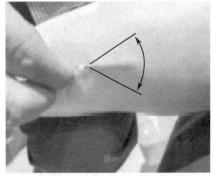

图 9-31　摇针术

要想疗效好,摇针是关键。学习新浮刺疗法,一定要从进针、调针、摇针几个环节多加练习。

八、配合"动刺"

传统针灸在给患者针刺或施灸过程中,有一边行针(或一边艾灸)一边在病变部位施以按摩或推拿手法的"动刺"法,以增强治疗效果。在浮刺摇针过程中也可以配合这种动刺法:由医者用押手在痛点处配合按揉,或让患者自己主动按揉,同时体验原来的压痛点处是否已经减轻或消失。

附:"动刺"疗法

在传统针灸施术的同时,积极主动地配合适当的动态方式或结合其他外治方法配合治疗,称之为"动刺"。其特点是,注重针刺点与病痛点之间的有机结合,充分体现了《黄帝内经》"杂合以治,各得其所宜"的学术思想。

"动刺"方式分主动运动和被动运动。

主动运动又分肢体运动、按摩运动、呼吸运动、意念运动数种。例如,医师在为患者做浮刺治疗的过程中,一边行针施行手法,一边嘱咐患者主动活动相应肢体、自行按摩病痛部位,或配合不同节奏的呼吸,自我引动各种意念等。

被动运动又分为协助运动、推拿运动、拍打运动、运气运动数种。例如,医师在为患者做浮刺治疗的过程中,一边行针施行手法,一边用押手在病痛点局部帮助患者做相关肢体的活动,为患者推拿或拍打病痛部位,同时询问患者疼痛部位的感觉。

现将针灸临床能体现"动刺"特色的种种做法简述如下:

1. 叩头或干梳头(延伸至后发际的健脑、供血穴)　失眠、脑萎缩、记忆力下降者,在远端神门、内关、悬钟、大钟、三阴交等镇静宁神、健脑益智穴位行针时,可以配合运用,以增强疗效。

2. 张口抹面　面部疾病如面神经麻痹、面肌痉挛、三叉神经痛、颞下颌关节炎、腮腺炎等,均会不同程度出现面部不适、张口困难。在远端穴位合谷、内庭、太冲行针时,嘱患者反复张口、闭口,并用一只手反复抹擦患侧面部,可促使面部气血流通,开口度扩大。

3. 挤眉弄眼　周围性面神经麻痹有不能蹙额、皱眉,眼闭合不全的体征,在远端合谷、太冲、申脉、照海行针时,不妨令患者反复做上述难以做到的动作,刚开始可能不会有什么成效,但坚持几次后就会见到起色。

4. 搓耳前二穴(耳门、听宫、听会)　治疗中耳炎、耳鸣、突发性耳聋时,耳局部穴位先针先取,远端外关、足临泣行针时运用。搓擦用力要重、速度要快,使耳内外发热、发麻。

5. 鸣天鼓　"鸣天鼓"本是八段锦中的一节,在针灸治疗耳鸣、耳聋时,可以为我所用。在耳周局部腧穴取针之后,于远端穴(如中渚、外关、足临泣等)处行针,让患者双手掌心捂住耳,指尖向后,反复放开、按紧(或掌心捂耳不放开,用拇指以外的四指拍打后枕部,或只用食指、中指弹击后枕部),使耳中发出震响。有疏调耳部经络之气、补肾填精的作用。

6. 耸鼻、呼气、吸气　伤风感冒鼻塞不通气、面瘫鼻唇沟变浅或消失的状态下配合运用(邻近穴风池、通天,远端穴肺俞、合谷)。

7. 闭气或深呼吸　行针中配合闭气或深呼吸,但不同于呼吸补泻法。呼吸补泻法仅限于进针或出针时的呼吸状态,而动刺中的闭气或深呼吸是在行针过程中实施。适用于与气有关的病证,如嗳气、呃逆、反酸、恶心欲呕等针刺膻中、膈俞、气冲、内关、公孙时。

8. 令其咳嗽　针刺过程中令患者咳嗽,本来是古人进针时为了分散患者的注意力以减少进针疼痛的配合动作,现在用于针治咳嗽、哮喘兼痰多,或有痰不易咳出者,可嘱患者在中脘、丰隆穴行针时轻轻咳嗽。其效应是痰多者可促使其排净,不易咳出之痰变得易于咳出。本法也适用于慢性咽炎、梅核气。

9. 鼓腮、弄舌(舌操)、叩齿　3种动作都在口腔中进行。鼓腮适用于面神经麻痹患者,一边鼓腮,一边还要用一只手的拇指和其余四指按压面颊。弄舌适用于舌强不语或中风失语者。方法是:将舌伸出口外又及时收回;舌向口角两边不停地摆动、搅海;或用舌尖抵上腭、一侧面颊,左右交替,反复进行。叩齿适用于牙痛,尤其是对伴有牙根松动的肾虚牙痛效果更佳。

10. 吞咽动作　针刺局部的天突和远端的列缺、照海穴,行针中配合吞咽动作,主要适用于针灸治疗各种咽喉部位病变,如咽喉肿痛(急性扁桃体炎)、慢性咽喉炎、咽干喉燥、声带麻痹、声音嘶哑、梅核气等,以及食管癌。动刺的结果,患者常常会感到咽喉湿润、疼痛减轻、吞咽动作较针前顺利。

11. 颈部活动(操)　针灸治疗落枕、颈椎病过程中运用。医者一边在远离病变部位处的腧穴上(如膝关节外下方腓骨头前下方凹陷中的阳陵泉、第5指掌关节后的后溪穴、外踝高点上3寸的悬钟穴)行针,一面嘱咐患者活动相应关节(越是不敢做的动作越要做)。可大大提高疗效,缩短疗程(注意病理性体位下的阿是穴以及远近结合动刺法)。

12. 肩部活动　肩周炎治疗过程中运用。医者一边在远离病变部位处的腧穴上(如膝关节外下方腓骨头前下方凹陷中的阳陵泉、外膝眼直下4寸即足三里下1寸的中平穴)行针,一面嘱咐患者活动相应肩关节(越是不敢做的动作越要做),可大大提高疗效,缩短疗程。

13. 胸胁侧转身、捶打或深呼吸(咳嗽)　对于胸胁满闷和扭挫伤,在四肢远端内关(掌面腕横纹中点上2寸)、支沟(背面腕横纹中点上3寸)、阳陵泉(膝关节外下方腓骨头前下方凹陷中)针刺过程中,配合实施。

14. 捏按乳房　针灸治疗产后乳少、急性乳腺炎,疗效肯定。如果能在针刺膻中、乳根、内关、肩井、梁丘、足三里等穴的行针过程中,令患者双手有规律地捏按双乳,对疏通乳部经络气血、促进乳汁分泌并顺利排出,大有裨益。用光明、足临泣退乳时也应如此。

15. 揉摩脘腹　针治消化系统病证,如胃脘痛、急性胃肠炎、大便秘结等,若能在支沟、梁丘、足三里、三阴交行针时配合揉摩脘腹,将会促进胃肠蠕动,通调腑气,变"不通则痛"为"通则不痛"。上腹部以中脘穴为中心,中腹部以脐为中心,下腹部以关元穴为中心。当然,揉摩脘腹绝大多数情况下应按顺时针方向操作,切不可倒行逆施("肠易激综合征"例外)。

16. 腰部各种活动或深呼吸(咳嗽)　急性腰扭伤、慢性腰肌劳损治疗时运用。医者一边在远离病变部位处的腧穴上(如人中、后溪、阳陵泉、委中)行针,一面嘱咐患者活动腰部(越是不敢做的动作越要做),也可以配合深呼吸或咳嗽,可大大提高疗效,缩短疗程。

17. 收提肛门(撮谷道)　针刺承山穴行针中要求患者配合做收提肛门的动作,显然是治疗肛门病证如脱肛、痔疮的需要。这一动作不仅要在针刺中做,在艾灸百会穴时也应该做。不但有较好的即时效果,也有较好的远期疗效。

18. 下肢活动　瘫痪患者头针治疗中被动活动或带针行走,先行针几分钟,再行走几分钟,直至出针(中间可适当休息)。

19. 跺脚或叩击足跟、足底　足底痛、跟骨骨刺、扁平足等在针刺健侧太溪、照海、复溜穴行针过程中,可嘱患者不断地跺脚,或前足掌着地不动,足跟快速、反复地叩击地面。由于针灸治疗这些病以取足少阴肾经经穴为主(肾主骨、足少阴肾经分支别入跟中),在患足针刺留针中不便进行活动,故可以根据生物全息论的理论,按左右对应选穴法和上下对应选穴法,在健侧足部取穴针刺或同侧腕关节取大陵穴针刺,而后按常规进行跺脚或叩击足跟、足底动刺。

动刺疗法无论是主动运动,还是被动运动,都是以"动"为核心,并贯穿整个治疗体系及治疗过程,使治疗达到"动态和谐"的至高境界。实验研究表明,通过各种运动,可以明显促进机体新陈代谢、细胞的同化和异化、能源物质的分解与合成、肌肉的收缩与放松、神经的兴奋与抑制,由此推动机体内部的一系列变化。在神经系统调节下,充分发挥良好和谐的治疗作用。它强调了机体病变部位的活动,大大提高了针灸临床治疗效果。

九、留置软套管

当患者感觉病痛减轻或消失后,即可结束摇针。无须留针者即可出针;需要留置软套管者,用押手按住皮肤外面软套管的针座,退出钢针及针芯,留置软套管于皮下,用止血钳夹扁软套管针座(此环节可有可无),最后再用浮刺贴、创可贴或胶布贴附于针座,以固定留在皮下的软套管,并防止感染。

套针浮刺疗法留置软套管的目的是为了保持和延续镇痛效应,因为临床上常常发现运针完毕疼痛即减轻或消失,说明新浮刺疗法有较好的即刻疗效。但若随即起针,有的疼痛会复作,而留置软套管能维持更长时间的治疗效果。

留置软套管的时间一般为24小时,长的甚至会达到72小时。临床观察表明,留针24小时针刺效果较好,留针48小时效果更为明显。

留置软套管时间的长短还要根据季节、气候情况以及患者的反应和病情的性质决定。若气候炎热、易出汗,或患者因为胶布过敏等因素造成针孔或局部皮肤瘙痒,时间不宜过长(可以留5~8小时);若气候凉爽、不易出汗,患者没有反映不适感,时间可适当延长一些。

至于病情的性质与留置软套管时间长短的关系,一般而言,病情复杂、疼痛较重且顽固、缠绵难愈的,如各种剧烈疼痛(包括癌肿疼痛),留置时间要长;而病情轻浅、病程较短、一般疼痛性病证,留置时间可短,甚至不留。

由于针身未刺入肌层,加之留在体内的部分仅仅是软套管,所以在留置期间一般不影响患者的肢体活动,也无痛感。

对于不必要留置软套管的病证、不习惯留置软套管的患者以及不允许留置软套管在体内的国家,事先就可以直接用粗毫针或注射器针头代替浮刺针具,以节省浮刺针具不必要的成本消耗。

十、出针

在留置软套管达到既定时间和预期目的后即可出针,一般均由患者自己或家属取出。先用押手拇、食指按住针孔周围皮肤,刺手拇、食两指捏软管针座,不要捻转提插,慢慢将针移至皮下,然后将软管取出,用无菌干棉球按压针孔片刻,遂将软管放进废套管中,防止收垃圾时刺破手指。

对于气滞血瘀导致的肿胀疼痛性病证,抽出软管时如果有出血现象更好,开始都可以不急于止血,顺其自然,任其流出部分淤血,更有利于病证的好转、痊愈。

不宜刺血的病证要用消毒干棉球揉按针孔,防止出血。临床上虽然很少有出血情况,但偶尔也会碰到。动脉出血时应立即止血,8~12 小时以后再施行热敷消散;静脉出血可以任其慢慢流出紫暗色血液少许,待血色由深转淡时再用无菌干棉球按压针孔,以免形成血肿。

新浮刺疗法操作程序和要领回顾、归纳、总结:

找准痛点,远道进针;

皮下浅刺,刺向病所;

摇针动刺,酌情留针。

进针远离压痛点,皮下浅刺是关键;

刺向病所定针向,摇针动刺操作全。

　

选择好体位,找准压痛点;

关节同一侧,确定进针点;

碘伏先消毒,棉球再脱碘;

若是用套针,针芯退几分[注],

拿笔式持针,注意针斜面;

押手捏皮肤,速刺进针浅;

针尖向病所,形成一条线;

进针一寸多,上挑似牙签;

进针不理想,重在调深浅;

患者无感觉,摇针左右转;

边摇边活动,病痛会大减;

钢针退出来,软管留里边;

盖上浮刺贴,留针一两天;

自己把针取,操作程序完。

【注】如果不是带有白色针帽内芯的套针针具,则此点忽略。

第七节　疗　　程

新浮刺疗法治疗一般隔天 1 次,5 次 1 个疗程;病情较重的,开始每天 1 次,连针 3 天,稳定后隔天 1 次,5 次 1 个疗程。一般情况下,疼痛需要治疗 3~5 次即 1 个疗程左右。麻木的难度比痛症大,需要延长治疗时间和次数。

第八节　注意事项和禁忌

新浮刺疗法刺在皮下,较为安全。但由于人的生理状态和个体差异等不同因素,在临床运用过程中,还应注意以下几方面,才能达到安全有效、事半功倍的目的。

1. 患者在过十饥饿、疲劳、精神紧张时,不宜立即针刺。

2. 妇女怀孕期间不宜针刺,合谷、肩井、三阴交穴也不能针刺,以免引起胎动不安甚至流产、早产;妇女行经时,若不是为了治疗月经不调、痛经、闭经等,也不宜针刺,以免导致月经紊乱;哺乳期不能在小腿外侧光明穴和足背第4、第5跖骨之间的足临泣进针(有退乳作用)。

3. 常有自发性出血或损伤后出血不止者,不宜针刺。

4. 针刺部位若有瘢痕、感染、溃疡或肿瘤的部位,不宜针刺,需要避开。

5. 针刺部位一般应选在对日常生活影响较小的部位。活动度较大的关节,一般不宜选用,可在关节附近进针。腰部针刺点靠近腰带的部位宜横向平刺,不宜上下直刺,因为腰带的活动常影响针体的固定,并能引起患者不适感。根据情况,进针点可以选择在离病灶较远的地方。进针点与病痛部位之间不能有关节,否则,影响疗效。

6. 治疗消化道疾病,由于腹部皮肤松弛,留针时刺入的针具活动范围较大,方向容易偏差,影响治疗效果。故除了加强固定外,还要嘱患者少活动。同时注意观察,一旦发现针体歪斜,及时予以调整。

7. 留针中应注意固定针体、针口密封,防止软管脱落和受到污染。

8. 新浮刺疗法留针时间长,相对传统针刺疗法而言,较易感染。操作过程中要注意严格消毒,防止感染。特别是对容易感染的患者,如糖尿病患者,当加倍小心,慎防感染。

9. 留针期间局部有异常感觉时,大都为胶布过敏所致,可改用其他敷料如消毒纱布、创可贴等固定。

10. 避免剧烈活动,最好不洗澡,以免汗液和脏水进入针孔引起感染。打湿敷料也会导致敷料脱落。

第九节　异常情况的处理和预防

因为新浮刺疗法针体仅在皮下,没有酸胀麻木等感觉,只是在针尖透过皮肤的一瞬间有一点刺痛,所以比传统钊刺疗法安全。一般不会出现滞针、弯针、断针等异常情况。但如果操作不慎,疏忽大意,或针刺手法不当,或对人体解剖部位缺乏全面了解,也会出现一些不利于治疗的情况。比较常见的异常情况,主要有皮下瘀血、血肿和晕针。

一、皮下瘀血和血肿

在皮下疏松的结缔组织中,含有丰富的小血管。皮下脂肪组织少的地方或偏瘦的患者,较粗的血管尚可区分,在针刺时可注意避开,但皮下脂肪较厚处,虽较粗的血管也不易辨认,以致难免被刺破而出现皮下出血。

若微量的皮下出血致局部小块青紫时,一般不必处理,略做局部按揉或热敷,即可很快自行消退。对于比较多的出血,先采取冷敷止血措施,8~12小时以后可做热敷。若出血后局部肿胀疼痛、青紫面积大,应在局部先行刺血拔罐,再行热敷消散,每日3~5次,以促使局部瘀血消散或吸收。

二、晕针

晕针是在针刺过程中因大脑一时性缺血、缺氧出现的晕厥现象。相比传统针刺而言,新浮刺疗法刺激较浅,疼痛较轻,临床很少发生晕针,仅偶然发生于个别体质敏感者。

1. 晕针的表现　轻者精神倦怠、头晕目眩、心慌、胸闷、恶心欲吐;重者面色苍白、出虚汗、四肢发冷、血压下降,甚至于神志昏迷、仆倒在地、口唇青紫、二便失禁等。

2. 晕针的处理　立即停止针刺,将针取出;让患者平卧(最好是头低足高位),热天注意通风,冷天注意保暖。轻者仰卧片刻、饮少许温开水或糖水即可恢复正常;重者在上述处理的基础上,可针刺人中、素髎、内关、足三里,灸百会、关元、气海、神阙(隔盐灸)等即可清醒;若仍不省人事、呼吸细微、血压下降、脉微欲绝,应立即配合西医急救措施。

3. 晕针的原因　相比传统针刺,新浮刺疗法刺激较浅,疼痛较轻,临床很少发生晕针。仅偶然发生于个别体质敏感者,尤其是在身体虚弱、饥饿、疲劳、精神高度紧张、体位不当等情况下针刺,才有可能发生。当然,有时也与医者操作手法过重有关。

4. 晕针的预防　晕针重在预防,主要是针对发生晕针的原因预防。如初次接受浮刺疗法或精神紧张、身体虚弱者,应做好解释工作,消除对针刺的顾虑;若饥饿、疲劳时,应令其进食、饮水、休息后再予针刺;注意选择适合的体位;对于初次接受针刺、没有针刺体验的患者,医者在操作中应做到"取穴少、进针浅、手法轻";医师在针刺治疗过程中,要精神专一,随时注意观察患者的神色,询问患者的感觉(察言观色问感觉)。一旦发现头晕、眼花、心慌、恶心等晕针先兆,应及早采取处理措施,防患于未然。

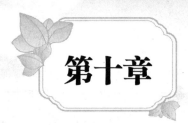

第十章

从腕踝针疗法的创立看皮部和
根结理论的临床应用

腕踝针疗法源于 20 世纪 70 年代,由上海长海医院神经精神科西医学习中医的张心曙主任医师创立,是一种在传统中医针灸疗法以及"全息"理论和实践的指导下,根据病痛的不同部位而在腕、踝部选取相应刺激点,施行皮下浅刺术治疗疾病的疗法。

第一节　腕踝针疗法的特点

1. 刺激点少而精,全身仅 12 个刺激点,相当于 12 个穴位。
2. 刺激点全在腕踝关节部位,无须脱衣,不受季节、气候、环境、条件的限制。
3. 操作简单、方便,易于掌握。
4. 创伤小、损伤轻,无针感,安全无痛,不易出现晕针现象。
5. 现代腕踝针疗法又融入了新浮刺理念和方法,增加了摇针手法和软套管留针环节,提高了传统腕踝针疗法的临床疗效。

第二节　腕踝针疗法的适用范围

腕踝针疗法的适用范围,也即腕、踝穴点的主治范围,包括从头到脚各个部位组织器官及其相应功能的病变。其中,对腕踝关节附近的痛症疗效明显,对各种神经痛、头痛、牙痛、腰腿痛、扭挫伤、肌肤麻木等疗效较好;对鼻塞、流涎、皮肤瘙痒也有一定疗效;对肩周炎、坐骨神经痛有效,但常有反复。

第三节　全 身 分 区

一、躯干部分区

躯干部分区是以前后正中线(任脉、督脉)为标线,将身体由前而后划为 6 个纵行区(图 10-1)。

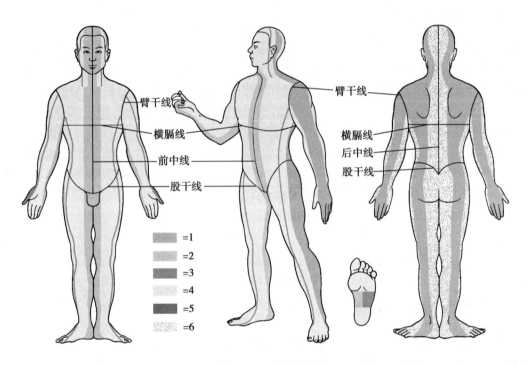

图 10-1　全身分区

1 区:前正中线及两侧区域,包括前额正中、眼眉、鼻、舌、牙齿、咽喉、气管、食管、心脏、腹部正中、前生殖器、会阴部、下肢内侧后缘。

2 区:身体前面两旁较为宽阔的部位,包括颞前部、面颊、后牙、下颌、甲状腺、锁骨上窝、肺、心、乳房、肝、胆、脾、侧腹部、下肢内侧正中及前缘。

3 区:身体前面外缘的狭小区域,包括颞部、耳郭前缘、下颌角、侧颈部、腋前线向下以及下肢内侧前缘。

4 区:身体前后阴阳面的交界处,包括头顶、侧头、耳、侧颈、腋窝正中垂直向下的胁肋部以及下肢外侧前缘的狭小区域。

5 区:身体后面两旁,与身前 2 区相对,包括头颈后外侧部、肩胛区、背腰部及臀部外侧、下肢外侧正中区域。

6 区：后正中线及两侧，与身前 1 区相对，包括头顶正中及后枕部、项部、脊椎、背、腰、骶部、臀部及肛门、下肢外侧后缘区域。

以上 6 个区可以这样记：前后正中线及两侧是前面的 1 区、后面的 6 区；再两旁是前面的 2 区、后面的 5 区；身体前后阴阳面的交界处为 4 区，4 区前面的极狭小区域为 3 区。

身体的上下以横膈为界，以胸骨末端（剑突）和两侧肋弓的交界处为中心，画一条环绕身体前后的水平线，代表横膈。横膈线将身体两侧的 6 个区又分成上下两半，横线以上各区分别称上 1 区、上 2 区、上 3 区、上 4 区、上 5 区、上 6 区，横线以下各区分别称下 1 区、下 2 区、下 3 区、下 4 区、下 5 区、下 6 区。临床为标明症状是在左侧还是在右侧，又可称之为"左上 1 区"或"右下 6 区"等。

二、四肢部分区

四肢部分区是以臂干线和股干线为四肢同躯干的分界。臂干线是一条环绕三角肌附着缘至腋窝的线，以此作为上肢与躯干的分界。股干线是一条自腹股沟至髂嵴的线，以此作为下肢与躯干的分界。当两侧上下肢处于内面向前的外旋位置并相互靠拢时，以靠拢处出现的狭缝为分界，前面的相当于前中线，后面的相当于后中线。这样一来，四肢部分区就可以按躯干部分区类推了。

第四节　穴点的定位与主治

穴点就是腕、踝部的进针点。在四肢部腕、踝附近的手三阴、手三阳和足三阴、足三阳经脉上定下与 6 个区相对应的点（即 6 个区投影于同侧腕、踝的相应 6 个刺激点）。

一、腕部穴点和主治

腕部穴点大致在离腕横纹上约 2 横指环桡腕部的一圈处，从小指侧沿着前臂内侧向拇指侧、再从拇指侧经前臂外侧向小指侧旋转一圈。各点分别记为上 1、上 2、上 3、上 4、上 5、上 6。其中，上 1、上 2、上 3 在掌面小指侧的手少阴心经、正中的手厥阴心包经、拇指侧的手太阴肺经；上 4 在内外面阴阳交界的桡骨缘上（手阳明大肠经），上 5、上 6 分别在尺桡骨之间（手少阳三焦经）和小指侧（手太阳小肠经，图 10-2）。

上 1：掌面腕横纹尺侧缘上 2 横指，紧靠尺侧（小指侧）腕屈肌肌腱（手少阴心经，图 10-3）。主治前额痛、面神经麻痹、眼肌痉挛、三叉神经痛、目疾（结膜炎、视力障碍）、鼻病（鼻塞、流涕）、口舌生疮、流涎、前牙肿痛、咽喉肿痛、扁桃体炎、声音嘶哑或失语、感冒、咳喘、心悸、心前区胸闷、心绞痛、胃脘痛、食欲减退或厌食、恶心呕吐、呃

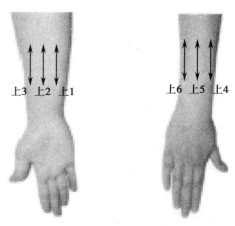

图 10-2　腕部穴点

逆、眩晕、失眠、精神障碍、癫痫、寒颤、潮热或盗汗、多汗或少汗、感觉麻木、皮肤瘙痒、手少阴心经循行区域病变等。

上2：掌面腕横纹中点上2横指(掌长肌肌腱与桡侧腕屈肌肌腱之间、手厥阴心包经，图10-3)。主治颞前部痛、颌下肿痛、后牙痛、胸痛、胸闷、乳房胀痛(回乳)、哮喘、胸胁疼痛、肋间神经痛、手心热痛、手厥阴心包经循行区域病变、掌面指端麻木等。

重庆周泽新2016年10月14日微信分享：前晚夜宵6人喝酒时，一56岁女士说左胁下疼痛快一天了，席间我以腕踝针在左腕上2区一针，留针3分钟后疼痛消失，实属预料之外。

江苏连云港新浮刺疗法培训班学员李柱龙2017年9月5日微信分享：用浮刺针双上2区治疗醉酒呕吐、引起胸大肌和肋间神经痛，效果真好！

上3：掌面腕横纹桡侧(拇指侧、桡动脉桡侧、手太阴肺经)上2~3横指(图10-3)。主治耳前部疼痛、腮腺炎肿胀疼痛、胸胁疼痛、手太阴肺经循行区域病变等。

上4：腕背横纹桡侧(拇指侧、手阳明大肠经)的桡骨缘上2横指(图10-4)。主治头顶痛、耳痛、耳鸣、幻听、颞下颌关节炎、肩关节前侧痛(三角肌前缘处)、胸胁疼痛

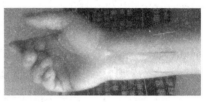

图10-3　上1、上2、上3区

(腋中线部位)、肘关节痛、手阳明大肠经循行区域病变、拇指关节痛等。

上5：腕背横纹中点上2横指(尺桡骨之间、手少阳三焦经，相当于外关穴，图10-4)。主治头痛、头昏、眩晕、晕厥、项背疼痛、脊柱颈胸段疼痛、肩关节酸痛(三角肌后缘处)、上肢感觉及运动功能障碍、手少阳三焦经循行区域病变、腕关节疼痛、手背及指间关节疼痛等。

河南开封新浮刺疗法培训班胡士瑞2016年10月22日微信分享：我班女学员杨某，20多年前分娩后没有忌冷水，导致右手中指疼痛，局部关节微肿，影响活动。上课中演示腕踝针，经用上5区(针尖向下)，当即疼痛完全消失。

河南开封新浮刺疗法培训班学员廖某2017年9月6日微信分享：一位27岁马姓女患者，感冒后头晕痛不适，经用毫针刺上4、上5二区(针尖朝上)，1次症状完全缓解；邻居刘姐，31岁，前天突发颈肩疼痛，颈项活动不利索。用毫针在腕关节上3、上4、上5区针刺(针尖朝上)，治疗2次后，疼痛完全消失。

上6：腕背横纹尺侧上2横指(小指侧、尺骨尺侧边缘、手太阳小肠经，图10-4)。主治后头痛连及项背、脊柱颈胸段疼痛、肩关节后侧疼痛(三角肌后缘处)、手太阳小肠经循行区域病变、手背小指侧冻伤、小指关节疼痛等。

河南开封新浮刺疗法培训班陕西学员武某，长期在电脑前工作，形成"鼠标手"，右手中指、食指、无名指关节经常疼痛，打字时更是明显疼痛。2016年10月培训班上课中演示腕踝针，经用毫针针刺上4、上5、上6区(针尖向下)，当即疼痛缓解。

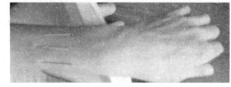

图10-4　上4、上5、上6区

西安李志东2016年10月2日微信分享：患者，女，55岁。年轻时右肩有时会痛，忍一忍就好了。最近病情加重，右肩关节白天疼痛，半夜更甚，常常会痛醒，影响睡眠。右肩关节活动受限，不能上举、外展和后伸。已经连续3个月左右，贴膏药、吃药都未见效果。2016年9月26日来治，第1次用腕踝针从手臂外侧上4、上5、上6区进针，胶布固定，留针到第2天下午，患者过来说晚上睡觉没有疼痛，睡了个好觉，非常高兴！但是活动还是有些受

限,到一定高度还是疼痛。再用浮刺法对准痛点进针,摇针疼痛减轻并留针,再加用腕踝针上4、上5、上6区留针。连续治疗3天,各方面症状都改善了。右肩活动恢复,可以上举、外展、后伸了。

二、踝部穴点和主治

踝部穴点大致在离内踝和外踝隆起部最高点以上约3横指环绕小腿一圈,从跟腱内侧经内踝上、足胫上、外踝上、回到跟腱外侧。各点记为下1、下2、下3、下4、下5、下6。其中,下1、下2、下3分别在小腿内侧面的足少阴肾经、足太阴脾经和足厥阴肝经,下4、下5、下6分别在小腿外侧面前缘(胫上)的足阳明胃经、正中的足少阳胆经和后缘的足太阳膀胱经(图10-5)。

下1:在跟腱内缘(足少阴肾经),主治胃脘部疼痛、脐周疼痛、胆道蛔虫症、下腹部疼痛、遗尿、尿频、尿急、尿痛、尿失禁或尿潴留、痛经、带下、阴痒、下肢内侧后缘循行区域病变、腘窝内侧痛、腓肠肌痉挛、足跟痛等。

下2:在胫骨内侧后缘(足太阴脾经),主治胁肋疼痛、肝区疼痛、侧腹部疼痛、消化不良、过敏性肠炎、腹股沟淋巴结炎、下肢内侧正中区域(大腿及膝关节内侧)疼痛、内踝关节疼痛等。

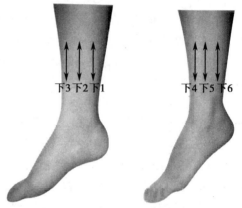

图 10-5　踝部穴点

下3:胫骨前缘向内1cm处(足厥阴肝经),主治下肢内侧前缘病变、膝关节及髌骨内侧疼痛等。

下4:胫骨前嵴与腓骨前缘中点(足阳明胃经),主治侧腰痛、下肢外侧前缘疼痛或麻木、股外侧皮神经炎、膝关节疼痛、下肢痿痹瘫痪、感觉及运动功能障碍、足背疼痛、跖趾关节疼痛等。

下5:小腿外侧中央,靠腓骨后缘(足少阳胆经),主治腰背疼痛、臀部中央疼痛、髋关节疼痛、下肢外侧正中区域疼痛或麻木、外踝关节炎及扭伤疼痛等。

下6:靠跟腱外缘(足太阳膀胱经),主治腰骶部疾病(急性腰扭伤、腰肌劳损、骶髂关节炎、骶尾骨疼痛)、便秘、脱肛、痔疮、下肢外侧后缘区域疼痛或麻木、坐骨神经痛、腓肠肌痉挛、前足掌疼痛、趾端麻木等。

江苏连云港学员李柱龙2017年9月11日微信分享:用浮刺针具针刺下6区,治疗坐骨神经痛多例,效果快捷非常好!

第五节　选点方法

1. 进针点在与病证相同的区域选取(根据病证对号入座)。如1区的病证选1区,2区的病证选2区等。

2. 上半身病证选腕部穴点,下半身病证选踝部穴点。

3. 身体左边的病变取左边的穴点,身体右边的病变取右边的穴点。如左侧耳鸣取左侧上 4 区,右侧睾丸炎取右侧下 1 区。

4. 若病证恰在身体中线,则选上下肢左右两侧。如气管炎选择两侧上 1;绕脐疼痛取双侧下 1;颈椎病取双侧上 6;腰骶部损伤取双侧下 6。

5. 如四肢部有运动障碍(瘫痪、震颤等),上肢针上 4、上 5,下肢针下 1、下 2、下 3、下 4。

6. 全身性或不能定位的病证,如全身瘙痒症、荨麻疹、盗汗、失眠及一些精神神经症状等,都可以同时针两侧上 1、上 2。

7. 有几种病证同时存在时,要分析病证的轻重缓急,抓主要矛盾。如病证中有疼痛的主症,则应首先按疼痛所在区选点。

8. 进针点的位置一般不变,若遇针刺部位有瘢痕、血管、肌腱韧带或需要在手足针刺时,可以沿纵线上下略加移位,而不要向旁边移位(即离点不离线、离穴不离经)。在这点与《针灸大成》"宁失其穴,勿失其经"是吻合的、一致的。

第六节　操作方法

腕踝针疗法起初是用电极板刺激穴位,后来改用毫针针刺(32 号 1~1.5 寸针),现在可以改用新型浮刺针具操作(图 10-6),增加了摇针手法以及软套管留针因素,提高了腕踝针疗法的临床治疗效果。

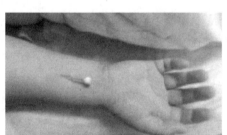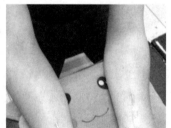

图 10-6　腕踝针疗法操作

一、体位

针腕部穴点患者体位不限;针踝部穴点最好取卧位,使针刺部位的肌肉局部放松,还防止晕针。

二、进针

刺手拇食中三指如持毛笔状手持针柄,押手拇指捏紧进针点皮肤,将针尖快速刺入皮下。

三、针刺角度

最初也是毫针直刺,但操作中发现针尖容易碰到骨骼,也容易出现滞针、弯针。于是试着斜刺和沿皮刺,发现针刺皮下有关部位越表浅,症状消失就越快捷、越彻底。

四、针刺方向

以针尖指向病变部位(即"刺向病所")为原则,若症状在手、足部位(如腕或踝关节扭伤、疼痛、麻木,手或足背冻疮等),针朝向指(趾)端。

五、进针深度

针尖刺入皮下的深度一定要掌握好,有以下 3 个标志可供判断。

1. 针尖刺入皮层时仅有轻微刺痛,但很快会消失。

2. 针尖阻力由紧转松。

3. 在估计针尖已经刺过皮肤后即可放开持针的手指,要求针自然垂倒并贴近皮肤表面,针尖将皮肤挑起约 0.2cm 的皮丘。如针尖刺入皮下过深,应将针轻轻后退并再观察是否能完全平卧。

上面 3 个标志中,第 3 点是主要的。当针体可以平卧后再将针循纵线沿皮下平刺插入,但针 1 或 6 区时,要使针体与腕部或踝部的边缘平行,才能保持针刺在皮下。

4. 进针要求快,而针推入要慢,不必捻针。注意针刺要表浅,针感要松散,不要求产生酸、麻、胀、重、痛的得气感觉。若有阻力或产生上述感觉都表示针刺入太深,可退针至表浅部位重新插入。

六、调针

这是操作方法中常能影响疗效的一个重要环节。调针只在针刺当时就能判断疗效欠佳的情况下施行;对于一时无法判断疗效的一些症状,如失眠、遗尿、白带等就无须调针。进针后若原有的一些症状未能消除,在方法上可能有以下原因:

1. 针不够表浅　这种情况比较多。因针刺部位在前臂和小腿远端,这是个上端粗、下端细的部位,进针时虽然力求表浅,但针尖仍容易刺入皮下较深的部位,并出现局部胀痛感觉,疗效也往往受到影响。此时应将针轻轻退至皮下,重新插入更表浅部位。

2. 针的方向不正　如果进针后的方向不正,歪斜偏离纵线就会影响疗效。所以,每次进针后要检查针体是否偏斜,必要时要在退针后予以调整。

3. 针刺入的深度不适当　针刺入的深度不适当也会影响疗效。如果针刺入的深度不够,使症状未能消失或消失不完全,可将针再推入。但也有因针刺过深反而会使原来症状所在部位出现沉困、麻木感,或头昏、心慌等新的症状,此时将针稍退出,往往症状即可消失。

倘若经过以上调整,症状仍未改变,可在留针过程中继续观察。因有的症状在留针过程中才逐渐显示疗效,如部分痛症、感觉麻木、哮喘、精神症状等。

七、摇针加动刺

针推进皮下的深度一般约 1.5 寸,摇针 1~2 分钟并配合"动刺"法,观察原有疼痛、痒麻以及某些功能受阻症状（如坐骨神经痛时下肢上抬受限等）的消失及变化情况。

八、留针

传统腕踝针留针半小时，若病情较重或病期较长，可适当延长留针时间 1 至数小时；留针期间不需要做捻针加强刺激；新型浮刺针具的软套管可以留置 24 小时以上。

九、出针

患者在家可以自行取针，出针时用消毒棉球压迫针孔，防止皮下出血。

第七节　疗　　程

腕踝针疗法的治疗次数视病情而定，需多次治疗时，可以按 5~6 次 1 个疗程，疗效缓慢的应酌情增加疗程。急性病可每日治疗 2 次，一般疾病隔日治疗 1 次。

第八节　注 意 事 项

1. 腕踝针在进针中除了透皮的那一刹那之外，一般应无痛感，若有痛感则表示针刺在皮内太浅，需要调针。

2. 留针过程中以无感应为佳，不应有沉重和酸麻胀感。如有较强感应，说明针刺过深，应该调针。

3. 女性在月经期如月经正常者以及孕妇不宜针刺，尤其不宜针刺下 1 区；哺乳期不宜在下 5 区针刺。